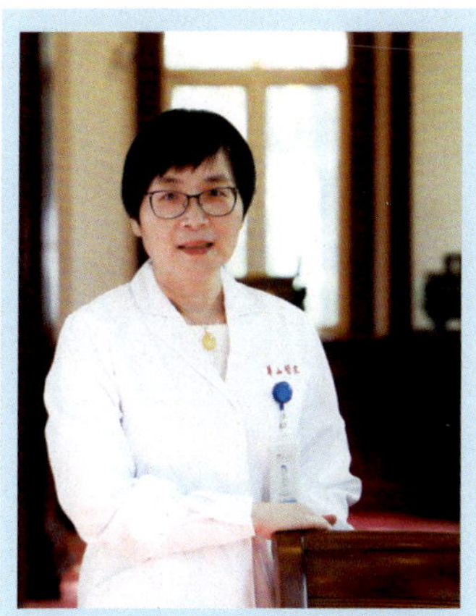

张　菁

- 博士
- 主任药师
- 博士生导师

现任复旦大学附属华山医院

临床药理研究中心主任、药物临床试验机构常务副主任，国家卫生健康委员会抗生素临床药理重点实验室主任和上海市科学技术委员会抗菌药物临床前药效综合评价及临床转化专业技术平台主任。兼任国家药品监督管理局药品审批中心咨询专家、中国药学会抗生素专业委员会副主任委员、中国药理学会临床药理专业委员会副主任委员、中国药理学会定量药理专业委员会副主任委员、上海市药学会抗生素专业委员会主任委员和上海市药学会理事会理事。专长：临床药理学和定量药理学研究。牵头150余项创新药早期临床试验，含创新抗菌药物试验40余项，覆盖临床药理学研究全类型，并擅长采用融合嵌套策略与定量药理学技术，为创新抗菌药临床研究方案设计、成人外推儿童剂量优化、特殊人群剂量推荐、中外数据桥接及整体研发策略提供科学支持，加速了多个抗菌药物Ⅰ～Ⅲ期的融合转化，显著提升了研发效率与科学性。建立抗耐药菌药物治疗药物监测（TDM）体系及个体化精准用药平台，牵头发表 *Chinese consensus guidelines for therapeutic drug monitoring of polymyxin B, endorsed by the Infection and Chemotherapy Committee of the Shanghai Medical Association and the Therapeutic Drug Monitoring Committee of the Chinese Pharmacological Society*。作为第一完成人获上海市科技进步奖一等奖、上海药学科技奖一等奖和中国药学会科学技术奖二等奖等10余项奖项。牵头科技部重大新药创制专项GCP课题2项及国家重点研发计划1项。主持国家自然基金项目2项和海外及港澳台学者合作项目1项。作为主要参加者完成了省部级课题10余项。主参编《药动学－药效学：理论与应用》《药物临床研究理论与实践》《实用内科学》等专著和教材13部；获授权专利5项。近十年以第一或通讯作者身份在国内外杂志发表论文200余篇，培养硕士和博士生40余名。荣获上海市领军人才、上海市巾帼创新领军人物和上海市卫生健康系统三八红旗手等称号。

抗感染治疗药物监测：理论与临床实践

Therapeutic Drug Monitoring for Anti-Infective Agents: Theory and Clinical Practice

张 菁 主编

科 学 出 版 社

北 京

内 容 简 介

抗感染药物广泛用于临床各种感染性疾病的治疗,治疗药物监测(therapeutic drug monitoring, TDM)通过测定患者用药后的血液等体液药物浓度,根据药动学原理和计算方法拟订个体化给药方案,除了保证抗感染药物安全、有效之外,还用于遏制病原体耐药。本书首先概述感染性疾病与抗微生物治疗、抗菌药物药动学/药效学及抗感染药物 TDM 的临床意义和适应证,随后介绍 TDM 的实施流程、治疗药物监测的方法、个体化给药方案的制订、质量控制和质量保证,以及 TDM 新技术展望。重点介绍各类抗感染药物的 TDM,包括抗细菌、抗真菌、抗病毒和抗结核药物四大类,以各类药的 TDM 适用人群、监测时间、治疗窗、样本采集和送检与保存、样本检测方法、结果解释和建议、个体化剂量确定和调整等临床关切的内容为主,附带病例分析,编写内容注重理论与实践相结合,注重实用性和参考性。

本书主要适用于临床药师、医师、临床药学和 TDM 人员、研究生,期望为他们在工作和学习中提供参考。

图书在版编目(CIP)数据

抗感染治疗药物监测. 理论与临床实践 / 张菁主编. 北京 : 科学出版社, 2025. 3. -- ISBN 978-7-03-081506-4

Ⅰ. R978

中国国家版本馆 CIP 数据核字第 2025BB2874 号

责任编辑:周 倩 冯 楠 / 责任校对:谭宏宇
责任印制:黄晓鸣 / 封面设计:殷 靓

科学出版社 出版
北京东黄城根北街 16 号
邮政编码:100717
http://www.sciencep.com

南京展望文化发展有限公司排版
广东虎彩云印刷有限公司印刷
科学出版社发行 各地新华书店经销

*

2025 年 3 月第 一 版 开本:B5(720×1000)
2025 年 9 月第三次印刷 印张:27 1/2 插页 1
字数:450 000

定价:120.00 元

(如有印装质量问题,我社负责调换)

《抗感染治疗药物监测：理论与临床实践》编委会

主　编　张　菁

副主编　郭蓓宁　董亚琳　陆　宇　范亚新

编　委　（以姓氏笔画为序）

丁杨明　王　雨　王陶陶　卞星晨　毋海兰
丘愈澜　曲星伊　朱　慧　刘笑芬　李　熠
李　鑫　李婉贞　杨琬秋　吴　越　张　迪
张　亮　张　菁　张祎景　张楚晗　陆　宇
陈　焰　陈梦婷　陈碧翠　陈璋璋　范亚新
赵锦锦　胡佳丽　俞振伟　徐佳禛　奚　琳
郭蓓宁　黄晓岚　董亚琳

秘　书　毋海兰

序

Foreword

我国治疗药物监测(therapeutic drug monitoring, TDM)的临床应用基本同期于欧美国家,1979 年全国范围内开展了以 TDM 为主要内容的临床药学工作。20 世纪 80 年代,随着气相色谱、液相色谱、酶免疫分析、荧光偏振免疫分析尤其是液相色谱-质谱联用技术的发展,推动了 TDM 的临床应用迅猛发展,TDM以地高辛、抗癫痫类药物、氨基糖苷类药物等毒性大的药物为主。进入 21 世纪,随着群体药代动力学(population pharmacokinetics, PopPK)、药动学/药效学等理论和实践的发展,以及质谱、微透析等检测技术和模型引导的精准用药(model-informed precision dosing, MIPD)的应用,开展 TDM 的药物越来越多,监测的目的也由提高疗效和减少不良反应的发生发展到兼顾药物治疗经济学,成为药学、检验、临床等多学科参与的个体化医疗活动,为精神疾病、感染性疾病、心血管病、器官移植等患者的个体化精准治疗提供了帮助。

抗感染药物的 TDM 不同于其他治疗领域,表现在 3 个方面。首先,抗感染药物 TDM 的目的除了保证药物安全有效之外,还要用于遏制病原体耐药;除了治疗窗窄的抗感染药物需要进行 TDM,对于危重症患者,由于病理改变及器官替代等体外支持手段的应用,β -内酰胺类药物、利奈唑胺等很安全的抗菌药物也需要 TDM,这使得 TDM 在抗感染治疗领域应用越来越广。其次,抗感染药物的检测除了常规的免疫方法,更多依赖于液相色谱-串联质谱法,而液相色谱-串联质谱法更复杂,需通过严格的方法学验证,使得抗感染药物的TDM 在技术层面上的要求越来越严格。最后,抗感染药物在临床应用于特殊病理生理的患者时,个体化精准治疗策略要有一个综合考虑,须考虑患者、药物和病原体 3 个方面。

目前，我国虽有 TDM 方面的专著出版，但尚缺乏系统介绍感染性疾病 TDM 的专著，《抗感染治疗药物监测：理论与临床实践》的出版将为临床抗感染治疗领域的 TDM 工作提供理论与实践参考。该书在总结目前抗感染药物的 TDM 理论的同时，也为临床应用提供实操层面的参考，服务于感染性疾病的个体化治疗，通过对抗感染药物 TDM 的新发展、新技术与研究进展进行介绍与推广，有助于提高我国临床药师、医师、检验师等专业人员抗感染个体化治疗水平。

该书编者主要从事抗感染药物临床药理学研究，在 TDM 方面拥有丰富的实践经验，牵头开展了万古霉素、去甲万古霉素、多黏菌素类抗生素等多项 TDM 临床研究项目，发表了高质量的研究论文并牵头撰写专家共识。相信该书的出版将为从事 TDM 人员、临床药师、临床医师提供 TDM 理论和实践的指导。

2024 年 10 月

前言

Preface

随着抗感染药物的广泛使用,越来越多的病原体对常用抗感染药物产生耐药,这使得传统的抗感染治疗策略面临严峻的挑战。因此,合理应用抗感染药物显得尤为关键,这不仅关乎感染患者生命健康、医疗质量提升,而且关乎公共卫生安全的重大议题,是临床实践中亟待重视与解决的问题。

治疗药物监测(TDM)在抗感染药物的合理应用中扮演着至关重要的角色。对于许多治疗窗窄且药动学个体差异大的药物而言,若在不同感染患者群体中采用相同的抗感染药物给药方案,可能会因浓度过低而导致治疗失效,或因药物浓度过高而引发毒性反应。为避免治疗失败和降低不良反应的风险,实施个体化精准用药策略显得尤为重要。TDM 正是实现个体化精准用药的关键手段,它通过监测患者用药期间体内的药物浓度,并结合群体药代动力学(PopPK)和药动学/药效学等方法,为临床提供更精准的药物剂量调整建议。这不仅有助于达到最佳治疗效果,减少不良反应的发生,还能在一定程度上延缓病原体耐药的发生和发展。

近年来,随着检测手段的不断进步,抗感染药物 TDM 的发展迅速。传统的免疫法已逐步被液相色谱-串联质谱法所取代,该方法适用于大多数抗感染药物的浓度测定,为抗感染药物 TDM 开展提供了更多的技术。同时,病原体对抗感染药物的耐药性增加导致一些毒性较大的抗感染药物,如多黏菌素类抗生素,被重新启用于临床。如何对这些多组分药物浓度进行检测和计算,这对 TDM 提出了新的要求。随着个体化精准用药理念的深入人心,TDM 的应用范围从治疗窗窄药物如糖肽类药物、氨基糖苷类药物,扩展至更多药物,包括β-内酰胺类抗生素、抗真菌药物、抗结核药物和抗病毒药物等。此外,检测手段的革新、更精确灵活的个体化用药需求的增加,以及建模模拟技术结合 AI 手段的不断迭代更新,共同推动了模型引导的精准用药(MIPD)在抗感染治疗中的应用。基于大数据和人工智能的算法则进一步助力个体化治疗方案的制订。

为了推动抗感染药物 TDM 的标准化与统一化，中国药理学会治疗药物监测研究专业委员会已经发布了多项重要共识，包括《治疗药物监测工作规范专家共识（2019 版）》和《色谱技术用于治疗药物监测质量保证的专家共识（2021 版）》。同时，还针对特定抗感染药物，如万古霉素、伏立康唑、多黏菌素 B 和利奈唑胺等，发布了相应的单药共识指南，以提供更具体的指导和建议。基于定量药理学在抗感染药物 TDM 中的不断应用，中国药理学会定量药理学专业委员会制定了《模型引导的精准用药：中国专家共识（2021 版）》。

然而，在当前的抗感染药物 TDM 实践中，我们仍然面临一系列挑战。首先，如何确保血药浓度的准确与快速检测，对于 TDM 的有效实施至关重要。其次，采样时间的确定及送检样品的稳定性要求也是不可忽视的环节。再次，治疗药物浓度窗的参考值设定的诸多问题及挑战，由于某些药物的个体差异显著，尚未有指南推荐的参考值范围。最后，临床医生尚须解决如何根据 TDM 结果精确调整用药方案的问题，以确保治疗效果的同时，避免药物使用过量或不足。

因此，为了进一步推动我国抗感染药物 TDM 工作的规范化开展和应用，我们编写了本书。本书从抗感染药物的临床应用、药动学/药效学特性、不良反应、TDM 的适用人群、最佳的监测时间与治疗窗、样本的采集与检测方法、剂量调整方法及结果解读等多个维度，全面深入地阐述了不同抗感染药物 TDM 的适用范围和技术规范。此外，我们还通过丰富的病例分析，具体展示了 TDM 在抗感染治疗中的临床应用，旨在为患者提供精确、可靠的个体化用药方案。

本书汇聚了编写人员在抗感染药物 TDM 临床实践中的长期理论经验，参考了国内外相关共识指南和最新文献，旨在从临床治疗学、临床微生物学、临床药理学和临床药学等多个维度，深入解析不同抗感染药物 TDM 的关键和实施要点，追求内容的科学性、实用性和规范性。本书适用于从事抗感染药物 TDM 工作的临床医师、药师和检验师等专业人士及研究生和本科生阅读参考。鉴于部分药物在 TDM 工作中可借鉴的资料有限，书中可能存在不完善之处，我们诚挚地希望各位专家、学者能提出宝贵建议，以帮助我们不断优化和更新相关内容。

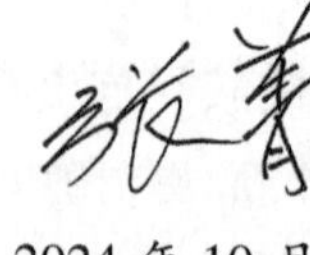

2024 年 10 月

目录

Contents

第一篇 概 论

第二篇　抗细菌药物

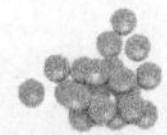

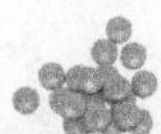

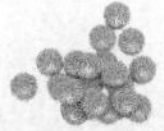

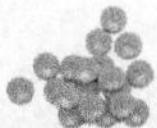

第三篇 抗结核药物

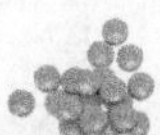

第四篇　抗真菌药

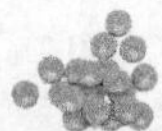

第五篇 抗病毒药

第一篇　概　论

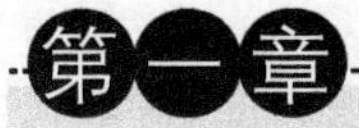

感染性疾病与抗微生物治疗

一、感染性疾病的概念与临床特点

感染(infection)是以微生物为主的病原生物侵入人体(宿主)内定植、增殖,以及引起宿主组织器官炎症等某种损害的病理状态。由病原体感染引起的疾病称为感染性疾病(infectious disease),包括可传播的疾病和非传播的疾病,前者称为传染病(communicable disease)。传染病可在人群中传播并造成流行,是感染性疾病的一部分。引起感染性疾病的致病因素如细菌、真菌、病毒、衣原体、支原体、立克次体、螺旋体等微生物和寄生虫被统称为病原体。与其他疾病不同,感染性疾病的致病因素一般是由单一的病原体所致,而心血管疾病、肿瘤、风湿性疾病等可能存在多种病因。

病原体在宿主组织内得以复制即可称为感染。病原体侵入人体后能否致病取决于病原体的数量、致病力、入侵部位及宿主的反应等。一般来说,病原体的数量越多引起感染的可能性越大,致病力是病原体引起疾病的能力,包括病原体的黏附、侵袭、产生毒性物质、抵抗和逃逸宿主防御功能。病原体感染虽然是感染性疾病必备的条件,但是否致病,尚取决于人体免疫力。

感染性疾病的临床表现最终取决于病原体、宿主及环境三者相互作用的结果。虽然每种疾病的临床表现并不完全相同,但具有以下临床特点。

1. 病程

一般分为潜伏期、前驱期、症状明显期和恢复期四期。① 潜伏期:从病原体侵入人体到最初出现症状的一段时间称为潜伏期,潜伏期长短不一,短者数分钟或数小时,大部分在数日之内。② 前驱期:一般为 1~2 日,可出现头痛、低热、乏力等,一般较轻且无特异性,有些感染无明显前驱期。③ 症状明显期：大部分感染性疾病在此期出现特有症状，病情由轻至重达高峰。④ 恢复期：体温降至正常，症状大多消失，体力、食欲逐步恢复，直至完全康复，病原体大多从体内清除。

2. 发热

发热是感染性疾病的突出症状，是共同表现。由病毒、某些细菌、支原体、立克次体引起的急性疾病，发热时间一般不超过 2 周，但有些细菌性疾病和寄生虫病如结核病、布鲁菌病等发热时间一般都较长。

3. 发疹

某些感染性疾病会发疹，发疹时可出现皮疹，分为外疹（exanthema）和内疹（enanthema，黏膜疹）两大类。出疹时间、部位和先后次序对诊断与鉴别诊断有重要的参考价值。水痘的皮疹主要分布于躯干；麻疹的皮疹先出现于耳后、面部，然后向躯干、四肢蔓延，同时有黏膜斑（科氏斑，Koplik spot）。

4. 毒血症状

病原体的各种代谢产物包括细菌毒素在内，可引起除发热以外的多种症状，如疲乏，全身不适，厌食，头痛，肌肉、关节和骨骼疼痛等；严重者可有意识障碍、谵妄、脑膜刺激征、中毒性脑病、呼吸衰竭及休克等表现；有时还可引起肝功能、肾功能损害。

5. 单核吞噬细胞系统反应

在病原体及其代谢产物的作用下，单核吞噬细胞系统可出现充血、增生等反应，临床上表现为肝、脾和淋巴结肿大。

6. 临床类型

根据临床过程的长短可分为急性、亚急性和慢性；按病情轻重可分为轻型、中型、重型和暴发型[1]。

二、感染性疾病的种类

感染可能仅影响身体的一部分（局部感染）或全身（全身感染），严重全身性感染可能会危及生命，如脓毒症或感染性休克。按感染部位来分，可分为血流感染、感染性心内膜炎、呼吸系统感染（如肺炎、急性咽炎与扁桃体炎、肺脓肿、脓胸）、尿路感染、前列腺炎、腹腔内感染（如急性化脓性腹膜炎、急性阑尾炎、急性胆囊炎、胆管感染）、中枢神经系统感染（如急性细菌性脑膜炎、真菌性脑膜炎、脑脓肿）、皮肤软组织感染、骨关节感染（如骨髓炎、化脓性关节炎)、妇科感染(如外阴炎、阴道炎、盆腔炎)、眼科感染、口腔感染、性传播疾病等[2]。

三、抗微生物药物的临床应用原则

抗微生物药物是各种感染性疾病最主要的治疗药物,包括抗细菌、真菌、病毒、结核分枝杆菌、寄生虫等的药物,种类非常繁多。抗微生物药物的临床应用原则如下。

1. 诊断为病原微生物感染者,方有指征应用抗微生物药物

根据患者的症状,体征,血、尿常规等实验室检查,以及病原学检查结果,初步诊断或确诊为细菌、真菌、结核或非结核分枝杆菌、支原体、衣原体、螺旋体等感染者,方有指征应用抗微生物药物。

2. 尽早明确感染性疾病的病原体,并根据病原体种类及药物敏感试验结果选用抗微生物药物

抗微生物药物品种的选用原则上应根据病原体种类及病原体对药物的敏感或耐药,即药物敏感试验的结果而定。因此有条件的医疗机构,住院患者必须在开始抗微生物治疗前,先留取相应标本,立即送培养,以尽早明确病原体和药敏结果;门诊患者可以根据病情需要开展药敏工作。危重患者在未获知病原体及药敏结果前,可根据患者的发病情况、发病场所、原发病灶、基础疾病等推断最可能的病原体,并结合当地耐药状况先给予抗感染经验治疗,获知培养及药敏结果后,对疗效不佳的患者调整给药方案。

3. 根据药物抗微生物活性、药动学特性、药物不良反应选择用药

各种抗微生物药物的药效学和药动学特点不同,选用时应结合其抗微生物活性(药效学)、药动学、不良反应、药源、价格等综合考虑。药敏结果获知后是否调整用药仍应以经验治疗后的临床效果为主要依据。

4. 按照患者的生理、病理状态合理用药

肝肾功能不全、老年、新生儿、妊娠期、哺乳期感染患者应用抗微生物药物时,其体内过程会出现相应的改变,需按照其生理、病理特点合理用药。例如,老年人应用抗微生物药物,特别是肾毒性较强的氨基糖苷类药物等时,需根据肾功能情况给予调整,定期监测血药浓度,以确保用药安全。孕妇宜避免采用四环素类、氨基糖苷类、喹诺酮类等药物。许多药物可自乳汁分泌,因此哺乳期患者需应用任何抗微生物药物时,均宜暂停哺乳。肾功能不全者应避免使

用肾毒性抗微生物药物，应用主要自肾排泄的药物时应减量应用。肝功能减退时，主要经肝脏代谢或清除的药物需避免使用或减量应用。

5. 下列情况下抗微生物药物的应用要严加控制或尽量避免

（1）抗微生物药的预防性应用必须有明确的指征：不适当的预防用药往往徒劳，反而易引起病原体的耐药，并可引起药物不良反应和经济损失。

（2）皮肤及黏膜等局部应用抗微生物药物：应尽量避免，因易引起过敏反应或耐药产生。应避免将用于重症感染和多重耐药的全身用药供局部应用，主要供局部应用的抗微生物药物有新霉素、杆菌肽、莫匹罗星、磺胺醋酰钠等。

（3）联合应用抗微生物药物应有明确的指征：① 病原体尚未查明的严重感染；② 单一抗微生物药物不能有效控制的混合感染；③ 单一抗微生物药物不能有效控制的重症感染；④ 较长疗程用药病原体有可能产生耐药者；⑤ 联合用药使毒性较大药物的剂量相应减少或可以肯定获得协同作用者等。

（4）其他：患者的原发疾病不能治愈或纠正者，或免疫缺陷者，预防用药应尽可能少用或不用。

6. 选用适当的给药方案、剂量和疗程

口服或肌内注射用于轻、中度感染；严重感染者则常需静脉给药，病情好转后予以口服给药。应根据药动学和药效学相结合的原则给药。青霉素类、头孢菌素类和其他β-内酰胺类、林可酰胺类等时间依赖性抗菌药宜1日多次给药。氟喹诺酮类、氨基糖苷类等浓度依赖性抗菌药可1日给药1次。抗菌药均宜用至体温正常、症状消退后3~4日。如果临床效果不显著，急性感染在用药48~72 h后应考虑换药[2]。

参考文献

[1] 张文宏，王明贵.感染病学[M].上海：复旦大学出版社，2020.
[2] 汪复，张婴元.实用抗感染治疗学[M].3版.北京：人民卫生出版社，2020.

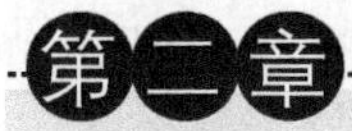

第二章 抗菌药物药动学/药效学

一、抗菌药物药动学/药效学的概念

本书主要探讨抗细菌、真菌、病毒、结核药物，以下统称为抗菌药物。药动学(pharmacokinetics, PK)主要研究机体对药物处置的动态变化，如药物在体内的吸收、分布、代谢与排泄连续变化的过程，这个过程可通过血液、感染部位体液或组织中的药物浓度-时间曲线定量地表现出来；药效学(pharmacodynamics, PD)主要研究药物对机体的作用，反映药物的生物学效应和临床疗效。将药动学和药效学两者结合起来可用于探讨浓度-时间-效应三者之间的关系，能够更全面和准确地预测与描述一定的给药方案下药物的效应随时间变化的规律。

抗菌药物的药动学/药效学探讨抗菌药物浓度、时间与抗菌作用三者关系，阐明抗菌药物在特定剂量或给药方案下血液或组织中药物浓度杀灭或抑制病原体的时间过程，有效的抗菌治疗方案必须基于药动学和药效学相结合的原则制定，两者缺一不可。只有将药动学与药效学结合起来，才能将抗微生物治疗的 3 个方面，即患者、病原体和药物的相互作用综合起来考虑。

抗菌药物的药动学/药效学主要研究药物对病原体的作用，与药效、临床疗效或防止耐药发生密切相关的药动学/药效学指数包括%T>MIC、C_{max}/MIC 和 AUC/MIC(或 f%T>MIC、fC_{max}/MIC 和 fAUC/MIC，f 表示药物游离分数)。这些药动学/药效学指数的含义为：① %T>MIC，即血药浓度大于最低抑菌浓度(minimal inhibitory concentration, MIC)的时间占给药间期的百分率；② C_{max}/ MIC，即血药峰浓度(peak concentration, C_{max})与 MIC 的比值；③ AUC/

MIC,即药时曲线下面积(area under the drug concentration-time curve, AUC)与MIC的比值。

二、抗菌药物药动学/药效学的分类

根据药动学/药效学原理,依据对病原菌的杀灭或抑制作用与血药浓度或作用时间的相关性,可将抗菌药物分为浓度依赖性(concentration-dependent)药物和时间依赖性(time-dependent)药物,再结合抗生素后效应(post antibiotic effect, PAE)的长短可以分为以下三类。

1. 浓度依赖性抗菌药物

杀菌效果与其药物浓度相关,浓度越高,则杀菌效果愈强,而与作用时间关系不密切。主要药动学/药效学指标为 C_{max}/MIC 或fC_{max}/MIC,以及$AUC_{0-24\,h}$/MIC 或 $fAUC_{0-24\,h}$/MIC,其中游离药物是在血液或组织中真正发挥效应的这部分药物,对于血浆蛋白结合率高的药物,常常采用游离药物的药动学/药效学指标来预测或评价临床疗效。此类药物往往有较长的PAE,如氨基糖苷类、喹诺酮类、多黏菌素类、硝基咪唑类、两性霉素B、棘白菌素类药物,可以通过提高浓度的方法提高疗效,一般采用每日1次给药。

2. 时间依赖性抗菌药物

药物浓度在病原体MIC的4~5倍内时杀菌效果与浓度相关,但超过该浓度范围后,杀菌速率达到饱和状态,其杀菌效果与药物浓度大于病原体MIC的时间有关。此类抗菌药物中某些无或有短PAE,主要药动学/药效学指标为%T>MIC 或%fT>MIC,如β-内酰胺类的青霉素类、头孢菌素类、碳青霉烯类、单酰胺类、红霉素、氟胞嘧啶等,对于这些消除半衰期(half-life, $T_{1/2}$)短的药物可以通过提高%T>MIC来提高临床疗效。

3. 时间依赖性药物且具有较长PAE的抗菌药物

此类抗菌药物主要药动学/药效学指标为 $AUC_{0-24\,h}$/MIC 或 $fAUC_{0-24\,h}$/MIC,如糖肽类、替加环素、阿奇霉素、三唑类抗真菌药物等,给药间隔可适当延长,也可通过增加剂量来提高 $AUC_{0-24\,h}$/MIC。

三、药动学/药效学指导的临床给药方案优化

不合理的给药方案是导致临床治疗失败和耐药的主要因素,通过合理应用抗菌药物可减少或逆转耐药性的发展,保持现有药物的活性。相同给药方

案的疗效往往不同，临床上甚至出现部分治疗失败的病例。我国的《抗菌药物临床应用指导原则》（2015 版）指出：除了尽早查明感染病原体，根据病原体种类及药物敏感试验结果选用抗菌药物，还应当综合考虑患者病情、病理生理情况及抗菌药物特点制订抗菌治疗方案，包括抗菌药物的选用品种、剂量、给药次数、给药途径、疗程及联合用药等。

在临床诊断明确后，医师可能面临不同的患者群体，尤其是重症感染患者、老年患者、患儿、肥胖患者等特殊人群，有一定比例的患者表现出个体间和个体内药动学变化，说明书推荐的给药方案在这些患者中可能存在临床治疗失败和不良反应发生的风险，是因为大多数有关剂量方面的研究并未包括这些人群。研究发现，重症感染患者中就有相当比例的药物暴露量不达标的情况。重症感染患者由于以下病理生理的改变，如心输出量、药物组织穿透性的改变、肝肾等器官功能改变、全身毛细血管通透性的增加、低蛋白血症及体外循环装置［如肾脏替代治疗（renal replacement therapy，RRT）、体外膜氧合（extracorporeal membrane oxygenation，ECMO）］的使用，往往导致抗菌药物主要是亲水性药物在重症感染患者中的药动学变异很大，主要表现为由于急性肝、肾功能衰竭使得药物清除减少而导致药物在体内蓄积；另外，药物分布体积的增大、低蛋白血症加快高蛋白结合率药物的清除、系统性炎症反应综合征（systemic inflammatory response syndrome，SIRS）所致全身毛细血管通透性的增加、烧伤及重症感染等患者易发生肾功能亢进（augmented renal clearance，ARC）致药物经肾清除速率加快，以及静脉补液、连续肾脏替代治疗（continuous renal replacement therapy，CRRT）或强心剂的使用导致亲水性抗菌药物的血药浓度降低，多种情况并存往往使得临床医师很难判断重症感染患者的血药浓度是否会处于有效治疗浓度范围内。此外，由于医院环境中抗菌药物的广泛使用，从重症感染患者体内分离的致病菌往往存在敏感性下降的情况[1]。

因此，针对重症感染患者、老年患者、患儿、肥胖患者等，按照常规给药方案治疗，达到药动学/药效学目标靶值的达标概率（probability of target attainment，PTA）往往较低。而利用药动学/药效学技术则可通过特定患者药动学特征建立群体药代动力学（population pharmacokinetics，PopPK）模型，再通过蒙特卡洛模拟（Monte Carlo simulation，MCS）方法筛选出可达临床或微生物疗效靶值的最优给药方案，提供临床应用。在这部分患者人群中开展的给药方案优化或疗效评价研究结果对提高临床疗效有积极作用，特别是 β-内酰胺类抗生素治疗耐药菌重症感染，通过提高剂量、缩短给药间隔、延长静脉滴注时间（静脉滴注时间延长至3~4 h，占给药间期的40%~100%）甚至24 h持续静脉滴注的方法大大提高了治疗的成功率。而对于氨基糖苷类药物，从每日3次给药改为日剂量1次给予的方式，氟喹诺酮类、万古霉素、多黏菌素类等药物的给药方案优化则均是基于药动学/药效学理论的应用。

药动学/药效学理论还可应用于抗菌药物的个体化给药，即根据患者的生理、病理特点及药物的药动学特性进行个性化给药方案的设计，并进一步基于治疗药物监测（therapeutic drug monitoring，TDM）结果进行剂量调整，以达到最优的药物体内暴露量从而提高抗感染疗效、减少不良反应和细菌耐药的发生。

参考文献

[1] Abdul-Aziz M H，Alffenaar J W C，Bassetti M，et al. Antimicrobial therapeutic drug monitoring in critically ill adult patients：A position paper[J]. Intensive Care Medicine，2020，46(6)：1127-1153.

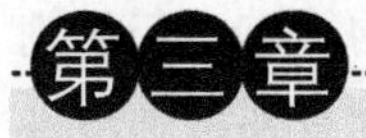

第三章 治疗药物监测在抗感染治疗中的临床意义

一、治疗药物监测的定义

治疗药物监测（TDM）是临床药理学的重要组成部分，它以药动学、药效学理论为基础，应用现代分析技术，测定体液中的药物浓度，并结合药物浓度与疗效、毒性之间的关系，以及患者的病理、生理情况，为患者制订个体化给药方案，并基于用药后的药物浓度进一步调整给药方案，以提高疗效和降低不良反应，从而达到安全有效的治疗目的。

药物经人体吸收后，由血液循环到达作用部位或受体，在局部积累至一定浓度后才能产生相应的药理作用。通常药物作用的强弱与细胞外液中的药物浓度呈正比，而细胞外液药物浓度又与血药浓度呈平行关系，血药浓度水平可间接地作为作用部位药物浓度的指标。由于血药浓度与药理效应之间的密切关系，临床上更多采集血液标本来开展 TDM。

二、治疗药物监测在抗感染治疗中的临床意义

抗菌药物的 TDM 在临床应用已有 50 多年的历史。一般而言，主要用于治疗窗较窄的药物（如氨基糖苷类和糖肽类药物）和具有非线性药动学特征的药物（如伏立康唑），TDM 是减少毒性反应发生的重要措施。随着细菌耐药的发展，加上新型抗菌药物研发速度缓慢，从临床治疗耐药病原体感染的需求出发，即使在那些治疗窗较宽的药物中，抗感染药物的 TDM 也逐渐变得普遍起来，目前越来越多的药物监测目的在于提高临床疗效、降低毒性反应和减少细菌耐药的发生。

抗感染治疗的成败主要由三个因素决定：患者、药物和病原体。基于对

这些因素的充分考虑来确定能够清除感染且不造成毒性反应的抗感染药物剂量。但是，这些剂量通常是在健康志愿者中确定的，采用标准剂量外推到特殊患者群体（如重症感染患者、老年患者、孕妇、新生儿等）来实现最佳药物暴露是具有挑战的，可能导致次优暴露，原因在于这些患者的生理病理变化可显著改变抗感染药物的药动学。

由欧洲重症医学学会（European Society of Intensive Care Medicine，ESICM）、欧洲临床微生物学和传染病学会（European Society of Clinical Microbiology and Infectious Diseases，ESCMID）、国际治疗药物监测和临床毒理学学会（International Association for Therapeutic Drug Monitoring and Clinical Toxicology，IATDMCT）和国际抗微生物化疗学会（International Society of Antimicrobial Chemotherapy，ISAC）等机构研究人员组成的专家小组，2020 年形成了一份意见书，认为以 TDM 为导向的给药剂量是确保所有危重患者达到治疗性抗感染暴露的唯一安全有效的方法。临床研究证实氨基糖苷类药物、伏立康唑和利巴韦林在 TDM 指导下的给药剂量可使临床获益，相比于非 TDM 患者，应用氨基糖苷类 TDM 的患者治疗和住院周期较短，死亡率、肾毒性发生率及总花费成本明显降低，伏立康唑 TDM 患者的停药率较低、治疗反应较高，而利巴韦林 TDM 组患者的持续病毒应答率更高。该意见书推荐对于重症患者应用以下药物时行常规 TDM：氨基糖苷类药物、β-内酰胺类药物、利奈唑胺、替考拉宁、万古霉素和伏立康唑；而对于抗病毒药物，迫切需要更多研究以确定对患者有益的治疗目标，并确定抗病毒药物 TDM 是否确实有效[1]。

脓毒症是重症监护病房（intensive care unit，ICU）患者的常见病，可导致高死亡率，哌拉西林-他唑巴坦、碳青霉烯类等 β-内酰胺类药物为 ICU 常用抗生素，而重症感染患者由于病理生理的众多改变，往往导致 β-内酰胺类抗生素在重症感染患者中的药动学变异很大。对于常规剂量不能达到药动学/药效学靶值、疗效不佳的患者，临床上可以采用延长滴注时间的方法使得 $f\%T>$ MIC 达到目标靶值之上，从而提高 β-内酰胺类药物的抗菌疗效。但是在重症感染患者中即使 24 h 持续静脉滴注也还有 20%比例的患者不能达到靶值，这部分患者可以进行 TDM，通过监测发现浓度的变异，并根据 TDM 靶值进行个体化给药剂量的计算和调整。β-内酰胺类药物应用 TDM 进行个体化方案调整有助于达到确定的药动学/药效学目标，同时限制因浓度过高导致的药物毒性，以提高临床疗效[2,3]。

参考文献

[1] Abdul-Aziz M H, Alffenaar J C, Bassetti M, et al. Antimicrobial therapeutic drug monitoring in critically ill adult patients: a position paper[J]. Intensive Care Medicine, 2020, 46(6): 1127-1153.

[2] Richter D C, Heininger A, Chiriac U, et al. Antibiotic stewardship and therapeutic drug monitoring of β-lactam antibiotics: Is there a link? an opinion paper[J]. Therapeutic Drug Monitoring, 2022, 44(1): 103-111.

[3] Dhaese S, van Vooren S, Boelens J, et al. Therapeutic drug monitoring of β-lactam antibiotics in the ICU[J]. Expert Review of Anti-Infective Therapy, 2020, 18(11): 1155-1164.

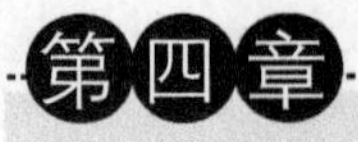

第四章 抗感染药物治疗药物监测的适应证

一、抗细菌、真菌药物 TDM 的适应证

（1）药物毒性大，其治疗浓度与中毒浓度接近者，如氨基糖苷类药物（包括庆大霉素、妥布霉素、阿米卡星、奈替米星等）、糖肽类药物（包括万古霉素、去甲万古霉素、替考拉宁等），多黏菌素类药物亦属此列。这类药物的治疗浓度范围与中毒浓度甚为接近。由于血药浓度的个体差异，在治疗剂量下既可因血药浓度过高而发生毒性反应，也可因血药浓度过低而无治疗效果。

（2）有脏器功能损害的患者，肝肾功能不全影响药物的代谢和排泄可导致药物在体内积聚。由于肾功能不全时药物自肾排泄明显减少，血药浓度升高可发生毒性反应，如氟胞嘧啶、磺胺甲噁唑-甲氧苄啶（sulfamethoxazole-trimethoprim，SMZ－TMP）等。肾功能不全患者在肌酐清除率（creatinine clearance，CrCL）低于 30 mL/min 时会改变 SMZ、TMP 的药动学特征，此时 SMZ 代谢物和 TMP 的蓄积可能导致发生毒性反应。

（3）具有非线性动力学特征、个体差异大、易发生药物相互作用的药物包括抗真菌药物伏立康唑、伊曲康唑、泊沙康唑。该类药物体内代谢受肝药酶细胞色素 P450（cytochrome P450，CYP450）、P－糖蛋白（P-glycoprotein，P－gp）抑制剂和诱导剂的影响，表现为药物体内过程个体差异大，并容易受合并用药的影响。伏立康唑、伊曲康唑还表现为非线性药动学特征，当给药剂量超过一定范围时，随着剂量的微量增加，血药浓度可显著升高以致发生毒性反应。此外，伏立康唑的代谢酶 CYP2C19 还具有基因多态性，这些均可影响血药浓度，从而影响疗效和导致不良反应的发生。

（4）某些特殊部位的感染，确定感染部位是否已达有效药物浓度，或浓度

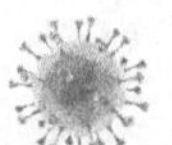

过高有可能导致毒性反应的发生。例如，测定脑脊液中的青霉素浓度，或通过测定脑脊液或肺泡灌洗液中的药物浓度，了解鞘内注射或雾化吸入后的感染部位浓度。

（5）其他影响体内药物浓度的因素包括合并用药、遗传因素等。

（6）在常用剂量下患者无治疗反应者宜测定血药浓度，如重症感染患者、耐药菌感染患者。

（7）青霉素类、头孢菌素类、碳青霉烯类等β-内酰胺类药物由于毒性低、治疗浓度范围宽，一般在治疗剂量范围内根据病情调整剂量可达到有效浓度水平，不易发生毒性反应，因此原则上对上述抗生素无需将 TDM 列为常规。但在特殊情况（如：① 肾功能不全或增强患者；② 高 MIC 病原体感染；③ 怀疑β-内酰胺类药物的毒性；④ 脓毒症/脓毒症休克患者疑似临床治疗失败；⑤ 不确定是否有足够的药物渗透），可监测β-内酰胺类血药浓度并进行个体化方案调整，以提高疗效、减少浓度过高所致毒性反应[1,2]。

二、抗结核药物 TDM 的适用人群与药物

2020 年世界卫生组织（World Health Organization，WHO）的指南和美国胸科协会（American Thoracic Society，ATS）联合美国疾病控制与预防中心（Centers for Disease Control and Prevention，CDC）、欧洲呼吸学会（European Respiratory Society，ERS）、美国感染病学会（Infectious Diseases Society of America，IDSA）共同发布的《耐药结核病的治疗指南》均推荐对有药物暴露改变风险或预后不良的结核病患者在治疗期间应行 TDM。2021 年中国专家制定的《抗结核药治疗药物监测临床应用专家共识》则一致认为：在标准治疗 2 个月未能显示痰培养转阴、出现药物不良反应、人类免疫缺陷病毒（human immunodeficiency virus，HIV）感染、2 型糖尿病、肝肾功能不全患者，以及存在引起吸收不良的胃肠道问题等多种危险因素或病情严重的患者需要进行 TDM；对于特殊人群，如老年患者、患儿、高体重患者也应进行 TDM；有条件的情况下可以常规开展抗结核药 TDM。对于需要开展 TDM 的抗结核药推荐如下。

1. 敏感结核病与一线抗结核药物

中国人群异烟肼的快乙酰化基因型占比高，这部分人群进行 TDM 意义重大；利福平的监测结果显示，患者低于目标浓度的比例高，目前临床使用的利福平剂量还有增加空间。

2. 耐药结核病与抗结核药物

推荐耐多药结核病（multidrug-resistant tuberculosis，MDR－TB）和广泛耐药结核病（extensively drug-resistant tuberculosis，XDR－TB）患者常规应用TDM，且应该在治疗的早期进行[3]。

参考文献

[1] 汪复，张婴元. 实用抗感染治疗学[M]. 3版. 北京：人民卫生出版社，2020.

[2] Dhaese S, van Vooren S, Boelens J, et al. Therapeutic drug monitoring of β－lactam antibiotics in the ICU[J]. Expert Review of Anti-Infective Therapy, 2020, 18(11): 1155－1164.

[3] 陆宇，朱慧. 抗结核药治疗药物监测临床应用专家共识[J]. 中国防痨杂志，2021，43(9)：867－873.

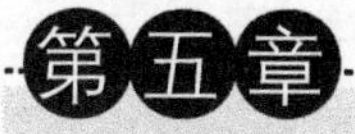

治疗药物监测的实施流程

治疗药物监测(TDM)的实施流程主要包括开具检验医嘱、采样、样本送检、样本检测和出具 TDM 报告反馈给临床医师,以及后续的结果解读和个体化用药建议。需要关注的要点包括 TDM 样本采集管的选择、样本采集时间、样本稳定性、检测方法的差异、参考值范围及报告解读等。

一、开具检验医嘱

（1）医师应根据患者病情的实际需要选择需要监测的药物。

（2）可采用医院信息系统(hospital information system, HIS)中的检验申请界面填写和生成检验申请单。

（3）申请内容一般包括但不限于以下基本信息：患者唯一性标识,如医保卡号、就诊号、住院号等;患者的姓名、性别、出生日期或年龄;病房和床号或就诊科室;检验项目(药物监测项目);样本类型;开单者姓名及日期;必要时注明现用治疗药物和剂量。

二、采样

1. 监测时间

一般在用药达稳态后进行监测,大多数 TDM 方案建议在 4 次用药后或治疗开始后 24~48 h 预期稳态水平进行采样,抗真菌药物由于消除 $T_{1/2}$长往往需要更长的时间才能达稳态,伏立康唑、伊曲康唑、泊沙康唑分别在治疗开始后第 2~5 日、第 5~7 日采集,氟胞嘧啶则在第 3 日。

2. 监测的样本类型

TDM 样本的采集数量和类型,应结合临床监测目的来确定。抗菌药物多以监测血药谷浓度（trough concentration，C_{min}）为主，一次采集一个血样，血药C_{min}样本的采集时间一般为多次用药达稳态后一次剂量前 0.5 h 内，也有一些药物如万古霉素、氨基糖苷类药物、多黏菌素类药物需同时监测血药 C_{min}、峰浓度（peak concentration，C_{max}），C_{max}样本的采集时间为多次用药达稳态后一次用药结束后 0.5～2 h。抗结核药物以监测血药 C_{max} 为主，常用的抗结核药物，如异烟肼、吡嗪酰胺、乙胺丁醇、左氧氟沙星等口服后血药浓度达到峰值的时间（time to peak drug concentration，T_{max}）一般情况下为 2 h 左右，故监测方法为测定多次服药后一次剂量后的 $C_{2\,h}$，以此来作为 C_{max}，与目标 C_{max}进行比较，指导临床用药。此外，近年推荐采用有限采样法（limited sampling strategy，LSS），即用典型的 1～3 个样本评估药物暴露量的方法。用来生成 LSS 的方法主要有多元逐步回归法和贝叶斯分析法。LSS 通过采集少量的时间点样本，使用药动学模型和蒙特卡洛模拟法计算最佳采样时间，之后结合 PopPK 可估算 $AUC_{0-24\,h}$，为 TDM 提供参考。LSS 所需采样点更少，无论是对患者还是对实验室的样本分析来说，花费的时间和资金较少。

3. 采集前准备

根据监测项目要求，采用合适的样本采集管。血清样本可选用含或不含促凝剂的真空采血管，不使用含抗凝剂的采血管；血浆样本则根据项目的要求选择含抗凝剂（如肝素锂、乙二胺四乙酸二钾等）的真空采血管。

4. 血样采集

应从输液的对侧手臂采血，禁止在输液同侧手臂采血，以免影响检测结果。如采用抗凝管，采血后轻柔颠倒混匀若干次，防止样本溶血。

三、样本送检

1. 样本的运输

样本采集完成后应及时送检。样本应放在带有盖扣、内有固定架的样本运输箱内，箱外贴有生物危害的标识，检验申请单与样本分开放置。环境温度超过 35℃或稳定性较差的药物如多黏菌素 E 甲磺酸钠、美罗培南、亚胺培南，应将采血管置于有冷藏功能的保温箱内。需长途运送血液样本时，应采用专业冷链运输，以保障生物安全及不影响后期检测结果。

2. 样本的接收

样本由检测实验室的收样人员接收，并按样本接收的要求对样本进行审

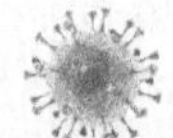

核,如发现不符合要求的样本可拒收。如接收样本与开单项目不一致,应与开单医生(申请人)联系沟通。

四、样本检测

选择经方法验证后的检测方法如化学发光免疫分析法(chemiluminescence immunoassay, CMIA)、高效液相色谱法(high performance liquid chromatography, HPLC)或液相色谱-串联质谱法(liquid chromatography tandem mass spectrometry, LC - MS/MS)等,参照标准操作规程(standard operating procedure, SOP)进行检测。需注意不同分析方法间存在一定的差异。

五、出具 TDM 报告

由检测人员在实验室信息系统(laboratory information system, LIS)填写样本检测结果、样本的信息,输入完成后由质控人员进行检查复核,报告审核人员审核后出具 TDM 报告。报告的基本内容一般应包含下列信息:患者的姓名、性别、年龄、所属医院、标本类型及送检医师等基本信息;若送检样本为本院患者,报告上应有病员号、科别、床号临床诊断等信息,外院送检样本应尽可能收集所需信息进行记录;检测项目的类别和检验编号;对应药物的浓度参考区间;样本种类的描述、明确的标识及必要时样本的状态;采样时间、送检时间、报告出具时间及报告打印时间;检测结果和单位;检验药师及核对者的电子签名。

六、结果解读和个体化用药建议

医师获取患者的 TDM 报告后,可协同临床药师或临床药理学专家、微生物专家等人员一起进行报告的解读,提出合理的个体化用药建议。2020 年中国药理学会治疗药物监测研究专业委员会等发布了《治疗药物监测(TDM)结果解读专家共识》,指出解读人员需结合患者的个体数据,包括人口统计学数据、生理病理特征、用药情况等,分析和解读检测结果,实施定量计算,为临床干预提供个体化用药的建议[1]。

参考文献

[1] 中国药理学会治疗药物监测研究专业委员会,中国药学会医院药学专业委员会,中国药学会循证药学专业委员会,等.治疗药物监测结果解读专家共识[J].中国医院药学杂志,2023,40(23):2389-2395.

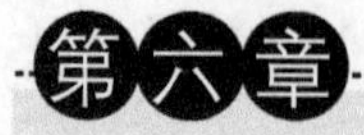

治疗药物监测的方法

用于治疗药物监测(TDM)的分析方法必须具有灵敏度高、特异性强和快速的特点,以适应及时调整给药方案的要求。TDM的分析方法有光谱法、免疫分析法和色谱分析法三大类。目前,临床常用的分析方法主要为:① 免疫分析法,包括放射免疫法(radio immunoassay, RIA)、酶免疫法(enzyme immunoassay, EIA)、荧光免疫法(fluorescence immunoassay, FIA)、化学发光免疫分析法(chemiluminescence immunoassay, CLIA)等;② 色谱分析法,包括高效液相色谱法(HPLC)、气相色谱法(gas chromatogram, GC)和液相色谱-质谱联用法(LC-MS/MS)。

以抗原与抗体间的特异性反应为基础的免疫分析法根据标志物的不同可以分为RIA、EIA、FIA、CLIA等。放射免疫法是免疫分析技术应用的开始,是以放射性核素作为标志物,具有较高的分析敏感性和分析特异性,不受环境及样本的干扰,但由于检测时间长、试剂保存期较短、分析自动化程度低,并且存在放射性辐射和污染等问题,近年来很少用于临床血药浓度监测。酶免疫法是以酶作为标志物,酶免疫法试剂盒为20世纪80年代后市场上的主导产品。荧光免疫法是以荧光物质作为标志物,具有高度特异性、敏感性和直观性,目前在临床血药浓度监测应用较多。其中,荧光偏振免疫分析法(fluorescence polarization immunoassay, FPIA)可作为临床血药浓度监测的快速、实用和可靠的方法,但目前由于仪器缺乏更新换代、试剂断货,应用已少。CLIA是近年来发展十分迅速的免疫分析技术,具备化学发光反应的高灵敏性,又具有免疫体系的高特异性,是两者相结合的产物,具有特异性好、准确度高、精密度高、线性范围广、试剂稳定性良好等优点。免疫分析法按照试剂盒说明书操作,简单便捷,分析时间短,自动化程度高,但受限于试剂盒品种少,大部分抗感染药物尚无 TDM 试剂盒；相比色谱分析法，特异性和灵敏度低，结果差异大，抗体间存在交叉反应，易受到胆红素、血红蛋白、高血脂、内源性抗体、各种药物和代谢产物干扰。

色谱分析法简称色谱法或层析法，是一种物理或物理化学分离分析方法，该法利用某一特定的色谱系统（薄层色谱、高效液相色谱或气相色谱等系统）进行混合物中各组分的分离分析，主要用于分析多组分样本。HPLC 按检测器的不同，又可以分为高效液相色谱-紫外检测法（high performance liquid chromatography-ultraviolet detection method, HPLC－UV）、高效液相色谱-荧光检测法（high performance liquid chromatography-fluorescence detection method, HPLC－FL）和 LC－MS/MS，与免疫分析法相比具备更好的灵敏度、特异性和准确性，可同时检测多个分析物等特点，但仪器操作复杂、自动化程度低。HPLC－UV、HPLC－FL 需要药物有紫外或荧光吸收，且易受合并用药的干扰，限制了其临床应用。质谱分析法是先将物质离子化，按离子的质荷比分离，然后测量各种离子谱峰强度，从而实现分析目的的一种分析方法。LC－MS/ MS 法灵敏度、特异性和选择性优于 HPLC－UV、HPLC－FL，可适用于大多数的检测药物，对于临床样本的批量测定更有优势。相较于免疫分析法，LC－MS/MS 法耗时长、成本高，限制其在临床上的应用。随着临床质谱应用的普及，国内许多缺乏分析方法或无试剂盒的药物均可选择质谱分析法进行 TDM。

用于 TDM 的免疫分析法都有商品化的试剂盒，检测实验室应当首选经国家药品监督管理局注册的第二类体外诊断试剂或备案的第一类体外诊断试剂。与免疫分析法不同，用于 TDM 的色谱分析法多数情况下没有商品化的试剂盒或缺乏国家和行业标准方法，需要实验室自行开发分析方法，确定液相条件、质谱条件及样本预处理方法等，再进行方法学验证。对于此类实验室自建项目（laboratory developed test, LDT），建议参考《中华人民共和国药典》（2020年版）四部通则 9012“生物样品定量分析方法验证指导原则”进行方法学验证，内容一般包括选择性、特异性、线性范围、批内和批间精密度与准确度、回收率、基质效应（质谱方法）、残留效应及各种稳定性考查等。该方法完成完整的验证并符合相关行业标准后，方可用于生物样本中药物浓度测定。

无论是免疫分析法还是色谱分析法，临床应用前检测实验室均需要对方法进行性能验证，以确认分析方法在检测实验室条件下能满足临床应用的要求，详见本篇第八章。此外，检测人员应认识到无论选择哪种分析方法，都存在一定的测量不确定度，检测人员应当了解不确定度的来源、评价方法，对于自建方法可基于方法学验证的数据，参考中国合格评定国家认可委员会（China National Accreditation Service for Conformity Assessment, CNAS）2019年颁布的《测量不确定度的要求》（CNAS－CL01－G003）和国家标准《测量不确定度评定和表示》（GB/T 27418—2017）对分析方法的不确定度进行评估，了解检测结果对临床剂量调整的影响。由于分析方法的不同，采用不同方法获得的检测结果可能存在超过20%的差异，如用于万古霉素浓度检测的不同厂家仪器（对应不同免疫方法）与LC－MS/MS的测定结果间存在差异，乳胶增强免疫比浊法相对于LC－MS/MS的平均偏差虽然为2.4%，但其95%置信区间（CI）为-26.9%～30.1%，均大于±20%；另一台仪器采用酶放大免疫分析法，与LC－MS/MS的平均偏差（95% CI）为19.3%（-7.9%～46.4%），由此带来的临床影响可达22.2%（以两种方法剂量调整不一致的比例进行评价）[1]。因此，建议检测实验室在临床应用前通过与标准方法进行比对来进行确认。

上述分析方法各有优缺点，应根据所测药物的特殊性、报告周转时间、方法的精度等选择相应的分析方法。例如，对某些药物进行TDM时，除检测其血样中原型药物外，尚需同时检测具有药理活性的代谢产物，宜选择可对血样同时进行多组分检测并且灵敏度高和特异性高的LC－MS/MS。对于治疗窗窄的药物，当分析方法的不确定度比较大，且当检测结果处于治疗窗的下限时，就可能产生两种情况：在治疗窗内或低于治疗窗下限，由此就可能产生临床剂量调整或不调整两个不同的举措，检测实验室应认识到由检测方法带来的影响，尽可能选择更准确、不确定度小的分析方法。

参考文献

[1] Oyaert M, Peersman N, Kieffer D, et al. Novel LC－MS/MS method for plasma vancomycin: comparison with immunoassays and clinical impact[J]. Clinica Chimica Acta, 2015, 441: 63－70.

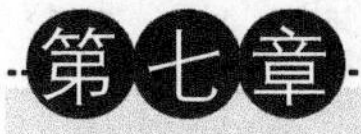

第七章 个体化给药方案的制订

个体化给药是在临床常规剂量的基础上,根据患者的特定生理病理特点及药物的药动学、药敏结果进行个性化给药方案调整,以达到最优的药动学/药效学目标,从而提高抗感染疗效、减少不良反应和细菌耐药的发生。

一、个体化给药方案的制订方法

基于 TDM 进行剂量调整可通过下列几种方法实现。最简单的个体化给药方案的拟订采用峰-谷浓度法,参照抗菌药物的治疗浓度范围(附录二)进行剂量调整。以庆大霉素为例,如测定峰浓度(C_{max})过高,即可减少每日给药总量;如谷浓度(C_{min})过高,则可延长给药间期。虽然对单一药物浓度(如 C_{min})的比较和评估方法相对于治疗目标范围来说仍然很流行且最为简单,但这种剂量调整的方法也是最不精确的。推荐医生在临床药师协助下,运用药动学计算进行个体化给药方案的设计和调整,常用的方法有:① 稳态一点法。仍以庆大霉素为例,在首次静脉滴注给药后收集 3 次血标本,采集标本时间需超过 2~3 个半衰期,然后将测定结果按一房室模型计算其表观分布容积(volume of distribution, V_d)、给药间期(T)和给药剂量(K_0),个体化给药方案即可按此结果给药,经用药 3~4 次后,可测定血药 C_{max}、C_{min},如在期望值内,则按此治疗方案,如不在期望值内,则可按峰-谷浓度法再略加调整。按药动学分析方法可按照下列公式计算。② 剂量列线图,又称诺莫图(Nomogram 图),可以将药动学/药效学数据与器官功能(如使用 CrCL 描述肾功能)相结合,并被证明优于传统的抗菌剂量制定方法。以美罗培南为例,首先获得美罗培南的清除率与 CrCL 之间的线性关系,再将药物静脉滴注速率、药物清除率及血药浓度目标值三者间建立数学方程,最终建立患者特定稳态血药浓度目标下日剂量与

CrCL 线性关系的剂量列线图。在确定目标血药浓度后可以依据患者的 CrCL 通过查找剂量列线图获得日剂量。③ 贝叶斯反馈法：采集患者的 1~3 个血样（有限采样法），利用贝叶斯反馈程序，估算得到患者的个体药动学参数，之后结合下一剂给药剂量和时间间隔计算血药浓度预测值，根据该预测值对给药方案进行调整。以上方法均需在疗程中重复测定血药 C_{max}、C_{min} 1~2 次，如未达预期结果可再次调整，直至建立最适宜的给药方案。可通过特定的个体化优化软件进行计算，国内外均开发了一系列基于 PopPK、药动学/药效学模型的剂量优化软件，大部分为免费软件，并安装于智能移动设备（如手机）或者重症监护病房（ICU）患者床旁计算机终端中，这些基于模型的方法更精确，一般在第一剂用药后就可监测血药浓度，如在数小时内获得患者用药后的血药浓度、药敏结果，输入软件即可计算下一给药剂量，剂量调整更快更及时。

$$V_{d} = \frac{K'_{0}}{K_{d}} \cdot \frac{1 - e^{-K_{d}t'}}{C_{pmax} - C_{pmin} \cdot e^{-K_{d}t'}}$$

$$T = -\frac{1}{K_{d}}\ln\left(\frac{C_{pmin-d}}{C_{pmax-d}}\right) + t'$$

$$K_{0} = \frac{K_{d} \cdot V_{d}}{C_{pmax-d}} \cdot \frac{1 - e^{-K_{d}T}}{1 - e^{-K_{d}t'}}$$

式中，K_0，达到预期血药浓度所需给予剂量（即调整剂量）；T，达到预期血药浓度所需给药间期（即调整给药间期）；K_d，药物消除速率常数；K'_0，药物静脉输注速率；t'，静脉输注时间；C_{pmax}，静脉滴注完后测定的高峰血药浓度；C_{pmin}，下次静脉滴注前测得的谷浓度；C_{pmax-d}，期望达到的高峰血药浓度；C_{pmin-d}，期望达到的谷浓度。

二、基于 TDM 的个体化给药方案制订的注意事项

（1）对血药浓度监测结果应结合临床情况予以分析，如患者的疾病诊断、原发病、肝肾功能检验资料、联合用药情况、取血标本时间及过去史等综合考虑，制订个体化给药方案。

（2）掌握好取血标本时间，随意采血或未准确记录留取标本时间，不仅毫无临床意义，而且可能导致错误的结论。对于稳态一点法、剂量列线图，需采用稳态浓度进行个体化给药方案的计算，宜在多次给药达稳态浓度时取血，否

则所得结果将较实际为低。

（3）在一些疾病状态下，如尿毒症、肝硬化、严重烧伤时，患者发生低蛋白血症，药物呈结合状态者减少，游离部分增多。后者具有药理作用，如显著增高亦可致毒性反应发生。血药浓度测定结果为结合及游离部分之和，对于高蛋白结合率药物遇上述病情时需考虑游离血药浓度增高的影响，在调整给药方案时综合考虑。

（4）剂量列线图方法操作简单，但是很少有针对重症患者的剂量列线图，需要医生依据经验推算。此外，导致药动学变异的变量往往不止一个，如果没有严格遵守预先制订的药动学采样/给药时间，从这些剂量列线图得到的剂量预测不准确。

质量控制与质量保证

治疗药物监测(TDM)结果会直接影响个体化给药方案的制订,而偏差过大的结果会误导临床制订不合理的给药方案,甚至造成不良后果。因此,建立覆盖TDM全流程的质量体系,制订质量管理手册、程序、SOP和记录表格等文件,对检测人员、仪器设备、试剂、样本、检测方法、环境设施等进行管理,对检测过程与结果进行质量控制与质量保证,是TDM检测实验室质量管理的重要内容,也是保证检测结果的重要措施。2021年中国药理学会治疗药物监测研究专业委员会、中国药学会医药生物分析专业委员会等制定了《色谱技术用于治疗药物监测质量保证的专家共识(2021版)》,对基于色谱技术(包括连接紫外、荧光和质谱等检测器)开展TDM过程中质量保证的基本内容和要求进行规范[1]。

一、管理要求

1. 人员

检测人员应接受TDM理论、生物分析、质量控制实施方法和实验室相关SOP的培训,按照实验室要求考核合格后上岗,并在工作中持续性接受相关继续教育活动。设置质量控制员,所有人员严格遵守管理制度和SOP。

2. 仪器设备

生成TDM数据的分析仪器原则上应该具备中华人民共和国医疗器械注册证,且在有效期内。实验室需要配备开展TDM检测的关键仪器设备,并定期进行设备校准、维护,确保仪器设备的性能和状态满足检测的要求。

3. 试剂

市售的体外诊断试剂盒和质控品,应当具备中华人民共和国医疗器械注

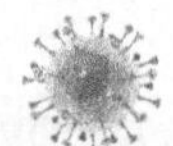

册证或为中国计量科学研究院、中国食品药品检定研究院等有资质单位提供的产品。分析过程涉及的对照标准物质、试剂和耗材的纯度、级别、规格和来源应符合实验要求，可溯源，且在有效期内。

4. 样本

样本接收后进行编号，给予唯一性标识，并在样本的整个生命周期中可溯源。

5. 检测方法

免疫分析法在正式应用之前，实验室应进行性能验证，包括精密度、准确度、线性范围与检出限、参考区间等；更换校准品、质控品和试剂批号后，应重新进行性能验证。色谱分析法（HPLC、LC－MS/MS），如为国家和行业标准方法及市售试剂盒厂家方法，在实验室初次引用时应基于实验室的情况对方法进行验证，包括但不限于特异性（选择性）、标准曲线、定量下限、残留效应、准确度、精密度、稀释可靠性、提取回收率、基质效应（质谱方法）、稳定性考查。如为实验室自建项目，除进行完整的方法学验证以外，还应重点考查以下因素，以确认其能达到预期临床用途：① 使用参考方法或校准品进行校准或评估偏倚和精密度；② 对影响结果的因素进行系统性评价；③ 通过改变控制参数评估方法的耐用性，如柱温箱温度、进样体积等；④ 与其他已验证的方法进行结果比对；⑤ 实验室间比对；⑥ 测量不确定度的评估。

二、室内质量控制

1. 质控品的使用

每批次实验均应带有质控品，如为市售质控品，使用时应注明开启时间，并在有效期内使用。如为自制质控品，应有相应的配制 SOP 文件。

2. 质控图的建立

使用新批号试剂时，一般采用在不同批次检测取得至少 20 个数据，计算出平均数（$\bar{x}$）和标准差（s），以平均数作为靶值、标准差为控制线绘制 L－J（Level－Jenning）质控图，将之后每个批次的质控点绘制于质控图上判断质控情况。室内质控可选择多种不同类型的质控图，但 L－J 质控图在计算出平均数和标准差之后，在质控图上直接标出质控点进而简单、直观地判断质控情况，并不需要额外的计算，成为目前最普遍使用的质控图。免疫分析法一般直接由质控软件生成质控图。

3. 失控情况处理

实验室应建立 SOP 对质控失控情况采取相应处置措施，包括分析失控原因、对失控进行恰当的判断及结果是否报告等。失控信号一旦出现就意味着与测定质控品相关的那批患者标本数据可能作废，此时，首先要尽量查明导致失控的原因，然后再随机选取一定比例（如 5%或 10%）的患者标本进行重新测定（仅限免疫法），最后根据既定标准判断先前测定结果是否接受，对失控作出恰当的判断。对判断为真失控的情况，应该在重作质控结果以后，对相应的所有失控患者标本进行重新测定。如失控信号被判定为假失控时，常规测定报告可以按原先测定结果发出，不必重做。

4. 定期汇总

定期将所有测定项目质控数据和失控情况进行汇总，并对质控数据的平均数、标准差、变异系数及累积平均数、累积标准差、累积变异系数进行评价和回顾性分析。如果存在显著性变异要对操作环境和方法运行情况进行检查，并予以改进。

三、室间质量保证

1. 开展方式

每年参加国家、省、市级卫生健康委员会药学质控机构/临床检验中心或各学（协）会 TDM 行业组织的室间质量评价，包括常规室间质量评价（external quality assessment，EQA）和能力验证（proficiency testing，PT）等。对于没有 EQA 的检测项目，可与外部实验室进行相同或相近方法的比对，但在比对时应当充分考虑方法检测性能的差异。

2024 年，国家卫生健康委员会临床检验中心开展了抗生素 TDM 的 EQA 计划，目前开展的评价药物包括万古霉素、美罗培南、亚胺培南、利奈唑胺和替考拉宁，全年评价次数为 2 次，共发放样本 10 个。国际上，英国国家外部质量评价体系（UK NEQAS International Quality Expertise）运行已有 50 余年的历史了，对全球包括中国的实验室开放申请，评价的抗菌药物有万古霉素、替考拉宁、妥布霉素、阿米卡星、庆大霉素，以及抗真菌药物伏立康唑、泊沙康唑、伊曲康唑及其活性代谢物羟基伊曲康唑、氟胞嘧啶，每个月发放一次样本。此外，英国政府化学家实验室（Laboratory of the Government Chemist，LGC）提供包括抗感染药物在内的各种能力验证项目已有 40 余年，是全球最大的能力验证提供方，近年在中国成立了能力验证中国区。开展抗细菌、抗真菌药物 EQA 的国内外机构信息见附录五。

2. 结果评价

参考 EQA 提供方的报告对结果进行评价，保存评价记录和证书。对于 EQA 结果不满意的项目，应当即刻中止现有检测，并调查失控原因，内容包括：① 操作者失误；② 方法问题；③ 设备问题；④ 技术问题；⑤ EQA 材料问题；⑥ EQA 的评估问题。针对失控原因，采取相应整改措施。整改结束再次评价结果合格并填写失控整改报告后方可恢复。

参考文献

[1] 中国药理学会治疗药物监测研究专业委员会，中国药学会医药生物分析专业委员会，中国科学院大连化学物理研究所.色谱技术用于治疗药物监测质量保证的专家共识(2021 版)[J].中国药学杂志，2021，56(17)：1443－1448.

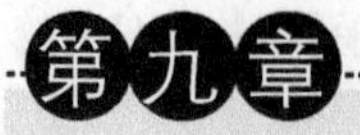

第九章 治疗药物监测新技术展望

一、模型引导的精准给药

近年来，随着临床精准用药需求的日益增长，基于定量药理学理论的“建模与模拟”方法和技术在临床实践中得到越来越广泛的重视和应用。模型引导的精准用药（MIPD）是一个新兴术语，2016 年 5 月，英国曼彻斯特医疗峰会上首次提出了该词，用于描述基于“建模与模拟”方法在精准用药中的应用。在 MIPD 中，使用数学模型来解释测定的药物浓度。这些模型即所谓的群体模型，包含几个组成部分：① 描述典型药动学的结构模型，如（患者）群体中抗菌药的浓度-时间曲线；② 定义药动学参数和患者特征协变量（如体重、年龄、器官功能标志物或联合用药）之间关系的协变量子模型；③ 药动学参数的个体间和个体内变异，以及个体预测药物浓度-时间曲线周围的残差变异的数学表示，解释了与观测浓度的差异。因此，MIPD 是通过数学建模与模拟技术，将患者、药物和疾病等相关信息进行整合，为患者精准用药提供依据。相较于经验用药，MIPD 是一种基于患者生理、病理、遗传、疾病等特征制订给药方案的新方法，可提高药物治疗的安全、有效、经济和依从性。

目前，MIPD 应用较为广泛的领域主要包括抗感染、器官移植术后抗免疫排斥、抗癫痫、抗精神病、抗血栓等，并有一定的临床循证依据。MIPD 与传统的 TDM 相比有着本质的不同：第一，在首次给药之前，可利用 PopPK 模型预测最大可能达到药动学/药效学或毒性阈值的给药方案。这种方法可以同时考虑多个协变量，因此比通常只考虑一个或两个因素的剂量列线图更灵活。结合患者协变量，可考虑药动学的个体间变异，并可计算和先验优化药动学/药效学或毒性阈值的达标概率。第二，当测得药物浓度时，即使是单个样本，也可以使用贝叶斯估计法估测来推导个体药动学参数。此个体药动学参数估计值也称为最大后验概率(maximum a posteriori, MAP)贝叶斯估计值。此外,采样无须达到稳态,用药后任意时间点可进行 TDM,缩短了 TDM 时限。第三,使用个体药动学参数,可以模拟不同给药方案下患者药物浓度-时间曲线,并且可以先验计算和优化达到药动学/药效学/毒性靶值的概率,以确定最大限度达到药动学/药效学/毒性目标的给药方案。国内外的专家共识或治疗指南推荐,针对万古霉素和伏立康唑等抗菌药物,应采用群体药代动力学/药效学模型结合 MAP 贝叶斯估计法进行个体给药方案的设计和调整,众多临床研究也显示氨基糖苷类、糖肽类、β-内酰胺类和利奈唑胺等的 MIPD 有助于改善疗效、降低不良反应和细菌耐药的发生率[1,2]。

目前,MIPD 广泛应用于抗感染药物治疗领域,其中基于 PopPK 模型结合 MAP 贝叶斯估计的个体化精准用药是目前最为成熟、应用最为广泛的技术手段。国内外已开发了多款基于 PopPK 模型的抗菌药物 MIPD 工具,大多数可免费使用,绝大部分软件界面直观,操作简单。其中,部分软件基于互联网,用户通过常规浏览器访问,而另一部分软件则需要下载安装使用,少数软件还有操作系统及移动设备的限制。目前,各 MIPD 工具适用最广泛、功能最为完善和成熟的抗菌药物为万古霉素,其次是氨基糖苷类药物。

JPKD 和 SmartDose 是国内开发的软件,也是目前国内应用较多的抗菌药物 MIPD 工具。JPKD 主要应用于调整给药的预测,而 SmartDose 既可以用于初始剂量预测也可以用于调整剂量的预测,但不同研究报道结果中 JPKD 和 SmartDose 对数据的预测性能存在差异。复旦大学附属华山医院抗生素研究所基于前瞻性、多中心临床研究收集的 700 多例革兰氏阳性菌感染者,建立了适用于中国感染成人和儿童患者的万古霉素 MIPD 软件,外部验证和临床验证提示该软件对于大多数中国感染患者(对于非透析和重度肾功能不全患者),具有较好的模型预测性能。

国外开发的 MIPD 工具有 Vanco PK、BestDose、NextDose、Clincalc、DoseMeRx、Globalrph 等,Vanco PK 也是目前国内发表文献中应用较多的工具。根据文献检索,BestDose、Clincalc 和 NextDose 目前已用于多个临床研究,国内医院也对其进行过评价。对于 Insight - Rx,根据网站介绍及查阅相关文献,目前已有超过 700 家医院使用该程序进行个体化给药计算。对于 Globalrph,目前该软件通过搜索发表的文献并不多,但基于临床医生交流由于其便利性和可及性临床上也较经常采用其进行给药方案的计算来进行参考。对于 DoseMeRx，根据该平台提供的信息和文献检索，目前该程序已应用于多家医疗机构和多个临床研究，其中万古霉素是其应用最成熟的药物。基于不同的研究结果，也可以看到各工具的预测准确性也不一样，因此，在采用某一抗菌药物 MIPD 工具时应基于拟应用的患者人群数据进行充分评价后使用。MIPD 工具的适用人群范围、特点各不相同，具体可参考附录六，在使用时，务必注意其适用情况，以确保结果的准确性和可靠性。

未来，可能会有更多的抗菌药物从 MIPD 方法中获益，但需要更多的临床研究来证明其在临床实践中的合理性。预期药动学/药效学模型将变得更加精准，并将包括毒性和治疗反应的生物标志物，这可能会进一步推进 MIPD 工具在临床决策支持中的作用。

二、人工智能

随着数字化时代的到来，人工智能（artificial intelligence，AI）被广泛应用于医疗的多个领域如决策支持、医院监护、医学成像、生物医学、精准医疗及药物研发等。机器学习（machine learning，ML）作为 AI 的一种类型，可以让软件根据大量的数据来对未来的情况进行阐述或预判，由于其强大的数据分析与预测能力，在医学领域的研究与应用不断深入。近年来，越来越多的研究将 AI 与 ML 应用于免疫抑制剂、抗感染药物、抗癫痫药物等的 TDM 与个体化用药中。研究显示，相较于传统的 PopPK 建模方法，基于 ML 构建的模型能更精准地预测血药浓度和给药剂量，提高临床精准用药水平。将 ML 与抗感染药物个体化用药相结合已成为研究热点，目前开展研究较多的主要是万古霉素[3]。

ML 的本质是通过算法使计算机从大量的数据中学习规律并形成相应的模型，并对该模型进行验证和不断优化，其目标是对新的样本作出识别和预测。因此，ML 的能力是训练出来的，不是明确地用程序编写出来的。ML 根据学习方式可以分为监督式学习、半监督式学习、非监督式学习和强化学习四大类。相较于传统的 PopPK 方法进行个体化剂量调整，ML 仍存在一些局限性。首先，ML 构建的模型不易解读。传统的统计学方法或基于 PopPK 构建的模型，对于输入值和处理过程都有相对明确的关系。但目前绝大多数的 ML 算法具有自主学习能力，没有明确的处理过程，从而造成结果不易解释和难以理解。其次，ML 需要的数据量大，需要不断使用大量数据进行训练以保证预测模型的有效，但目前相关研究的样本量都不算大，且现有的医疗环境在数据共享方面还存在较大壁垒，导致预测模型的准确率还有待进一步提高。此外，ML对计算机知识背景要求较高，目前多数医务工作者对该领域了解不多，使其应用受限；而拥有计算机知识背景的人员可能对医学知识不太了解，导致其所建模型和预测结果让临床人员难以理解。

尽管AI与医学的结合目前还有不少需要克服的困难，我们相信在未来的TDM和个体化用药实践中，ML将发挥更大的作用，从而实现个体化治疗决策的智能化。

三、干血点技术

干血点(dried blood spot, DBS)技术是指通过微量采集末梢毛细血管(多为指尖)血(10~100 μL)，点在特制卡片上形成干燥血点进行分析的技术，是一种新型采样技术。与传统的静脉采血方式相比，干血点技术凭借其采血量少、侵入性低、可操作性强、样本更稳定、运输便捷等显著优势，在生物分析领域备受关注。基于干血点的微量生物样本采集，为TDM的临床应用带来许多便利，尤其在老年患者、患儿、特殊患者人群及长疗程用药患者的居家用药监测等方面，在精神类疾病用药、抗感染药物、心血管疾病用药等领域均已有广泛报道和应用。

尽管干血点采样有很多便利，但在临床应用中还需要完成采样策略和分析方法的评估，才能保证分析结果的可靠性。干血点采集程序包括采血卡片的选择、血液样本的采集、样本的干燥与储存，获取合格的干血点样本是准确分析的前提，不同采血卡片、采集过程污染、不充分的干燥等均会影响样本的质量而导致分析误差。此外，红细胞比容、干血点样本的均匀性、斑点大小等均会影响分析结果，可按照《基于干血点的治疗药物监测分析方法的开发和验证指南》对采样技术与方法进行全面、规范的验证[4]。干血点分析得到的是全血浓度，而TDM建立的多是血浆或血清的参考范围，两者往往不能通用。因此，基于干血点的分析方法还需要充分的临床验证才能实际应用，评估不同血液(指尖血 *vs.* 静脉血)和不同样本(干血点 *vs.* 血浆或血清)之间的相关性，建立干血点和血浆或血清浓度之间的换算关系，甚至建立基于干血点的TDM参考范围都是其临床应用前需要解决的问题。

尽管基于干血点分析TDM临床实践仍然存在着许多挑战，但随着容量吸收微采样装置、干血点样本全自动在线提取设备、干血点全点分析技术等新装置和技术的开发，联合HPLC、质谱等精密分析技术，以及参考方法开发与验证的指导性文件完成方法和影响因素的评估，便捷且经过充分临床验证的干血点技术在 TDM 中将有很好的应用前景。

四、可穿戴设备

在过去 60 年里，生物传感器作为取代传统的台式设备被开发用于筛查、监测和诊断。商用手持式分析仪，如用于代谢物自我监测的葡萄糖和乳酸测定仪，都是此类应用的成功案例。尽管市售的生物传感器可以降低医疗费用和医院就诊次数，但大多数是侵入性的，涉及采血，这增加了感染的风险，并可能导致患者依从性降低。

近年来，有研究显示非侵入性的可穿戴设备可用于监测药物浓度[5]。代谢物、电解质、蛋白质、药物和激素可在非侵入性的生物体液中检测到，如汗液、唾液和泪液，以及容易获得且侵入性最低的间质液（interstitial fluid，ISF）。这些体液可以被可穿戴的传感器用来作为血液的替代品。可穿戴生物传感器非侵入性地检测抗生素浓度，传感器数据可以发送到智能设备，并通过 AI 算法进行分析。例如，微针—生物传感器—抗生素闭环传递系统，通过贴在手臂皮肤的微针采集 ISF 样本，并通过生物传感器将信号转换为药物浓度实时监测 ISF 内的抗生素，再通过闭环系统来实现抗生素剂量的控制，从而实现智能个体化用药。由生物传感器产生的数据可以与机器驱动的闭环控制算法相连接，如比例积分导数（PID）和迭代学习控制器（ILC），闭环传递系统通过优化持续静脉滴注、推注（或口服）抗菌药物的剂量，达到预先定义的药动学/药效学［最大限度的细菌杀灭和（或）抑制 AMR 出现］靶标，实现个体化治疗。在脓毒症治疗过程中，多个可穿戴传感器还可通过同时快速监测细胞因子、pH、C 反应蛋白（C-reactive protein，CRP）或降钙素原（procalcitonin，PCT）和 TDM 浓度提高治疗的成功率。

值得注意的是，当将 MIPD 软件与可穿戴设备获得的浓度数据连接在一起用于个体化剂量设计时，需要考虑 MIPD 应用的 PopPK 模型是基于中央室的血液浓度建立，而可穿戴设备获得的浓度数据则来自于外周室，需要进一步描述中央和外周室间药物行为的差异。

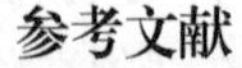

［1］Wicha S G，Märtson A G，Nielsen E I，et al. From therapeutic drug monitoring to model-

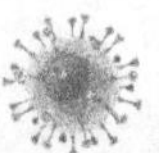

informed precision dosing for antibiotics[J]. Clinical Pharmacology and Therapeutics, 2021, 109(4): 928-941.

[2] 焦正,李新刚,尚德为,等.模型引导的精准用药: 中国专家共识(2021版)[J].中国临床药理学与治疗学,2021,26(11): 1215-1228.

[3] Poweleit E A, Vinks A A, Mizuno T. Artificial intelligence and machine learning approaches to facilitate therapeutic drug management and model-informed precision dosing [J]. Therapeutic Drug Monitoring, 2023, 45(2): 143-150.

[4] Capiau S, Veenhof H, Koster R A, et al. Official international association for therapeutic drug monitoring and clinical toxicology guideline: Development and validation of dried blood spot-based methods for therapeutic drug monitoring [J]. Therapeutic Drug Monitoring, 2019, 41(4): 409-430.

[5] Brasier N, Ates H C, Sempionatto J R, et al. A three-level model for therapeutic drug monitoring of antimicrobials at the site of infection[J]. The Lancet Infectious Diseases, 2023, 23(10): e445-e453.

第二篇　抗细菌药物

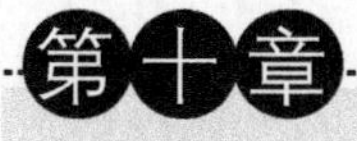

第十章 糖肽类抗生素

第一节　糖肽类抗生素 TDM 概述

一、药物简介

糖肽类抗生素主要来源于链霉菌或放线菌等微生物的代谢产物。在化学结构上,糖肽类抗生素具有高度修饰的七肽骨架,有相似的糖和肽链[1,2](图 10-1)。革兰氏阳性菌外层具有较厚的细胞壁,其主要成分是由多层肽聚糖组成的。糖肽类抗生素的作用机制主要通过与革兰氏阳性菌细胞壁肽聚糖中的 *D*-丙氨酰-*D*-丙氨酸形成复合物,进而抑制细菌细胞壁的合成。目前,临床上广泛使用的糖肽类抗生素包括万古霉素、去甲万古霉素和替考拉宁等。这些药物对革兰氏阳性菌具有良好的抗菌活性,特别是对于耐甲氧西林葡萄球菌等引起的感染具有良好的临床疗效。

A　　B

C

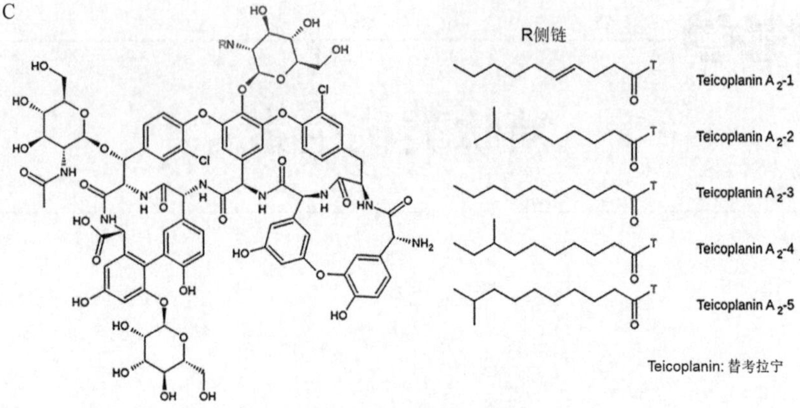

R侧链

Teicoplanin A_2-1

Teicoplanin A_2-2

Teicoplanin A_2-3

Teicoplanin A_2-4

Teicoplanin A_2-5

Teicoplanin: 替考拉宁

图 10－1　糖肽类抗生素结构

A. 万古霉素；B. 去甲万古霉素；C. 替考拉宁

二、药动学特征

1. 吸收

糖肽类药物口服后不易吸收。静脉给药是主要的给药方式。

2. 分布

糖肽类药物的表观分布容积相对较大(约 0.7 L/kg)，药物在体内分布广泛，能够穿透各种组织和体液，包括腹膜液、胸腔积液、骨组织等。静脉滴注糖肽类药物，如万古霉素和去甲万古霉素等后，不易透过无炎症的脑膜，但在脑膜有炎症时，能达到较好的脑脊液浓度。替考拉宁则难以透入脑脊液中，即使在脑膜炎患者中穿透性也不佳。糖肽类药物的蛋白结合率在不同药物之间有较大差异，如万古霉素的血浆蛋白率约为 55%，替考拉宁蛋白结合率较高，可达 90%[1,2]。

3. 代谢

主要通过原型药物从体内清除，不易被体内酶系代谢，仅有少量形成羟基代谢产物。

4. 排泄

糖肽类药物主要通过肾脏以尿液形式排泄。此外，糖肽类药物还可通过胆汁排泄，但排泄量相对较少。

三、临床适应证

糖肽类药物主要适用于治疗由耐药革兰氏阳性菌引起的各种严重感染，

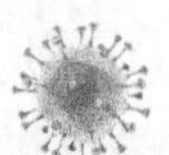

包括耐甲氧西林金黄色葡萄球菌(methicillin-resistant *Staphylococcus aureus*, MRSA)、耐甲氧西林凝固酶阴性葡萄球菌(methicillin-resistant coagulase negative staphylococci, MRCNS)等所导致的血流感染、肺部感染、皮肤及软组织感染、骨关节感染及中枢神经系统感染等。当患者对青霉素类或其他常规抗生素过敏或不耐受时,糖肽类药物也可用于治疗甲氧西林敏感葡萄球菌、肠球菌和链球菌等引起的感染。

此外,口服万古霉素或去甲万古霉素可用于治疗重症或经甲硝唑治疗无效的艰难梭菌假膜性肠炎。

四、不良反应

1. 肾毒性

肾毒性是糖肽类药物使用过程中最常见的不良反应之一。其中,万古霉素是报道的肾毒性发生率最高的糖肽类药物,去甲万古霉素相关肾毒性报道较为有限,替考拉宁相关肾毒性则低于万古霉素。糖肽类药物相关肾毒性通常是可逆的,停药或发生肾毒性时适当调整剂量,残留损害的发生率很低,很少严重到需要肾脏替代治疗(renal replacement therapy, RRT)[3]。万古霉素联合哌拉西林-他唑巴坦被报道会增加肾毒性的发生率。也有一篇报道替考拉宁和哌拉西林-他唑巴坦合用与较高的急性肾损伤(acute kidney injury, AKI)发生率相关,但肾功能整体下降很小,其临床意义可能有限[4]。

2. 耳毒性

耳毒性也是糖肽类药物使用过程的重要不良反应,目前关于耳毒性的报道发生率低于肾毒性。在大剂量和长期使用时可能引起耳毒性的发生,主要表现为耳鸣、听力减退等。耳毒性的发生与血药浓度密切相关,使用时需密切监测血药浓度和听力,以避免耳毒性发生。

3. 红人综合征

红人综合征是与万古霉素相关的常见药物不良反应,在去甲万古霉素的用药过程中也有报道,替考拉宁则较为少见。一般而言,红人综合征的发生与静脉滴注的速度过快有关,需要延长滴注时间,尽量控制在不小于 1 h。

此外,糖肽类药物还可能引起其他不良反应,如皮疹、胃肠道反应、白细胞减少、药物热等。

五、TDM 的必要性

糖肽类药物 TDM 的必要性，主要体现在其治疗窗较窄和药动学个体差异显著这两方面[5,6]。糖肽类药物的有效浓度和可能产生毒性反应的浓度范围较窄，过高或过低的浓度都可能导致治疗失败或不良反应的发生，尤其是肾毒性的风险增加。同时，由于糖肽类药物的药动学个体间差异大，相同剂量的药物在不同患者体内可能产生显著不同的浓度。因此，推荐对糖肽类药物进行 TDM，根据监测结果，临床医生可以及时调整药物剂量或给药方案，从而实现个体化治疗，优化治疗效果，并有效降低不良反应的风险。

六、TDM 的适用人群

1. 重症患者

重症患者的病情危重，常伴随多器官功能障碍和肾功能变化，且可能接受器官功能支持治疗，从而影响糖肽类药物的清除和表观分布容积，需要通过 TDM 来确保药物浓度维持在安全有效范围内。

2. 肾功能不全或亢进的患者

糖肽类药物主要通过肾脏排泄，肾功能不全患者的药物清除率可能降低，TDM 的应用可以帮助医生调整药物剂量，避免药物在体内蓄积而导致肾毒性的发生。而对于肾功能亢进(augmented renal clearance, ARC)患者，容易导致剂量不足的风险，因此也推荐进行 TDM，以确保药物浓度能够维持在有效范围内。

3. 肾功能不稳定患者

对于这类患者，给予相同剂量的糖肽类药物后，其药物浓度在个体内可能会存在较大的变异，需要实时进行 TDM 以确保药物的安全性和有效性。

4. 特殊人群

特殊人群如老年患者、患儿、肥胖患者等，他们的药动学参数可能与普通成人群不同，也需要通过 TDM 提供个体化用药指导。

最后，对于合并应用其他肾毒性药物治疗的患者，也需要进行 TDM 以降低肾毒性发生的风险。

七、问题和展望

糖肽类药物 TDM 在临床应用中展现出了其重要性，但同时也面临一些挑

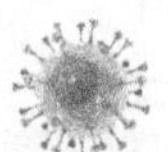

战。万古霉素作为目前 TDM 普及最广的糖肽类药物，具有商用的免疫试剂盒，能够快速出具报告。然而，去甲万古霉素和替考拉宁目前均无商用的检测试剂盒，需要依赖实验室自建的色谱分析法和液质联用法进行检测。在指南方面，万古霉素有国内外 TDM 指南的支持[5,7]，替考拉宁也有日本的临床实践指南[6]可供参考。然而，去甲万古霉素作为自主研发的国产药物，其临床 TDM 开展主要参考万古霉素，缺乏专门针对该药物的 TDM 指南。

随着检测技术的不断进步和智能医疗的快速发展，糖肽类药物 TDM 的应用将愈发完善。目前，商用的色谱分析法已成功应用于去甲万古霉素、替考拉宁等多种糖肽类药物的测定，这使得 TDM 服务得以更加普及和便捷。同时，针对万古霉素的 MIPD 软件也在不断开发和完善之中，为个体化精准用药提供了强有力的技术支持。随着其他糖肽类药物在中国临床数据的不断积累，该类药物的智能精准用药有望成为未来医疗发展的重要方向。

第二节　万 古 霉 素

一、作用机制和临床适应证

1. 作用机制

万古霉素可与革兰氏阳性菌细胞壁肽聚糖的前体 *D*-丙氨酰-*D*-丙氨酸紧密结合，抑制细胞壁肽聚糖聚合酶和转肽反应，导致细菌细胞溶解。万古霉素也可改变细菌细胞膜的渗透性，并选择性地抑制细菌核糖核酸（RNA）的合成。

2. 临床适应证

（1）万古霉素静脉滴注用于革兰氏阳性菌严重感染，尤其是对其他抗菌药耐药或疗效差的 MRSA、表皮葡萄球菌、肠球菌所致严重感染（如心内膜炎、脑膜炎、骨髓炎、肺炎、败血症或软组织感染等）；亦用于对 β-内酰胺类药物过敏者的上述严重感染。

（2）用于血液透析患者发生葡萄球菌属所致的动静脉分流感染。

（3）口服适用于对甲硝唑无效的假膜性结肠炎或多重耐药葡萄球菌小肠结肠炎。

二、药动学特征

1. 吸收

万古霉素口服不易吸收。

2. 分布

成人的表观分布容积(volume of distribution, V_d)中位值(范围)为0.7 L/kg(0.4~1 L/kg),静脉滴注后药物能迅速分布到各组织及体液中,在肾、肝、肺、心、骨及脑等组织均能达到较高药物浓度,能穿透胸腔积液、腹水、骨、关节及脓肿,并能通过胎盘进入胎儿体内,但不易穿透房水。万古霉素在脑脊液中的穿透率与感染病种有关,脑膜炎患者的脑脊液穿透率为6%~81%,脑室炎患者为5%~17%,其他感染者为0%~36%,无感染患者为0%~13%[8]。万古霉素在肺部的穿透率变化较大,静脉给予1 g万古霉素后人肺组织中浓度中位值(范围)为2.8 mg/L(0~12.2 mg/L),穿透率约为41%,上皮衬液的渗透率约为50%,蛋白结合率为55%。

3. 代谢

仅少部分药物在肾功能不全患者体内代谢为万古霉素晶状代谢产物(crystalline degradation product, CDP-1)。

4. 排泄

静脉给药时几乎全部以原型经肾排泄,24 h尿排出率为给药量的80%~90%。

5. 特殊人群

万古霉素的消除半衰期(half-life, $T_{1/2}$)为4~6 h,肾功能不全患者$T_{1/2}$延长,药物清除与肌酐清除率(creatinine clearance, CrCL)呈线性相关。万古霉素的分布与清除还受循环动力、体液分布、脏器功能等影响,药动学参数的个体差异较大,文献报道的特殊人群药动学见表10-1。

(1) 新生儿/儿童:万古霉素的药动学在不同年龄组的儿童间差异很大,与成人相比,儿童患者的清除率增加。这是因为随着年龄的增加,肾小球滤过率(glomerular filtration rate, GFR)持续成熟,学龄儿童的GFR高于成年人,随后在青少年时期下降至成人正常比率。

一项纳入64项临床研究(1项随机对照研究、13项前瞻性研究和50项回顾性研究)的系统性评价中,9 019例患儿年龄为2.5岁(1日~18岁),CrCL为

表 10-1 不同患者的万古霉素药动学参数[9-15]

药动学参数	健康受试者（n=10）	新生儿/儿童（n=9 019）	健康老年人（n=10）	>85 岁老年住院患者（n=111）	危重症患儿（13 项临床研究，0.1~17 岁）	肥胖患者（n=346，BMI 30.1~85.7 kg/m^2）	烧伤患者（n=395，总体表面积为 37.04%±3.36%）
剂量	单剂 1 g，滴注 100 min	10~21 mg/kg 每 6~12 h 一次，滴注 1~2 h（93.8%）	单剂 1 g，滴注 100 min	（590±327）mg	20~60 mg/(kg·d)	日剂量不超过 3 000 mg	5~20 mg(kg·dose) 每 6~8 h 一次
CrCL[mL/(min·1.73 m^2)]	116.5±7.7	97.4±76	71.6±10.1	45.31±16.35	7.8~164.1	TBW：（171±75）mL/min adjBW：（119±49）mL/min IBW：（85±35）mL/min	（132.7±9.8）mL/min
C_{max}(mg/L)	46.31±4.48		43.55±7.01				
C_{min}(mg/L)					< 15 mg/L（大部分研究）		7.24±1.5
CL_t	（5.24±0.57）L/h	0.082(0.014~0.27) L/(kg·h)[b]	（3.66±0.62）L/h	（2.025±0.934）L/h	0.05~0.38 L/(kg·h)	5.9(42.3) L/h[c]	5.6~8.57 L/h
$T_{1/2}$(h)	8.34±1.06		8.34±1.06		2.4~23.6		3.1~7.12
V_d	30.80±4.43 L	0.6(0.43~1.46) L/kg[b]	（43.46±7.01）L	36.28±15.22	0.1~1.16 L/kg	中央室：74.1(33.4) L[c]	0.506~1.74 L/kg
$AUC_{0-24\,h}$(mg·h/L)	192.78±20.23[a]		280.30±48.90[a]				

CrCL，肌酐清除率；C_{max}，峰浓度；C_{min}，谷浓度；CL_t，总清除率；$T_{1/2}$，半衰期；V_d，表观分布容积；$AUC_{0-24\,h}$，24 h 药时曲线下面积；TBW，总体重；adjBW，调整体重；IBW，理想体重；BMI，体重指数。

a $AUC_{0-\infty}$。

b 纳入 64 项临床研究的荟萃分析，46 项为一房室模型，CL 和 V_d 的典型值如下：CL=0.082(0.014~0.27) L/(kg·h)，V_d=0.60(0.43~1.46) L/kg，其余为二房室模型，典型值如下：CL=0.067(0.015~0.16) L/(kg·h)，室间清除率 Q=0.11(0.013~0.36) L/(kg·h)，中央室 V_d=0.46(0.18~1.16) L/kg，外周室 V_d=0.49(0.16~7.9) L/kg。

c 平均值（变异系数）。

(97.4±76) mL/(min · 1.73 m^2)，万古霉素清除率(clearance，CL)和 V_d分别为0.014~0.27 L/(kg · h)和0.43~1.46 L/kg，万古霉素CL最重要的协变量是体重、年龄和血清肌酐或CrCL，而体重对 V_d有显著影响[9]。

(2) 老年人：老年人随着年龄的增长，肾小球滤过功能减退。与年轻人相比，万古霉素在老年人中的 $T_{1/2}$延长，V_d增大，CL降低，从而可能导致万古霉素蓄积。

一项老年和年龄健康受试者的药动学比较研究显示：分别纳入10例老年(70.8±0.5岁)和年轻(23.0±2.7岁)健康受试者，平均CrCL分别为(71.6±10.1) mL/min和(116.5±7.7) mL/min，静脉给予1 g万古霉素后，老年组较年轻组的 $T_{1/2}$延长1倍，V_d增加40%，CL降低30%，$AUC_{0-\infty}$增加45%(表10-1)[10]。此外，一项纳入111例平均年龄85岁(80~95岁)老年住院患者的临床研究中，患者的CrCL为(45.31±16.35) mL/min，静脉给予万古霉素590± 327 mg后，V_d和CL分别为(36.3±15.2) L和(2.0±0.9) L/h[11]。

(3) 重症患者：重症患者通常伴随着不同程度的器官功能障碍和低蛋白血症(发生率为40%~50%)，且静脉注射液体负荷，可能会改变万古霉素的药动学，增加分布体积。在危重症患者中，还会出现肾功能的改变从而影响万古霉素的CL：① ARC(CrCL≥130 mL/min)的发生率达14%~80%，可导致万古霉素CL增加，需要更高的剂量；② 肾脏灌注量下降，可导致急性肾损伤(acute kidney injury，AKI)和万古霉素在体内蓄积；③ 发生严重的AKI，患者可能进行RRT。因此，万古霉素在重症患者中的药物浓度受到生理病理改变和RRT的影响。

影响RRT患者万古霉素药动学的因素有很多，如RRT模式及持续时间、患者残余肾功能等。在使用RRT时，万古霉素的总体清除率 $CL = CL_{pat} + CL_{dialysis}$，$CL_{pat}$为患者的固有清除率(残余肾功能)，$CL_{dialysis}$为RRT的清除率。对于间歇性血液透析(intermittent hemodialysis，IHD)，最重要的是透析器膜的渗透性，20%~40%的静脉内给药的万古霉素被血液透析清除。对于混合透析疗法的患者(通常6~12 h/d)。例如，延长间歇性血液透析(prolonged intermittent renal replacement therapy，PIRRT)和持续低效率血液透析(sustained low-efficiency daily dialysis，SLED)，每小时药物清除率通常介于连续肾脏替代疗法(continuous renal replacement therapy，CRRT)和IHD之间。对于CRRT，如持续静脉血液滤过(continuous venous-venous hemofiltration,

CVVH)、持续静脉血液透析(continuous venous-venous hemodialysis, CVVHD)和持续静脉血液透析滤过(continuous venous-venous hemodiafiltration, CVVHDF),万古霉素在CRRT期间内的CL是相对恒定的,其清除率与超滤液/透析液的流速密切相关,而与血液过滤器类型的相关性较低。

对于危重症儿童患者,万古霉素CL为0.05~0.38 L/(kg·h),V_d为0.1~1.16 L/kg,平均$T_{1/2}$为2.4~23.6 h(表10-1)。存在AKI和RRT的患者较没有AKI或者RRT患者的CL低,V_d增大,$T_{1/2}$延长[12](表10-2)。

表10-2 危重症儿童患者中的万古霉素药动学参数汇总

AKI	RRT	清除率(CL)^a [L/(h·kg)]	表观分布容积(V_d)^a (L/kg)	消除半衰期($T_{1/2}$)^a (h)
无	无	0.10(0.06~0.10)	0.73(0.7~0.9)	6.2(4.9~8.06)
有	无	0.07(0.04~0.09)	0.88(0.68~0.92)	8.69(5.05~17.52)
有	有	0.05(0.02~0.06)	1.16(0.68~1.6)	23.6(16.2~31)

注:AKI,急性肾损伤;RRT,肾脏替代治疗。
a,中位值(范围)。

除RRT以外,重症患者还可能合并ECMO治疗,目前大多数研究支持ECMO对万古霉素的药动学影响较小[13]。

(4) 肥胖患者:肥胖通常被认为是由于脂肪组织沉积的增加而导致的体重增加,此外肥胖涉及许多生理变化,包括肌肉质量和结缔组织的增加。由于万古霉素的亲水性及患者的脂肪组织和肌肉质量的增加,万古霉素在肥胖患者的分布比正常体重的患者大。肥胖还与某些与各种药物结合的循环蛋白的增加有关,影响血液中游离药物的浓度。肥胖引起的另一个变化是由于心输出量和血容量增加而导致血流量增加,使得万古霉素的V_d和CL增加。

一项纳入346例体重(69.6~293.6 kg)和体重指数(body mass index, BMI)的肥胖和超级肥胖患者(BMI:30.1~85.7 kg/m^2)的临床研究显示[14],万古霉素CL与年龄、血清肌酐、性别和总体重(total body weight, TBW)有关。最终的PopPK模型的平均值(变异系数)个体中央室表观分布容积(V_c)和CL估计值为74.1(33.4)L和5.9(42.3)L/h(表10-1)。蒙特卡洛模拟表明,在目前的万古霉素CL下,肥胖和超级肥胖患者不需要维持剂量4 500 mg/d就能达到$AUC_{0-24\,h}\geqslant 400$的目标值。

(5) 烧伤患者:相比于非烧伤患者,烧伤患者的万古霉素CL高。这可能

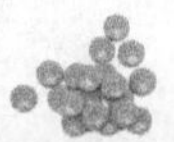

是因为烧伤后身体进入高代谢状态，表现为心输出量和血流量增加，并流向肾脏和肝脏，导致GFR增加。

一项纳入12项研究395例烧伤患者的荟萃分析显示[15]，患者的CrCL为(132.7±9.8)mL/min，总体表面积(total body surface area, TBSA)为37.04%±3.36%，平均$T_{1/2}$为3.1～7.12 h，V_d为0.506～1.74 L/kg，CL(5.6～8.57 L/h)较参考值(4.06 L/kg)显著增加，平均C_{min}仅为(7.24±1.5)mg/L(表10－1)。

三、药动学/药效学

万古霉素为时间依赖性且抗生素后效应(postantibiotic effect, PAE)较长的抗生素。体外和小鼠大腿感染模型药效学研究表明，$AUC_{0-24\,h}/MIC$是预测万古霉素对金黄色葡萄球菌活性的最佳指标。当万古霉素$AUC_{0-24\,h}/MIC$比值接近或超过400时，就能达到杀菌活性(即在动物感染模型中细菌菌落数下降1～2个log)。此外，体外药动学/药效学数据也表明，$AUC_{0-24\,h}/MIC<400$会增加MRSA的耐药性和异质性万古霉素中介金黄色葡萄球菌菌株的出现。

万古霉素的临床药动学/药效学靶值首次在108例金黄色葡萄球菌肺炎患者中报道，$AUC_{0-24\,h}/MIC \geq 400$与临床疗效改善和细菌清除有关[16]。此后，有大量临床药动学/药效学的文章相继报道，主要是来源于MRSA血流感染成人患者的回顾性、单中心、观察性研究。目前，$AUC_{0-24\,h}/MIC_{BMD} \geq 400$[MIC由微量肉汤稀释法(BMD)测定]是公认的与疗效相关的万古霉素药动学/药效学靶值。但要注意该靶值仅适用于MRSA感染的患者，当外推至其他病原菌感染时需要格外小心。

四、药物相互作用

(1) 氨基糖苷类、两性霉素B注射剂、环孢素、他克莫司、铂类化合物等具有肾毒性的药物与万古霉素合用或先后应用，可增加肾毒性的潜在可能，建议监测万古霉素血药浓度和肾功能指标。近年来，万古霉素联合哌拉西林-他唑巴坦被报道会增加肾毒性发生的风险，联合用药组与万古霉素单药相比[比值比(odds ratio, OR)为3.40, 95% CI为2.57～4.50)]、万古霉素联合头孢吡肟或碳青霉烯类(OR为2.68, 95% CI为1.83～3.91)及哌拉西林-他唑巴坦单药(OR为2.70, 95% CI为1.97～3.69)相比，AKI的概率均有所上升[17]。与氨基糖苷类等耳毒性药物合用会增加耳毒性的风险，建议进行TDM，并关注患者的听力变化。

(2) 与麻醉药合用时,可能出现血压下降。必须合用时,两药应分瓶滴注,并减缓万古霉素滴注速度和注意观察血压。

(3) 静脉给药时不能与氨茶碱、氯霉素、肾上腺皮质激素等药物同瓶滴注,可产生沉淀反应。

五、不良反应

早期的万古霉素制剂中有较多杂质,耳、肾毒性及皮疹等不良反应发生率较高;目前使用的制剂较纯,不良反应尤其是肾毒性明显减少。

(一) 肾毒性

1. 发生率及发病机制

万古霉素早期有较显著的肾毒性,主要损害肾小管,轻者可有蛋白尿和管型尿,严重者可产生血尿、少尿、氮质血症,甚至肾衰竭,少数患者可发生间质性肾炎,发生率为5%~43%。目前,万古霉素纯度较高,肾毒性轻微,中国患者中的肾毒性发生率约为10%[18]。

万古霉素相关肾毒性潜在的病理生理学是对近端肾小管细胞的毒性,伴随或不伴急性肾小管坏死(acute tubular necrosis, ATN)或急性间质性肾炎(acute interstitial nephritis, AIN)。万古霉素还可以改变线粒体功能,并在体外诱导近端肾小管细胞的剂量依赖性增殖。氧化应激可能是肾毒性的潜在机制,特别是涉及近端小管。

2. 发生时间

万古霉素相关肾毒性的发病通常发生在治疗的4~8日后,平均为4.3~17日,最早出现在治疗的第2~3日。一般来说,约3/4的患者在出院时病情会有所改善或缓解,通常在1周或更短的时间内,包括在出现肾毒性后仍使用万古霉素的患者。

3. 定义及生物标志物

大多数研究中将肾毒性定义为血清肌酐水平增加≥0.5 mg/dL,或连续每日比基线增加50%,或在没有其他解释的情况下,连续2日CrCL比基线下降50%。2020年美国《万古霉素治疗严重耐甲氧西林金黄色葡萄球菌感染的治疗药物监测共识指南》和《中国万古霉素治疗药物监测指南(2020更新版)》指出可以用一个更敏感的阈值(即在48 h内血清肌酐增加≥0.3 mg/dL)作为万古霉素相关 AKI 的指标[5,7]。这个阈值来自改善全球肾脏病预后组织(kidney disease: improving global outcomes, KDIGO)标准。根据《急性肾损伤指南临床实践指南》(KDIGO)标准，符合以下情况之一者即可被诊断为 AKI：① 48 h 内血清肌酐升高超过 26.5 μmol/L (0.3 mg/dL)；② 血清肌酐升高超过基线 1.5 倍——确认或推测为 7 日内发生；③ 尿量<0.5 mL/(kg · h)，且持续 6 h 以上。

目前，各种新的血液和尿液生物标志物相继被报道，它们能够在血清肌酐和尿量变化之前发现即将发生的 AKI。这些指标包括中性粒细胞明胶酶相关脂质运载蛋白(neutrophil gelatinase associated lipocalin, NGAL)、肾损伤分子-1 (kidney injury molecule -1, KIM -1)、胰岛素样生长因子结合蛋白 7(insulin-like growth factor binding-protein 7, IGFBP7)、金属蛋白酶组织抑制剂-2(tissue inhibitor of metalloproteinases -2, TIMP -2)及胱抑素 C 等。

4. 危险因素

(1) 高剂量：一项回顾性队列研究评估了大剂量万古霉素的肾毒性，纳入 26 例接受 4 g/d 和 220 例接受<4 g/d 万古霉素的患者，肾毒性发生率分别为 35%和 11%(P<0.001)。多因素分析显示高剂量组发生肾毒性的 OR 为 4.4 (P=0.003)。

(2) 高 AUC：近年来，很多研究报道了万古霉素 AUC 暴露量与肾毒性之间的相关性，特别是当 AUC 超过 650~1 300 mg · h/L 时。一项纳入 2 491 例患者 8 项研究的荟萃分析显示[19]，0~24 h 和 24~48 h 的 AUC<650 mg · h/L 与发生 AKI 的概率减少有关，OR 分别为 0.36(95% CI 为 0.23~0.56)和 0.45 (95% CI 为 0.27~0.75)。此外，AUC 值高于 1 300 mg · h/L 的患者发生 AKI 的概率增加了 2.5 倍(30.8% *vs.* 13.1%，P =0.02)。

(3) 高 C_{min}：研究表明发生 AKI 的风险随着 C_{min} 的增加而增加，研究显示 C_{min} 为 5~10 mg/L、10.1~15 mg/L、15.1~20 mg/L、20.1~35 mg/L 和 >35 mg/L 时，肾毒性发生率分别为 5%、3%、11%、24%和 82%。一项纳入 15 项研究的数据显示，当 C_{min} ≥15 mg/L 时，肾毒性的 OR 为 2.67(95% CI 为 1.95~3.65)[20]。

(4) 疾病严重程度：影响着接受万古霉素的患者 AKI 的发展。在病情较轻的患者中，AKI 的发生率低于 5%，而在危重患者中，除了使用万古霉素外，其他导致 AKI 的原因经常同时存在，如血流感染、血流动力学压力、造影剂暴露和合并肾毒性药物，1/4~1/2 的患者可能会出现 AKI。

（二）耳毒性

部分患者应用万古霉素治疗后可出现耳鸣、听力减退，多为可逆性，少数患者可发展至耳聋。早期报道应用本品后耳毒性的发生率较高可能与制剂不纯、部分患者与氨基糖苷类等耳毒性药物合用有关。2019 年一项横断面研究显示万古霉素应用后成人患者耳毒性的发生率约为 8%（7/92）。意大利自发报告系统对 2001～2017 年的药品不良报告进行了分析，万古霉素引起的听力减退的报告 OR 为 6.72（95% CI 为 2.14～21.11）。在德国新生儿网络中接受万古霉素治疗的 4 739 名婴儿中，单用万古霉素治疗的患者听力测试失败率为 11.9%（78/655）。万古霉素累积剂量>314 mg/kg 的婴儿与耳毒性风险的增加独立相关（OR 为 2.1，95% CI 为 1.21～3.64，$P=0.009$）[21]。

耳毒性的发生与血药浓度过高有关，血清浓度>40 mg/L 被报道与可逆性感音神经性听力损失有关，血清浓度>80 mg/L 可能与永久性感音神经性听力损失有关。此外，大剂量、长疗程、老年患者、肾功能不全者、原有听力功能障碍或同时应用其他耳毒性药物时易出现耳毒性。

（三）变态反应

偶有药物热、皮疹、瘙痒等。部分病例静脉滴注本品速度过快或药物浓度过高，可能引起皮肤（后颈部、上肢、上身）潮红、瘙痒、心动过速和血压下降，称为红人（或红颈）综合征。症状常在停药后 1 h 消失，继续用药，上述症状也逐渐减轻。红人综合征与万古霉素诱导组胺释放有关。延长滴注时间至 2 h、用药前使用抗组胺药，常可使症状减轻或避免症状出现。

（四）其他

静脉给药可引起血栓性静脉炎，口服给药可引起呕吐和口腔异味感，偶有中性粒细胞或血小板减少、心力衰竭等。

六、TDM 的适用人群

基于 2020 年美国卫生系统药师协会（ASHP）、美国感染病学会（IDSA）、美国儿科感染病学会（PIDS）和美国感染病药师学会（SIDP）更新的《万古霉素治疗严重耐甲氧西林金黄色葡萄球菌感染的治疗药物监测共识指南》，以及中国药理学会治疗药物监测研究专业委员会更新的《中国万古霉素治疗药物监测指南（2020 更新版）》[5,7]，推荐对重症、烧伤、新生儿/儿童、老年、肾毒性高风险（如合并应用其他肾毒性药物治疗的危重症患者）、肾功能不稳定（即恶化或显著改变）、接受RRT、ARC、肥胖、体重过低和长疗程（超过5日）的患者进行TDM。

七、监测时间

1. 首次TDM采血

基于2020年美国和中国的指南对于TDM采血时间的推荐[5,7]，首次采血时间推荐如下：① 肾功能正常患者，无论首剂是否给予负荷剂量，均建议首次给药后48 h达稳态后（一般为第4~5剂），给药前0.5 h内采集血药C_{min}，给药结束后1~2 h采集血药C_{max}。② 肾功能不全患者，无论首剂是否给予负荷剂量，均建议于首次给药后72 h采集血药C_{min}和C_{max}。③ 持续输注的患者，在用药达到稳态后的任意时间采集样本。④ 若使用MIPD并结合贝叶斯估计法辅助万古霉素个体化给药，可在用药后的任意时间进行TDM。鉴于早期治疗的重要性，万古霉素目标暴露量应在治疗的早期（最初的24~48 h）达到。

为了促进MIPD的应用，2021年日本化疗协会和日本治疗药物监测协会形成了万古霉素TDM的临床实践指南[22]。对于首次TDM的实施，日本《万古霉素治疗药物监测临床实践指南：模型引导精准用药框架下的共识》（以下简称日本指南）建议如下：① 对于严重或复杂的MRSA感染患者、有AKI风险的患者及肾功能不稳定的患者，考虑使用MIPD方法在达到稳定状态前的第2日进行TDM，并根据TDM进行剂量优化，提高第2日AUC（24~48 h）的达标概率。② 第2日TDM和两点测量的适用人群为AKI或严重感染的高风险的患者。③ 建议对接受每24 h给药的患者进行两点测量。④ 当非ICU患者在第2日只测C_{min}时，可以推迟第3次用药，以优化剂量，直到确认TDM结果。⑤ 将TDM推迟到接近稳定状态（即万古霉素治疗后3日）可能适用于轻度/中度MRSA感染的患者和没有AKI风险的患者。⑥ 对ICU危重患者来说，更早和更频繁地进行TDM是谨慎的做法。

2. 调整用药后TDM采血[7]

若TDM后调整了给药剂量，推荐在剂量调整后给药4~5剂（最早可提前至第3剂）时再次进行TDM（肾功能不全患者达稳时间可能会推迟，需判定血药浓度是否达到稳态）。

长疗程患者推荐至少在万古霉素用药中期抽取1次C_{min}血样进行TDM。对于重症患者、血流动力学不稳定或接受RRT的患者，推荐至少每周进行1次TDM。

八、治疗窗

1. 谷浓度

中国成人感染患者万古霉素 C_{min}应维持在 10~15 mg/L,新生儿/儿童患者 C_{min}应在 5~15 mg/L。

2009 年美国《成人患者万古霉素治疗药物监测共识》(IDSA)推荐血药 C_{min}15~20 mg/L 作为 $AUC_{0-24\,h}$/MIC ≥400 的替代指标,以此来优化万古霉素的治疗,简化剂量调整和监测。但自从实施该推荐项以来,有大量关于在成人和儿童患者中使用血药 C_{min}靶标增加肾毒性发生的报道,特别是当 C_{min}在 15~20 mg/L。基于严重 MRSA 感染患者的肾毒性和有效性数据,2020 年国际共识指南《万古霉素治疗严重耐甲氧西林金黄色葡萄球菌感染的治疗药物监测共识指南》(以下简称美国指南)不再推荐仅以 C_{min}15~20 mg/L 作为监测靶值[5]。此外,有研究显示 C_{min}<10 mg/L 会导致异质性万古霉素中介金黄色葡萄球菌的产生。目前,C_{min} ≥15 mg/L 是成人和儿童患者万古霉素相关肾毒性发生的危险因素。儿童患者的 C_{min}与疗效未见显著的相关性,但一项中国儿童革兰氏阳性球菌感染患者的多中心临床观察性研究显示 C_{min}为(6.74±8.93)mg/L 时,患者的细菌清除率可达 96%[18]。考虑 C_{min}的可操作性强,AUC 计算较难在每家医院开展,因而《中国万古霉素治疗药物监测指南》推荐成人感染患者 C_{min}应维持在 10~15 mg/L;在新生儿/儿童患者中,万古霉素 C_{min}应维持在 5~15 mg/L[7]。

2. 峰浓度

推荐血药 C_{max}维持在 20~40 mg/L。关于 C_{max}的推荐值报道较少,仅有早期的文献提示 C_{max}>40 mg/L 与耳毒性发生有关[23]。

3. $AUC_{0-24\,h}$

推荐 $AUC_{0-24\,h}$应维持在 400~600 mg · h/L 或 650 mg · h/L,假设万古霉素 MIC_{BMD}为 1 mg/L。

目前,大多数的研究中万古霉素治疗 MRSA 感染的 $AUC_{0-24\,h}$/MIC 靶值均在 400 左右。在一项纳入 8 个临床研究的荟萃分析中[19],在 0~24 h 或 24~48 h 的 AUC≤ 650 mg · h/L 可能可以降低 AKI 的风险,OR 分别为 0.36(95% CI 为 0.23~0.56)和 0.45(95% CI 为 0.27~0.75),因此《中国万古霉素治疗药物监测指南(2020 更新版)》指南推荐万古霉素 $AUC_{0-24\,h}$应维持在 400~

650 mg · h/L（假设万古霉素 MIC_{BMD} = 1 mg/L）。美国 IDSA[5] 和日本指南[22] 均推荐 $AUC_{0-24\ h}$应<600 mg · h/L，以降低 AKI 的发生。

对于持续输注的患者，推荐稳态血药浓度为 20～25 mg/L，$AUC_{0-24\ h}$的计算采用稳态浓度乘以 24 来获得[5]。

九、样本采集、样本送检和保存

1. 样本采集要求

（1）采样管要求：根据检测方法要求，采用含促凝胶或不含促凝胶的血清管采集血清样本，或含乙二胺四乙酸二钾（EDTA－K_2）等抗凝剂的血浆管采集血浆样本。

（2）采样量要求：采血量为 2～3.5 mL，采血量应满足检测的最少用血量。血浆管采血后立即颠倒混匀。

（3）采样部位：应从万古霉素给药部位的对侧肢体采集静脉血。禁止从静脉滴注药物的同侧肢体采血，不能于给药结束后的深静脉置管（中心静脉置管）内回抽血。

（4）采样时要求：采血过程中应尽量避免溶血的发生。采血管外壁贴上单据号等患者信息或检验号后，采样后应及时送检。

2. 样本送检及保存

推荐万古霉素 TDM 样本采集后 24 h 内常温送检，若不能及时送检，可存放于 2～8℃冰箱，或离心后取上层血清或血浆冷冻保存后送检。

万古霉素 TDM 样本的稳定性数据如下：全血样品在 2～8℃、室温（20～25℃）、35℃放置 24 h 稳定。血清样本在 35℃放置 1 日、室温（20～25℃）放置 3 日、2～8℃放置 7 日稳定，－20℃放置 125 日稳定，－70℃放置 574 日稳定，冻融 2 次稳定（－20℃，－70℃）[24]。

十、样本检测方法

万古霉素的检测方法包括免疫分析法（化学发光微粒子免疫分析法、酶放大免疫测定法、粒子增强比浊免疫分析法等）、HPLC－VV 和 LC－MS/MS 等。研究表明不同方法的浓度具有一定的差异[25]。将 4 种免疫分析方法与已开发的 LC－MS/MS 方法进行比较，其中一种免疫分析方法的平均差异大于 20%，影响了 22.2%的临床剂量调整。在评价万古霉素新生儿不同药动学模型时发现检测方法不同可影响模型的构建和预测性。

因而万古霉素血药浓度检测结果除考虑患者因素、给药剂量外，尚需考虑检测方法，这对万古霉素个体化剂量调整也很重要。万古霉素的 TDM 需要有统一的评价标准、质量控制和质量保证体系，有助于万古霉素的检测方法标准化，才能为临床提供更为准确可靠的数据支持。

十一、剂量的确定和调整

基于美国和中国的 TDM 指南[5,7]，对万古霉素的初始剂量和调整剂量进行了总结。

（一）初始剂量

1. 成人患者

（1）大多数肾功能正常的患者：假定 MIC_{BMD} 为 1 mg/L 时，推荐每 8～12 h 间歇输注 15～20 mg/kg（基于实际体重）。在肾功能正常的患者中，当 MIC 为 2 mg/L 时，上述剂量可能无法达到 $AUC_{0-24\,h}$/MIC 的治疗靶值。

（2）疑似或确诊严重 MRSA 感染的危重患者：为了快速达到靶浓度，可考虑间歇输注 20～35 mg/kg 负荷剂量。负荷剂量应基于实际体重，不得超过 3 000 mg。

持续输注：为达到危重患者 20～25 mg/L 的目标稳态浓度，根据当前的数据，建议负荷剂量 15～20 mg/kg，随后每日持续输注 30～40 mg/kg（最高 60 mg/kg）维持剂量。

（3）成人肥胖患者：对患有严重感染的成人肥胖者，可按照实际体重给予万古霉素负荷剂量 20～25 mg/kg，最大剂量为 3 000 mg。大多数肥胖患者的经验性维持剂量通常不超过 4 500 mg/d，具体取决于他们的肾功能。

（4）接受间歇透析的患者：表 10－3 概述了 2020 年国际指南推荐的接受血液透析的患者万古霉素负荷和维持剂量。

表 10－3　间歇透析患者的万古霉素剂量推荐

时间和透析器的渗透率	万古霉素剂量（mg/kg）
透析结束后	
低渗透率	负荷剂量：25；维持剂量：7.5
高渗透率	负荷剂量：25；维持剂量：10

续 表

时间和透析器的渗透率	万古霉素剂量(mg/kg)
透析中	
低渗透率	负荷剂量：30；维持剂量：7.5~10
高渗透率	负荷剂量：35；维持剂量：10~15

(5) 接受混合透析疗法(如缓慢低效透析)的患者：应基于实际体重给予20~25 mg/kg负荷剂量。不应等待透析治疗结束而延迟初始给药。与标准血液透析相同，在混合透析结束后或在透析最后的60~90 min内给予15 mg/kg维持剂量。

(6) 接受CRRT的患者：按KDIGO推荐的常规流出液速率为20~25 mL/(kg·h)时，应按实际体重给予20~25 mg/kg负荷剂量。对于流出液速率为20~25 mL/(kg·h)的CRRT患者，初始维持剂量应为7.5~10 mg/kg，每12 h一次。在体液超负荷的患者中，随着血容量正常和药物表观分布容积降低，剂量可能会减少。

2. 儿童患者

(1) 肾功能正常的儿童患者：初始对于肾功能正常的疑似严重MRSA感染的儿童患者，应用万古霉素的初始剂量为60~80 mg/(kg·d)，每6~8 h一次，适用于3个月及以上的儿童。肾功能正常的儿童，经验性用药的最大剂量通常为3 600 mg/d。大多数儿童通常不超过3 000 mg/d，并应根据测定的浓度调整剂量以达到$AUC_{0-24\,h}$/MIC靶值。

(2) 非肥胖儿童患者，尚无足够的数据推荐负荷剂量。可考虑成人研究的负荷剂量，但需要进一步研究以阐明从新生儿到青少年的各年龄段儿童患者合适的剂量。

(3) 肥胖儿童患者：推荐肥胖儿童按总体重给予20 mg/kg的负荷剂量。

(4) 新生儿和3个月以下的婴儿患者：推荐达到$AUC_{0-24\,h}$ 400 mg·h/L(假设MIC为1 mg/L)的给药剂量为10~20 mg/kg，每8~48 h一次，给药剂量和间隔取决于修正月龄、体重和血肌酐。对于日龄为0~30日的患儿，2020版中国万古霉素指南[7]推荐初始剂量见表10-4。

推荐基于药动学原理和方法，个体化地设计万古霉素给药方案。个体化给药方法指在初始给药时，使用经过验证的药动学模型计算患者的初始剂量。

表 10－4　新生儿患者的万古霉素剂量推荐

日　龄	负荷剂量(mg/kg)	维持剂量(mg/kg)	给药间隔
<7	15	10	12
≥7	15	10	8

（二）调整剂量

鉴于万古霉素的治疗反应和降低 AKI 发生率需要的 $AUC_{0-24\,h}$ 范围较窄，在实施 TDM 后，使用贝叶斯估计法、两点法或一点法个体化设计后续的万古霉素给药方案。若条件允许，建议使用 PopPK 模型结合贝叶斯估计法辅助初始剂量设计与 TDM 后的剂量调整；当使用贝叶斯估计法时，可提前 TDM 样本采集时间。

推荐以下两种方式来估算 $AUC_{0-24\,h}$[5]。

1. 两点法

收集两个血药浓度时间点（最好在输液结束后 1～2 h 采集达到接近稳态的 C_{max}，在给药间隔结束时采集 C_{min}），最好但非必须在相同的给药间隔内（如有可能），利用一阶药动学方程估算 $AUC_{0-24\,h}$。

2. 贝叶斯估计法

$AUC_{0-24\,h}$ 监测的首选方法是使用贝叶斯软件。最好获取两个药动学样本（即输液结束后 1～2 h 和给药间隔结束时）以贝叶斯估计法估算 $AUC_{0-24\,h}$。仅用 C_{min} 就足以估计 $AUC_{0-24\,h}$，但需要更多数据才能确定不同患者群体使用 C_{min} 数据的可行性。

十二、结果解释和建议

万古霉素 TDM 结果重点解读的情形及剂量调整的建议如下[5,7]。

（1）对于 C_{min}>15 mg/L 或 $AUC_{0-24\,h}$>600 mg · h/L 或 650 mg · h/L 的患者，基于万古霉素相关肾毒性的风险，建议基于患者的肾功能状况，推荐降低用药日剂量，并密切关注患者肾功能变化；若患者已发生万古霉素相关肾毒性，建议在 TDM 的指导下减量或停用万古霉素，并密切关注该不良事件的转归情况。

（2）对于 C_{min} 或 $AUC_{0-24\,h}$ 低于参考值范围的情况，建议与临床医生沟通临床治疗的反应，若临床反应不佳，可建议增加剂量；若临床反应良好，则暂不建议增加万古霉素剂量。

（3）对于 C_{min} 和 $AUC_{0-24\ h}$ 在参考值范围内，临床疗效不佳或出现不良反应时，应结合患者的生理病理和合并用药等信息，分析可能的原因。

十三、病例分析

基于 MIPD 改善万古霉素治疗革兰氏阳性感染患者的疗效[26]

一项回顾性、单中心临床研究，纳入 2021 年 1 月至 2022 年 7 月美国亚拉巴马州一家医院的接受万古霉素治疗≥72 h、细菌培养证实为革兰氏阳性菌感染的成年患者。患者接受了基于 C_{min} 或 $AUC_{0-24\ h}$ 指导的治疗。C_{min} 监测组的参考值是 10～20 mg/L。$AUC_{0-24\ h}$ 指导采用 InsightRX Nova 软件计算和单浓度监测，$AUC_{0-24\ h}$ 的参考值是 400～600 mg · h/L。主要结局指标按照最佳至最差的排序：① 存活、治疗成功且无万古霉素相关急性肾损伤（vancomycin-associated acute kidney injury，VA－AKI）；② 存活且治疗成功但伴有 VA－AKI；③ 存活但治疗失败，无 VA－AKI 发生；④ 存活但治疗失败且伴有 VA－AKI；⑤ 死亡。次要结局指标包括主要结局指标的各个组成部分、治疗期间护理级别升级率、30 日再入院率、ICU 住院时长和医院住院时长（length of stay，LOS）。

本研究结果如下：研究共纳入 300 例成人患者，包括基于 C_{min} 和 $AUC_{0-24\ h}$ 监测组各 150 例。与 C_{min} 监测组相比，$AUC_{0-24\ h}$ 监测组最佳的临床结局有效率高（58.7% *vs.* 46.7%，$P=0.037$）。$AUC_{0-24\ h}$ 指导的患者中，VA－AKI 的发生率较低（21.3% *vs.* 32.0%，$P=0.037$），潜在毒性万古霉素暴露的情况较少，表现为 $C_{min}\geq$ 15 mg/L 的比例较低（33.3% *vs.* 51.3%，$P=0.002$）和 $AUC_{0-24\ h}$>600 mg · h/L 的比例较低（22.7% *vs.* 36.7%，$P=0.008$）。$AUC_{0-24\ h}$ 监测组的住院中位时间也较 C_{min} 监测组更短{10 日［四分位距（IQR），8～20］*vs.* 12 日［IQR，8～25］；$P=0.025$}。

本研究结论如下：使用 MIPD 的 $AUC_{0-24\ h}$ 指导万古霉素治疗改善了革兰氏阳性菌感染患者的临床结局。通过降低 VA－AKI 的发生率提高了安全性，且未观察到疗效降低。此外，MIPD 允许更早地评估 $AUC_{0-24\ h}$ 达标概率，并在收集血清万古霉素浓度方面提供了更大的灵活性。

【点评】2020 年美国指南推荐基于 $AUC_{0-24\ h}$ 监测，不再推荐仅基于 C_{min} 的监测。这主要是基于 $AUC_{0-24\ h}$ 监测在降低肾毒性发生率方面较 C_{min}

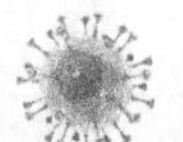

监测更有优势，本研究结果也进一步证实这一观点，且 $AUC_{0-24\,h}$ 监测较 C_{min} 监测疗效有所提高。在研究方法上，本研究采用了 MIPD 方法来计算 $AUC_{0-24\,h}$，并据此提出了相应的剂量调整建议。值得注意的是，尽管市场上存在多种万古霉素的个体化调整用药软件，但在实际应用中仍需谨慎评估其适用性和准确性。此外，本研究是一项回顾性、单中心临床研究，未在初始给药时就实现基于 MIPD 的剂量推荐，仍需前瞻性、多中心临床研究来进一步验证。

第三节　去甲万古霉素

一、作用机制和临床适应证

1. 作用机制

去甲万古霉素可抑制细菌细胞壁合成，主要直接与细胞壁的肽聚糖前体五肽侧链末端 *D*-丙氨酰-*D*-丙氨酸结合，由于其烷基较万古霉素短，仅比万古霉素在 N－56 位末端氨基上少一个甲基，因此与细胞壁的亲和力略强，抗菌活性也略强。去甲万古霉素还具有一定抑制细菌 RNA 合成和损伤细菌细胞膜的作用，属于快速杀菌药物，具有良好的抗菌活性。

2. 临床适应证

去甲万古霉素临床适应证与万古霉素相似，主要适用于耐药革兰氏阳性菌［如 MRSA、MRCNS、耐青霉素肺炎链球菌（penicillin resistant *Streptococcus pneumoniae*，PRSP）等］所致的呼吸系统感染、中枢神经系统感染、血流感染、骨关节感染、感染性心内膜炎、皮肤及软组织等严重感染，也可用于青霉素过敏者，或经青霉素类或头孢菌素类抗生素治疗无效的严重革兰氏阳性菌感染患者。去甲万古霉素（口服 0.4 g，4 次/日）也可有效治疗艰难梭菌所致假膜性肠炎。研究显示，去甲万古霉素与万古霉素治疗革兰氏阳性菌感染相比，两者的临床有效率、细菌清除率相当，不良反应发生率相近，且差异无统计学意义[27,28]。

二、药动学特征

去甲万古霉素口服几乎不吸收，肌内注射有刺激性，也不宜静脉推注。现有报道鞘内注射去甲万古霉素是治疗颅内感染的重要手段。去甲万古霉素单剂静脉滴注 400 mg 结束即达到血药 C_{max} 25.18 mg/L，8 h 平均血药浓度为 1.90 mg/L，有效血药浓度可维持 6~8 h，24 h 尿中平均总排泄率为 81.1%。去甲万古霉素单剂静脉滴注 800 mg，血药 C_{max} 平均为 50.07 mg/L，24 h 尿中平均总排泄率为 85.9%。该药物除脑组织外可广泛分布于身体各种组织体液，80%以上经肾脏排泄。

不同肾功能情况、不同年龄患者的去甲万古霉素药动学参数差别很大。肾功能减退轻、中、重度患者的平均清除率分别为(4.01±1.27) L/h、(2.17±0.95) L/h、(0.23±0.09) L/h，平均半衰期为(9.57±4.34) h、(22.86±20.73) h、(154.26±74.28) h，清除率明显减慢[29]；不同年龄患者的去甲万古霉素药动学参数亦有不同，老年与非老年感染者的清除率分别为(3.49±1.73) L/h、(5.89±2.08) L/h，$AUC_{0-24\,h}$平均值分别为 490.16 mg·h/L、283.92 mg·h/L，平均药物清除率分别为 12.07 L/h、6.79 L/h，老年患者药物清除率明显降低，$AUC_{0-24\,h}$明显增大[29]。患者肝功能状态的差异对去甲万古霉素药动学参数无明显影响。

三、药动学/药效学

文献报道去甲万古霉素在临床应用中的药动学/药效学指数为 $AUC_{0-24\,h}$/MIC，而%T>MIC 与临床疗效和细菌学疗效之间关系不明显；当去甲万古霉素治疗葡萄球菌和肠球菌感染患者达到 95%以上治愈率时，去甲万古霉素对葡萄球菌的药动学/药效学指数为 $AUC_{0-24\,h}$/MIC>579.90、对肠球菌的药动学/药效学指数为 $AUC_{0-24\,h}$/MIC>637.67[29]。吴干斌等[30]以此研究结果为基础，以去甲万古霉素对肠球菌的药动学/药效学指数 $AUC_{0-24\,h}$/MIC≥638 为靶值，进行蒙特卡洛模拟，得到相应的达标概率和累积响应百分率(cumulative fraction of response，CFR)，筛选不同肾功能患者的最佳给药方案。不同的疾病、人群和研究设计可能导致不同的结果，Wang 等[31]对 90 例静脉滴注去甲万古霉素[经验初始给药方案为 16~24 mg/(kg·d)，分 2 次给药之后根据临床情况调整用量]的血液恶性肿瘤患儿进行药动学/药效学分析，主要以 MRSA 感染为主，因不同菌种的革兰氏阳性菌感染，混杂因素较多，得出其药动学/药效学指数为 $AUC_{0-24\,h}$/MIC≥221.06，并提出 MIC 为 1 mg/L 是去甲万古霉素的流行病学折点。多中心进一步研究显示，去甲万古霉素对表皮葡萄球菌和溶血葡萄球菌的流行病学折点为 2 mg/L，对金黄色葡萄球菌和人葡萄球菌的流行病学折点为 1 mg/L，低于欧洲抗菌药敏试验委员会研究中万古霉素的药敏折点，可能显示去甲万古霉素具有更佳的抗菌效果[32]。北京大学第一医院在小鼠动物模型中进行了去甲万古霉素对药动学/药效学界值的最新研究，结果显示该药在目前临床常规剂量（0.8 g/次，一日 2 次，静脉滴注 1 h）下，当细菌的 MIC 为 1 mg/L 时，$fAUC_{0-24\,h}$/MIC = 100 或 $AUC_{0-24\,h}$/MIC = 200 可作为去甲万古霉素对葡萄球菌的杀菌靶值；未来如需进一步提高临床疗效，可适当提高剂量或增加给药频率（尚未发表）。

四、药物相互作用

去甲万古霉素药品说明书中显示未有相关数据。根据已发表的参考文献，结果提示与具有肾毒性的药物（氨基糖苷类抗生素、多黏菌素类、两性霉素、环孢素、铂类药物等）联用时需要密切监测患者肾功能指标变化并进行 TDM。

五、不良反应

去甲万古霉素自 2001 年进行工艺改进，其纯度达到 95%以上，所导致的皮疹，耳、肾毒性发生率大大降低。刘晓东等[33]报道去甲万古霉素不良反应发生时间最早为首次用药后 5 min，最迟发生时间为连续用药后第 22 日，与万古霉素相似，且该研究提示若静脉滴注速度过快可能引起红人综合征（1.9%）、呼吸困难、低血压等，甚至心搏骤停，因此输注时间应在 1 h 以上。有研究对 965 例静脉滴注去甲万古霉素的住院患者进行临床和实验室安全性评价，不良反应发生率为 8.29%，不良反应发生情况如下：肾功能损害占 4.04%，常在用药后 1 周内出现，表现为血肌酐和尿素氮升高，仅有 2 例表现为急性肾衰竭，可能与去甲万古霉素使用有关；肝功能损害占 2.38%，多为轻中度、可耐受；过敏反应占 1.76%，主要表现为皮疹，常见于用药后 1 周左右；消化道反应占 0.83%，主要表现为轻度恶心、纳差、腹胀等；偶见听力减退、周围血象白细胞降低、静脉炎[34]。而去甲万古霉素以 10～12 mg/kg 剂量治疗新生儿败血症，患儿中的不良反应发生率为 22.22%（10/45），10 例患儿经用药治疗后均好转，不良反应消失[35]。

六、TDM 的适用人群

患者使用去甲万古霉素个体差异较大，治疗窗较窄。临床实践中建议对去甲万古霉素进行TDM，对于患者预后、病原菌清除、减少不良反应都有重要意义，特别是对肾功能减退、老年、新生儿、肥胖、血流动力学不稳定患者等特殊群体，或者大剂量且长疗程的重症患者，或者合用其他耳、肾毒性药物的患者。也有研究表明，有必要对神经外科术后患者的血液和脑脊液同时进行该药TDM[36]。

七、监测时间

1. 首次TDM采血

去甲万古霉素TDM采样时机，临床一直参考万古霉素相关指南[5,7]。在用药达稳态后，首次采集患者血样样品，具体参照表10-5。

表10-5　去甲万古霉素TDM的采样时机推荐

患者分类	最早监测时间	血药 C_{min} 样本	血药 C_{max} 样本
肾功能正常者	第4剂	静脉滴注前0.5 h内	静脉滴注结束后0.5~1 h
肾功能中、重度减退者（包括透析）	第2剂	静脉滴注前0.5 h内	静脉滴注结束后0.5~1 h
剂量调整后监测患者	调整后第3剂	静脉滴注前0.5 h内	静脉滴注结束后0.5~1 h

2. 调整用药后TDM采血

若TDM后调整了给药剂量，推荐可参考万古霉素在剂量调整后给药4~5剂（最早可提前至第3剂）时再次进行TDM（肾功能不全患者达稳时间可能会推迟，需判定血药浓度是否达到稳态），见表10-5。长疗程患者推荐至少在去甲万古霉素用药的中期抽取1次 C_{min} 血样进行TDM。对于重症患者、血流动力学不稳定或接受RRT的患者，推荐至少每周进行1次TDM。

八、治疗窗

具体的去甲万古霉素TDM判断标准一直沿用万古霉素，目前尚无治疗窗。由于去甲万古霉的给药剂量、药动学/药效学指数与万古霉素不尽相同，沿用万古霉素TDM参考范围缺少循证依据，还需大量后续临床研究来探究其合理的治疗浓度范围。

九、样本采集、样本送检和保存

1. 样本采集要求

（1）采样管要求：根据检测方法要求，采用含促凝胶或不含促凝胶的血清

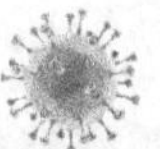

管采集血清样本，或含 EDTA－K_2 等抗凝剂的血浆管采集血浆样本。

（2）采样量要求：采血量一般为 2～3.5 mL，采血量应满足检测的最少用血量；考虑新生儿采血较为困难，建议不少于 1 mL。血浆管采血后立即颠倒混匀。

（3）采样部位：应从去甲万古霉素给药部位的对侧肢体采集静脉血。禁止从静脉输注药物的同侧肢体采血，不能于给药结束后的深静脉置管（中心静脉置管）内回采血。

（4）采样要求：采血过程中应尽量避免溶血的发生。采血管外壁贴上单据号等患者信息或检验号后，采样后应及时送检。

2. 样本送检及保存

推荐去甲万古霉素 TDM 样本采集后 24 h 内常温送检，若不能及时送检，可存放于 2～8℃冰箱，或者离心后取上层血清或血浆冷冻保存后送检。去甲万古霉素血清样本的稳定性数据如下：室温放置 3 日、2～8℃放置 8 日、-20℃放置 416 日和-70℃放置 450 日稳定（本实验室测定结果，尚未发表）。

十、样本检测方法

去甲万古霉素的检测方法包括仪器检测方法（HPLC、LC－MS/MS 等）、快速检测法（FPIA、EMIT、ELISA 等）、微生物检测方法（已很少使用）等。相比于快速检测法，仪器检测方法能避免去甲万古霉素代谢降解产物的干扰，专属性更强，更为推荐 LC－MS/MS 方法，具体方法可见报道文献[37]。LC－MS/MS 以灵敏度高、可进行痕量检测及准确定性的特点，成为糖肽类化合物分析的首选方法。Huo 等[38]开发了一种超高效液相色谱-串联质谱法（UPLC－MS/MS），用于同时测定人血浆中的 4 种抗生素（去甲万古霉素、万古霉素、美罗培南、拉氧头孢）：预处理使用甲醇进行蛋白质沉淀制备样品；在 BEH C_{18}色谱柱（2.1 mm×50 mm，1.7 μm）上，使用甲醇和水（含 7.71 g/L 浓乙酸铵，用乙酸调节 pH 至 6.5）以 0.4 mL/min 的流速梯度洗脱，在 4.5 min 内完成色谱分离；使用正电喷雾进行电离；去甲万古霉素在 1～100 mg/L 的浓度范围内呈线性关系；该检测方法可用于常规去甲万古霉素 TDM 和药动学研究。实验室可根据自身实际条件选择合适的检测方法。为了保证检测结果的可靠性，建议采用统一的评价标准、质量控制和质量保证体系，如定期进行室间质控，有助于去甲万古霉素的检测方法标准化，才能为临床合理用药提供保障。

十一、剂量的计算和调整

1. 常规给药方案

成人每日 0.8~1.6 g(80 万~160 万 IU),分 2~3 次缓慢静脉滴注;小儿每日 16~24 mg/kg(1.6 万~2.4 万 IU/kg),分 2 次静脉滴注,每次静脉滴注时间宜在 1 h 以上。

2. 特殊人群给药方案

去甲万古霉素因其耳、肾毒性,在特殊人群中使用可能需要调整给药剂量。由于该药主要是通过肾脏清除,因此不同肾功能状态患者应采用不同的给药方案。研究表明,诊断或拟诊为革兰氏阳性菌感染的 146 例患者的药动学/药效学分析显示患者肌酐清除率(CrCL)的变化对去甲万古霉素清除率会有一定影响[39],不同肾功能状态减退患者需根据肌酐清除率调整给药方案,见表 10-6。

表 10-6　不同肾功能状态减退患者去甲万古霉素给药方案推荐

不同肾功能患者	CrCL (mL/min)	给药剂量 (mg)	给 药 频 率
正常者	CrCL>85	800~1 000	每 12 h 一次
轻度减退者	50<CrCL≤85	800	每 12 h 一次或每 24 h 一次
中度减退者	10<CrCL≤50	800	每 24~60 h 一次
重度减退者	5<CrCL≤10	600 或 800	每 120~264 h 一次或每 144~312 h 一次

老年人静脉滴注去甲万古霉素单剂 800 mg 后的体内药动学过程符合二房室模型,老年和年轻健康受试者相比,AUC 增加,消除 $T_{1/2}$ 延长,表观分布容积增大,总清除率及肾清除率降低,上述差异可能主要因老年人肾脏血流量减少,CrCL 降低,容易造成药物在体内积蓄[40]。也有研究比较了 105 例老年患者使用去甲万古霉素与万古霉素肾毒性的差异,结果显示去甲万古霉素组患者尿素氮、肌酐水平均短暂升高,两药均对患者的肾功能有一定影响,但停药后即恢复。另有研究显示,老年人群的肾脏毒性较年轻人发生率明显升高[41]。但老年患者应用去甲万古霉素大多数是安全的,建议老年感染患者在应用去甲万古霉素时,即使肾功能测定在正常范围内,也应在有条件情况下监测某些预测早期肾损害的指标、观察听力变化,最好进行 TDM 来调整给药方案。

王俊等[42]将 49 例使用去甲万古霉素的患儿按体重中位数校正,将成人去甲万古霉素 PopPK 模型外推得到儿童模型，通过拟合优度图、可视化预测检验及正态化预测分布误差验证外推模型的稳定性和预测性能，模型结果显示说明书中的儿童给药方案中剂量可能偏低。当去甲万古霉素用于治疗不同 MIC 值(0.25 mg/L、0.5 mg/L、0.75 mg/L、1 mg/L)的细菌感染时，要使达标概率达到 90%以上，对于葡萄球菌属的日剂量应分别为 16 mg/kg、32 mg/kg、48 mg/kg 以上，对于肠球菌属的日剂量应分别为 16 g/kg、24 g/kg、32 g/kg、40 g/kg 进行临床治疗。

十二、结果解释和建议

目前，国内还没有去甲万古霉素广泛应用的个体化用药软件或 PopPK 模型进行模拟与预测。所报道的模型由于病例数较少或单中心研究，也不具备非常强的代表性。目前，去甲万古霉素的 TDM 结果解读可借鉴万古霉素。

十三、病例分析

根据血药浓度监测调整 1 例肾功能亢进患者去甲万古霉素剂量的病例分析

患者，男，29 岁，身高 1.77 m，体重 80 kg，既往体健，有长期大量吸烟史。2022 年 1 月 17 日发生车祸致全身多处疼痛，立即将其送往黄山区人民医院，急诊 CT 提示“脾破裂，胸外伤”，急诊行剖腹探查+脾切除术，术后转入该院 ICU 予以机械通气、镇痛镇静、哌拉西林-他唑巴坦抗感染、补液、维持内环境稳定等治疗，考虑呼吸机支持力度高，于 2022 年 1 月 19 日转入安徽省黄山市人民医院进一步抢救治疗。查体：体温 36.2℃，心率 97 次/分，呼吸 15 次/分(机械通气)，血压 173/90 mmHg[a]。患者颜面部皮肤有一长约 5 cm 裂口，已缝合，双侧瞳孔直径 3.5 mm，对光反射迟钝，口插管在位，接呼吸机辅助通气，血氧饱和度 97%，两下肺呼吸音低，未及湿啰音，心律齐，腹部敷料覆盖，外观干燥，无渗出，腹腔引流管在位，引流出少量血性液体，四肢末梢暖，全身多处皮肤挫伤。入院后检查：白细胞计数 18.21×10^9/L，中性粒细胞计数 14.08×10^9/L，血红蛋白 115.0 g/L，血小板计数 185.0×10^9/L，C 反应蛋白 79.99 mg/L，白蛋白 33.8 g/L，肌酐 58 μmol/L，凝血酶原时间 12.7 s，活化部分凝血酶时间 27.7 s，纤维蛋白原 6.66 g/L，降钙素原 0.28 μg/L，乳酸 1.11 mmol/L，氧分压 75.0 mmHg，吸氧浓度 40%。痰涂片阴性。2022 年 1 月 20 日复查 CT，两肺上下叶背侧炎性

a 1 mmHg = 0.133 kPa

改变，部分实变不张，双侧胸腔积液。诊断：① 多发伤，颅脑损伤、胸部损伤、腹部损伤、左侧肩胛骨骨折等；② 肺部感染、呼吸衰竭。主要问题：多发伤，病程短，腹部手术后，炎症指标高，氧合差。予以以下针对治疗：① 机械通气支持；② 更换口插管，纤支镜吸引出较多脓痰；③ 抗感染：续用哌拉西林-他唑巴坦，同时怀疑革兰氏阳性菌感染送痰培养后，于 2022 年 1 月 21 日加用去甲万古霉素 0.4 g，每 8 h 一次，静脉滴注 3 日；④ 营养免疫支持等。2022 年 1 月 22 日痰培养报 MRSA，药敏结果提示万古霉素的 MIC≤0.5 mg/L，2022 年 1 月 23 日将去甲万古霉素加大剂量、改变给药频率为 0.8 g，每 12 h 一次治疗。治疗 3 日后，患者仍反复高热，呼吸急促，2022 年 1 月 25 日进行去甲万古霉素 TDM，测得 C_{min} 为 2.6 mg/L，C_{max} 为 12.6 mg/L。当日申请院内专家会诊，考虑腹部 CT 示脾窝感染可能性大、腹壁切口疝、腹壁感染，肝胆外科医师急诊全麻下行腹壁切口裂开缝合术+小肠修补+肠粘连松解+腹腔引流术，术中发现切口已全层裂开，原切口进腹，长约 20 cm，探查发现，小肠粘连，局部浆膜破裂，腹盆腔中量血性积液，脾窝处无明显渗出、渗血。抗菌药物调整为美罗培南（1.0 g，每 8 h 一次）+去甲万古霉素（0.8 g，每 12 h 一次）。2022 年 1 月 26 日测得患者尿量 1 400 mL，按 Cockcroft - Gault 公式计算 CrCL 为 178 mL/(min · 1.73 m^2)，提示患者已出现 ARC。治疗 3 日后，患者虽体温下降，心率下降，但呼吸机支持条件仍高，痰多。考虑感染的部位、患者的 ARC 情况及疾病危重度判断，或是药物的剂量或组织浓度不够。参考《中国万古霉素治疗药物监测指南(2020 更新版)》[7]，对于普通感染的成人患者，推荐万古霉素目标 C_{min} 维持在 10~15 mg/L；对于严重 MRSA 感染的成人患者，建议万古霉素目标 C_{min} 维持在 10~20 mg/L。目前，该患者的 C_{min} 仅为 2.6 mg/L，遂 2022 年 1 月 26 日考虑将去甲万古霉素的给药方案调整为 0.8 g，每 8 h 一次，静脉滴注 8 日。其间密切关注患者的肾功能情况并在 2022 年 1 月 28 日再次进行去甲万古霉素 TDM。测得血药 C_{min} 为 5.8 mg/L，C_{max} 为 22.5 mg/L，虽是超说明书超剂量用药，但该药的 C_{min}、C_{max} 仍较低。但最终此方案下该患者的临床治疗效果较好，且 2022 年 1 月 30 日的微生物学结果显示痰培养转阴。2022 年 2 月 1 日患者拔除气管插管，2 日后转至肝胆外科。2022 年 2 月 8 日复查血常规：白细胞计数 14.7×10^9/L，中性粒细胞计数 71.7×10^9/L，血红蛋白 130 g/L，血小板计数 599×10^9/L，C 反应蛋白 33.34 mg/L，白蛋白 33.8 g/L，肌酐 65 μmol/L，降钙素原 0.01 μg/L。2022 年 2 月 9 日复查 CT，两肺散在炎性改变，两肺下叶部分实变不张，较前范围缩小，左下肺为甚，较前部分复张。2022 年 2 月 14 日患者好转出院（该病例尚未发表，由黄山市人民医院郑绍鹏提供）。

【点评】该患者因发生车祸，多发伤并肺部感染、呼吸衰竭，初始经验治疗去甲万古霉素 0.4 g，每 8 h 一次，并分离出 MRSA，调整剂量为 0.8 g，每 12 h 一次，进行 TDM C_{min} 为 2.6 mg/L，C_{max} 为 12.6 mg/L。参考万古霉素指南[5,7]，对于严重 MRSA 感染的成人患者应增加药物剂量提高 C_{min}，因此在 TDM 密切监测下超说明书用药 0.8 g，每 8 h 一次，最终该患者微生物学和临床治疗效果均良好。同时应注意该患者在治疗过程中已被判定为 ARC，考虑去甲万古霉素清除速率可能会加快，C_{min} 偏低，对于此类 ARC 人群需在 TDM 密切监测下个体化调整去甲万古霉素的给药剂量，达到安全、有效的治疗效果。

第四节 替考拉宁

一、作用机制和临床适应证

替考拉宁（teicoplanin）是从壁霉游动放线菌（*Actinoplanes teichomyceticus*）发酵产生并分离得到的糖肽类抗生素。现被广泛用于治疗各类革兰氏阳性菌。

本品为窄谱抗生素，作用机制与万古霉素相似，对厌氧与需氧革兰氏阳性菌均有抗菌活性。敏感菌包括金黄色葡萄球菌（包括对甲氧西林敏感及耐药菌）、凝固酶阴性葡萄球菌、链球菌、肠球菌。此外，单核细胞增多性李斯特菌、棒杆菌属（*Corynebacterium*，包括约卡二氏棒杆菌 *C. jeikeium*）及革兰氏阳性厌氧菌（如艰难梭状芽孢杆菌和消化球菌）也对本品敏感。

多种万古霉素耐药的肠球菌（Van－B 表型）对替考拉宁敏感，但仍需考虑糖肽类抗生素替考拉宁和万古霉素之间可能存在交叉耐药。此外，某些溶血性葡萄球菌对本品耐药。

二、药动学特征

1. 吸收

替考拉宁口服不吸收，经静脉注射和肌内注射耐受性良好。该药在

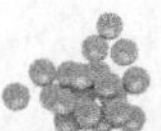

2~25 mg/kg 剂量范围内呈线性药动学特征。按每次 6 mg/kg，每日 1 次维持剂量静脉给药后，达稳态血药峰浓度（$C_{max, ss}$）和谷浓度（$C_{min, ss}$）分别约为 70 mg/L 和 15 mg/L。替考拉宁肌内注射后的绝对生物利用度约为 90%。按每日 200 mg，连续 6 日肌内注射给药，在给药后 2 h 达到 $C_{max, ss}$，均值约为 12 mg/L。

2. 分布

不同于万古霉素，替考拉宁为高蛋白结合率药物，人血清蛋白结合率约为 90%，与浓度无关。其主要与人血清白蛋白结合，不分布到红细胞中。

本品在体内分布较广，稳态分布容积（V_{ss}）范围为 0.7~1.4 L/kg。替考拉宁主要分布在肺、心肌和骨组织中，其组织/血清比率超过 1。在疱液、滑膜液和腹膜液中，其组织/血清比率在 0.5~1 之间。在胸膜液和皮下脂肪组织中，其组织/血清比率在 0.2~0.5 之间。

替考拉宁不易进入脑脊液中，但可进行脑室内给药。已报道 4 例接受神经外科引流术的感染患者，按每日 400 mg 静脉注射后的脑脊液浓度均低于 1 mg/L。脑室内给药 5 mg/d（1 例婴儿）或 20 mg/d（成人）的脑脊液 C_{min} 范围为 18~38 mg/L[43]。

替考拉宁可穿透胎盘屏障，但在母乳中的浓度很低，且不易口服吸收[44]。

药物穿透血眼屏障的能力较弱。20 例接受静脉注射 600 mg 替考拉宁的玻璃体切割术患者中，有 8 例可测得眼内药物浓度 0.5~1.8 mg/L（样本包括给药后 24~48 h）。外用替考拉宁后，玻璃体未测得浓度[45, 46]。

3. 代谢

血浆和尿液中的主要化合物为原型替考拉宁，表明替考拉宁很少被代谢。主要通过羟基化生成 2 种代谢物，占给药剂量的 2%~3%。

4. 排泄

该药在体内具有较长 $T_{1/2}$，范围为 88~182 h。原型替考拉宁主要经肾以尿液排泄，16 日内累积排出率约为 80%。而在给药后 8 日内粪便（胆汁排泄）中仅回收给药剂量的 2.7%。

替考拉宁的全身清除率较低，在 10~14 mL/（h · kg）之间，肾脏清除率在 8~12 mL/（h · kg）之间，表明替考拉宁主要经肾排泄。儿童与成人相比，儿童的清除率较高［新生儿为 15.8 mL/（h · kg）；平均年龄 8 岁的儿童为 14.8 mL/（h · kg）］，$T_{1/2}$ 较短（新生儿为 40 h；8 岁儿童为 58 h）。

三、药动学/药效学

替考拉宁为浓度依赖性且抗生素后效应长的抗生素，主要药动学/药效学指数为 $AUC_{0-24\,h}$/MIC。既往研究报道当 24 h 的 $AUC_{0-24\,h}$/MIC≥900 时，MRSA 感染患者的临床治愈率可达到 87%。针对 MIC 为 0.5 mg/L 的 MRSA 菌株，达到 $AUC_{0-24\,h}$/MIC = 610 可获得满意的微生物学疗效，并且较高的替考拉宁暴露量（$AUC_{0-24\,h}$ = 750 mg · h/L，即 $AUC_{0-24\,h}$/MIC = 1 500）可抑制耐药菌的产生[6]。

本品动物药动学/药效学研究结果显示：针对 MSSA 的药动学/药效学指数 24 h 的 fC_{max}/MIC 和 $fAUC_{0-24\,h}$/MIC 靶值分别为 15.44 和 70.56，或针对 MRSA 的 fC_{max}/MIC 和 $fAUC_{0-24\,h}$/MIC 需分别达到 14.16 和 76.4，预期杀菌效果可达到菌落计数 $\Delta\log_{10}$ 下降 1[47]。

在临床通常推荐使用替考拉宁血药 C_{min} 作为药动学/药效学靶值的替代指标。

四、药物相互作用

替考拉宁和氨茶碱之间未观察到药物相互作用。

替考拉宁和氨基糖苷类药物溶液存在配伍禁忌，不能混合注射。但是，二者在透析液中可以配伍，治疗持续不卧床腹膜透析（CAPD）-相关腹膜炎时可以自由配伍使用。

尽管目前尚无充分证据表明具有肾毒性或耳毒性药物与替考拉宁合用时会出现协同毒性，但当临床同时或序贯给药时仍应谨慎考虑。上述药物包括氨基糖苷类、黏菌素类、两性霉素 B、环孢素、顺铂、呋塞米和依他尼酸。

在临床研究中，许多已经接受多种药物（包括其他类抗菌药物、抗高血压药物、麻醉剂、治疗心脏药物和降血糖药物）治疗的患者，使用替考拉宁时未出现不良相互作用。

硫酸吗啡显著增加替考拉宁在大鼠体内的清除速率，但未开展人体临床研究。

五、不良反应

本品常见不良反应为注射部位疼痛、发热、皮疹、皮肤红斑和瘙痒等过敏反应。其次为一过性肝肾功能异常。偶见胃肠道反应、晕眩、嗜酸性粒细胞增多、白细胞减少、中性粒细胞减少和血小板减少等。少数患者可发生耳毒性、肾毒性。替考拉宁引起的红人综合征明显较万古霉素少。

六、TDM 的适用人群

TDM 的主要目的是提高替考拉宁的临床疗效，推荐对以下情况（包括但不限于）开展 TDM：药物使用剂量高于每日 12 mg/kg；疗效不佳患者；重症患者，如血药浓度预测困难（如肾功能不全/亢进、血流动力学不稳定、药物滥用、烧伤、低蛋白血症、肥胖/低体重患者）；儿童患者。

七、监测时间

替考拉宁 $T_{1/2}$较长，通常建议采集第 4 日给药前血样进行 C_{min}监测。在维持治疗期间，每周至少测定一次 C_{min}，保证治疗浓度稳定。

八、治疗窗

基于日本化疗学会和日本治疗药物监测学会的《2022 JSC/JSTDM 替考拉宁治疗药物监测的临床实践指南》[6]，临床以替考拉宁血药 C_{min}作为主要参考指标。

建议血药 C_{min}≥10 mg/L；对于治疗非复杂性 MRSA 感染患者推荐血药 C_{min}范围 15~30 mg/L；对严重或复杂性 MRSA 感染患者建议血药 C_{min}范围在 20~40 mg/L。

血药 C_{min}≥40 mg/L 者，偶见血小板减少；C_{min}≥60 mg/L 者，可能产生少数患者的肾毒性反应。

九、样本采集、样本送检和保存

血浆中的替考拉宁在 4℃冷藏可稳定保存 12 h，而在室温条件下则会在 4 h 内发生降解[48]。基于稳定性结果，建议进行替考拉宁的 TDM 血样采集后立即进行 4℃离心处理，取上层血清或血浆并置于−80℃低温冷冻保存。或者将上层血清或血浆以 4℃冷链方式运输至分析实验室，并在 12 h 内进行检测。

十、样本检测方法

本品为混合物，含有 6 个主要成分 A2−1、A2−2、A2−3、A2−4、A2−5 和 A3−1，以及 4 个次要组分（RS−1 到 R4−4）。其中 A2−1 到 A2−5 的抗菌活性相似，而 A3−1 的抗菌活性较低。

常用的检测血样或体液样本中替考拉宁方法有荧光偏振免疫分析法（FPIA）、高效液相色谱法（HPLC）和液相色谱−串联质谱法（LC−MS/MS）。

(一) FPIA

FPIA 使用最为普遍，该方法选择性好，稳健且快速。145 家临床中心使用 FPIA 检测来自 76 例患者样品［Abbott 公司，快速血药浓度测定仪（Abbott, TDx instrument system）］，统计显示浓度相关系数为 0.91，并且结果不受庆大霉素合并用药干扰。批次内与批次间样本浓度为 5 mg/L 和 100 mg/L 的变异系数（CV）分别小于 7.3%和 11.6%。其他类似的方法学研究均显示 FPIA 变异较小，并且浓度与 HPLC 和微生物效价法的结果一致[49]。然而，FPIA 检测替考拉宁的所有同分异构体，可能存在抗体依赖性的交互影响。

(二) HPLC

HPLC 的优势是可对替考拉宁的各成分分离并定量，提高了分析方法的选择性。替考拉宁常用紫外检测波段为 240 nm 附近，有较强的紫外吸收峰。常用 C_{18} 填料反相色谱柱进行血药浓度分析。HPLC 检测下限较低，范围为 0.05~0.2 mg/L。但该方法成本较高，且相对 FPIA 较慢。

(三) LC－MS/MS

在该药制剂中，A2－2 和 A2－3 约占 59%，A2－4 和 A2－5 占 23%，而 A2－1 和 A3－1 分别只占 6%和 12%。LC－MS/MS 可以有效避免替考拉宁多个同分异构体间存在的交互影响。目前，LC－MS/MS 推荐测定血浆中替考拉宁的 6 种主要成分（A2－1、A2－2、A2－3、A2－4、A2－5 和 A3－1），而不仅仅是主要成分 A2－2 和 A2－3。

血浆样本预处理可采用乙腈处理的蛋白质沉淀法：取 25 μL 血浆，加入 75 μL 乙腈，冰浴操作，涡旋混合后离心（10 000×*g*，10 min，4℃）。取 60 μL 上清液，用 60 μL 0.1%（*V/V*）甲酸水稀释，转移到自动进样瓶中待分析。LC－MS/MS 法可选择 C_{18} 填料反相色谱柱进行血药浓度分析。常用流动相为含 0.1%甲酸的水（A 相）－0.1%甲酸的乙腈（B 相），进行梯度洗脱，流动相流速为 0.35 mL/min。采用以下线性梯度：0~2.50 min，从 85%到 5% A 相洗脱；2.50~3.50 min，0% A 相洗脱；3.51~8.5 min，85% A 相洗脱。LC－MS/MS 具有较宽线性范围，0.025~6.4 mg/L。

十一、剂量的计算和调整

(一) 用法用量

替考拉宁可通过静脉注射或肌内注射给药。可通过 3~5 min 推注或

30 min输液进行静脉注射给药。新生儿应采用输液给药。肾功能正常的成人和老年患者用法用量见表10－7。

表10－7　替考拉宁注射液在肾功能正常的成人和老年患者的用法用量

适应证	负荷剂量		维持剂量	
	负荷剂量治疗方案	第3~5日的目标 C_{min}	维持剂量	维持治疗期间的目标 C_{min}
复杂性皮肤和软组织感染，肺炎，复杂性尿道感染	每12 h静脉或肌内注射400 mg（约相当于6 mg/kg），给药3次	>15 mg/L[a]	按6 mg/kg进行静脉注射或肌内注射，每日1次	>15 mg/L[a]每周一次
骨和关节感染	每12 h静脉注射800 mg（约相当于12 mg/kg），给药3~5次	>20 mg/L[a]	按12 mg/kg进行静脉注射或肌内注射，每日1次	>20 mg/L[a]
感染性心内膜炎	每12 h静脉注射800 mg（约相当于12 mg/kg），给药3~5次	30~40 mg/L[a]	按12 mg/kg进行静脉注射或肌内注射，每日1次	>30 mg/L[a]

a 使用FPIA测定。

（二）剂量调整

替考拉宁为窄谱抗生素，合理用药应考虑抗菌谱、安全性和个体患者标准抗菌治疗的适用性。

1. 新生儿/儿童患者

2个月到16岁，对于大多数革兰氏阳性感染，首先通过静脉注射给予10 mg/kg的3个每12 h一次剂量的负荷方案，然后改为每日1次的6 mg/kg的静脉注射或肌内注射维持剂量。严重感染和中性粒细胞减少症患者感染，首先通过静脉注射给予10 mg/kg的3个每12 h一次剂量的负荷方案，然后改为每日1次的10 mg/kg的静脉注射。<2个月，第一日通过静脉注射给予16 mg/kg的单次负荷剂量，然后改为每日1次的8 mg/kg的静脉注射。静脉注射应在30 min内缓慢注入。

2. 老年患者

除非存在肾功能损伤的情况，否则在老年患者群体中，替考拉宁药动学没有改变，无须调整剂量。

3. 肾功能不全患者

推荐依据肾功能不全患者的体重和使用慢性肾脏病学合作(CKD－EPI)方程估算的肾小球滤过率(eGFR),采用减少给药剂量或延长给药间隔来调整剂量。需参考后续 TDM 结果进行维持剂量方案的优化。中、重度肾功能不全患者的替考拉宁用法用量见表 10－8。

4. 持续静脉血液透析滤过患者

尽管先前认为替考拉宁的高蛋白结合率可能不会受透析影响,但有研究发现血中药物明显经持续静脉血液透析滤过(CVVHDF)清除了。原因可能是替考拉宁被透析膜所吸附。有报道发现药物在 3.5 h 透析过程中平均有 19.3% 的药物被清除。在欧美国家 CVVHDF 的血流速率通常为 35 mL/(kg・h)(2 445 mL/h)。日本为 800 mL/h,较欧美的流速设定偏低。因此,本文引用《2022 JSC/JSTDM 替考拉宁治疗药物监测的临床实践指南》中方法作为 CVVHDF 参考用药方案。

目标 C_{min}范围 15~30 mg/L。起始第 1 日给负荷剂量 10 mg/kg,每日 2 次。第 2 日至第 3 日,10 mg/kg,每日 1 次。

目标 C_{min}范围 20~40 mg/L。起始第 1 日给负荷剂量 12 mg/kg,每日 2 次。第 2 日至第 3 日,12 mg/kg,每日 1 次。

对于接受高流量 CVVHDF 的患者。可在前 3 日给予 5 剂 12 mg/kg。后续可能的维持剂量为 3~3.3 mg/kg,每日 1 次。但建议结合临床与 TDM 综合评估。

5. 低蛋白血症患者

替考拉宁具有约 90%高血浆蛋白结合率,因此该药在低蛋白血症患者有更高的游离分数。更高的游离分数将可能导致替考拉宁的分布容积与清除速率增加,从而导致总体药物的暴露量降低。但游离药物浓度并不会受到低蛋白血症的影响,故不推荐对这类患者的起始负荷剂量进行调整。然而患者的血药 C_{min}可能偏低,须综合评价低蛋白血症程度并结合 TDM 来优化给药方案。

6. MRSA 感染患者

考虑到治疗标准抗菌治疗不足以控制的重度感染患者需调整用药。对于对替考拉宁反应不佳或出现不良反应的患者,应进行 TDM 以评估是否需要剂量调整。参考本指南的用法用量见表 10－9。

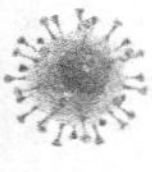

表 10-8　中、重度肾功能不全的 MRSA 感染患者以 C_{min} 为临床参考指标的替考拉宁剂量方案

目标 C_{min} (mg/L)	eGFR [mL/(min · 1.73 m^2)]	起始剂量方案(前 3 日)				维持剂量	
		推荐方案(推荐级别)	第 1 日	第 2 日	第 3 日	推荐级别	第 4 日及以后
15~30	30~60	方案 1(Ⅱ)	10 mg/kg,一日 2 剂	10 mg/kg,一日 2 剂	10 mg/kg,一日 2 剂	Ⅲ-A	3~3.3 mg/kg,一日 2 剂
	<30		10 mg/kg,一日 2 剂	6~6.7 mg/kg,一日 2 剂	6~6.7 mg/kg,一日 2 剂	Ⅲ-A	5 mg/kg,隔日 1 剂
	30~60	方案 2(Ⅱ)	12 mg/kg,一日 2 剂	10 mg/kg,一日 2 剂	6~6.7 mg/kg,一日 2 剂	Ⅲ-A	3~3.3 mg/kg,一日 2 剂
	<30		12 mg/kg,一日 2 剂	5 mg/kg,一日 2 剂	5 mg/kg,一日 2 剂	Ⅲ-A	5 mg/kg,隔日 1 剂
20~40	30~60	(Ⅱ)	12 mg/kg,一日 2 剂	12 mg/kg,一日 2 剂	12 mg/kg,一日 2 剂	Ⅲ-A	5 mg/kg,一日 2 剂
	<30		12 mg/kg,一日 2 剂	12 mg/kg,一日 2 剂	6~6.7 mg/kg,一日 2 剂	Ⅲ-A	3~3.3 mg/kg,一日 2 剂

注：Ⅱ,专家意见普遍推荐,有中等证据支持其疗效和临床获益；Ⅲ-A,专家意见建议鼓励使用,但缺乏充分证据。

表 10-9　MRSA 感染患者[eGFR≥60 mL/(min · 1.73 m^2)]以 C_{min} 为临床参考指标的替考拉宁剂量方案

目标 C_{min} (mg/L)	起始剂量方案(前 3 日)				维持剂量	
	推荐方案(推荐级别)	第 1 日	第 2 日	第 3 日	推荐级别	第 4 日及以后
15~30	方案 1(Ⅱ)	10 mg/kg,一日 2 剂	10 mg/kg,一日 2 剂	10 mg/kg,一日 1 剂	Ⅱ	6~6.7 mg/kg,一日 1 剂[a]
	方案 2(Ⅱ)	12 mg/kg,一日 2 剂	12 mg/kg,一日 2 剂	12 mg/kg,一日 1 剂	Ⅱ	6~6.7 mg/kg,一日 1 剂
20~40	(Ⅱ)	12 mg/kg,一日 2 剂	12 mg/kg,一日 2 剂	12 mg/kg,一日 1 剂	Ⅲ-A	6~6.7 mg/kg,一日 1 剂

a 患者达到目标 C_{min}(≥20 mg/L)的推荐维持剂量证据有限。因此,即使患者接受了前 3 日负荷剂量后达到目标 C_{min},后续也可考虑上调推荐维持剂量。当开始维持剂量治疗后,推荐尽早开展 TDM,如在第 4 次或第 5 次维持剂量给药前进行,以确认达到目标 C_{min}。

注：Ⅱ,专家意见普遍推荐,有中等证据支持其疗效和临床获益；Ⅲ-A,专家意见建议鼓励使用,但缺乏充分证据。

十二、结果解释和建议

替考拉宁的 TDM 主要关注 C_{min} 水平，旨在确保药物疗效和最小化毒性反应。推荐的最低浓度水平取决于感染的类型和严重程度。

（1）对于非复杂的 MRSA 感染，建议目标 C_{min} 范围为 15~30 mg/L。

（2）对于严重或复杂的 MRSA 感染，建议目标 C_{min} 范围为 20~40 mg/L。

替考拉宁的 $T_{1/2}$ 较长，需采用负荷剂量以快速达到治疗浓度。建议在第 4 剂给药前采集 C_{min} 样本进行监测。在患者维持剂量治疗期间，应至少每周测量一次最低浓度水平，以确保血药浓度的稳定。

最新数据表明，$AUC_{0\text{-}24\,h}$/MIC ≥ 750 可能更好地预测替考拉宁在严重 MRSA 感染中的疗效。

十三、病例分析

替考拉宁的群体药代动力学/药效学研究，应用于中性粒细胞减少症伴肾功能亢进（ARC）血液恶性肿瘤患者的用药方案推荐[50]

背景：基于临床回顾性研究发现一些血液恶性肿瘤患者中，替考拉宁血浆浓度未达到治疗范围。替考拉宁主要以原型经肾排泄，而现有临床指南或用药方案中未涉及 ARC 患者群体。因此，由日本东京大都立驹込医院（Metropolitan Komagome）医院发起了下述临床研究。目的旨在针对血液恶性肿瘤患者优化给药方案。

研究入选自 2017 年 11 月至 2018 年 10 月入院的 119 例血液恶性肿瘤患者（67 例男性，52 例女性）。入选标准：① 接受替考拉宁静脉注射治疗的感染患者；② 输注后 2 h 或更长时间采集过至少 1 次血样；③ 患者的替考拉宁用药史和实验室检查结果可查。排除标准：① 正处于血液透析患者；② 采样时间未知患者；③ 实验室检查结果缺失的患者，或可能影响 PopPK 模型协变量筛选的基线数据缺失者。替考拉宁的浓度采用乳胶增强免疫比浊法测定。基于 PopPK 模型模拟的患者 C_{min} 能否覆盖目标 C_{min} 范围 15~30 mg/L，来评价不同给药方案的优劣。

结果：患者是否存在中性粒细胞减少症（中性粒细胞计数<500 个/μL）、血清肌酐，以及 BMI、去脂体重（lean body weight，LBW）、TBW 均影响药物总清除率和中央室表观分布容积（V_c）。与中性粒细胞计数正常的血液恶性肿瘤

患者相比，中性粒细胞减少患者的药物总清除率增加了25%。

据此该项研究提出适合血液恶性肿瘤患者的给药方案。

方案A：第1日，负荷剂量600 mg，每日2次；第2～3日，600 mg，每日1次；第4日后，维持剂量，400 mg，每日1次。

方案B：第1日，负荷剂量600 mg，每日2次；第2日，600 mg，每日1次；第3日，400 mg，每日1次；第4日后，维持剂量，400 mg，每日1次。

模拟目标人群中替考拉宁 C_{min} 达标概率，方案A第1～3日和第4日后预期可达74.9%～80.1%；方案B可达72.5%～77.7%。经优化的给药方案相对于Roberts等[51]于2012年提出的《抗生素治疗药物浓度监测指南》(*TDM guidelines for antibiotics*)中的方案，达到预定治疗效果的概率提升了大约10%。

参考文献

[1] 汪复，张婴元.实用抗感染治疗学[M].3版.北京：人民卫生出版社，2020.

[2] Blaskovich M A T, Hansford K A, Butler M S, et al. Developments in glycopeptide antibiotics[J]. ACS Infectious Diseases, 2018, 4(5): 715－735.

[3] Henson K E R, Levine M T, Wong E A H, et al. Glycopeptide antibiotics: evolving resistance, pharmacology and adverse event profile[J]. Expert Review of Anti-Infective Therapy, 2015, 13(10): 1265－1278.

[4] Workum J D, Kramers C, Kolwijck E, et al. Nephrotoxicity of concomitant piperacillin/tazobactam and teicoplanin compared with monotherapy[J]. Journal of Antimicrobial Chemotherapy, 2021, 76(1): 212－219.

[5] Rybak M J, Le J, Lodise T P, et al. Therapeutic monitoring of vancomycin for serious methicillin-resistant *Staphylococcus aureus* infections: a revised consensus guideline and review by the American society of health-system pharmacists, the infectious diseases society of America, the pediatric infectious diseases society, and the society of infectious diseases pharmacists[J]. American Journal of Health-System Pharmacy, 2020, 77(11): 835－864.

[6] Hanai Y, Takahashi Y, Niwa T, et al. Clinical practice guidelines for therapeutic drug monitoring of teicoplanin: a consensus review by the Japanese society of chemotherapy and the Japanese society of therapeutic drug monitoring[J]. Journal of Antimicrobial Chemotherapy, 2022, 77(4): 869－879.

[7] He N, Su S, Ye Z K, et al. Evidence-based guideline for therapeutic drug monitoring of vancomycin: 2020 update by the division of therapeutic drug monitoring, Chinese pharmacological society[J]. Clinical Infectious Diseases, 2020, 71(Suppl 4): S363－S371.

[8] Beach J E, Perrott J, Turgeon R D, et al. Penetration of vancomycin into the cerebrospinal fluid: A systematic review[J]. Clinical Pharmacokinetics, 2017, 56(12): 1479-1490.
[9] Chung E, Sen J, Patel P, et al. Population pharmacokinetic models of vancomycin in paediatric patients: a systematic review[J]. Clinical Pharmacokinetics, 2021, 60(8): 985-1001.
[10] 胡瑾瑜,施耀国,张菁,等.万古霉素在健康老年人和年轻人的药代动力学[J].中国抗感染化疗杂志,2003,3(3):138-142.
[11] Bourguignon L, Cazaubon Y, Debeurme G, et al. Pharmacokinetics of vancomycin in elderly patients aged over 80 years[J]. Antimicrobial Agents and Chemotherapy, 2016, 60(8): 4563-4567.
[12] Akunne O O, Mugabo P, Argent A C. Pharmacokinetics of vancomycin in critically ill children: a systematic review [J]. European Journal of Drug Metabolism and Pharmacokinetics, 2022, 47(1): 31-48.
[13] Moore J N, Healy J R, Thoma B N, et al. A population pharmacokinetic model for vancomycin in adult patients receiving extracorporeal membrane oxygenation therapy[J]. CPT Pharmacometrics Syst Pharmacol, 2016, 5(9): 495-502.
[14] Crass R L, Dunn R, Hong J, et al. Dosing vancomycin in the super obese: less is more [J]. Journal of Antimicrobial Chemotherapy, 2018, 73(11): 3081-3086.
[15] Carter B L, Damer K M, Walroth T A, et al. A systematic review of vancomycin dosing and monitoring in burn patients[J]. Journal of Burn Care & Research, 2015, 36(6): 641-650.
[16] Moise-Broder P A, Forrest A, Birmingham M C, et al. Pharmacodynamics of vancomycin and other antimicrobials in patients with *Staphylococcus aureus* lower respiratory tract infections[J]. Clinical Pharmacokinetics, 2004, 43(13): 925-942.
[17] Luther M K, Timbrook T T, Caffrey A R, et al. Vancomycin plus piperacillin-tazobactam and acute kidney injury in adults: a systematic review and meta-analysis[J]. Critical Care Medicine, 2018, 46(1): 12-20.
[18] Liang X Y, Fan Y X, Yang M J, et al. A prospective multicenter clinical observational study on vancomycin efficiency and safety with therapeutic drug monitoring[J]. Clinical Infectious Diseases, 2018, 67(suppl_2): S249-S255.
[19] Aljefri D M, Avedissian S N, Rhodes N J, et al. Vancomycin area under the curve and acute kidney injury: A meta-analysis[J]. Clinical Infectious Diseases, 2019, 69(11): 1881-1887.
[20] van Hal S J, Paterson D L, Lodise T P. Systematic review and meta-analysis of vancomycin-induced nephrotoxicity associated with dosing schedules that maintain troughs between 15 and 20 milligrams per liter[J]. Antimicrobial Agents and Chemotherapy, 2013, 57(2): 734-744.
[21] Marissen J, Fortmann I, Humberg A, et al. Vancomycin-induced ototoxicity in very-low-birthweight infants[J]. Journal of Antimicrobial Chemotherapy, 2020, 75(8): 2291-2298.

[22] Matsumoto K, Oda K, Shoji K, et al. Clinical practice guidelines for therapeutic drug monitoring of vancomycin in the framework of model-informed precision dosing: a consensus review by the Japanese society of chemotherapy and the Japanese society of therapeutic drug monitoring[J]. Pharmaceutics, 2022, 14(3): 489.

[23] Saunders N J. Why monitor peak vancomycin concentrations? [J]. The Lancet, 1994, 344 (8939/8940): 1748-1750.

[24] Fan Y X, Peng X L, Yu J C, et al. An ultra-performance liquid chromatography-tandem mass spectrometry method to quantify vancomycin in human serum by minimizing the degradation product and matrix interference[J]. Bioanalysis, 2019, 11(10): 941-955.

[25] Oyaert M, Peersman N, Kieffer D, et al. Novel LC-MS/MS method for plasma vancomycin: comparison with immunoassays and clinical impact[J]. Clinica Chimica Acta, 2015, 441: 63-70.

[26] Hall N M, Brown M L, Edwards W S, et al. Model-informed precision dosing improves outcomes in patients receiving vancomycin for gram-positive infections[J]. Open Forum Infectious Diseases, 2024, 11(1): ofae002.

[27] 侯沐欣,张弋,于慧春.万古霉素与去甲万古霉素对老年感染患者的肾毒性比较[J].中国生化药物杂志,2016,36(6): 109-111.

[28] 赵子文,熊剑辉,钟维农,等.进口万古霉素与国产去甲万古霉素治疗耐甲氧西林金葡球菌下呼吸道感染的对比研究[J].中国抗生素杂志,2003,28(4): 242-245.

[29] Zhang J, Zhang Y, Shi Y, et al. Population pharmacokinetic and pharmacodynamic modeling of norvancomycin[J]. European Journal of Clinical Microbiology & Infectious Diseases, 2008, 27(4): 275-284.

[30] 吴千斌,田翔宇,郝连起,等.用蒙特卡洛软件模拟优化去甲万古霉素的给药方案[J].中国临床药理学杂志,2014,30(5): 442-444.

[31] Wang J, Li S C, Ye Q, et al. Population pharmacokinetics and pharmacodynamics of norvancomycin in children with malignant hematological disease[J]. Journal of Clinical Pharmacology, 2020, 60(9): 1220-1230.

[32] Yang Q W, Li X, Jia P Y, et al. Determination of norvancomycin epidemiological cut-off values (ECOFFs) for *Staphylococcus aureus*, *Staphylococcus epidermidis*, *Staphylococcus haemolyticus* and *Staphylococcus hominis*[J]. Journal of Antimicrobial Chemotherapy, 2021, 76(1): 152-159.

[33] 刘晓东,原思佳.万古霉素与去甲万古霉素不良反应文献分析[J].药物流行病学杂志,2010,19(9): 531-533.

[34] 刘杨,吴菊芳,萧正伦,等.1031例患者应用去甲万古霉素不良反应观察[J].中华内科杂志,2004,43(11): 815-819.

[35] 赵岳.去甲万古霉素治疗新生儿败血症的血药浓度监测及其疗效分析[J].临床研究,2018,26(7): 37-38.

[36] 武元星,康建磊,王强,等.神经外科术后患者静脉输注去甲万古霉素后血清及脑脊液药物浓度[J].中国感染控制杂志,2017,16(5): 393-398.

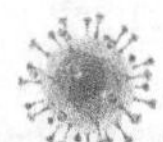

[37] 张雷,姚鸿萍,程晓亮.LC-MS/MS 法同时测定人血浆中万古霉素和去甲万古霉素的质量浓度[J].西北药学杂志,2019,34(1):29-35.

[38] Huo J P, Guo Y Y, Zhang B, et al. A UHPLC-MS/MS method for the simultaneous determination of vancomycin, norvancomycin, meropenem, and moxalactam in human plasma and its clinical application[J]. Journal of Mass Spectrometry, 2023, 58(6): e4925.

[39] 张菁,张婴元,施耀国,等.去甲万古霉素群体药代动力学与药效学分析及给药方案的优化[J].中华传染病杂志,2007,25(9):547-552.

[40] 张菁,胡瑾瑜,郁继诚,等.去甲万古霉素临床药代动力学及血药浓度监测[J].中国抗感染化疗杂志,2003,3(4):202-205.

[41] 胡瑾瑜.万古霉素和去甲万古霉素在老年人和年轻人中的临床药代动力学[D].上海:复旦大学,2002.

[42] 王俊,李思婵,石亮,等.去甲万古霉素成人药动学数据外推至儿童群体和剂量优化[J].中国医院药学杂志,2019,39(13):1363-1367.

[43] Cruciani M, Navarra A, Di Perri G, et al. Evaluation of intraventricular teicoplanin for the treatment of neurosurgical shunt infections[J]. Clinical Infectious Diseases, 1992, 15(2): 285-289.

[44] Wilson A P. Clinical pharmacokinetics of teicoplanin[J]. Clinical Pharmacokinetics, 2000, 39(3): 167-183.

[45] Briggs M C, McDonald P, Bourke R, et al. Intravitreal penetration of teicoplanin[J]. Eye, 1998, 12 (Pt 2): 252-255.

[46] Antoniadou A, Vougioukas N, Kavouklis E, et al. Penetration of teicoplanin into human aqueous humor after subconjunctival and Ⅳ administration [abstract 248] [J]. Clinical Infectious Diseases, 1998, 27: 967.

[47] Watanabe E, Matsumoto K, Ikawa K, et al. Pharmacokinetic/pharmacodynamic evaluation of teicoplanin against *Staphylococcus aureus* in a murine thigh infection model[J]. Journal of Global Antimicrobial Resistance, 2021, 24: 83-87.

[48] Ferrari D, Ripa M, Premaschi S, et al. LC-MS/MS method for simultaneous determination of linezolid, meropenem, piperacillin and teicoplanin in human plasma samples[J]. Journal of Pharmaceutical and Biomedical Analysis, 2019, 169: 11-18.

[49] Mastin S H, Buck R L, Mueggler P A. Performance of a fluorescence polarization immunoassay for teicoplanin in serum[J]. Diagnostic Microbiology and Infectious Disease, 1993, 16(1): 17-24.

[50] Sako K I, Nakamaru Y, Ikawa K, et al. Population pharmacokinetics of teicoplanin and its dosing recommendations for neutropenic patients with augmented renal clearance for hematological malignancies[J]. Therapeutic Drug Monitoring, 2021, 43(4): 519-526.

[51] Roberts J A, Norris R, Paterson D L, et al. TDM guidelines for antibiotics[J]. Britain Journal of Clinical Pharmacology, 2012, 73: 27-36.

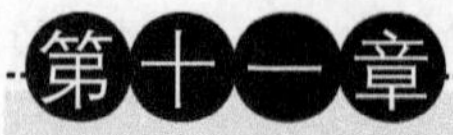

第十一章

环脂肽类抗生素

环脂肽类抗生素是指由环状的脂肪酸链及带电多肽组成的药物，临床上以达托霉素为代表。环脂肽类抗生素靶向细菌的细胞壁或细胞膜成分，引起细胞破裂内容物释放从而发挥杀菌作用。据达托霉素临床应用专家意见[1]，达托霉素临床推荐剂量已从监管机构批准的 4～6 mg/kg 增加到 8～12 mg/kg，增幅翻了一番，原因在于药敏的变化，以及对复杂性血流感染/感染性心内膜炎患者预后更好的预期。然而，剂量的增加也导致了暴露相关的肌肉毒性的增加，考虑开展治疗药物浓度监测将有助于降低毒性，提高疗效。本章将对达托霉素的 TDM 现状、开展 TDM 方法等进行介绍。

一、作用机制和临床适应证

1. 作用机制

达托霉素在结构和功能上与天然免疫系统产生的阳离子抗菌肽相关（图 11－1）。作用机制方面，达托霉素是一种钙离子依赖性抗生素，能够引起细

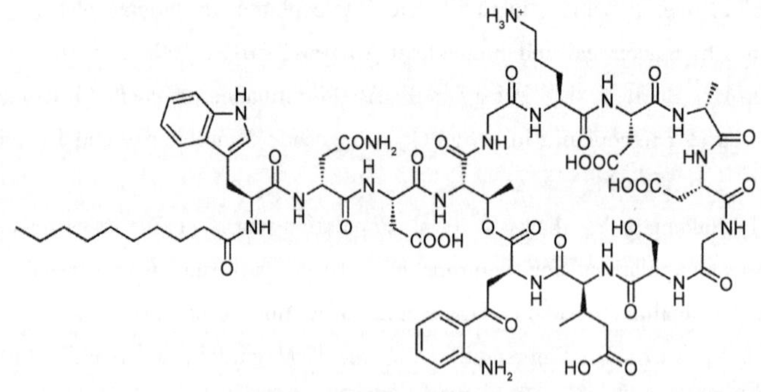

图 11－1　达托霉素化学结构

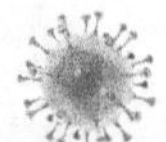

胞膜去极化和细胞内成分的损失，如钾离子、镁离子和三磷酸腺苷(adenosine triphosphate, ATP)，达托霉素能够引起细胞膜和细胞壁合成成分的直接抑制，包括肽聚糖、尿苷二磷酸、脂磷壁酸等，从而导致细菌的死亡。

2. 临床适应证

达托霉素已被批准用于治疗成人和儿科患者(1~17岁)复杂性皮肤及皮肤结构感染，成人患者金黄色葡萄球菌血流感染(菌血症)，包括那些患有右侧心内膜炎者，以及儿科患者(1~17岁)金黄色葡萄球菌血流感染(菌血症)。

二、药动学特征

1. 吸收

达托霉素亲脂性低($\log P = -5$)，因此口服达托霉素吸收不良，在动物模型中>90%药物从粪便中排出。除静脉输注给药之外，可通过腹膜内、鞘内和心室内给药[2]。

2. 分布

达托霉素在生理pH下带负电，亲脂性低、蛋白结合率高，其在血管外的分布十分有限，健康受试者中表观分布容积约为0.1 L/kg，与血浆蛋白结合可逆，结合率高达92%~94%。虽然达托霉素体外对肺炎链球菌和金黄色葡萄球菌等革兰氏阳性菌有效，但在治疗肺部感染时并不能达到足够的体内疗效，可能是由于达托霉素在肺内分布有限，且与肺内表面活性物质如磷脂酰甘油结合，阻止了其与病原菌的相互作用，降低其杀菌作用。达托霉素在骨组织中能达到治疗所需浓度，滑液和骨中的平均组织与血浆浓度比分别为54%和14.1%[3]。达托霉素在中枢神经系统(central nervous system, CNS)分布极少，脑膜炎患者静脉输注达托霉素10 mg/kg在CNS穿透率为11.5%，因此对于CNS感染推荐鞘内或脑室内给药[2, 4]。

对于进行腹透的腹膜炎患者，需要将达托霉素经透析液进行腹腔内给药，300 mg剂量下透析液中可达有效浓度，全身生物利用度高(70%)，同时腹膜炎可能会增加腹膜通透性从而提高生物利用度，在剂量选择时应予以考虑。达托霉素在心脏瓣膜及赘生物中分布良好，因此可用于治疗感染性心内膜炎。

3. 消除

达托霉素主要从肾脏中消除。物质平衡研究表明，78%的达托霉素从尿液回收，5%从粪便回收。根据微生物学试验结果，在78%尿液回收量中52%

具有生物活性，剩余放射性来自含^{14}C标记的肽段。根据健康受试者药动学结果，达托霉素消除$T_{1/2}$为8~9 h，血浆总清除率为7~9 mL/(h·kg)，肾清除率为3~5 mL/(h·kg)。

三、药动学/药效学

达托霉素属于浓度依赖性抗生素。研究表明，$AUC_{0-24\,h}$/MIC>666 mg·h/L或C_{max}/MIC在12~94之间时可获得最佳抑菌效果。表11-1列出了在不同的给药方案下，基于不同药动学/药效学靶值下的累积响应百分率[5]。有研究显示，当达托霉素C_{min}高于24.3 mg/L与骨骼肌毒性相关[6]，表明给药剂量在达到预期药效的同时，也必须考虑高暴露量可能带来的药物毒副作用，因此将该药物C_{min}值作为骨骼肌毒性的界值，表11-1总结了不同给药方案下血药C_{min}高于毒性界值的百分率。无论是基于体重给药或是基于剂量给药，采用最低剂量的给药方案6 mg/(kg·d)或500 mg/d，累积响应百分率均达到95%以上。给予更高的固定剂量750 mg/d或1 000 mg/d将显著提高C_{min}达到界值24.3 mg/L的比例[5]，预期产生骨骼肌毒性。

表11-1　达托霉素不同给药方案下的累积响应百分率及血药C_{min}高于界值的百分率

给药方案	基于$AUC_{0-24\,h}$/MIC的累积响应百分率			C_{min}>24.3 mg/L的百分率
	$AUC_{0-24\,h}$/MIC≥579 mg·h/L	$AUC_{0-24\,h}$/MIC≥666 mg·h/L	$AUC_{0-24\,h}$/MIC≥753 mg·h/L	
基于体重给药				
6 mg/(kg·d)	98.9	97.9	96.6	2.50
8 mg/(kg·d)	99.4	99.0	98.2	6.17
10 mg/(kg·d)	99.7	99.4	99.0	8.35
基于剂量给药				
500 mg/d	99.3	98.9	98.4	2.54
750 mg/d	100	99.9	99.7	17.74
1 000 mg/d	100	100	100	40.09

四、药物相互作用

由于达托霉素不是CYP450酶的底物，且不会对CYP450产生诱导或抑制

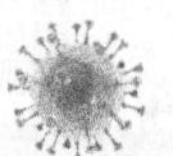

作用,因此不太可能产生药物相互作用。达托霉素主要经肾清除,当合用降低 GFR 的药物如非甾体抗炎药时可能会使达托霉素清除率降低,使用时需要引起注意。

五、不良反应

达托霉素的主要毒性反应为骨骼肌毒性,表现为肌肉疼痛或无力,并与肌酸磷酸激酶(creatine phosphate kinase, CPK)升高相关。骨骼肌是对达托霉素不良反应最敏感的组织。通过测定血清 CPK 浓度能够较好地预测和监测轻度骨骼肌毒性,停止治疗后可逆。研究显示,达托霉素 C_{min}与 CPK 升高之间有一定相关性,与 CPK 升高显著相关的 C_{min} 界值为 24.3 mg/L。当 C_{min} 高于界值,CPK 可升高 30 倍,可将 CPK 作为达托霉素骨骼肌毒性标志物。在使用达托霉素时应每周至少测定一次 CPK 水平,以监测骨骼肌不良事件的发生[6]。

六、TDM 的适用人群

目前,支持达托霉素 TDM 常规应用的高质量随机对照试验相对较少,常规开展 TDM 的临床需求不足,TDM 尚未普及。但当感染患者合并有肥胖、肾功能不全、ARC、接受 RRT 或低蛋白血症等特殊情况时,使用说明书推荐剂量会导致暴露量改变。因此,须通过 TDM 优化给药剂量,使暴露量落在药动学/药效学靶值范围内,最大限度提高疗效、降低毒性和防止细菌产生耐药的风险。

七、监测时间

在达托霉素治疗开始后≥3 日抽取 C_{max} 和 C_{min} 血样。C_{max} 在输注结束即刻获得,C_{min} 在下一剂开始前 30 min 内采样。

八、治疗窗

文献报道 $AUC_{0\text{-}24\,h}$/MIC 靶值达到 666 mg · h/L,C_{min}>3.2 mg/L 可达到临床疗效, C_{min} > 24. 3 mg/L 与 CPK 升高显著相关。当达托霉素剂量为 6~8 mg/(kg · d)时,可达到达托霉素药动学/药效学靶值;而对于菌血症或持留性血流感染,需要高于 8 mg/(kg · d)的剂量,能够提高血药 C_{min} 值,且副作用较小[7]。在金黄色葡萄球菌所致心内膜炎感染患者中，10 mg/(kg·d)的剂量相比于标准剂量[6~8 mg/(kg·d)]提高了临床疗效与微生物疗效，且未产生显著的毒性反应[8]。

九、样本采集、样本送检和保存

1. 样本采集要求

(1) 采样管要求：根据检测方法要求，采用不含促凝胶的血清管采集血清样本，或含 EDTA－K_2 等抗凝剂的血浆管采集血浆样本。

(2) 采样量要求：采血量应满足检测的最少用血量。血浆管采血后立即颠倒混匀。

(3) 采样部位：应从达托霉素给药部位的对侧肢体采集静脉血。禁止从静脉输注药物的同侧肢体采血，不能于给药结束后的深静脉置管(中心静脉置管)内回抽血。

2. 样本送检及保存

建议达托霉素 TDM 样本采集后立即置于 2~8℃冷藏箱内，尽快送检，若不能及时送检，可存放于 2~8℃冰箱，或离心后取上层血清或血浆冷冻保存后送检。

达托霉素在血清中的稳定性数据如下：在－80℃和－20℃下 168 日稳定，2~8℃条件下 7 日稳定，35℃条件下 6 h 后血清样品浓度比初始降低超 20%[9]。

十、样本检测

目前，尚无商业试剂盒广泛用于达托霉素浓度检测，最常用于达托霉素 TDM 的方法为 LC－MS/MS，其次是 HPLC、UPLC－MS/MS、HPLC－UV。

Bazoti 等[10]采用 UPLC－MS/MS 对达托霉素在血浆中的浓度进行定量分析，内标采用利血平。采用蛋白质沉淀法对样本进行预处理，在 Acquity BEH C18 色谱柱(100 mm×2.1 mm，1.7 μm)上使用 0.1%甲酸水溶液和含 0.1%甲酸的乙腈梯度洗脱，流速 0.3 mL/min，总分析时间 3.5 min，达托霉素出峰时间 2.6 min。采用正离子模式在混合四极杆飞行时间质谱上进行分析，该方法在 0.01~10 mg/L 定量范围内拟合良好(r^2>0.999)，检测下限 0.01 mg/L。Cheng 等[11]建立了干血点(dried blood spot, DBS)中达托霉素的 LC－MS/MS 分析方法。用水提取 DBS 样品，采用乙腈进行蛋白质沉淀。采用 Hypersil GOLD aQ

色谱柱对分析物进行色谱分离，流动相为甲醇和0.1%甲酸，流速为0.3 mL/min。在三重四极杆质谱仪上以正离子模式检测分析物，采用选择反应监测(SRM)模式操作。监测了用于达托霉素定量和定性的SRM质核比 m/z 810.9→811.1和810.9→640.8及用于作为内标的罗红霉素的 m/z 837.4→679.4和837.4→558.3。在1~200 mg/L范围的校准曲线达托霉素表现出良好的线性，DBS中达托霉素的定量下限为1 mg/L。经充分验证，血细胞比容对DBS中达托霉素定量的影响不明显。

十一、剂量的确定和调整

根据不同适应证对达托霉素的用药剂量进行推荐，对于皮肤软组织感染、金黄色葡萄球菌所致菌血症及其他深部感染，达托霉素给药剂量分别为4 mg/(kg·d)和6 mg/(kg·d)；对于由万古霉素耐药肠球菌所致菌血症、复杂性或持留性MRSA所致菌血症及其他深部感染，剂量则需提高至8~10 mg/(kg·d)。美国IDSA推荐在万古霉素不可用时，达托霉素可替代万古霉素治疗骨关节感染，剂量为6 mg/(kg·d)。

在肥胖患者中，如按照上述基于体重的给药方式易引起药物在体内暴露量过高，肥胖患者相比于非肥胖患者的暴露量(AUC、C_{max}、C_{min})增加25%~93%，且CPK的增加速率有所增加。因此，对于肥胖患者，需进行体重的校正，校正后体重adjBW=IBW+[(TBW−IBW)×0.6]，其中IBW表示理想体重，TBW表示真实体重。对于男性，IBW=50 kg(若身高高于1.82 m，则每高出0.3 m增加2.3 kg)；对于女性，IBW=45 kg(若身高高于1.82 m，则每高出0.3 m增加2.3 kg)。

由于达托霉素大部分经肾清除，对于重度肾损患者(CrCL≤30 mL/min)建议给药间隔从24 h调整为48 h。对于IHD患者，建议在透析完成后给予达托霉素，剂量为6 mg/kg，每周给予3次。对于CRRT患者，通过PopPK建模与模拟的方法，在30~35 mL/(h·kg) CRRT治疗下，预测达托霉素6 mg/(kg·d)可达最佳疗效与安全性[12]。

目前，欧洲药品管理局和FDA已批准达托霉素用于治疗儿科患者复杂性皮肤和软组织感染和MRSA所致菌血症，按照年龄分层，对于12~17岁、7~11岁、2~6岁和1~2岁的患儿对应剂量分别为5 mg/(kg·d)、7 mg/(kg·d)、9 mg/(kg·d)、10 mg/(kg·d)，对于12~17岁、7~11岁、1~6岁患儿对应剂量分别为 7 mg/(kg·d)、9 mg/(kg·d)、12 mg/(kg·d)。在临床前研究中观察到 C_{max} 相关毒性，建议在 11 岁以下儿童中，将输注时间延长至 1 h。

Angelini 等[13] 通过 PopPK 建模与模拟，提出可通过达托霉素给药后 7~11 h 间的单一药物浓度值准确估算 $AUC_{0-24\,h}$，如在第 1 日采样，则将药物浓度乘以 22，如在 4 剂次给药后采样，则将药物浓度乘以 23，获得暴露量估计。假设以 666~939 mg·h/L 作为治疗范围，当 7~11 h 药物靶浓度维持在 30~43 mg/L 之间能够取得疗效与安全性的最佳平衡。

十二、药物基因多态性

已有研究表明，P-gp 基因 *ABCB1* 基因多态性可能影响达托霉素药动学。建立达托霉素 PopPK 模型，以 *ABCB1* 的单核苷酸变异(3435C>T、2677G>T/A 和 1236C>T)及相应的单倍体作为协变量，考查协变量对药动学及达标概率的影响。达托霉素中央室分布容积在纯合 *CGC ABCB1* 单倍体患者中比其他基因型患者低 25%，且 P-gp 单倍体可能会影响高 MIC 菌株的达标概率，剂量提高至 10 mg/(kg·d)将优化疗效[14]。

十三、病例分析

一项达托霉素治疗药物浓度监测的前瞻性研究

一项前瞻性研究纳入了接受达托霉素治疗的住院患者，以评价达托霉素在临床实际应用中剂量的充分性，评估血清浓度的患者间变异性，确定血清浓度不足的预测因素，并评估其临床影响。在治疗开始后≥3 日采集血样(C_{max}、C_{min})。采用 LC-MS/MS 测定血清达托霉素浓度。结局分类：① 有利，如果发生临床改善或治愈，且无不良事件；② 较差，如果无临床应答、复发、相关死亡或发生不良事件导致停药(如 CPK 升高达到正常值上限的 5 倍)。

在纳入的 63 例患者中，63.5%为男性，中位年龄为 63.0 岁。其中，24 例(38.1%)为经验性治疗，其余 39 例(61.9%)为目标治疗。达托霉素常见的适应证为菌血症(46.0%)、复杂性皮肤和软组织感染(30.2%)和血管内感染(15.9%)。根据药品说明书针对不同适应证、不同体重范围及肾功能人群的推荐剂量，判断纳入受试者的剂量是否充足。结果提示，43 例患者(68.3%)的初始剂量充足，14 例患者(22.2%)较低，6 例患者(9.5%)较高。同时观察到达托霉素用药剂量和血清浓度的高变异性，血清浓度中位 C_{min} 为 10.6 mg/L

(1.3~44.7 mg/L),中位 C_{max} 为 44.0 mg/L(3.0~93.7 mg/L)。在 6 例患者(9.5%)中发现 C_{min}>24.3 mg/L,其中仅 3 例伴有轻度 CPK 升高,这 3 例患者中的 2 例同时使用他汀类药物。这 3 例患者的最高 CPK 分别是 32 IU/L、68 IU/L 和 256 IU/L,最大 C_{min} 分别是 30.0 mg/L、34.1 mg/L 和 44.7 mg/L(CPK 正常值范围 18~198 IU/L)。

观察到 C_{min} 在 3.18~16.84 mg/L 范围内与临床改善(84.6% *vs.* 62.5%;P = 0.045)、较少不良事件(0% *vs.* 8.3%;P = 0.067)和较低死亡率(5.1% *vs.* 25.0%;P=0.021)相关。C_{max} 在 63.45~76.29 mg/L 范围内也与有利结局相关(100% *vs.* 69.4%;P =0.018)。多因素分析显示,C_{min}<3.18 mg/L 与预后不良独立相关(OR 为 6.465,95%CI 为 1.032~40.087;P=0.046)。该特异性血清浓度靶值被认为是结局不良的风险因素。

病例点评:本研究采用前瞻性研究设计,纳入 63 例患者评估达托霉素临床疗效,通过测定血清浓度,明确多数患者初始剂量充足但有调整空间,发现用药剂量和血清浓度高变异性,同时确定 C_{min} 和 C_{max} 特定范围与有利结局相关、C_{min}<3.18 mg/L 与预后不良独立相关,为临床监测和调整剂量提供关键参考,对临床医生优化剂量方案、提高治疗效果和降低不良事件发生率具有重要指导价值。

参考文献

[1] 中国研究型医院学会感染性疾病循证与转化专业委员会.达托霉素临床应用专家意见[J].中国感染控制杂志,2019,18(11):989-1003.

[2] Gregoire N, Chauzy A, Buyck J, et al. Clinical pharmacokinetics of daptomycin[J]. Clinical Pharmacokinetics, 2021, 60(3): 271-281.

[3] Heitzmann J, Thoma Y, Bricca R, et al. Implementation and comparison of two pharmacometric tools for model-based therapeutic drug monitoring and precision dosing of daptomycin[J]. Pharmaceutics, 2022, 14(1): 114.

[4] D'Avolio A, Pensi D, Baietto L, et al. Daptomycin pharmacokinetics and pharmacodynamics in septic and critically ill patients[J]. Drugs, 2016, 76(12): 1161-1174.

[5] Di Paolo A, Polillo M, Tascini C, et al. Different recommendations for daptomycin dosing over time in patients with severe infections[J]. Clinical Infectious Diseases, 2014, 58

(12)：1788 - 1789.

[6] Bhavnani S M, Rubino C M, Ambrose P G, et al. Daptomycin exposure and the probability of elevations in the creatine phosphokinase level: data from a randomized trial of patients with bacteremia and endocarditis[J]. Clinical Infectious Diseases, 2010, 50(12): 1568 - 1574.

[7] Osorio C, Garzón L, Jaimes D, et al. Impact on antibiotic resistance, therapeutic success, and control of side effects in therapeutic drug monitoring (TDM) of daptomycin: a scoping review[J]. Antibiotics, 2021, 10(3): 263.

[8] Galar A, Muñoz P, Valerio M, et al. Current use of daptomycin and systematic therapeutic drug monitoring: clinical experience in a tertiary care institution[J]. International Journal of Antimicrobial Agents, 2019, 53(1): 40 - 48.

[9] Ogami C, Tsuji Y, Kasai H, et al. Evaluation of pharmacokinetics and the stability of daptomycin in serum at various temperatures[J]. International Journal of Infectious Diseases, 2017, 57: 38 - 43.

[10] Bazoti F N, Gikas E, Skoutelis A, et al. Development and validation of an ultra performance liquid chromatography-tandem mass spectrometry method for the quantification of daptomycin in human plasma[J]. Journal of Pharmaceutical and Biomedical Analysis, 2011, 56(1): 78 - 85.

[11] Cheng X L, Zhang C, Di Y, et al. An LC-MS/MS method for quantification of daptomycin in dried blood spot: application to a pharmacokinetics study in critically ill patients[J]. Journal of Liquid Chromatography & Related Technologies, 2018, 41: 786 - 793.

[12] Xie F F, Li S W, Cheng Z N. Population pharmacokinetics and dosing considerations of daptomycin in critically ill patients undergoing continuous renal replacement therapy[J]. Journal of Antimicrobial Chemotherapy, 2020, 75(6): 1559 - 1566.

[13] Angelini J, Liu S H, Giuliano S, et al. Revolutionizing daptomycin dosing: a single 7 - 11 - hour sample for pragmatic application[J]. Clinical Infectious Diseases, 2024, 79(3): 596 - 599.

[14] Bricca R, Goutelle S, Roux S, et al. Genetic polymorphisms of ABCB1 (P-glycoprotein) as a covariate influencing daptomycin pharmacokinetics: a population analysis in patients with bone and joint infection[J]. Journal of Antimicrobial Chemotherapy, 2019, 74(4): 1012 - 1020.

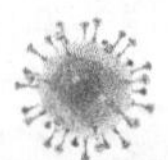

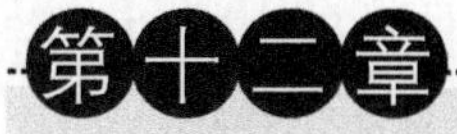

多黏菌素类抗生素

第一节　多黏菌素类抗生素 TDM 概述

一、药物简介

多黏菌素类抗生素是由多黏类芽孢杆菌(*Paenibacillus polymyxa*)产生的一类脂肽类抗生素,在 20 世纪 40 年代由 3 个不同的研究小组同时独立发现。最早发现的多黏菌素类抗生素有多黏菌素 A、多黏菌素 B、多黏菌素 C、多黏菌素 D、多黏菌素 E、多黏菌素 F、多黏菌素 M、多黏菌素 P、多黏菌素 S、多黏菌素 T 等[1]。多黏菌素 A、多黏菌素 C、多黏菌素 D 在大鼠中的肾毒性较明显,而多黏菌素 B 及黏菌素(也称多黏菌素 E)的肾毒性则相对较低,因此只有多黏菌素 B 和黏菌素于 20 世纪 50 年代末应用于临床,主要用于耐药铜绿假单胞菌感染的治疗。后来因有效且安全性更好的新药不断问世,且多黏菌素类药物肾毒性明显,逐渐淡出临床。到了 20 世纪 80 年代,多重耐药(multi-drug resistance, MDR)革兰氏阴性菌快速增长,使临床医生经常陷入无抗菌药物可用的困境,多黏菌素类药物重返临床应用。

多黏菌素 B 与黏菌素都是含有多种成分的混合物。目前,临床使用的多黏菌素 B 为硫酸多黏菌素 B(polymyxin B sulfate),是活性成分直接用药,主要成分为多黏菌素 B_1、多黏菌素 B_2。黏菌素有两种:硫酸黏菌素(colistin sulfate)和多黏菌素 E 甲磺酸钠(colistin methanesulfonate sodium, CMS)。硫酸黏菌素是活性成分直接用药,主要成分为多黏菌素 E_1、多黏菌素 E_2(也称黏菌素 A、黏菌素 B)。CMS 是黏菌素的甲磺酸盐衍生物,主要成分是黏菌素甲磺

酸钠 E_1、黏菌素甲磺酸钠 E_2（也称黏菌素甲磺酸钠 A、黏菌素甲磺酸钠 B）。CMS 本身不具有抗菌活性，在体内水解为活性成分黏菌素发挥杀菌作用。多黏菌素类药物的主要成分结构见图 12－1。多黏菌素类药物的结构为环脂肽类，由氨基酸环肽和脂质侧链构成，生理条件下带正电。多黏菌素类药物的作用机制主要是与革兰氏阴性菌的细胞膜成分脂多糖（lipopolysaccharides，LPS）的脂质 A 产生静电相互吸引作用，导致细胞膜结构受到破坏而达到杀菌目的。

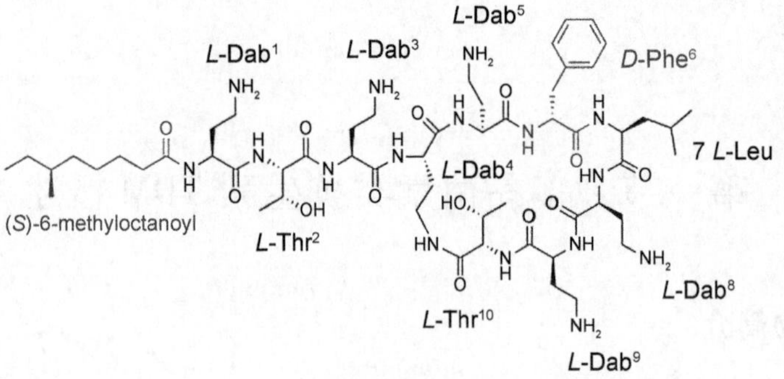

多黏菌素B_1

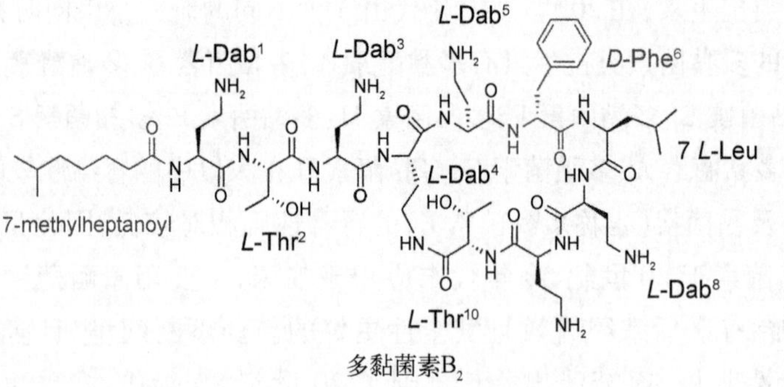

多黏菌素B_2

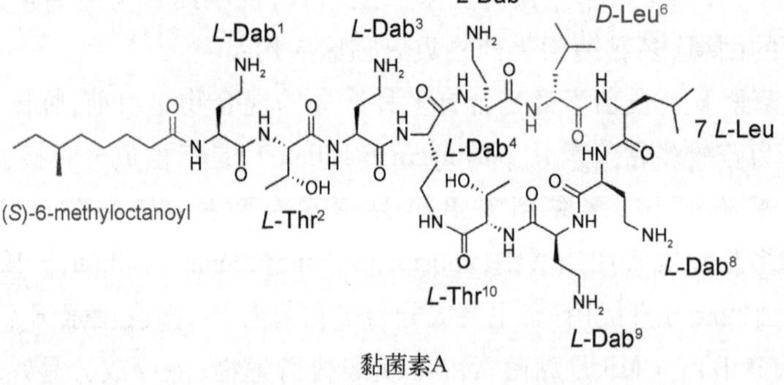

黏菌素A

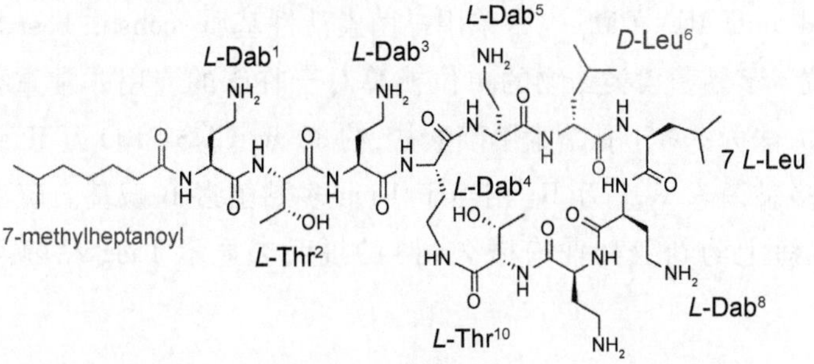

黏菌素B

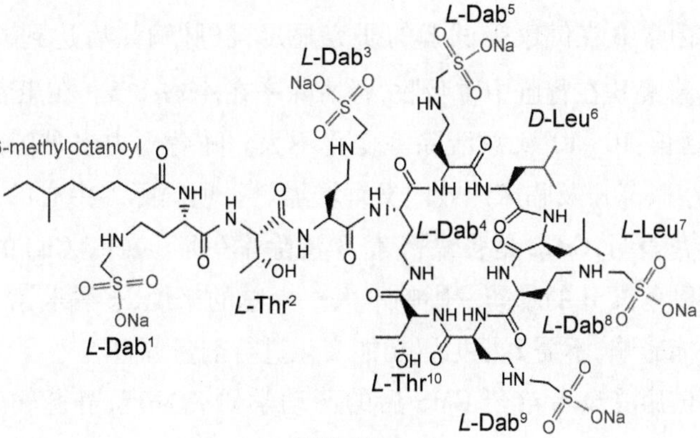

$CMS\text{-}E_1$

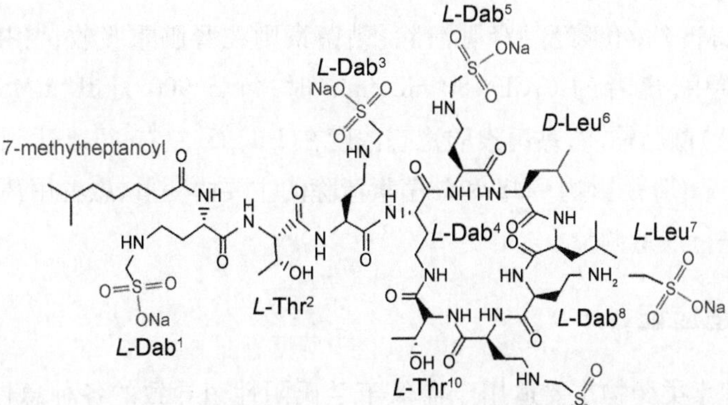

$CMS\text{-}E_2$

图 12-1　多黏菌素 B、黏菌素及黏菌素甲磺酸钠的主要成分结构

由于历史原因，多黏菌素类药物的剂量单位的表示主要是国际单位(international unit, IU)，CMS也常采用黏菌素活性基质(colistin based activity, CBA)为单位。多黏菌素类药物的单位换算对于临床的应用非常重要。通常的剂量换算方法为：对于黏菌素甲磺酸盐，约80 mg CMS=100万IU≈33.3 mg CBA。对于多黏菌素B，1万IU相当于1 mg多黏菌素B碱基。硫酸黏菌素(锋卫灵，上海上药新亚药业有限公司)的说明书显示1 mg黏菌素碱基≈2.27万IU。

二、药动学特征

多黏菌素B在健康受试者的研究显示，静脉输注后达到C_{max}，$T_{1/2}$为5~6 h，多黏菌素B在肾脏中重吸收，肾清除率在4%~8%。在患者中，多黏菌素B的$T_{1/2}$延长，10~12 h，总清除率变化不大。随着国内多黏菌素B的临床应用，相应的PopPK及临床疗效的文章增加。一项国际多中心的多黏菌素B的PopPK研究表明，CrCL是多黏菌素B清除率(clearance, CL)的显著协变量，但其对多黏菌素B的暴露量影响不大[2]。总的来说，多黏菌素B的总清除率不受肾功能影响，不需要根据肾功能变化进行剂量调整。

三项健康受试者给药CMS后的药动学研究发现，静脉输注结束时达到CMS的C_{max}，而转化的黏菌素的C_{max}在CMS达峰后1~3 h；CMS的浓度高于黏菌素的浓度，体内转化率为30%~40%；黏菌素的$T_{1/2}$(3~6 h)长于CMS的$T_{1/2}$(2~3 h)；CMS约40%经过肾脏清除，黏菌素则在肾脏重吸收，肾排出率低。危重症患者中，患者的CrCL>80 mL/min时，每日900万IU CMS(相当于300 mg CBA)静脉输注，黏菌素的稳态浓度在1 mg/L左右，很难达到目标浓度2 mg/L[3]。CrCL是影响CMS和黏菌素清除的主要协变量，患者用药时需要根据肾功能进行剂量调整。

三、临床适应证

多黏菌素类药物主要适用于需氧革兰氏阴性菌导致的各种急慢性感染，尤其对其敏感的铜绿假单胞菌等导致的急性泌尿系感染、肺部感染、脑膜炎和血流感染，以及局部感染和眼结膜感染；还适用对其敏感，且其他毒性更低的抗菌药物治疗无效或禁忌的细菌导致的严重感染：包括不动杆菌属、气单胞菌属(尤其导致菌血症时)、大肠埃希菌(尤其泌尿系统感染时)、肠杆菌属、克雷伯菌属(尤其导致菌血症时)、嗜麦芽窄食单胞菌、枸橼酸杆菌属,以及肺、皮肤软组织、眼、耳、关节感染等[4]。为了延缓耐药性、维持多黏菌素类药物的疗效,2021 年《中国多黏菌素类抗菌药物临床合理应用多学科专家共识》建议多黏菌素类药物应只用来治疗被确定或强烈怀疑由碳青霉烯类耐药肠杆菌目细菌(carbapenem-resistant Enterobacterales, CRE)、碳青霉烯类耐药鲍曼不动杆菌(carbapenem-resistant *Acinetobacter baumannii*, CRAB)和碳青霉烯类耐药铜绿假单胞菌(carbapenem-resistant *Pseudomonas aeruginosa*, CRPA)引起的感染[5]。在获得微生物培养和药敏结果后,应重新考虑选择或调整抗菌治疗药物。无法获得病原微生物鉴定结果时,当地的病原微生物学和药敏结果可作为经验性治疗的参考。2024 年发表的《碳青霉烯类耐药革兰阴性菌感染的诊断、治疗及防控指南》中推荐多黏菌素类药物临床应用需要进行联合治疗[6]。

四、不良反应

多黏菌素类药物的不良反应有肾毒性、神经毒性等,其中肾毒性是限制其临床应用的主要因素。多黏菌素类药物相关肾毒性可表现为蛋白尿、管型尿、氮质血症及血肌酐的升高。多黏菌素的神经毒性可表现为面部麻木、潮红、头晕及共济失调、嗜睡、外周感觉异常、呼吸暂停等。由多黏菌素类药物引起的肾毒性报道较多,多数肾毒性患者的肾损伤发生在用药后 1~2 周以内(中位数为 4~12 日),其肾功能能否恢复在文献报道中差异很大。多黏菌素 B 的日剂量≥250 mg 与 AKI 高发生率有关(67%,8/12),低于该剂量的 AKI 发生率为 32%(31/97)。在 153 名危重感染患者发现,黏菌素的稳态浓度与基线肾功能与肾毒性发生率和严重程度的明显相关性。当患者的 CrCL<80 mL/min,平均稳态浓度≥1.88 mg/L 时,增加 AKI 的发生率及严重程度;而患者的 CrCL>80 mL/min 时,平均稳态浓度≥2.25 mg/L 时,会增加 AKI 的发生率及严重程度。除了剂量作为多黏菌素类药物肾损伤的危险因素,一些单因素或多因素分析研究发现,合并用肾毒性药物(如万古霉素)、慢性肾病、年龄、体重指数和低蛋白血症等都是其致肾损伤的危险因素。一项荟萃分析中,比较了 CMS 和多黏菌素 B 的肾毒性发生率,表明风险比为 1.55(95% CI 为 1.36~1.78)[7]。临床观察到硫酸多黏菌素 B 静脉用药后会导致皮肤色素沉着,主要表现为头颈部甚至全身的皮肤颜色加深,一般升高 3~6 个色调[8]。

五、TDM 的必要性

多黏菌素类药物的治疗窗窄，肾毒性是多黏菌素类药物临床相关的剂量限制因素。仅靠临床经验进行剂量调整无法精确达到多黏菌素类药物的有效治疗药物浓度，并降低肾毒性发生率。同时，该药主要用于耐药菌所致的重症感染患者，这些患者的生理病理变化会影响体内多黏菌素类药物的浓度变化，因此有必要对该类药物进行 TDM[9]。

六、TDM 的适用人群

2023 年《多黏菌素 B 治疗药物监测专家共识》(中国药理学会治疗药物监测研究专业委员会及上海市医学会感染与化疗专科分会发起制定)，推荐多黏菌素类药物的 TDM 的适用人群包括重症患者、烧伤患者、新生儿/儿童患者、老年患者、肾毒性高风险患者(如合并应用其他肾毒性药物治疗的危重症患者)、肾功能不稳定患者(即恶化或显著改变)、接受 RRT 患者、ARC 患者、肥胖患者、体重过低患者和长疗程(超过 5 日)的患者[9]。

七、问题和展望

多黏菌素类药物由于其上市时间早，重新用于临床后，很多临床前和临床资料缺乏。因此，在目前的临床应用过程中，仍需对其耐药机制、临床疗效、肾毒性等进行研究，更加合理地使用该类抗生素。TDM 对于这类药物的合理应用，提高疗效、减少肾毒性及减缓耐药发展中具有重要意义。

第二节　多黏菌素 B

一、作用机制和临床适应证

1. 作用机制

多数观点认为，细胞外膜结构的破坏是多黏菌素 B 导致细菌死亡的主要机制。多黏菌素 B 结构中带正电荷的 α,β-二氨基丁酸残基与革兰氏阴性菌外膜带负电荷的脂质 A 之间产生静电吸引作用，导致膜通透性增加和细胞成分泄漏，从而发挥抗菌活性。

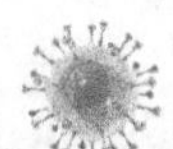

2. 临床适应证

基于说明书，多黏菌素 B 主要适用于由铜绿假单胞菌等革兰氏阴性杆菌引起的感染，包括脑膜炎、肺部感染、败血症，以及皮肤、软组织、眼、耳、关节感染等。也适用于以下易感病原菌引起的感染：鲍曼不动杆菌、产气荚膜梭菌、大肠埃希菌、肺炎克雷伯菌、流感嗜血杆菌。

二、药动学特征

多黏菌素 B 以其硫酸盐活性形式直接给药，主要经静脉途径给药，静脉输注结束后即可达到血药 C_{max}，更适用于血流感染的治疗。动物模型显示，多黏菌素 B 的药动学特征符合一房室模型，其表观分布容积（volume of distribution, V_d）较低，主要通过非肾脏途径消除，其主要成分在尿中的回收率<5%[10]。

1. 健康受试者

中国健康受试者分别单次静脉滴注 0.75 mg/kg 和 1.5 mg/kg 的硫酸多黏菌素 B 后，多黏菌素 B 的血药浓度在滴注结束后达峰值、C_{max} 和 0~24 h 药时曲线下面积（24 hour area under the curve, $AUC_{0-24\ h}$）分别为（4.66±0.461）mg/L 和（8.53±1.07）mg/L、（21.8±1.83）mg · h/L 和（47.4±6.39）mg · h/L。两组有相似的 CL［0.026~0.028 L/(h · kg)］、V_d（0.204~0.219 L/kg）和 $T_{1/2}$（5.44~5.55 h）。0.75 mg/kg 组和 1.5 mg/kg 组的尿回收率分别为（3.7±1.1）%和（8.1±1.3）%，提示多黏菌素 B 主要经非肾清除[11]。

2. 重症患者

一项多黏菌素 B 在危重症患者中的 PopPK 研究共纳入 24 名受试者，包括 2 名接受持续静脉血液透析（continuous venous-venous hemodialysis, CVVHD）的患者。在多黏菌素 B 0.45~3.38 mg/(kg · d)的给药方案下，$AUC_{0-24\ h,ss}$ 为（66.9±21.6）mg · h/L，平均稳态血浆浓度（average steady-state plasma concentration, $C_{ss,avg}$）为（2.79±0.90）mg/L，$T_{1/2}$ 为 11.9 h。多黏菌素 B 的 CL［0.027 6 L/(h · kg)］与健康受试者相似，但 V_c（0.093 9 L/kg）高于健康受试者约 3.6 倍，表明多黏菌素 B 在患者中的分布更广。在 17 例患者的尿液中，多黏菌素 B 的尿排出率低，仅为 4.04%（0.98~17.4%），提示有大量多黏菌素 B 被重吸收，且被重吸收比例随 CrCL 增加呈增加趋势[12]。

3. 肾功能不全的患者

Thamlikitkul 等的研究显示，多黏菌素 B 的暴露量和 CL 在肾功能正常组［AUC(63.5±16.6)mg·h/L；CL(2.5±0.4)L/h］和肾功能不全组［AUC(56.0±17.5)mg·h/L；CL(2.0±0.6)L/h］无显著性差异，提示无须根据肾功能调整剂量[13]。然而，另一项基于不同肾功能程度患者建立的 PopPK 模型显示，CrCL 是 CL 的显著协变量。此外，多黏菌素 B 在 4 名肾功能不全患者中的平均尿回收率为 56.0%，表明多黏菌素 B 部分从肾脏排泄中消除[14]。

4. 老年患者

一项多黏菌素 B 在多重耐药革兰氏阴性菌感染（multidrug-resistant Gram-negative bacteria，MDR－GNB）老年患者中的 PopPK 研究显示，PMB 在老年患者中的 CL 为 1.87 L/h，与成人患者相似（1.60～2.63 L/h）[15,16]。该研究未观察到 CrCL 对 CL 的影响，但发现白蛋白对 V_c 有显著影响。然而，白蛋白对多黏菌素 B 暴露量只有轻微影响，但对游离药物浓度的影响尚不清楚，需要进一步研究。

5. 儿童患者

一项多黏菌素 B 在 MDR－GNB 感染儿科患者中的 PopPK 研究中，CL 和 V_c 分别为 2.04 L/h 和 5.47 L。当通过体重归一化后，CL［0.059±0.017 L/(h·kg)］和 V_c［(0.154±0.031)L/kg］分别远高于成人的 CL［0.027 6 L/(h·kg)］和 V_c（0.093 9 L/kg），导致多黏菌素 B 暴露量不同。多黏菌素 B 在儿科患者中的平均 $AUC_{0-24\,h,ss}$ 为(36.97±9.84)mg·h/L，远低于成人的(66.9±21.6)mg·h/L，提示目前给药剂量可能不足。在协变量模型中，CL 和 V_c 与体重相关[12,17]。

三、药动学/药效学

多黏菌素 B 为浓度依赖性抗菌药，其药动学/药效学指数为游离 AUC 与 MIC 之比（*f*AUC/MIC），靶值主要来源于小鼠感染模型。多黏菌素 B 在小鼠血浆中的游离分数为 0.086[18]，在人血浆中的游离分数为 0.42[12]。在小鼠的大腿感染模型中，多黏菌素 B 对肺炎克雷伯菌的菌落数降低 $1-\log_{10}$，对铜绿假单胞菌、鲍曼不动杆菌菌落数降低 $2-\log_{10}$，所需达到的药动学/药效学靶值<20，多黏菌素 B 无法使肺炎克雷伯菌的菌落数降低 $2-\log_{10}$。小鼠肺炎模型的药动学/药效学靶值远高于大腿感染模型（20.8～105），需要更高的稳态浓度才能达到杀菌效果[18,19]。

1. 多黏菌素B剂量及用法用量

临床应用上，注射用硫酸多黏菌素B在不同国家批准的说明书或共识指南略有不同。在中国，多黏菌素B说明书推荐50~100 mg/d，分两次使用。在美国，说明书推荐肾功能正常的成年人及儿童为1.5~2.5 mg/(kg·d)，每12 h一次，总日剂量≤2.5 mg/(kg·d)，肾功能正常婴儿剂量≤4 mg/(kg·d)(X-GEN制药公司)。《多黏菌素的最佳应用国际共识指南》(*International consensus guidelines for the optimal use of polymyxins*)(以下简称多黏菌素国际指南)推荐负荷剂量2.0~2.5 mg/kg，维持剂量为1.25~1.5 mg/kg，每12 h一次，滴注时间超1 h。

2. 重症感染患者

在重症感染患者中，Sandri等[14]的研究支持静脉输注多黏菌素B的剂量按总体重调整。该研究以fAUC/MIC=20(f=0.42)为靶值，对不同给药方案进行蒙特卡洛模拟。结果显示，负荷剂量可使多黏菌素B提前达到稳态。当病原菌MIC=1 mg/L时，1.5 mg/(kg·12 h)[即3 mg/(kg·d)]给药方案下约50%患者达靶值；当MIC≤2 mg/L的病原菌引起的严重感染，应考虑采用“高”日剂量[如3 mg/(kg·d)]，包括给予负荷剂量；对于MIC≤1 mg/L，2.5 mg/(kg·d)的剂量是合适的。

3. 肾功能不全患者

以$AUC_{0-24\,h,ss}$=(50~100) mg·h/L为靶值时，对于肾功能正常的患者，维持剂量为1.25~1.5 mg/kg每12 h一次即可达标；1.5 mg/kg每12 h一次即可在肾功能不全患者达到较好的疗效[20]。Yu等[14]的研究发现，相比于肾功能正常的患者，中度肾功能不全患者(30 mL/min≤CrCL<60 mL/min)的剂量应减少33%。在肾功能正常的患者中，当病原菌MIC=2 mg/L时，只有达到200 mg的日剂量才能达到靶值($fAUC_{0-24\,h,ss}$/MIC≥20，f=0.42)。然而，每日200 mg的剂量会增加患者肾毒性的风险。因此，对于MIC≥2 mg/L的病原菌所致的严重感染者，尽管高剂量(如200 mg/d)可能会清除细菌，但肾毒性的风险显著增加。

4. 老年患者

在老年患者中的药动学/药效学分析显示，对于MIC≤0.5 mg/L的病原菌，50 mg和75 mg两种方案足以达到药动学/药效学靶值($AUC_{0-24\,h}$/MIC>50和$AUC_{0-24\,h,ss}$为50~100 mg·h/L)。以50~100 mg·h/L为目标靶值，除

1.25 mg/kg外，其他基于体重的方案（70 kg和80 kg，1.25～1.5 mg/kg，每12 h一次）会导致至少40%患者超出靶值上限。因此，多黏菌素B的维持剂量为50 mg和75 mg既可最大化临床疗效，又可减少肾毒性[16]。

5. 儿童患者

另一项在儿科患者中开展的药动学/药效学研究显示，在2.0 mg/kg每12 h一次方案下，多黏菌素B在儿科患者中的$AUC_{0\text{–}24\,h,ss}$为（36.97±9.84）mg·h/L，低于多黏菌素国际指南推荐的治疗AUC靶值（50～100 mg·h/L）。以$AUC_{0\text{–}24\,h}$/MIC=50为靶值，分别对体重为15 kg、36 kg和75 kg的患者进行1.5 mg/（kg·d）、2.0 mg/（kg·d）、2.5 mg/（kg·d）和3.0 mg/（kg·d）的4种模拟方案。当MIC≤0.25 mg/L时，所有模拟方案的达标概率均>90%；当MIC≤0.5 mg/L时，除1.5 mg/（kg·d）（体重15 kg和体重36 kg）和2.0 mg/（kg·d）（体重15 kg）方案外，其他方案均可达标；当MIC≥1.0 mg/L时，无给药方案达标。以$AUC_{0\text{–}24\,h,ss}$=50～100 mg·h/L为靶值时，仅3种方案2.5 mg/（kg·d）（体重75 kg），3.0 mg/（kg·d）（体重36 kg和75 kg）可使超过一半的患者达到目标暴露量。因此，有必要根据病原菌的MIC进行儿童患者剂量调整[17]。

四、药物相互作用

与氨基糖苷类、万古霉素等其他肾毒性药物合用时，可增加肾毒性风险；与麻醉药、神经肌肉阻滞剂合用，可增强后者的神经肌肉阻滞作用，可能导致呼吸抑制。

五、不良反应

（1）肾毒性：多黏菌素B部分经肾脏排泄清除，在肾小球滤过后将进行广泛的肾小管重吸收，因此对肾小管上皮细胞损伤较明显。少数患者可出现蛋白尿、管型尿、氮质血症，血清肌酐及血尿素氮升高，偶有肾衰竭和急性肾小管坏死。既往研究将多黏菌素B相关肾毒性定义为在治疗期间血清肌酐比基线增加≥1.5倍，提出用AKI的多级分类系统——RIFLE（即风险、损伤、失败、肾功能丧失、终末期肾病）与之相关联。研究表明，多黏菌素B相关肾毒性的发生率为14.0%～50.6%，其相关危险因素包括年龄、高剂量及同时使用其他肾毒性药物，且多黏菌素B每日≥200 mg的剂量与较高的严重肾损害发生率有关。

（2）神经毒性：面部潮红、头晕及共济失调，嗜睡、外周感觉异常，合并使用筒箭毒碱肌肉松弛药可导致呼吸暂停。鞘内给药的脑膜刺激症状，如发热、头痛、颈部僵硬、脑脊液中细胞计数和蛋白升高。

（3）其他不良反应：药物热、荨麻疹、肌内注射部位疼痛、静脉给药部位静脉炎。多黏菌素 B 雾化吸入时可引起支气管痉挛，严重时可导致呼吸麻痹及衰竭。多黏菌素 B 静脉用药后，部分患者观察到头颈部甚至全身色素沉着。

六、TDM 的适用人群

同“多黏菌素类抗生素 TDM 概述”。

七、监测时间

鉴于早期治疗的重要性，多黏菌素 B 目标暴露量应在治疗的早期（最初的 24~48 h）达到。肾功能正常患者：建议首次给药 48 h 后（第 4~5 剂）达稳态后，若采用负荷剂量，可于 24 h 后（2~3 剂）给药前 0.5 h 内采集血药 C_{min}，第 4~5 剂给药结束后 0.5 h 内采集血药 C_{max}；长疗程患者推荐至少在多黏菌素 B 用药中期抽取 1 次 C_{min} 血样进行 TDM。对于重症患者、血流动力学不稳定或接受 RRT 的患者，推荐至少每周进行 1 次 TDM[9]。

若使用 MIPD 结合贝叶斯估计法辅助多黏菌素 B 个体化给药，可在用药后的任意时间进行 TDM。若初始 TDM 后需调整给药剂量，推荐在剂量调整后给药 2~3 剂时再次进行 TDM（肾功能不全患者达稳时间可能会推迟，需判定血药浓度是否达到稳态）。

八、治疗窗

依据多黏菌素 B 对鲍曼不动杆菌、铜绿假单胞菌及肺炎克雷伯菌研究所获得的药动学/药效学靶值及 2019 年美国 IDSA 等 6 家学会联合发布的多黏菌素国际指南，推荐以 $C_{ss,avg}$：2~4 mg/L；$AUC_{0-24\,h,ss}$：50~100 mg · h/L 作为多黏菌素 B 的有效及安全范围。

九、样本采集、样本送检和保存

1. 样本采集要求[9]

（1）采样管要求：采用 EDTA 或肝素钠抗凝剂的采血管进行。

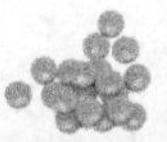

（2）采样量要求：采血量为2~3.5 mL，采血量应满足检测的最少用血量。血浆管采血后立即颠倒混匀。

（3）采集时间要求：血样采集通常于用药后第4剂或第5剂给药前即刻采集稳态 C_{min} 及给药输注结束即刻采集 C_{max}。采集时需准确记录用药时间、用药间隔及采血时间，这些信息对于剂量调整的计算非常重要。

2. 样本送检及保存

多黏菌素B血样在TDM样本采集后24 h内常温送检，若不能及时送检，可存放于2~8℃冰箱（全血≤19 h，血浆≤24 h），或离心后取上层血浆冷冻（在-20℃或-70℃中，血浆至少稳定141日）保存后送检[9]。

检测前将全血血样离心后取上层血浆于2 mL的微量离心管（EP管）当中（最少体积不少于0.5 mL），标上相应编号，保存于生物医药用冰箱（-70℃±10℃）。

十、样本检测方法

目前，对大多数实验室来说，多黏菌素B多以实验室自建的LC-MS/MS测定多黏菌素 B_1、多黏菌素 B_2 的浓度为主，样本的预处理步骤通常相对简单，灵敏度和准确度较高。可参照Liu等[21]发表的LC-MS/MS测定人血浆中多黏菌素 B_1、多黏菌素 B_2 浓度，采用固相萃取法或蛋白质沉淀法预处理样品，并采用LC-30A（岛津）-Triple Quad 5500（AB SCIEX）进行测定，色谱柱为ACQUITY UPLC® HSS T3柱（2.1 mm×100 mm；1.8 μm），以0.2%甲酸溶液：0.2%甲酸-乙腈为流动相梯度洗脱，流速为0.4 mL/min，分析时间为3.0 min。多黏菌素B及内标多黏菌素 E_2 的离子对分别为多黏菌素 B_1 m/z 602.6→241.1、多黏菌素 B_2 m/z 595.5→227.1、多黏菌素 E_2 m/z 578.5→101.2。自建方法主要根据《色谱技术用于治疗药物监测质量保证的专家共识（2021版）》和《中华人民共和国药典》（2020年版）四部指导原则9012“生物样品定量分析方法验证指导原则”进行方法学验证后用于TDM。

考虑实验室检测的是多黏菌素B的主要成分（即多黏菌素 B_1、B_2）的浓度，但最后出具TDM结果时仅报告多黏菌素B的浓度。多黏菌素B浓度计算以多黏菌素 B_1 及多黏菌素 B_2 摩尔浓度进行换算，可参考以下公式

$$多黏菌素B的浓度\ C_{(B)}=[C_{(B1)}/Mol_{(B1)}+C_{(B2)}/Mol_{(B2)}]\times Mol_{avg(B)}$$

式中，Mol，摩尔质量。多黏菌素 B_1 的摩尔质量为1 203.48 g/mol，多黏菌素 B_2

的摩尔质量为 1 189.45 g/mol，多黏菌素 B 的平均摩尔质量[Mol_{avg}(B)]根据每批次待测物含量计算。

十一、剂量的计算和调整

1. 初始剂量

(1) 推荐肾功能正常的重症感染患者根据总体重给予 2.0~2.5 mg/kg(相当于 2 万~2.5 万 IU/kg)的负荷剂量，输注时间 1 h；12~24 h 后给予维持剂量 1.25~1.5 mg/kg(相当于 1.25 万~1.5 万 IU/kg)，分 2 次给药，持续输注大于 1 h[22]。医生需根据患者个体情况调整。

(2) 肾功能不全患者：根据 2019 年多黏菌素国际指南推荐意见，无须调整肾功能不全及接受 RRT 的患者多黏菌素 B 的负荷剂量及每日维持剂量。然而，近年来新增多项基于不同肾功能患者的研究建议根据肾功能调整多黏菌素 B 剂量，但目前暂无权威共识明确具体调整方案，仍需后续进行更多的相关研究。

2. 剂量调整

根据患者 TDM 报告结果及患者用药剂量、输注时间、间隔等信息，通过假定药物在患者体内过程符合一房室模型，利用实测浓度数据计算药动学参数，然后通过模拟获得 $C_{ss,\ avg}$、$AUC_{0\text{-}24\ h,ss}$ 等参数，或基于 PopPK 模型根据 TDM 测定结果采用贝叶斯反馈计算，计算 $C_{ss,avg}$ 或 $AUC_{0\text{-}24\ h,ss}$。具体计算方法如下，基于 TDM 测定的血药 C_{max}、C_{min}，两次浓度之间的时间间隔($t_2-t_{infusion}$)计算消除速率常数(k_e)、$C_{ss,avg}$ 和 $AUC_{0\text{-}24\ h,ss}$

$$k_e = \frac{\ln C_{max} - \ln C_{min}}{t_2 - t_{infusion}}$$

$$C_{ss,avg} = \frac{AUC_{0\text{-}24,ss}}{24}$$

计算 24 h AUC

$$AUC_{0\text{-}24,ss} = \left[\frac{t_{infusion} \times (C_{max} + C_{min})}{2} + \frac{C_{max} - C_{min}}{k_e}\right] \times n$$

或

$$C_{soi'} = \frac{C_{max}}{e^{-k_e} \times t_{infusion}}$$

$$\mathrm{AUC}_{\mathrm{ss},24\,\mathrm{h}} = \frac{C_{\mathrm{soi'}} - C_{\min}}{k_{\mathrm{e}}} \times n$$

式中，t_2为给药间隔时间；t_{infusion}为多黏菌素 B 静脉输注时间；k_{e}为消除速率常数；$C_{\max}$为峰浓度；$C_{\min}$为谷浓度；n 为 24 h 内给药次数；$C_{\mathrm{soi'}}$为一房室模型外推的给药开始浓度；$\mathrm{AUC}_{\mathrm{ss},24\,\mathrm{h}}$为稳态 24 h 内血药-浓度曲线下面积。

如患者剂量需要调整，可以根据以下公式进行调整

$$\mathrm{Dose}_2 = \frac{\mathrm{AUC}_{\mathrm{targeted}}}{\mathrm{AUC}_{\mathrm{observed}}} \times \mathrm{Dose}_1$$

式中，Dose_2为调整剂量；$\mathrm{AUC}_{\mathrm{targeted}}$为目标 AUC；$\mathrm{AUC}_{\mathrm{observed}}$为根据 TDM 计算得到的 AUC；$\mathrm{Dose}_1$为调整前剂量。

或者根据 PopPK 模型进行模拟预测，调整合适的剂量。

十二、结果解释和建议

（1）对于 $C_{\mathrm{ss,avg}}$<2 mg/L 或 $\mathrm{AUC}_{0\text{-}24\,\mathrm{h,ss}}$<50 mg · h/L 的患者，根据多黏菌素 B 临床及微生物疗效情况，建议可适当增加用药剂量，并密切关注患者肾功能变化。

（2）对于 $C_{\mathrm{ss,avg}}$>4 mg/L 或 $\mathrm{AUC}_{0\text{-}24\,\mathrm{h,ss}}$>100 mg · h/L 的患者，建议在 TDM 的指导下减量或停用多黏菌素 B，并密切关注患者肾功能变化。

十三、病例分析

Yu 等[23]报道的一例 TDM 指导下的多黏菌素 B 治疗碳青霉烯类耐药肺炎克雷伯菌（carbapenem-resistant *Klebsiella pneumoniae*，CRKP）所致血流感染患者

患者，男性，45 岁，因车祸昏迷 4 h 后接受开颅手术，术后转入重症监护室进行气管插管。胸部计算机断层扫描（CT）显示双肺散在炎性病变及胸腔积液，伴肺功能不全，最初使用哌拉西林-他唑巴坦 4.5 g，每 8 h 一次经验性抗感染治疗，但疗效不佳。留取标本送病原学检测及培养，血培养提示 CRKP 感染，多黏菌素 B 的 MIC 为 1 mg/L，即给予患者多黏菌素 B（负荷剂量 150 mg，维持剂量 75 mg，每 12 h 一次）联合替加环素 100 mg，每 12 h 一次治疗。于多黏菌素 B 首剂治疗后 3 日抽取患者用药后 30 min 的血药 $C_{\max}$，以及下一次给药前 30 min 抽取患者血药 $C_{\min}$，采用 LC－MS/MS 进行测定。血药浓度测定结

果为 C_{max} 为 5.6 mg/L，C_{min} 为 1.4 mg/L，同时患者的感染标志物 C 反应蛋白（C-reactive protein，CRP）和降钙素原（procalcitonin，PCT）分别从 184 mg/L 和 2.420 μg/L 降至 108 mg/L 和 0.289 μg/L，但高热并未缓解。

考虑多黏菌素 B 为浓度依赖性抗菌药，后续采用 Sandri 等[12]开发的多黏菌素 B PopPK 模型进行贝叶斯模拟，将多黏菌素 B 剂量提高至 100 mg，每 12 h 一次。在调整给药剂量治疗 3 日后，按前述方法再次采集患者血样，TDM 结果显示血药浓度 C_{max} 和 C_{min} 分别为 8.0 mg/L 和 3.6 mg/L，且患者体温降至 37.2℃，血培养结果显示 CRKP 阴性。

然而，增加剂量治疗 6 日后患者发生了 AKI，肌酐从 69 μmol/L 增加至 244 μmol/L。由于 AKI 的发生可能与高剂量的多黏菌素 B 相关，因此通过贝叶斯模拟达到 $C_{ss,avg}$ 约为 2 mg/L 的目标靶值，此时剂量需降低至 75 mg，每 12 h 一次。再次调整剂量治疗 4 日后，血、痰及粪便培养均为阴性，PCT 降至正常范围，表明治疗效果良好。由于患者血肌酐进一步升高至 540 μmol/L，遂予停用多黏菌素 B。停用 3 日后，患者血肌酐逐渐降低，且感染减轻，未见复发。

【点评】多黏菌素 B 在 TDM 指导下进行剂量调整，通过 $C_{ss,avg}$ 指数来判断多黏菌素 B 的血药浓度是否符合要求，有效地减轻了感染，感染指标降至正常范围，病原学培养转为阴性，避免了进一步的肾损害。因此，临床上应用 TDM 结合贝叶斯模拟维持 $C_{ss,avg}$ 约为 2 mg/L 可作为维持治疗的首选靶标。临床需密切监测高剂量多黏菌素 B 的使用，以减少肾毒性的发生。

第三节　多黏菌素 E 甲磺酸钠

一、作用机制和临床适应证

1. 作用机制

多黏菌素 E 甲磺酸钠（colistin methanesulfonate sodium，CMS）是无活性前体药物，在体内代谢成有活性的黏菌素。黏菌素结构中带正电荷的 Dab 残基与细菌外膜上带负电的LPS的脂质A基团发生静电相互作用，细菌细胞膜完整性受损，产生杀菌作用。

2. 临床适应证

CMS适用于革兰氏阴性杆菌敏感菌株引起的急性或慢性感染，特别是由铜绿假单胞菌敏感菌株所致感染。不适用于由变形杆菌或奈瑟菌属细菌所致的感染。对于由产气肠杆菌、大肠埃希菌、肺炎克雷伯菌和铜绿假单胞菌所致感染有效。

主要用于多重耐药但对多黏菌素类敏感的铜绿假单胞菌、鲍曼不动杆菌、肺炎克雷伯菌及大肠埃希菌等需氧革兰氏阴性杆菌感染的重症病例，使用时应参考药敏结果。尤其是铜绿假单胞菌所致的尿路感染病例，或经其他抗菌药物治疗无效者。常与其他抗菌药联合应用[10]。

二、药动学特征

CMS经静脉输注给药后在体内形成有活性的多黏菌素E（即黏菌素）。

国际上CMS有两种剂量单位，一种是多黏菌素E活性基质（colistin base activity, CBA），单位为mg，需注意此处的mg为活性单位而非质量单位；另一种是国际单位（IU）。涉及药代动力学计算时需要了解两种单位间的换算，换算方式为：约33.3 mg CBA≈80 mg的化学品CMS=100万IU（1 MIU）。健康受试者血浆中CMS的$T_{1/2}$为1.5~3 h，其活性成分黏菌素的$T_{1/2}$为5~6 h；受到CrCL等因素的影响，患者体内CMS和黏菌素的$T_{1/2}$会延长。对于中国健康受试者，单次给予2.5 mg/kg CBA输注90 min后，CMS和形成的黏菌素C_{max}分别为22.2 mg/L和1.17 mg/L，$T_{1/2}$分别为1.37 h和5.15 h。多次给予CMS后（每12 h一次，给药7日），黏菌素在24 h内达到稳态，CMS没有蓄积［蓄积指数（accumulation index, AI）= 1.07］，黏菌素略有蓄积（AI= 1.32）。CMS主要通过肾小球滤过的方式以原型或转化形式排泄。CMS主要通过肾脏排泄清除，CMS的肾清除率为65.4~103 mL/min，24 h内可自尿中排出总输注给药量的80%，显著大于黏菌素的肾清除率（1.5~10.5 mL/min）。单次CMS给药约72.5%的CMS剂量在给药后24 h内通过尿液排泄。而CMS转化形成的黏菌素经历广泛的肾小管重吸收，主要通过非肾脏途径清除。肾小管对黏菌素广泛的重吸收导致其在肾组织中的积累和肾毒性。由于CMS主要通过肾脏排泄，在尿路内转化为黏菌素，因此给予CMS后黏菌素的尿液浓度可能达到高浓度水平。尿药动学数据支持静脉输注CMS用于治疗复杂性尿路感染[24]。

肾功能显著影响 CMS 给药后体内转化为黏菌素的浓度。一项纳入 105 名危重症患者的研究中发现，CrCL 是 CMS 和形成黏菌素清除的重要协变量，CMS 的清除率将随着 CrCL 的降低而减少，导致形成黏菌素的转化增加。在一项 14 例危重患者的研究中，CrCL 范围为 46～200 mL/min，患者每 8 h 或 12 h 接受约 3 MIU（百万 IU）的 CMS，转化成的黏菌素的 $T_{1/2}$ 范围为 3.8～9.5 h［平均为（7.4±1.7）h］；黏菌素最高血浆浓度为 1.15～5.14 mg/L［平均为（2.93±1.24）mg/L］，黏菌素最低血浆浓度为 0.35～1.70 mg/L［平均为（1.03±0.44）mg/L］。对于危重症患者而言，9 MIU 负荷剂量加 4.5 MIU 维持剂量可达到较合适的转化黏菌素浓度，该剂量可在稳态给药后 8 h 达到转化黏菌素的最大浓度 2.65 mg/L[25]。一项关于 215 名具有广泛肾功能损害的危重患者中 CMS 和黏菌素的大样本 PopPK 分析研究表明，黏菌素的清除率与患者的肾功能有关。欧洲药品管理局推荐的基于 CrCL 的 CMS 剂量方案，推荐每日 9 MIU，CrCL≥50 mL/min，可以达到 $C_{ss,avg}$ 2 mg/L 的目标。对于 CrCL>80 mL/（min・1.73 m^2）的患者，CMS 给药在最大推荐日剂量 9 MIU 时，血浆黏菌素 $C_{ss,avg}$ 无法达到 2 mg/L[26]。对于不同肾功能的危重患者和接受 RRT 的患者，应当适当调整剂量。

三、药动学/药效学

*f*AUC/MIC 是与 CMS 微生物学疗效最相关的药动学/药效学指数。CMS 经过肾脏排泄后有 60%～70%在尿液中回收，随后会转化为黏菌素。因此，静脉输注 CMS 的患者尿液中具有较高的黏菌素浓度，在治疗尿路感染方面具有显著的药动学/药效学优势。一项对 19 例接受 CMS 单药治疗泛耐药铜绿假单胞菌引起的尿路感染的研究探索了 CMS 转化黏菌素的 AUC/MIC 与临床结果之间的关系。19 例患者中有 17 例（89.4%）实现了临床治愈，5 例（29.4%）血浆黏菌素 AUC/MIC>60，1 例（5.9%）在稳态下达到 2.5 mg/L 的血浆黏菌素浓度。考虑尿液中转化黏菌素具有较高浓度，目前推荐 CMS 治疗由广泛耐药革兰氏阴性病原菌引起的非危重症尿路感染。

已有文献显示，肺上皮衬液（epithelial lining fluid, ELF）中游离药物浓度低，导致肺部药物暴露不足，因此静脉输注 CMS 对大多数肺部感染患者的疗效不佳，目前的药动学/药效学结果不支持静脉输注 CMS 治疗肺炎。CMS 亲水性较好、蛋白结合率低，在 ECMO 患者中，ECMO 对 CMS 的分布和清除影响较小，尽管如此仍建议ECMO患者中监测血药浓度。

脑室内和鞘内注射CMS治疗中枢神经系统感染患者的药动学/药效学研究显示，静脉输注CMS后，CMS和转化成的黏菌素在脑脊液中的浓度很低[27]。一项非中枢神经系统感染的危重患者的前瞻性研究显示，静脉输注CMS（3 MIU，每8 h一次）后，黏菌素的脑脊液浓度范围为0.072~0.152 mg/L，脑脊液最大黏菌素/血清浓度比为0.074±0.002，表明CMS和黏菌素在脑脊液中的渗透率极低。在脑室外引流相关脑室炎患者中，静脉输注CMS联合脑室内给予CMS相较于单独静脉输注的给药方式会使黏菌素在脑室内浓度更高，联合用药可使脑脊液中黏菌素达到0.5 mg/L。CMS剂量>5.22 mg/d脑室内给药时，脑脊液中黏菌素C_{min}范围在2.0~9.7 mg/L之间，可达到约90%的微生物清除率。但考虑脑室外引流可能导致脑脊液中黏菌素的清除，因此美国IDSA推荐的10 mg CMS的日剂量可能更谨慎。鞘内/脑室内给予CMS比单独静脉输注的脑脊液灭菌率高（100% *vs.* 33.3%；P =0.009）。目前，对鞘内/脑室内给药后CMS在脑脊液中的药动学特征了解有限，需要进行大规模的前瞻性临床药动学/药效学研究，以优化鞘内/脑室内CMS的剂量方案。

四、药物相互作用

（1）避免与筒箭毒碱肌肉松弛剂和其他神经毒性药物合用。与神经毒性药物同时使用易导致呼吸困难、低氧血症、呼吸暂停。

（2）避免与氨基糖苷类药物、万古霉素等其他肾毒性药物合用。

五、不良反应

静脉输注CMS最常见的不良反应是肾毒性和神经毒性。

1. 肾毒性

一些临床观察性研究使用RIFLE标准（即风险、损伤、衰竭、肾功能丧失和终末期肾病）来比较接受静脉输注CMS和多黏菌素B患者之间的肾毒性发生率。接受静脉输注CMS和多黏菌素B治疗的患者AKI的发病率分别为26%~74%和20%~46%[10]。一项成组比较研究表明，静脉输注CMS的肾毒性发生率高于多黏菌素B，且较高的剂量与较高的肾毒性风险相关。然而，也有研究认为CMS与多黏菌素B的肾毒性没有显著性差异，两种药物的平均肾毒性发生率为25%~30%。总之,肾毒性仍然是CMS的主要剂量限制性不良反应,其临床应用时应将肾毒性纳入考虑范围。

2. 神经毒性

文献报道的CMS的神经毒性较肾毒性少见,主要是头晕及共济失调、面部潮红、嗜睡、外周感觉异常、胸痛;鞘内给药可见脑膜刺激症状,如发热、头疼、颈部僵硬、脑脊液中细胞计数和蛋白升高等。严重时可能导致呼吸衰竭和呼吸暂停。

3. 其他

雾化吸入治疗时可能会导致第一秒呼气容积(FEV_1)和用力肺活量(FVC)的降低,出现胸闷等症状[28]。部分患者使用后会出现过敏、皮炎等不良反应[29]。

六、TDM的适用人群

同"多黏菌素类抗生素TDM概述"。

七、监测时间

鉴于多黏菌素的治疗窗较窄,TDM已被推荐用于个体化CMS的剂量并降低其在患者中的毒性。Kim等[30]将CMS溶解于100 mL生理盐水,输注时间为0.5 h,采集给药前,给药后0.5 h、1 h、2 h、4 h、8 h血样,通过多元线性回归模型,提出给药前0 h(C_{min},用于监测肾毒性,可采集给药前0.5 h内)和给药后2 h(C_{max},用于监测疗效)的血液样本是最适合CMS在危重患者中的TDM采样时间。多黏菌素国际指南推荐在C_{min}时收集血液样本,这样可以最大限度地减少CMS体外转化为黏菌素所导致的人为误差[9]。此外,国际专家组成员提出可以考虑将黏菌素$C_{min}>2$ mg/L作为监测的备选靶标,但对于黏菌素TDM的态度为不推荐也不否认其必要性[31]。

八、治疗窗

依据2019年发布的多黏菌素国际指南,黏菌素参考治疗浓度范围:$AUC_{0\text{-}24\,h,ss}=50$ mg·h/L,$C_{ss,avg}=2$ mg/L[9]。Sorli等[32]报道了一项102名接受静脉输注CMS的患者的TDM研究,用于预测AKI(由RIFLE标准定义)的黏菌素的血浆C_{min}"折点"为治疗7日的3.33 mg/L和治疗结束后的2.42 mg/L。另一项大型的153例危重患者中的临床药动学/药效学研究显示,当血浆黏菌素$C_{ss,avg}>$ 2 mg/L时,AKI的发生率显著升高[33]。

九、样本采集、样本送检和保存

1. 样本采集要求

(1) 采样管要求：根据检测方法要求，采用含促凝胶或不含促凝胶的血清管采集血清样本；或含 EDTA－K_2 等抗凝剂的血浆管采集血浆样本。

(2) 采样量要求：采血量为 2~3.5 mL，采血量应满足检测的最少用血量。血浆管采血后立即颠倒混匀。

(3) 采样部位：应从 CMS 给药部位的对侧肢体采集静脉血。禁止从静脉滴注药物的同侧肢体采血，不能于给药结束后的深静脉置管（中心静脉置管）内回抽血。

(4) 采样时要求：采血过程中应尽量避免溶血的发生。采血管外壁贴上单据号等患者信息或检验号后，采样后应及时送检。

2. 样本送检及保存

推荐 CMS TDM 样本采集后立即用湿冰保存，离心后取上层血浆冷冻保存后送检。若不能及时送检，采样后应立即离心后取上层血浆后保存于-70℃冰箱。若长时间运输，推荐离心后使用干冰转运 CMS 血浆样本。

重点强调采样后要迅速处理并冷冻保存。经验证的 CMS 在室温下稳定性为 2 h[34]，更长时间的室温下放置会导致 CMS 的转化，转化为黏菌素后影响测定结果。因此，采样后务必低温存放并尽快低温（4℃）离心。推荐离心后立即将血浆冷冻条件下送至检测机构，如不能立即送检，应当尽量放置于（-70±10）℃冰箱保存。研究显示，人血浆中 2 mg/L 的 CMS 在-20℃储存 2 个月后可以出现约 0.4 mg/L 的转化后黏菌素[35]，30 mg/L 的 CMS 在-20℃、-70℃和-80℃的稳定性优于 2 mg/L 的 CMS 的稳定性[35]。由于 CMS 在不同患者中的药动学差异，实际操作中应该更加谨慎。

十、样本检测方法

CMS 在体内转化为黏菌素后发挥抗菌效果，因此检测须测定转化的黏菌素浓度。检测方法常用 LC－MS/MS 法，本部分提供一个检测方法供参考[34,36]。使用 WCX（混合型弱阳离子交换柱）进行样本前处理。在加样品前用 5%氨水碱化 WCX 固相萃取柱，以确保 CMS 和部分磺甲基化衍生物均带负电荷，而黏菌素带正电荷。因此，黏菌素保留在 WCX 色谱柱上，处理时将 CMS 在初始洗涤步骤中洗掉。洗去 CMS 对于黏菌素浓度的成功定量至关重要。

十一、剂量的确定和调整

目前,推荐 CMS 负荷剂量 300 mg CBA(约 900 万 IU),并在 12~24 h 后予第 1 次维持剂量 150~180 mg(450 万~545 万 IU),每 12 h 一次。根据肾功能调整用药剂量,推荐黏菌素参考治疗浓度范围:$AUC_{0-24\,h,ss}$ = 50 mg · h/L,$C_{ss,avg}$ = 2 mg/L,按照此标准调整药物浓度[9]。

第四节 硫酸黏菌素

一、作用机制和临床适应证

1. 作用机制

硫酸黏菌素,又称硫酸多黏菌素 E,具有与多黏菌素 B 相似的化学结构及 Dab 残基,因而在抗菌活性和作用机制方面也类似。

2. 临床适应证

硫酸黏菌素的临床适应证限定于对该药敏感的耐多药菌和泛耐药菌感染,包括耐多药或泛耐药鲍曼不动杆菌、铜绿假单胞菌或肺炎克雷伯菌所致感染,如肺部感染、血流感染等。为了延缓耐药性的发展,并维持硫酸黏菌素的疗效,本药应仅用来治疗被确定或强烈怀疑由前述限定的敏感菌引起的感染,在获得培养和药敏结果后,应考虑选择或调整抗菌治疗。

二、药动学特征

硫酸黏菌素为中国自主研发的多组分多肽混合物,目前仅在中国上市,其主要成分为黏菌素 A 和黏菌素 B。该药以药物活性形式在人体内直接发挥药效,主要经非肾途径消除。

1. 健康受试者

中国健康受试者单次静脉输注硫酸黏菌素 1 万 IU/kg(即 0.452 mg/kg),静脉滴注 2 h 后 C_{max} 为(1.08±0.18)mg/L、AUC_{0-inf} 为(4.73±0.89)h · mg/L、$T_{1/2}$ 为(3.65±0.55)h、V_d 为(16.82±2.70)L、CL 为(3.24±0.51)L/h;受试者多次静脉输

注 1 万 IU/kg，每 12 h 一次，连续 7 日后体内无蓄积。尿排出率仅为（0.9±0.7）%，提示该药经非肾脏途径排泄[37]。

2. 重症患者

一项硫酸黏菌素在重症患者中的 PopPK 回顾性研究中[38]，纳入了 42 例碳青霉烯类耐药菌感染的患者，所有患者均接受硫酸黏菌素 100 万 IU 的负荷剂量及 150 万 IU（分 2～3 次）日剂量静脉输注治疗。肺部感染的患者同时采用硫酸黏菌素（250 000 IU，每 12 h 一次）吸入给药联合治疗，颅内感染患者采用硫酸黏菌素（50 000 IU，每 24 h 一次）鞘内注射给药联合治疗，总治疗时间为（11.63±5.96）日。PopPK 建模共纳入 112 个黏菌素浓度，范围为（0.28～6.20）mg/L。通过模型估算出每位患者经黏菌素治疗后的平均 $AUC_{0\text{–}24\,h,\,ss}$ 为（39.39±14.47）h · mg/L，CL 为 1.74 L/h，V_d 为 20.7 L，药物清除与 CrCL 呈线性相关。

3. 连续性肾脏替代治疗

一项研究收集了 2021 年 7 月至 2022 年 5 月静脉应用硫酸黏菌素治疗至少 48 h 且接受连续性肾脏替代治疗（continuous renal replacement therapy，CRRT）不少于 10 h 的重症感染患者的临床资料[39]。最终纳入 90 例患者，其中 CRRT 组 22 例，非 CRRT 组 68 例。患者均在静脉使用硫酸黏菌素第 3 剂、第 7 剂用药前 0.5 h、用药后 0.5 h 抽取外周血，采用 LC－MS/MS 检测药物浓度。表 12－1 比较了两组患者不同给药方案下（1 000 kU/d 及 1 500 kU/d）的血药浓度，结果显示 CRRT 组与非 CRRT 组患者静脉应用硫酸黏菌素稳态 C_{min}、血药 C_{max} 差异均无统计学意义（$P>0.05$）。说明硫酸黏菌素血药浓度受肾功能的影响较小。

表 12－1　不同用药方案下静脉输注硫酸黏菌素合并/不合并 CRRT 治疗患者的血药浓度

组　别	给药方案	例数	稳态 C_{min}（mg/L）	稳态 C_{max}（mg/L）
CRRT 组	1 000 kU/d	15	0.55±0.27	0.98±0.33
	1 500 kU/d	7	0.63±0.37	1.10±0.46
非 CRRT 组	1 000 kU/d	50	0.64±0.25	1.19±0.45
	1 500 kU/d	18	0.61±0.25	1.14±0.44

三、药动学/药效学

硫酸黏菌素和硫酸多黏菌素 B 的体外抗菌活性非常接近,但国内外现有权威共识及指南暂未确定硫酸黏菌素药动学/药效学靶值。

来自中国的一项 PopPK 研究共招募了 20 名成年危重症感染患者,接受每日 150 万 IU 维持剂量的硫酸黏菌素静脉输注治疗,通过研究硫酸黏菌素的药动学特性,以优化危重患者的给药策略。研究采用 LC－MS/MS 测定血浆或尿液样品中的黏菌素浓度,并用于 PopPK 建模,结合蒙特卡洛模拟评估达标概率,以优化给药方案。结果显示,静脉注射硫酸黏菌素的剂量需根据 CrCL 和丙氨酸氨基转移酶进行调整。对于肾功能正常(CrCL≥80 mL/min)的患者或病原体 MIC≥1.0 mg/L 时,每日 1.0~1.5 MIU 的推荐剂量不足,无法使达标概率≥90%[40]。

四、药物相互作用

(1) 氨基糖苷类、万古霉素等其他肾毒性药物与硫酸黏菌素合用时,可加重该药所致的肾毒性。

(2) 与麻醉药、神经肌肉阻滞剂合用,可增强后者的神经肌肉阻滞作用。

五、不良反应

(1) 肾毒性: 硫酸黏菌素对肾脏有一定损害,少数患者可出现蛋白尿、尿红白细胞及管型,血尿素氮偶有轻度增高者。肾毒性发生率文献报道不一,从较早文献的 50%到近期文献的 0%发生率。一项在使用硫酸黏菌素超过 48 h 的患者中进行的回顾性研究也报道了相似的肾毒性发生率(43%)。肾毒性呈剂量依赖性,接受每日 3~4.9 mg/kg(标准体重)黏菌素的患者肾毒性发生率超过 30%,当剂量超过 5 mg/kg,肾毒性发生率超过 69%。绝大部分患者的肾毒性发生于治疗的第一周,尚无报道患者发生长期肾衰竭或者需要血液透析[41,42]。

(2) 神经系统: 该药可引起不同程度的神经毒性反应,如头晕、周围神经炎、视觉障碍、意识混乱、昏迷、共济失调等,也可引起可逆性的神经肌肉阻滞,症状出现迅速,无先兆,与剂量有关,常发生于手术后,应用麻醉药、镇静药或神经肌肉阻滞剂,或患有低血钙、缺氧、肾脏疾病的患者较易发生。

（3）其他不良反应：包括血嗜酸性粒细胞增多、肌内注射部位疼痛（剧烈）、药物热、荨麻疹、静脉炎、腹泻及雾化吸入后引起的气道痉挛等。

六、TDM 的适用人群

同“多黏菌素类抗生素 TDM 概述”。

七、监测时间

同“多黏菌素 B”。

八、治疗窗

国内外现有权威共识及指南暂未确定硫酸黏菌素药动学/药效学靶值，因此暂无可参考数据。本书参照 CMS 转化后的黏菌素标准，以 $C_{ss,avg}$ 达到 2 mg/L 或 $AUC_{0-24\ h,ss}$ 达到 50 mg · h/L 为目标有效靶标。

九、样本采集、样本送检和保存

1. 样本采集要求[9]

（1）采样管要求：采用 EDTA 或肝素钠抗凝剂的采血管进行。

（2）采样量要求：采血量为 2~3.5 mL，采血量应满足检测的最少用血量。血浆管采血后立即颠倒混匀。

（3）采集时间要求：血样采集通常于用药后第 4 剂或第 5 剂给药前即刻采集稳态 C_{min} 及给药输注结束即刻采集 C_{max}。采集时需准确记录用药时间、用药间隔及采血时间，这些信息对于剂量调整的计算非常重要。

2. 样本送检及保存

黏菌素在全血及血浆中较为稳定，可低温（2~8℃）运送至检测单位。检测前将全血血样在 4℃、3 500 r/min 转速下离心 10 min，取全部上清液于 2 mL 的 EP 管当中（最少体积不少于 0.5 mL），标上相应编号，保存于生物医药用冰箱[（-70±10）℃]。黏菌素血浆样品在室温放置 18 h，-20℃存放 3 日及在 -70℃长期存放 71 日均能保持稳定[43]。

十、样本检测方法

硫酸黏菌素的测定有微生物法、HPLC、LC－MS/MS 及免疫法方法。根据

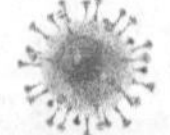

硫酸黏菌素的检测要求，目前的检测方法以实验室自建 LC－MS/MS 较多。然而硫酸黏菌素含有多种不同成分的混合物，文献发表的实验室自建方法主要测定黏菌素 A、黏菌素 B 的浓度。参照文献发表，推荐 LC－MS/MS 测定人血浆中黏菌素 A、黏菌素 B 浓度的方法[43]。采用固相萃取法处理样品，并使用 Waters UPLC－API4000QTRAP 进行测定，色谱柱为 Phenomenex Kinetex XB－C18 柱（100 mm×2.1 mm I.D.，2.6 μm），以 0.1%甲酸溶液：乙腈-甲醇（体积比 1：1）为流动相梯度洗脱，流速为 0.4 mL/min，分析时间为 3.5 min。黏菌素及内标多黏菌素 B_1 的离子对分别为黏菌素 A *m/z* 390.7→101.3、黏菌素 B *m/z* 386.0→101.2、多黏菌素 B_1 *m/z* 402.3→101.2。自建方法可根据《色谱技术用于治疗药物监测质量保证的专家共识（2021 版）》和《中华人民共和国药典》（2020 年版）四部指导原则 9012“生物样品定量分析方法验证指导原则”进行方法学验证后用于 TDM。

由于在实验室检测时测定的是黏菌素的主要成分即黏菌素 A、黏菌素 B 的浓度，但在出具 TDM 结果时报告黏菌素的浓度。黏菌素浓度计算以黏菌素 A 及黏菌素 B 摩尔浓度进行换算，可参考以下公式：

$$C_{\text{黏菌素(A+B)}} = (C_{\text{黏菌素A}}/\text{Mol}_{\text{黏菌素A}} + C_{\text{黏菌素B}}/\text{Mol}_{\text{黏菌素B}}) \times \text{Mol}_{\text{黏菌素(A+B)}}$$

式中，Mol 为摩尔质量。黏菌素 A 的摩尔质量为 1 169.48 g/mol，黏菌素 B 的摩尔质量为 1 155.46 g/mol。

十一、剂量的计算和调整

（1）初始剂量推荐：基于说明书，肾功能正常患者推荐剂量为每日 100 万～150 万 IU，分 2～3 次静脉滴注，每日最大剂量不超过 150 万 U。

（2）剂量调整：患者进行 TDM 时，可监测达到稳态时黏菌素的血药 C_{max}、C_{min}。根据浓度测定结果及用药时输注时间、间隔、CrCL 等信息，计算 $C_{ss,avg}$，进行用药方案调整。

计算方法：① 假定药物在患者体内过程符合一房室模型，利用实测浓度数据计算药动学参数，然后通过模拟获得 $C_{ss,avg}$、$AUC_{0-24h,ss}$ 等参数；② 建立基于中国患者的 PopPK 模型，利用患者血药峰、C_{min} 数据，采用贝叶斯反馈法获得每位患者药动学参数个体值，然后通过模拟计算 $C_{ss,avg}$、$AUC_{0-24h,ss}$ 等参数[3]。

具体计算方法根据 TDM 测定的峰、谷血药浓度，两次浓度之间的时间间隔（$t_2 - t_{infusion}$）及消除速率常数（k_e）。

$$k_e = \frac{\ln C_{max} - \ln C_{min}}{t_2 - t_{infusion}}$$

$$C_{ss,avg} = \frac{AUC_{0-24\,h,ss}}{24}$$

计算 24 h AUC

$$AUC_{0-24\,h,ss} = \left[\frac{t_{infusion} \times (C_{max} + C_{min})}{2} + \frac{C_{max} - C_{min}}{k_e}\right] \times n$$

或

$$C_{soi'} = \frac{C_{max}}{e^{-k_e} \times t_{infusion}}$$

$$AUC_{0-24\,h,ss} = \frac{C_{soi'} - C_{min}}{k_e} \times n$$

式中，t_2为给药间隔时间；$t_{infusion}$为多黏菌素 B 静脉输注时间；k_e为消除速率常数；C_{max}为峰浓度；C_{min}为谷浓度；n 为 24 h 内给药次数；$C_{soi'}$为一房室模型外推的给药开始浓度；$AUC_{0-24\,h,ss}$为稳态 24 h 内血药浓度曲线下面积。

如患者剂量需要调整，可以根据以下公式进行调整。

$$Dose_2 = \frac{AUC_{targeted}}{AUC_{observed}} \times Dose_1$$

式中，$Dose_2$为调整剂量；$AUC_{targeted}$为目标 AUC；$AUC_{observed}$为根据 TDM 计算得到的 AUC，$Dose_1$为调整前剂量。

或者根据 PopPK 模型进行模拟预测，调整合适的剂量。

尽管有研究表明肾功能可影响硫酸黏菌素的清除，肾功能不全患者的黏菌素暴露量较高。但我们的研究表明，由于硫酸黏菌素主要经过非肾脏途径代谢，基于药动学/药效学及疗效的考虑，暂不建议对肾功能不全和 CRRT 的患者进行每日剂量调整。急性肝功能障碍时黏菌素一般无须调整剂量，但需要密切监测[44]。

十二、结果解释和建议

目前,参照CMS转化后的黏菌素标准,对于 $C_{ss,avg}>2$ mg/L 或 $AUC_{0-24\,h,ss}>$ 50 mg·h/L 的患者,建议在TDM的指导下减量或停用硫酸黏菌素,并密切关注患者肾功能变化。由于硫酸黏菌素为活性成分黏菌素直接进入人体,仍需进一步研究其特有靶值。

十三、病例分析

Dado 等[45]报道的ECMO和CRRT治疗感染性休克患者的硫酸黏菌素血浆浓度

患者,男性,36岁,因重度急性胰腺炎入院。入院后患者处于休克状态,给予液体复苏、ECMO及CRRT对症治疗,同时使用哌拉西林/他唑巴坦经验性抗感染治疗,但疗效不佳。治疗期间,患者反复发热,血培养、腹水培养等均未检出细菌,白细胞等感染指标未见明显降低。予调整治疗方案为亚胺培南-西司他丁钠联合替考拉宁后,感染症状仍加重。遂调整治疗方案为硫酸黏菌素(负荷剂量1 000 000 IU,维持剂量500 000 IU,每12 h一次,静脉滴注1 h)联合美罗培南。

硫酸黏菌素的总疗程为32日,分别在静脉输注硫酸黏菌素第2日和第4日的给药前0.5 h(C_{min})及给药后0.5 h(C_{max}),以及停用ECMO和CRRT后抽取3 mL血液样本,采用LC-MS/MS进行血药浓度测定。检测结果显示,第2日和第4日的 C_{min} 分别为低于检测限和0.36 mg/L,C_{max} 分别为0.13 mg/L和0.98 mg/L。停用ECMO(第22日)和CRRT(第31日)后,血浆浓度无显著差异,C_{min} 分别为0.27 mg/L和0.34 mg/L,C_{max} 分别为0.82 mg/L和0.98 mg/L。治疗期间未见不良反应发生,患者各种感染指标显著降低。

【点评】欧洲药敏试验委员会(European Committee on Antimicrobial Susceptibility Testing, EUCAS)建议的目标血浆硫酸黏菌素浓度为2 mg/L,因此该患者TDM的结果提示在给药第2日未达到硫酸黏菌素的目标浓度。遂继续500 000 IU,每12 h一次的剂量方案,并在治疗的第4日再次监测血药浓度,可见硫酸黏菌素血药浓度升高,且达到稳态浓度。硫酸黏菌素目前仅在中国上市,需提供更多临床数据。通过对血药浓度的监测,可指导临床医生合理用药,提高临床疗效。

参考文献

[1] Li J, Nation R L, Kaye K S, Polymyxin antibiotics：from laboratory bench to bedside[J]. Springer,2019,1145：15－36.

[2] Hanafin P O, Kwa A, Zavascki A P, et al. A population pharmacokinetic model of polymyxin B based on prospective clinical data to inform dosing in hospitalized patients[J]. Clinical Microbiology and Infection, 2023, 29(9)：1174－1181.

[3] Tsuji B T, Pogue J M, Zavascki A P, et al. International consensus guidelines for the optimal use of the polymyxins：endorsed by the American college of clinical pharmacy (ACCP), European society of clinical microbiology and infectious diseases (ESCMID), infectious diseases society of America (IDSA), international society for anti-infective pharmacology (ISAP), society of critical care medicine (SCCM), and society of infectious diseases pharmacists (SIDP)[J]. Pharmacotherapy, 2019, 39(1)：10－39.

[4] 中国医药教育协会感染疾病专业委员会,中华医学会呼吸病学分会,中华医学会重症医学分会,等.中国多黏菌素类抗菌药物临床合理应用多学科专家共识[J].中华结核和呼吸杂志,2021,44(4)：19.292－310.

[5] 杨启文,马筱玲,胡付品,等.多黏菌素药物敏感性检测及临床解读专家共识[J].协和医学杂志,2020,11(5)：559－570.

[6] Zeng M, Xia J, Zong Z Y, et al. Guidelines for the diagnosis, treatment, prevention and control of infections caused by carbapenem-resistant gram-negative bacilli[J]. Journal of Microbiology, Immunology and Infection, 2023, 56(4)：653－671.

[7] Wagenlehner F, Lucenteforte E, Pea F, et al. Systematic review on estimated rates of nephrotoxicity and neurotoxicity in patients treated with polymyxins [J]. Clinical Microbiology and Infection, 2021, S1198－743X(20)：30764－30773.

[8] Zhou Y G, Li Y, Xie X B, et al. Higher incidence of neurotoxicity and skin hyperpigmentation in renal transplant patients treated with polymyxin B[J]. British Journal of Clinical Pharmacology, 2022, 88(11)：4742－4750.

[9] Liu X F, Huang C R, Bergen P J, et al. Chinese consensus guidelines for therapeutic drug monitoring of polymyxin B, endorsed by the Infection and Chemotherapy Committee of the Shanghai Medical Association and the Therapeutic Drug Monitoring Committee of the Chinese Pharmacological Society[J]. Journal of Zhejiang University Science B, 2023, 24(2)：130－142.

[10] Bian X C, Qu X Y, Zhang J, et al. Pharmacokinetics and pharmacodynamics of peptide antibiotics[J]. Advanced Drug Delivery Reviews, 2022, 183：114171.

[11] Liu X F, Chen Y C, Yang H J, et al. Acute toxicity is a dose-limiting factor for intravenous polymyxin B：a safety and pharmacokinetic study in healthy Chinese subjects[J]. Journal of Infection, 2021, 82(2)：207－215.

[12] Sandri A M, Landersdorfer C B, Jacob J, et al. Population pharmacokinetics of intravenous

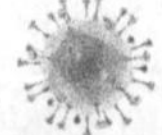

polymyxin B in critically ill patients: implications for selection of dosage regimens[J]. Clinical Infectious Diseases, 2013, 57(4): 524-531.

[13] Thamlikitkul V, Dubrovskaya Y, Manchandani P, et al. Dosing and pharmacokinetics of polymyxin B in patients with renal insufficiency [J]. Antimicrobial Agents and Chemotherapy, 2016, 61(1): e01337-16.

[14] Yu X B, Jiao Z, Zhang C H, et al. Population pharmacokinetic and optimization of polymyxin B dosing in adult patients with various renal functions[J]. British Journal of Clinical Pharmacology, 2021, 87(4): 1869-1877.

[15] Wang P L, Liu D M, Sun T W, et al. Pharmacokinetics and pharmacodynamics of polymyxin B and proposed dosing regimens in elderly patients with multi-drug-resistant Gram-negative bacterial infections [J]. International Journal of Antimicrobial Agents, 2022, 60(5/6): 106693.

[16] Yu Z W, Liu X F, Du X X, et al. Pharmacokinetics/pharmacodynamics of polymyxin B in patients with bloodstream infection caused by carbapenem-resistant *Klebsiella pneumoniae* [J]. Frontiers in Pharmacology, 2022, 13: 975066.

[17] Wang P L, Liu P, Zhang Q W, et al. Population pharmacokinetics and clinical outcomes of polymyxin B in paediatric patients with multidrug-resistant Gram-negative bacterial infections[J]. Journal of Antimicrobial Chemotherapy, 2022, 77(11): 3000-3008.

[18] Landersdorfer C B, Wang J P, Wirth V, et al. Pharmacokinetics/pharmacodynamics of systemically administered polymyxin B against *Klebsiella pneumoniae* in mouse thigh and lung infection models[J]. Journal of Antimicrobial Chemotherapy, 2018, 73(2): 462-468.

[19] Cheah S E, Wang J P, Nguyen V T T, et al. New pharmacokinetic/pharmacodynamic studies of systemically administered colistin against *Pseudomonas aeruginosa* and *Acinetobacter baumannii* in mouse thigh and lung infection models: smaller response in lung infection[J]. Journal of Antimicrobial Chemotherapy, 2015, 70(12): 3291-3297.

[20] Wang P L, Zhang Q W, Zhu Z F, et al. Comparing the population pharmacokinetics of and acute kidney injury due to polymyxin B in Chinese patients with or without renal insufficiency [J]. Antimicrobial Agents and Chemotherapy, 2021, 65(2): e01900-e01920.

[21] Liu X F, Yu Z W, Wang Y, et al. Therapeutic drug monitoring of polymyxin B by LC-MS/MS in plasma and urine[J]. Bioanalysis, 2020, 12(12): 845-855.

[22] Sandri A M, Landersdorfer C B, Jacob J, et al. Pharmacokinetics of polymyxin B in patients on continuous venovenous haemodialysis[J]. Journal of Antimicrobial Chemotherapy, 2013, 68(3): 674-677.

[23] Yu X B, Pan J Y, Zhou Z Y, et al. TDM-guided medication of polymyxin B in a patient with CRKP-induced bloodstream infection: a case report[J]. European Journal of Clinical Microbiology & Infectious Diseases, 2021, 40(1): 201-204.

[24] Fan Y X, Li Y, Chen Y C, et al. Pharmacokinetics and pharmacodynamics of colistin methanesulfonate in healthy Chinese subjects after multi-dose regimen[J]. Antibiotics,

2022, 11(6): 798.

[25] Karaiskos I, Friberg L E, Pontikis K, et al. Colistin population pharmacokinetics after application of a loading dose of 9 MU colistin methanesulfonate in critically ill patients[J]. Antimicrobial Agents and Chemotherapy, 2015, 59(12): 7240－7248.

[26] Garonzik S M, Li J, Thamlikitkul V, et al. Population pharmacokinetics of colistin methanesulfonate and formed colistin in critically ill patients from a multicenter study provide dosing suggestions for various categories of patients[J]. Antimicrobial Agents and Chemotherapy, 2011, 55(7): 3284－3294.

[27] Ziaka M, Markantonis S L, Fousteri M, et al. Combined intravenous and intraventricular administration of colistin methanesulfonate in critically ill patients with central nervous system infection[J]. Antimicrobial Agents and Chemotherapy, 2013, 57(4): 1938－1940.

[28] Westerman E M, Le Brun P P H, Touw D J, et al. Effect of nebulized colistin sulphate and colistin sulphomethate on lung function in patients with cystic fibrosis: a pilot study[J]. Journal of Cystic Fibrosis, 2004, 3(1): 23－28.

[29] Sasaki S, Mitsuhashi Y, Kondo S. Contact dermatitis due to sodium colistimethate[J]. Journal of Dermatology, 1998, 25(6): 415－417.

[30] Kim E J, Oh J, Lee K, et al. Pharmacokinetic characteristics and limited sampling strategies for therapeutic drug monitoring of colistin in patients with multidrug-resistant gram-negative bacterial infections[J]. Therapeutic Drug Monitoring, 2019, 41(1): 102－106.

[31] Abdul-Aziz M H, Alffenaar J W C, Bassetti M, et al. Antimicrobial therapeutic drug monitoring in critically ill adult patients: a position paper[J]. Intensive Care Medicine, 2020, 46(6): 1127－1153.

[32] Sorlí L, Luque S, Grau S, et al. Trough colistin plasma level is an independent risk factor for nephrotoxicity: a prospective observational cohort study[J]. BMC Infectious Diseases, 2013, 13: 380.

[33] Forrest A, Garonzik S M, Thamlikitkul V, et al. Pharmacokinetic/toxicodynamic analysis of colistin-associated acute kidney injury in critically ill patients[J]. Antimicrobial Agents and Chemotherapy, 2017, 61(11): e01367－e01417.

[34] Zhao M, Wu X J, Fan Y X, et al. Development and validation of a UHPLC－MS/MS assay for colistin methanesulphonate (CMS) and colistin in human plasma and urine using weak-cation exchange solid-phase extraction[J]. Journal of Pharmaceutical and Biomedical Analysis, 2016, 124: 303－308.

[35] Dudhani R V, Nation R L, Li J. Evaluating the stability of colistin and colistin methanesulphonate in human plasma under different conditions of storage[J]. Journal of Antimicrobial Chemotherapy, 2010, 65(7): 1412－1415.

[36] Jansson B, Karvanen M, Cars O, et al. Quantitative analysis of colistin A and colistin B in plasma and culture medium using a simple precipitation step followed by LC/MS/MS[J]. Journal of Pharmaceutical and Biomedical Analysis, 2009, 49(3): 760－767.

[37] Huang X L, Liu X F, Fan Y X, et al. Pharmacokinetics and safety of colistin sulfate after single and multiple intravenous doses in healthy Chinese subjects[J]. International Journal of Antimicrobial Agents, 2024, 64(5): 107326.

[38] Yu X B, Zhang X S, Wang Y X, et al. Population pharmacokinetics of colistin sulfate in critically ill patients: exposure and clinical efficacy[J]. Frontiers in Pharmacology, 2022, 13: 915958.

[39] 彭丹阳,张帆,李兆桢,等.连续性肾脏替代治疗对硫酸黏菌素血药浓度和临床疗效及安全性的影响[J].中华危重病急救医学,2023,35(1): 88-92.

[40] Xie Y L, Jin X, Yan S S, et al. Population pharmacokinetics of intravenous colistin sulfate and dosage optimization in critically ill patients[J]. Frontiers in Pharmacology, 2022, 13: 967412.

[41] Spapen H, Jacobs R, Van Gorp V, et al. Renal and neurological side effects of colistin in critically ill patients[J]. Annals of Intensive Care, 2011, 1(1): 14.

[42] Hartzell J D, Neff R, Ake J L, et al. Nephrotoxicity associated with intravenous colistin (colistimethate sodium) treatment at a tertiary care medical center[J]. Clinical Infectious Diseases, 2009, 48(12): 1724-1728.

[43] 黄晓岚,刘笑芬,王雨,等.液相色谱串联质谱法测定人血浆中多黏菌素 E_1、E_2 浓度[J].中国感染与化疗杂志,2022,22(2): 173-178.

[44] Chinese Research Hospital Association of Critical Care Medicine, Chinese Research Hospital Association of Evidence Base, Translational Infectious Diseases. Chinese expert consensus on polymyxins in the clinical practice[J]. Zhonghua Wei Zhong Bing Ji Jiu Yi Xue,2019,31(10): 1194-1198.

[45] Dado D N, Ainsworth C R, Thomas S B, et al. Outcomes among patients treated with renal replacement therapy during extracorporeal membrane oxygenation: a single-center retrospective study[J]. Blood Purification, 2020, 49(3): 341-347.

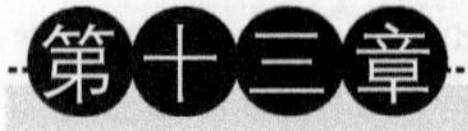

第十三章 氨基糖苷类抗生素

第一节　氨基糖苷类抗生素 TDM 概述

一、药物简介

氨基糖苷类抗生素(aminoglycoside antibiotics, AGA)是最早发现并用于临床的抗生素之一,对大多数革兰氏阴性病原菌(包括大肠埃希菌、肺炎克雷伯菌和铜绿假单胞菌)有良好的抗菌活性。尽管一直在临床使用,但由于其他副作用较少的新广谱抗生素的出现,其临床重要性降低。近年来,随着耐多药革兰氏阴性细菌引起的感染率急剧上升,人们的注意力又转向氨基糖苷类抗生素,将其作为仅剩的少数几种治疗选择药物之一,尤其是针对耐药革兰氏阴性病原菌。

氨基糖苷类抗生素与其他抗生素相比具有独特的优势。首先,与青霉素相比,该类抗生素抗菌谱广,对包括肠杆菌目和假单胞菌在内的需氧革兰氏阴性病原菌表现出显著的抗菌活性,杀菌效果强。同时,与其他药物特别是β-内酰胺类药物联合具有协同杀菌作用。

临床上最常用的氨基糖苷类抗生素包括阿米卡星(amikacin, AMK)、庆大霉素(gentamycin, GM)、妥布霉素(tobramycin, TOB)、奈替米星(netilmicin, NET)和异帕米星(isepamicin, ISE)等。由于结构和药动学的差异,这些药物表现出不同的抗菌活性和不同的临床适应证。

二、药动学特征

氨基糖苷类抗生素均为亲水性化合物,以静脉输注为主,给药后全身分布

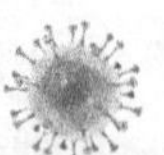

良好。该类药物血浆蛋白结合率低(<10%),主要分布在细胞外液,部分药物可分布到各组织,并在肾脏皮质细胞和内耳液中有积蓄,导致肾毒性和耳毒性的发生。氨基糖苷类抗生素在体内不代谢,给药后在成人中消除 $T_{1/2}$ 为 2~3 h。原型药物主要经肾小球滤过排出,给药后 24 h 内排出 90%以上。氨基糖苷类抗生素可经血液透析与腹膜透析排泄。药动学研究显示,氨基糖苷类抗生素的 C_{max} 和暴露量随剂量呈线性增加。

各个氨基糖苷类药物的清除率(CL)具有可比性。阿米卡星、庆大霉素和妥布霉素的 CL(中位值,范围)分别为 3.7 L/h(2.0~7.1 L/h)、3.0 L/h(1.15~5.7 L/h)和 3.95 L/h(3.14~7.23 L/h),而阿米卡星、庆大霉素和妥布霉素的 V_d(中位值,范围)分别为 34.9 L(20.3~46 L)、29 L(19~53 L)和 35 L(30~53 L)。尽管各氨基糖苷类药物的中位 CL 和 V_d 值具有可比性,但每种药物的参数值往往因研究而异。ICU 患者并发症多,如心血管功能障碍、败血症、AKI 或肾清除率增强,进而导致其药动学值与健康患者的差异。在危重症患者中,阿米卡星、庆大霉素和妥布霉素的 CL(6.48 L/h、4.03 L/h 和 7.02 L/h)普遍低于健康受试者,而其 V_d(16.15 L、13.3 L/70 kg 和 20 L/70 kg)均高于健康受试者。除疾病严重程度的影响外,体重和肾清除率是影响氨基糖苷类药物药动学的显著协变量,需要根据体重和肾功能进行剂量调整[1]。

氨基糖苷类抗生素在脑脊液中的浓度低,但可通过鞘内/脑室内注射治疗耐药菌导致的中枢神经系统感染,如脑膜炎、脑室炎、颅内装置感染等。阿米卡星、庆大霉素和妥布霉素鞘内或脑室内注射剂量分别为 5~50 mg/d、4~10 mg/d、5~10 mg/d。尚未发现脑脊液浓度与疗效或毒性之间存在明确的相关性。氨基糖苷类药物经静脉输注、脊髓注射治疗时的脑脊液药物浓度分别为 0~0.9 mg/L 和 0~2.1 mg/L,而脑室内静脉注射庆大霉素或妥布霉素 5 mg 时的脑脊液浓度在前 6 h 为 12.8~40 mg/L, 24 h 中的多数时间在 4~6 mg/L 范围内。该类药物经脑室内治疗中枢神经系统感染 $T_{1/2}$ 为 6.2~6.4 h[2]。

三、临床适应证

氨基糖苷类抗生素对于各种革兰氏阴性杆菌有强大杀菌作用,为浓度依赖性杀菌剂,其杀菌活力在一定范围内和药物浓度成比例。该类药物主要用于敏感需氧革兰氏阴性杆菌所致全身感染,如血流感染、肺炎、腹腔感染、尿路感染等。氨基糖苷类药物可作为单药使用,也可与其他抗生素联合使用。对于由革兰氏阴性病原体引起的严重感染患者，推荐病原菌敏感的氨基糖苷类药物联合其他抗菌药物治疗，如β-内酰胺类药物。近年来，氨基糖苷类药物已成为多重耐药革兰氏阴性菌感染患者治疗的重要组成部分，如碳青霉烯耐药肠杆菌目（carbapenem-resistant *Enterobacteriaceae*，CRE），其治疗选择很少，主要采用联合治疗。氨基糖苷类药物也是耐多药结核病和一些非结核分枝杆菌感染联合治疗的主要选择。《中国耐多药和利福平耐药结核病治疗专家共识（2019年版）》建议在强化治疗阶段纳入以下药物之一：阿米卡星、卡那霉素、链霉素或卷曲霉素等。氨基糖苷类药物仍然是一些人畜共患感染（如鼠疫和兔热病）的首选治疗方法。虽然传统上链霉素是这些感染类型的首选药物，但庆大霉素现在被广泛使用。此外，目前吸入氨基糖苷类药物单药或联合治疗正被评估作为辅助药物治疗其他呼吸道感染疾病，包括与非囊性纤维化性支气管扩张和难治性非结核分枝杆菌相关的慢性肺部感染，以及预防和（或）治疗呼吸机相关感染，如气管支气管炎和肺炎。研究吸入妥布霉素治疗铜绿假单胞菌所致的慢性肺部感染囊性纤维化患者正成为国内外的热点[3]。

四、不良反应

氨基糖苷类药物的主要不良反应是肾毒性、耳毒性（前庭和听觉器官）和神经毒性（神经肌肉连接处）。链霉素首次用于结核病的临床应用中发现了肾毒性和耳毒性，后来发现了神经肌肉阻滞。肾毒性和耳毒性是最持久和最相关的严重副作用。肾毒性因氨基糖苷类药物主要在近端小管蓄积进而导致，其与较高的死亡率和延长的住院时间有关。基于氨基糖苷类抗生素具有诱导肾毒性的剂量依赖性，目前的《实用抗感染治疗学》（第3版）建议对氨基糖苷类抗生素进行TDM，以降低肾毒性反应发生率[4]。肾毒性是可逆的，临床上可通过水化治疗降低毒性，因此一旦停用氨基糖苷类药物治疗，患者一般可恢复正常肾功能。相反，耳毒性最初可能被忽视，因为它可能在药物治疗结束后发生，此后发展缓慢。氨基糖苷类引起的耳毒性表现为不可逆的双侧高频率感音神经性听力损失（耳蜗毒性）、眩晕、恶心、呕吐、眼球震颤或共济失调（前庭毒性）。听觉和前庭功能障碍的潜在严重程度取决于所使用的氨基糖苷类药物。新霉素被认为毒性最强；其次是庆大霉素、卡那霉素和妥布霉素；阿米卡星和奈替米星被认为毒性最小。阿米卡星、新霉素和双氢链霉素更倾向于耳蜗毒性，而庆大霉素和链霉素更可能靶向前庭感觉上皮，导致前庭毒性。耳毒性发生率与剂量或暴露量无明显关系，需对患者进行听力监测或基因检测，预防毒性的发生。

五、TDM 的必要性

氨基糖苷类药物的治疗窗窄，肾毒性和耳毒性是限制其临床应用的主要因素。已有研究显示，氨基糖苷类药物的 C_{min} 与肾毒性的发生有明确相关性，而 C_{max}/MIC 或 $AUC_{0-24\,h}$/MIC 是评价其疗效的主要指标。然而，氨基糖苷类药物在不同患者中的药动学存在差异，给药方案有所不同。因此，2020 年 ESCMID 发布抗菌药物在重症患者中的《危重症成人患者的抗菌药物治疗监测：立场文件》（以下简称立场文件）和 2023 年美国 IDSA 关于耐药革兰氏阴性感染治疗指南《氨基糖苷类治疗药物监测：理论与实践》均推荐对氨基糖苷类药物（特别是庆大霉素、妥布霉素和阿米卡星）进行 TDM，既可降低毒性发生风险，又可提高疗效，实现个体化用药[5,6]。

六、TDM 的适用人群

推荐氨基糖苷类药物 TDM 的适用人群包括危重症患者、新生儿及儿童患者、老年患者等，对于伴有肾功能不全或听力障碍患者，需密切关注相关不良反应和进行 TDM。

七、问题和展望

随着临床不合理的应用，氨基糖苷类抗生素耐药性增加。氨基糖苷类抗生素耐药机制主要包括核糖体修饰、氨基糖苷修饰酶、细胞膜的修饰及外排泵等，其中氨基糖苷修饰酶的化学修饰作用是细菌产生氨基糖苷类抗生素耐药的最主要机制[7]。最具有威胁性的细菌种类具有多种抗性机制，其多种耐药性机制的影响是相加的。目前，依据克服细菌的氨基糖苷类抗生素耐药机制来设计药物是开发新药物的主要方向，如普拉佐米星（plazomicin，西索米星的衍生物）已被成功开发并被批准在美国上市。

然而，毒性低、抗菌活性好且可逃避氨基糖苷类抗生素耐药的新氨基糖苷类药物开发困难，成本高且周期长。目前，基于 TDM 和模型模拟，结合药动学/药效学靶值优化氨基糖苷类抗生素给药方案仍是优选临床给药方案的策略。因此，使用氨基糖苷类抗生素时需早期进行 TDM 干预，指导临床用药，降低毒性风险，提高疗效。

氨基糖苷类抗生素作为浓度依赖性抗生素，C_{max}/MIC 一直以来被认为是评价临床疗效最相关的药动学/药效学指标。但近年来也有提出 $AUC_{0-24\,h}$/MIC 是氨基糖苷类抗生素的主要药动学/药效学指标[8, 9]，这在研究体外和小鼠大腿感染模型每日 1 次、多次持续输注给药方案之间的疗效差异中得到证实，研究显示不同给药方案疗效无差异，表明药动学/药效学对疗效的驱动因素与 $AUC_{0-24\,h}$/MIC 更相关，若 C_{max}/MIC 比 $AUC_{0-24\,h}$/MIC 更重要，则每日 1 次给药方案比多次给药方案疗效更好。此外，美国国家抗菌药物敏感性测试委员会（USCAST）2019 年报告亦支持 $AUC_{0-24\,h}$/MIC[10]。然而，氨基糖苷类抗生素确切的 $AUC_{0-24\,h}$/MIC 疗效靶值尚未确定，可能取决于具体情况，还需进一步研究。

第二节　阿 米 卡 星

一、作用机制和临床适应证

1. 作用机制

阿米卡星通过与细菌 30S 核糖体亚基结合，干扰翻译起始复合物和误读 mRNA，阻碍蛋白质合成，导致细菌死亡[11]。

2. 临床适应证

阿米卡星适用于铜绿假单胞菌及部分其他假单胞菌、大肠埃希菌、变形杆菌属、克雷伯菌属、肠杆菌属、沙雷菌属、不动杆菌属等敏感革兰氏阴性杆菌与葡萄球菌属所致严重感染，如菌血症或败血症、细菌性心内膜炎、下呼吸道感染、骨关节感染、胆道感染、腹腔感染、复杂性尿路感染、皮肤软组织感染等。由于阿米卡星对大部分氨基糖苷类钝化酶稳定，尤其适用于其他氨基糖苷类耐药菌的感染。此外，阿米卡星还是 WHO 规定的二线抗结核药物。随着耐药菌的出现和逐年增加，FDA 批准阿米卡星静脉输注或肌内注射治疗部分高度耐药的革兰氏阴性菌。

二、药动学特征

阿米卡星是水溶性药物，口服吸收少，肌内注射后吸收迅速，临床常采用

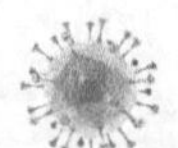

静脉滴注给药。对肾功能正常的患者，给予静脉滴注 7.5 mg/kg，每 12 h 一次，在给药结束时血药浓度达峰（约 25 mg/L），$T_{1/2}$约为 2 h。阿米卡星的血浆蛋白结合率低（约 10%）[12]，在体内分布广，主要分布在细胞外液，部分药物可分布到各组织，但可在肾脏皮质细胞和内耳液中积蓄，导致肾毒性和耳毒性的发生[13]。在体内不代谢，主要经肾小球滤过排泄，但也有近端肾小管的重吸收，给药后 24 h 内尿排出率约为 95%，可经血液透析与腹膜透析消除[14]。阿米卡星在体内的过程符合二房室模型。阿米卡星经肌内注射后在成人对脑脊液的穿透性差[15]，但在细菌性脑膜炎儿童患者中，静脉滴注 7.5 mg/kg 后，可基本通过血脑屏障[脑脊液中的平均血药浓度为（1.65±1.6）mg/L][16]。

患者的生理（如体重、年龄和肾功能）和病理因素（包括脓毒症、烧伤、肾功能损伤等）会改变阿米卡星的分布和清除，导致个体间和个体内的药动学变异较大，具体药动学变化见表 13－1。

三、药动学/药效学

阿米卡星具有浓度依赖性杀菌活性，C_{max}/MIC 和 $AUC_{0-24\,h}$/MIC 比值是影响其药效和毒性的主要药动学/药效学参数。动物实验结果显示，$AUC_{0-24\,h}$/MIC 是比 C_{max}/MIC 更好的治疗疗效预测因子，更适合于判断氨基糖苷类药物延长给药间隔的达标情况[22]。$AUC_{0-24\,h}$/MIC 为 80～100 时，可达到最佳临床疗效和微生物清除。少量文献报道，$AUC_{0-24\,h}$/MIC>75 是阿米卡星疗效预测的最佳靶值[23]。C_{max}/MIC 在存在显著耐药且感染风险的亚群中可能更为重要，该值为 8～10 时杀菌效果最好[22,24]。稳态 C_{min} 和 AUC 过高时，增加肾毒性和耳毒性发生风险。C_{min}≤5 mg/L 是临床判断毒性反应的靶值，当 C_{min} 大于该值时，建议调整给药方案[5]。

四、药物相互作用[25]

避免与肾毒性或神经毒性药物，如糖肽类（万古霉素等）、多黏菌素类、其他氨基糖苷类药物、两性霉素 B、头孢噻吩、头孢唑林、杆菌肽等联用，导致其毒性风险增加。

避免与强效利尿剂（呋塞米、依他尼酸）联用，增加耳毒性。

避免联用麻醉药物或肌松药，增加神经肌肉阻滞和呼吸抑制。据报道，在非肠道给予、局部注射及口服氨基糖苷类药物后会出现神经肌肉阻滞和呼吸

表 13 - 1　阿米卡星在不同人群中药动学参数

患者类型	年　龄	给 药 方 案	V_d	CL	$T_{1/2}$(h)	AUC(mg·h/L)
健康成人[17]	21.1(6.1)岁	400 mg	(16.48±3.37)L	(5.33±0.81)L/h	2.14±0.20	76.48±10.48
老年健康成人[17]	67.0(3.4)岁	400 mg	(18.36±2.74)L	(4.13±0.72)L/h	3.12±0.44	99.90±20.29
儿童患者[18]	<8 周	负荷剂量 25 mg/kg，维持剂量 20 mg/kg，每日 2 次或每日 1 次	0.58(范围 0.32～0.98)L/kg	0.063(范围 0.036～0.108)L/(h·kg)	5.02(范围 1.46～11.89)	/
	<1 岁		0.50(范围 0.22～0.73)L/kg	0.068(范围 0.018～0.129)L/(h·kg)	2.86(范围 0.63～6.28)	/
烧伤患儿[19]	4.5(范围 0.6～17)岁	10～20 mg/kg，每日 2 次，或每日 3 次，或每日 4 次	16.7(范围 14.0～19.4)L/70 kg	5.98(范围 4.97～6.99)L/(h·70 kg)	/	/
不同肾功的患者[20]	33.5(范围 18.0～64.0)岁	1 000(范围 500～1 000)mg，每日 1 次	$20.3\times(IBW/68)^{2.9}$	$7.1\times(CrCL/130)^{0.84}$	/	/
ICU 患者[21]	44.43±14.2	负荷剂量 25 mg/kg，维持剂量 1 500 mg	(0.36±0.07)L/kg	(3.88±0.94)mL/(min·kg)	2.72±0.79	394.17±124.14

IBW：标准体重。
CrCL：肌酐清除率。

麻痹。尤其是接受麻醉药，或神经肌肉阻滞药（如林可霉素类），或使用大量柠檬酸盐抗凝的患者，谨慎联用。如果神经肌肉阻滞发生，钙盐可以逆转这些表现，但可能需要机械呼吸辅助。

避免联用β-内酰胺类抗生素同瓶滴注，导致抗生素失活。应先用繁殖期杀菌剂青霉素，0.5~1 h 后再用静止期杀菌剂氨基糖苷类。

避免联合双膦酸盐，增加低钙血症的发生风险。氨基糖苷类药物具有降低血钙的协同作用，可能延长低血钙持续的时间，导致血钙水平长时间下降。

避免联合吲哚美辛，可能升高新生儿阿米卡星的血药浓度。

五、不良反应

肾毒性是阿米卡星的主要不良反应之一。肠外给予阿米卡星的肾毒性发生率在6.7%~20%，低于其他氨基糖苷类［RR（95%CI）= 0.48（0.32, 0.72）］[26,27]。阿米卡星经肾小球滤过从尿中排出，但部分药物被肾小管重吸收并积聚在肾组织中。近端肾小管上皮细胞发生剂量依赖性损伤，出现坏死、溶酶体细胞溶酶体（自噬空泡）和髓样小体。阿米卡星高度集中在肾皮质。蛋白尿、透明质管型和颗粒管型及脓尿可能预示着肾小管损伤。随后 GFR 降低，肾衰竭通常与病程有关，是非少尿性的，如果停用药物，肾衰竭是可逆的[14]。肾毒性与阿米卡星的血药 C_{min}之间存在潜在相关性，且 C_{min}已被证实作为肾毒性的目标靶值。有研究发现，每日多次给药时，阿米卡星 C_{min} <10 mg/L 可降低肾毒性风险；每日 1 次给药时，阿米卡星 C_{min}应小于 4 mg/L 或 5 mg/L[4]。

多篇临床研究和指南推荐 C_{min} <5 mg/L（每日 1 次给药）作为肾毒性的靶值[5,28,29]。

耳毒性是阿米卡星另一主要不良反应，发生率为 13.3%，与其他氨基糖苷类抗生素无显著性差异。与每日 1 次的给药方案相比，每日 2 次给予阿米卡星未显著增加耳毒性的发生[26]。阿米卡星对耳毒性的潜在作用主要是耳蜗，会损害外毛细胞，引起耳鸣、仅在听力图上发现的轻微高频损失和会话范围损失。治疗持续时间、总剂量、以往氨基糖苷类抗生素治疗、高血药浓度、以往噪声暴露及伴随全身用利尿剂是危险因素。前庭功能障碍伴眩晕、眼球震颤或共济失调也可能发生。氨基糖苷类抗生素导致的耳毒性可伴或不伴肾毒性发生，通常是不可逆的，尽管它偶尔会改善。

阿米卡星可阻断自主神经和神经肌肉传递，导致呼吸麻痹，避免在接受麻醉或神经肌肉阻滞药或使用大量柠檬酸盐抗凝的患者和重症肌无力或帕金森症等肌肉疾病的患者上使用。另外，震颤、皮疹、药物热和嗜酸性粒细胞增多症等亦是阿米卡星的不良反应，但很少发生。

六、TDM 的适用人群

阿米卡星 TDM 的适用人群同"氨基糖苷类药物 TDM 概述"。

阿米卡星在成人患者中的标准治疗方案为 15 mg/kg，推荐每日 1 次给药。对于危重症患者且感染推荐使用高剂量(25~30 mg/kg)、单剂量、延长给药间隔等[5]。

七、监测时间

阿米卡星 TDM 一般监测 C_{max}、C_{min} 浓度，通常在用药第 3 剂后采样；如果调整剂量，在调整剂量 2~3 剂后重新测定 C_{max}、C_{min} 浓度。

2020 年 ESICM 发布的立场文件对阿米卡星的监测时间推荐了三种方法[5]，具体如下。

1. 基于 AUC 的监测

两点采样法：① 在输液结束后 30 min 内采集 C_{max} 样本；② 在给药后 6~22 h 内任采一个血样。

2. 基于 C_{max}/MIC 的监测

一点采样法：在输液结束后 30 min 内采集 C_{max} 样本。

3. 基于 C_{min} 的监测

一点采样法：下次给药前 30 min 内采集 C_{min}。

八、治疗窗

根据立场文件推荐，在每日 1 次给药方案下，阿米卡星 $AUC_{0-24\,h,ss}$ 应维持在 80~120 mg · h/L 范围内或 $C_{max}/MIC \geqslant 8 \sim 10$[a] 确保疗效；$C_{min}$<2.5 mg/L 或 5 mg/L，预防肾毒性的发生[5]。

根据《热病桑福德抗微生物治疗指南》推荐：每日 1 次给药下，C_{min}<1 mg/L，C_{max}维持在 56~64 mg/L；每日多次给药，C_{min} 维持在 5~10 mg/L，C_{max} 维持在 15~30 mg/L。

---

a 参考值来自于《危重症成人患者的抗菌治疗药物监测：立场文件》，该文件对多篇文件总结后提出的参考值范围，目前尚无确定的阈值。

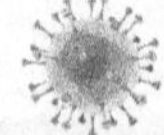

九、样本采集、样本送检和保存

1. 样本采集

按 TDM 要求时间采集血样，采集管可使用血清管或血浆管，根据检测实验室所建立的方法进行选择。采血次数可根据患者临床病情及剂量调整需要采血一次或多次进行血药浓度监测，每次采血量为 2~3 mL；儿童或婴幼儿患者建议采集 1~2 mL 血样。注意不可在输注阿米卡星静脉通道取血标本，防止样本污染。

2. 样本送检

样本采集后，贴好标签，须在当日送至实验室检测。若当日无法及时送检，可室温放置 21 日，或 2~8℃冰箱保存 56 日[30]。

3. 样本保存

样本离心后，取上清，放-20℃以下保存 86 日，直至分析。

十、样本检测方法

早期，国内对阿米卡星的血药浓度检测方法主要为微生物法、FPIA 和 HPLC。近年来，随着质谱技术在临床上的快速应用，LC－MS/MS 测定阿米卡星逐渐被报道。国外对阿米卡星血药浓度的检测方法报道以 FPIA 和 HPLC 为主，微生物法报道极少。这些分析方法的不足分别为：① 微生物法操作烦琐耗时，影响因素较多。如果患者合并应用其他抗菌药物，此方法准确性将受较大影响。② FPIA 所测浓度包括原型药物、代谢产物及与其他药物交叉反应的产物等，因而特异性不佳。③ HPLC 定量下限较高，对于复杂生物样本(如血液)的分析时间较长，预处理复杂，需要衍生化。LC－MS/MS 是一种集 HPLC 高分离能力和质谱高灵敏度于一体的分析技术，被应用于阿米卡星的血药浓度检测[30]。

十一、剂量计算和调整

(一) 初始剂量

1. 成人患者

(1) 尿路感染患者：肌内注射或静脉滴注 0.25 g，每 12 h 一次。

(2) 全身感染患者：肌内注射或静脉滴注(适用严重感染患者)，每日 1 次，剂量为 15 mg/kg；每日 2 次，剂量为 7.5 mg/kg；每日 2 次，剂量为 5 mg/kg(较少使用)，输注时间至少 1 h，疗程不超过 10 日。

（3）腹部感染患者：15~20 mg/kg，每日 1 次，静脉滴注。

（4）肾功能减退患者：CrCL 为 50~90 mL/min 者，每 12 h 给予正常剂量（7.5 mg/kg）的 60%~90%；CrCL 为 10~50 mL/min 者，每 24~48 h 用 7.5 mg/kg 的 20%~30%。

（5）脓毒症患者：建议 MIC<8 mg/L 采用 15 mg/kg 的给药剂量；若 MIC≥8 mg/L，建议联合用药[31]。

2. 新生儿患者

首剂按体重 10 mg/kg，继以 7.5 mg/kg，每 12 h 一次，疗程不超过 10 日。

（二）剂量调整

（1）负荷剂量确定：根据 MIC 值估算负荷剂量；MIC≤4 mg/L 时，负荷剂量为 18~24 mg/kg（第 1 日），MIC 为 4~16 mg/L 时，负荷剂量为 25~30 mg/kg[28]。给予首剂负荷剂量后，根据感染患者具体情况选择阿米卡星每日 1 次或多次给药，疗程不超 10 日。

（2）基于药动学/药效学指数和 C_{min} 调整剂量：每日 1 次给药时，目标 C_{max}/MIC 在 8~12 之间，C_{min}≤5 mg/L。在 C_{min}>5 mg/L 时考虑阿米卡星的潜在毒性。如果 C_{max}/MIC <8，则日剂量增加 25%~30%，最大为 30 mg/kg。如果 C_{max}/MIC>12，日剂量降低 25%~30%，最低为 7.5 mg/kg。如果 C_{min}> 5 mg/L，两次给药间隔时间延长（最多 72 h），以便再次测量药物浓度；仅当 C_{min}≤5 mg/L 时给予后续剂量[28]。

另外，还可以利用氨基糖苷类抗生素个体化计算软件（如 Aminoglycoside Calculator 等）进行阿米卡星初始剂量推荐和剂量调整。

十二、结果解释和建议

根据检测结果，结合患者具体情况，提出个体化用药建议，为临床医生调整剂量提供参考。初始剂量和调整剂量均可采用氨基糖苷类抗生素个体化计算软件进行预测，但需验证该软件在中国感染患者中的适用性。

当 C_{min}≤5 mg/L 时，确认 C_{max}/MIC 或/$AUC_{0-24\,h}$/MIC 是否达标。若达标，肾功能正常且治疗有效，则不调整用药；若不达标，肾功能正常且治疗不佳，则适当增加剂量。

当 C_{min}>5 mg/L 时，建议基于患者的肾功能状况，推荐降低或停止用药日剂量，并密切关注患者肾功能变化。

十三、病例分析

阿米卡星联合美罗培南成功治疗 2 例产碳青霉烯酶肠杆菌所致血流感染者[32]

病例一：患者，77 岁，男性，患壶腹癌，行胰十二指肠切除术，术后并发胆管炎（未培养病原体），头孢哌酮-舒巴坦治疗 5 日，环丙沙星治疗肺炎（痰培养为铜绿假单胞菌）10 日。术后第 25 日 CT 诊断腹腔脓肿，腹腔液体培养显示耐甲氧西林金黄色葡萄球菌和阴沟肠杆菌。腹内脓肿用利奈唑胺和环丙沙星治疗 10 日，并用留置腹腔导管进行腹腔引流。

在术后第 40 日随访发现患者腹膜液中产广谱 β-内酰胺酶和亚胺培南酶（imipenem hydrolase，IMP）型碳青霉烯酶大肠埃希菌。患者因当时没有发热，未给予抗菌药物治疗。医院实验室通过棋盘协同试验和免疫层析进行金属 β-内酰胺酶和 IMP 型分离株表型分析。基因分型显示为 $bla_{\text{CTX-M-2}}$ 和 $bla_{\text{IMP-6}}$ 基因型。

在术后第 42 日，在两组（4 瓶）血培养和腹膜液培养中检测到具有相同敏感性的 IMP 型产碳青霉烯酶大肠埃希菌。药敏试验结果显示，该分离株对阿米卡星（MIC 为 8 mg/L）和美罗培南（MIC≤1 mg/L）敏感。最初抗感染治疗方案为阿米卡星 900 mg，每 24 h 一次，输注超过 30 min；美罗培南 2 000 mg，每 12 h 一次，输注超过 3 h。根据患者 CrCL 选择初始剂量和给药间隔，并根据 TDM 调整阿米卡星剂量和时间表（图 13－1A）。

在联合抗菌治疗第 4 日进行 TDM 检测，阿米卡星的 $C_{\min}$ 为 2.7 mg/L，$C_{\max}$ 为 33.0 mg/L。阿米卡星的 $C_{\max}$ 未达到（8～10）×MIC，但其 $C_{\min}$ 超过安全范围，调整阿米卡星给药方案为 900 mg，每 72 h 一次。

在联合抗菌治疗的第 7 日，患者表现出临床改善，发热消退。在联合抗菌治疗第 11 日再次进行腹膜液培养，在联合抗菌治疗第 12 日再次进行血培养，均为阴性。阿米卡星加美罗培南治疗 15 日后停药。患者未出现与阿米卡星和美罗培南相关的任何不良反应，术后 305 日出院。

病例二：一例 69 岁男性患者，局部复发直肠癌，行复发肿瘤切除术。术后并发肠皮瘘和胃肠吻合口狭窄。术后第 43 日，粪便培养发现有 IMP 型产碳青霉烯酶肺炎克雷伯菌。在术后 130 日，患者出现由盆底感染，并发氨苄西林敏感肠球菌引起的血流感染，并用达托霉素治疗 2 日，氨苄西林治疗 18 日。在术后第 140 日时，患者出现由 IMP 型产碳青霉烯酶肺炎克雷伯菌引起的尿路感染（阿米卡星 MIC 8 mg/L，美罗培南 MIC≥8 mg/L）。采用阿米卡星 750 mg，每 48 h 一

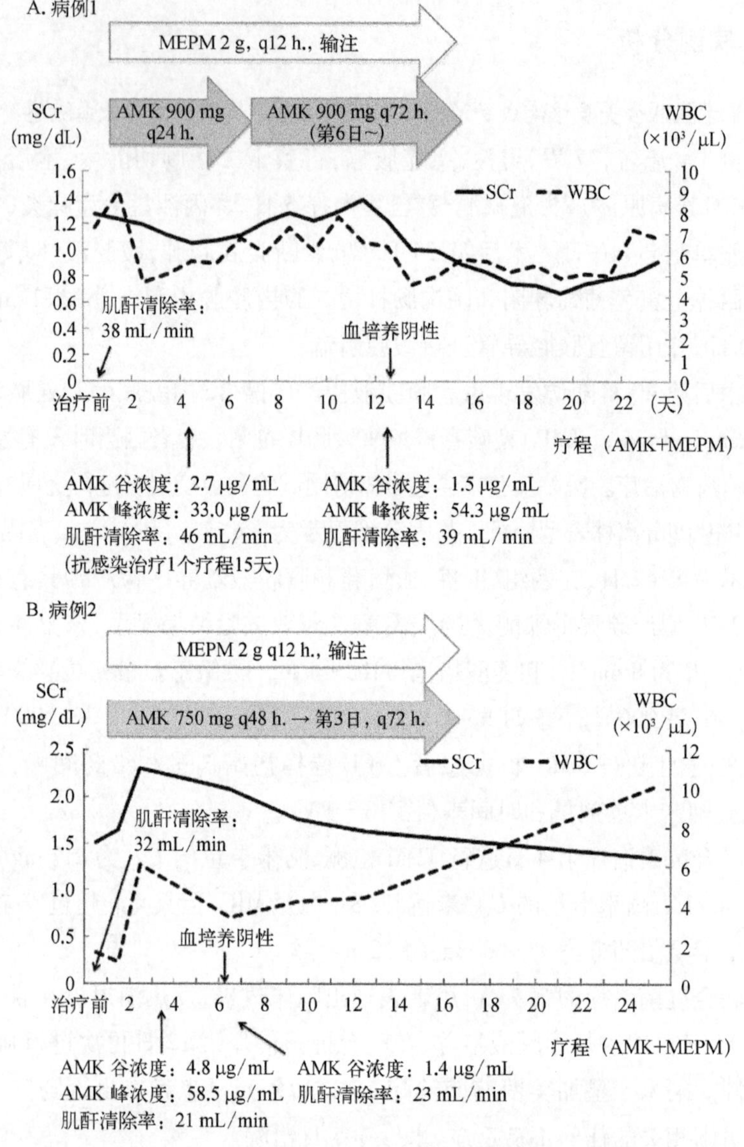

图 13-1　基于 TDM 调整阿米卡星剂量和疗程

AMK，阿米卡星；MEPM，美罗培南；SCr，血肌酐；WBC，白细胞

次，30 min 输注；美罗培南 2 000 mg，每 12 h 一次，输注 3 h，疗程 7 日。在术后第 152 日时，患者再次出现高热，重新开始经验性治疗，阿米卡星 750 mg，每 48 h 一次，输注超过 30 min；美罗培南 2 000 mg，每 12 h 一次，输注超过 3 h（图 13-1B）。

根据患者 CrCL 确定剂量和输液周期，并根据 TDM 调整阿米卡星剂量和方案。血培养显示为产 β-内酰胺酶和 IMP 型碳青霉烯酶肺炎克雷伯菌，随后的基因检测显示，该分离株具有 $bla_{CTX\text{-}M\text{-}2}$ 和 $bla_{IMP\text{-}6}$ 基因型。该分离株对阿米卡星（MIC = 8 mg/L）和左氧氟沙星（MIC ≤ 1 mg/L）敏感，对美罗培南耐药（MIC≥8 mg/L）。体外实验表明阿米卡星联合美罗培南（MIC 分别为 8 mg/L 和 4 mg/L）对病原菌生长有抑制作用。

在联合抗菌治疗第 3 日进行 TDM 检测，阿米卡星的 C_{min} 为 4.8 mg/L，C_{max} 为 58.5 mg/L。阿米卡星峰值浓度未达到（8～10）×MIC，但阿米卡星低 C_{min} 超出安全范围，并相应调整阿米卡星剂量。使用蒙特卡洛模拟计算美罗培南的%*T*>MIC（%*T*>MIC（time greater than MIC）是指药物浓度超过最小抑菌浓度（MIC）的时间的百分比，是一个评价疗效的 PK/PD 指数），发现在 MIC 为 8 mg/L 和 4 mg/L 时分别为 100%。因此，美罗培南的%*T*>MIC 超过 40%时对革兰氏阴性病原体具有最大的杀菌效果。继续使用阿米卡星加美罗培南治疗。

在联合抗菌治疗的第 2 日，患者的发热消退；第 6 日，血培养阴性。因此，在联合抗菌治疗（术后第 167 日）的第 16 日停止治疗。尽管患者总体病情恶化，于术后第 181 日死于恶性肿瘤，但患者没有出现任何与阿米卡星和美罗培南相关的不良反应。

【点评】该病例通过 TDM 优化了阿米卡星的剂量，确保其治疗浓度，同时避免毒性。使用阿米卡星与美罗培南联合治疗 IMP 型碳青霉烯酶产肠杆菌败血症取得成功，尤其是阿米卡星的给药间隔和剂量根据患者的肾功能和 C_{min} 的毒性阈值进行调整，体现了 TDM 在临床实践中的关键作用。该策略通过监控阿米卡星的血药浓度，实现了抗感染效果和患者安全之间的平衡。

第三节　庆 大 霉 素

一、作用机制和临床适应证

1. 作用机制

庆大霉素于 1963 年从小单孢菌中分离出来，其作用机制与其他氨基糖苷类药物相同。

2. 临床适应证

庆大霉素可治疗多种感染，包括由肺炎克雷伯菌、大肠埃希菌、黏质沙雷菌、柠檬酸杆菌、肠杆菌科或铜绿假单胞菌引起的感染；葡萄球菌感染性疾病；细菌性脑膜炎；新生儿细菌性败血症；细菌性败血症；眼睛、骨骼、皮肤和(或)皮下组织感染；感染性心内膜炎；由铜绿假单胞菌和其他革兰氏阴性菌引起的腹膜透析相关性腹膜炎；胃肠道感染引起的腹膜炎；呼吸道感染；还有泌尿系感染疾病。庆大霉素也用于联合治疗方案，如与β-内酰胺类抗生素联合治疗混合感染，与噬菌体联合治疗金黄色葡萄球菌感染。近年来，庆大霉素主要被用于多重耐药菌的感染[33]。

二、药动学特征

文献报道，静脉滴注庆大霉素的体内过程符合二房室模型，主要通过肾小球滤过经肾脏排出。给予老年组和年轻组庆大霉素 120 mg 单剂后，C_{max} 分别为(11.52±2.18) mg/L 和(11.36±3.20) mg/L，$T_{1/2}$ 分别为(3.52±0.73) h 和(2.39±0.14) h，肾清除率分别为(2.66±0.82) L/h 和(4.75±0.96) L/h，平均 AUC 分别为(31.0±6.97) mg·h/L 和(22.1±4.3) mg·h/L[17]。庆大霉素主要分布在细胞外液室，在肾功能正常的非危重成人患者中 V_d 约为 19.5 L/70 kg。庆大霉素在肥胖患者、危重症患者、儿科患者、新生儿患者、老年患者和透析患者等特定亚人群中的药动学参数与一般成年患者人群中的庆大霉素药动学参数有所不同，具体见表 13-2[8]。

表 13-2　庆大霉素在不同人群中的药动学参数

不同人群	CL [L/(h·70 kg)]	V_d/V_1 (L/70 kg)	CL 个体间变异(%)	V_d/V_1 个体间变异(%)
一般成年患者	4.31~5.12	13.3~24.5	18.5~36	5.8~11.9
肥胖患者	4.3~4.6	10.5~20.3	17.4	18.5
危重症患者	1.15~5.7	19~53	29.3~83.7	10.9~64.4
儿科患者	5.6~9.1	17.5~24.5	16~39	21.6~49
新生儿患者	0.49~6.3	26.6~63.7	16.1~58.6	10.3~35
老年患者	3.0	14.6~25.9	20.5	10.5
间歇性血液透析患者	4.68~6.96	12.4~23.1	0.3	50.7
腹膜透析患者	0.25	21.0	—	—

V_1：中央室分布体积。

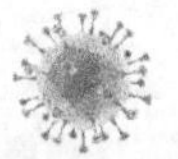

多项庆大霉素在患者的 PopPK 研究中，CrCL 是最常见的协变量，对庆大霉素 CL 有显著影响。此外，总体重是庆大霉素 V_d 最常见的协变量。从表 13－2 可知，庆大霉素药动学个体间差异显著且治疗窗窄，直接进行剂量调整仍然是一个挑战。

三、药动学/药效学

庆大霉素的抑菌作用呈浓度依赖性，C_{max}/MIC≥10 传统上被认为是疗效的最佳预测指标。20 世纪多项临床研究发现，C_{max}/MIC 是与临床疗效主要相关的药动学/药效学指标，C_{max}/MIC≥8～10 时疗效最大。一项研究分析了四项早期前瞻性研究的数据，包括 236 例接受氨基糖苷类治疗的革兰氏阴性菌感染患者，其中 103 例接受庆大霉素治疗，发现临床疗效［临床和（或）微生物疗效的复合终点］随着 C_{max}/MIC 的增加而增加[34]。一项回顾性研究包括 78 例使用氨基糖苷类药物治疗革兰氏阴性菌（主要是铜绿假单胞菌）的医院获得性肺炎患者，其中 38 例接受庆大霉素治疗，发现治疗最初 48 h 内 C_{max}/MIC>10 与 90%的退热概率和白细胞计数正常化相关[35]。

庆大霉素的药动学/药效学指标为 $AUC_{0-24\,h}$/MIC。当 $AUC_{0-24\,h}$/MIC 为 30～50 时，对于伴有下尿道和无并发症的上尿路感染的非重症患者或接受联合治疗的患者可能提供良好的疗效，但对于伴有非尿路感染的危重患者或接受庆大霉素单一治疗的患者，$AUC_{0-24\,h}$/MIC 为 80～100 可能是必要的。对于肾功能正常患者，每日 1 次，接受 7 mg/kg 治疗，当 MIC 为 1 mg/L 时，达到 $AUC_{0-24\,h}$/MIC 以 30.7 为靶值的达标概率为 99.8%，然而当 MIC 为 2 mg/L 时，达标概率为 89.5%。然而，当 MIC 为 1 mg/L 时，达到 $AUC_{0-24\,h}$/MIC 以 84.3 为靶值的达标概率为 58.8%，而当 MIC 为 2 mg/L 时，达标概率仅为 2.1%。基于这些考虑，从 2020 年 1 月开始，欧洲抗菌药物敏感性试验委员会（European Committee on Antimicrobial Susceptibility Testing，EUCAST）将庆大霉素的临床折点限制为来自泌尿道的肠杆菌目感染，每日剂量为 6～7 mg/kg，临床折点设置为 2 mg/L。庆大霉素不再被认为是铜绿假单胞菌的适当治疗选择，因为铜绿假单胞菌的野生型 MIC 值太高，以至于达标概率可以忽略不计。部分研究认为 $AUC_{0-24\,h}$/MIC≥100 时可获得良好的疗效。在临床实践中，C_{max}/MIC 和 $AUC_{0-24\,h}$/MIC 均可作为靶值，因为两者在使用每日 1 次给药方案时高度相关[36, 37]。值得注意的是，如果使用 $AUC_{0-24\ h}$/MIC 而不是 C_{max}/MIC，CL 降低的患者需要更低的日剂量才能达到相同的 $AUC_{0-24\ h}$。理论上，患者在以 $AUC_{0-24\ h}$/MIC 为靶值给药时发生肾毒性的风险可能比以 C_{max}/MIC 为靶值给药时低。然而，肾毒性的 $AUC_{0-24\ h}$ 阈值仍有待建立，需要研究来确定 $AUC_{0-24\ h}$ 指导下的给药是否降低了肾毒性的风险，特别是在 CL 降低的患者中，肾毒性发生风险增加[8]。

四、药物相互作用

避免同时或序贯使用神经毒性和（或）肾毒性药物，包括其他氨基糖苷类药物（如阿米卡星、链霉素、卡那霉素）、糖肽类药物（如万古霉素等）、多黏菌素类药物、两性霉素 B 及顺铂等。

避免合用神经肌肉阻滞剂，预防加重神经肌肉阻滞作用，导致肌肉软弱、呼吸抑制等症状。据报道，静脉注射、局部滴注（如在骨科和腹腔冲洗或脓胸的局部治疗中）和口服氨基糖苷类药物（特别是在麻醉或肌肉松弛药后不久给予）后可产生神经肌肉阻滞和呼吸麻痹。如果发生堵塞，钙盐可以逆转这些现象，但可能需要机械呼吸辅助[38]。

避免使用强效利尿剂（如依拉西酸、呋塞米），因为它们会增加庆大霉素耳毒性的风险；静脉给药时，利尿剂可能通过改变血清和组织中的抗生素浓度而导致毒性反应增强。

五、不良反应

庆大霉素可引起肾毒性、耳毒性，更罕见的还可引起神经肌肉阻滞。庆大霉素的肾毒性大于阿米卡星。

庆大霉素肾毒性发生率为 4%～55%[39]，通常表现为非少尿性 AKI，与酶血症的出现相关。由氨基糖苷类抗生素导致的肾衰竭的发病通常较慢，血清肌酐的日升高往往低于其他 AKI 原因，其特征是在开始治疗后 7～10 日升高，并伴有氨基酸尿、糖尿、低镁、低钙和低钾血症[40]。庆大霉素导致的肾毒性是可逆的，但恢复缓慢，特别是老年人。肾功能受损患者及接受大剂量或长期治疗的患者风险较大；很少情况下，肾毒性可能直到停止治疗后几日才显现出来。C_{min} 已被证实与氨基糖苷类抗生素引起肾毒性密切相关。多项研究报道，庆大霉素 C_{min}<2 mg/L，可显著降低肾毒性风险，但 C_{min}<1 mg/L 也被作为目标靶值。荟萃分析表明，对于庆大霉素，C_{min}<2 mg/L 的肾毒性发生率明显低于

$C_{min}\geqslant 2$ mg/L[比值比(OR)= 0.22, 95% CI = 0.01~0.21],但需要进行低偏倚风险的对照研究[4]。

庆大霉素耳毒性发生率为2%~12.8%,表现为双侧听觉和前庭耳毒性,是非可逆性的[41]。一项临床研究显示,与多次给药(且毒发生率为12.8%)相比,单次给药的耳毒性最小(且毒发生率为6.1%)。该毒性可发生于原有肾损害的患者和肾功能正常的患者,治疗剂量和(或)治疗时间均超过推荐剂量。高频耳聋通常首先发生,只有通过听力测试才能发现[42]。目前尚无临床研究证明庆大霉素剂量或暴露量与耳毒性存在相关性,需对使用该类药物的人群常规监测耳蜗功能(瞬时诱发耳声发射),特别是新生儿的常规检查[43]。近年来,基因检测正被推荐用于预防庆大霉素所致的耳毒性,检测时间短[44]。具有 *MT-RNR1* 基因变异(如 m.1555A>G)的个体患者接受氨基糖苷治疗后100%发生耳毒性。对于携带氨基糖苷类抗生素导致永久性听力丧失基因的人群,建议选用其他可替代药物。

六、TDM 的适用人群

庆大霉素在患者间和患者内药动学的变异大,治疗失败与低血药浓度、毒性和高血药浓度之间存在相关性,因此开展TDM具有很高的临床价值。在治疗初期采用TDM结合贝叶斯方法进行剂量优化可缩短住院时间,最大限度地减少患者的损害,特别是与其他肾毒性和耳毒性药物联合使用。为了降低肾毒性的风险,每例接受1次以上庆大霉素治疗的患者建议进行TDM。

七、监测时间

庆大霉素与阿米卡星TDM时间一样,一般监测 C_{max}、C_{min},通常在用药第3剂后采样;如果调整剂量,在调整剂量2~3剂后重新测定 G_{max}、C_{min}。立场文件对庆大霉素的监测时间推荐了3种方法[5],具体如下。

1. 基于 AUC 的监测

两点采样法:① 在输液结束后30 min内采集 C_{max} 样本;② 在给药后6~22 h内任采一个血样。

2. 基于 C_{max}/MIC 的监测

一点采样法:在输液结束后30 min内采集 C_{max} 样本。

3. 基于 C_{min} 的监测

一点采样法：下次给药前 30 min 内采集 C_{min}。

八、治疗窗

2020 年 ESICM 发布的立场文件推荐，庆大霉素 $AUC_{0-24\ h,ss}$ 应维持在 80～120 mg · h/L 范围内或 C_{max}/MIC≥8～10 以确保疗效；C_{min}<0.5 mg/L(每日 1 次给药)或 1～2 mg/L(每日多次给药)，预防肾毒性的发生[5]。然而，对于危重症患者，部分研究也将 C_{max}/MIC≥10 和 $AUC_{0-24\ h,ss}$≥100 mg · h/L 作为药动学/药效学靶值[45, 46]。

九、样本采集、样本送检和保存

1. 样本采集要求

(1) 采样管要求：根据检测方法要求，使用血清管或血浆管采集样本。

(2) 采样量要求：采血量为 1～2 mL，具体根据满足检测的最少用血量而定。血浆管采血后立即颠倒混匀。

(3) 采样部位：需从庆大霉素给药部位的对侧肢体采集静脉血。

(4) 采样时要求：采血过程中应尽量避免发生溶血。采血管外壁贴上单据号等患者信息或检验号，采样后应及时送检。

2. 样本送检及保存

庆大霉素血清或血浆样本在室温下放置 96 h，−80℃下放置 100 日内保持稳定，反复冻融 3 次稳定[47]。临床采集样本后 24 h 内常温下送往检测实验室，如不能及时送检，可暂放于室温或离心取上清冷冻保存 4 日。

十、样本检测方法

庆大霉素是由小单孢菌属发酵产生的多组分氨基糖苷类抗生素，结构相似，临床上用其混合物的硫酸盐，主要包含庆大霉素 C1、庆大霉素 C1a、庆大霉素 C2、庆大霉素 C2a 和少量庆大霉素 C2b[48]。硫酸庆大霉素成分的含量可变化，根据《美国药典》在所有批次中庆大霉素 C1 的含量应在 25%～50%之间，庆大霉素 C1a 的含量在 10%～35%之间，庆大霉素 C2 和庆大霉素 C2a 的外聚物之和应在 25%～55%之间。生物基质中庆大霉素浓度测定方法主要基于酶联免疫技术和色谱方法。商业上可用的免疫测定法可定量整个庆大霉素复合物，由于其快速和简单，在临床实践中被广泛用于TDM。但免疫法在国内缺少商用试剂盒，无法开展常规庆大霉素TDM。此外，色谱方法被开发在进行TDM时亦存在严重问题。庆大霉素分子缺乏能进行紫外或荧光检测的发色团，必须进行柱前或柱后衍生化，不便于常规分析。以上缺陷导致了其他色谱技术的发展，以实现更精确、灵敏和准确的测定。最相关的是蒸发光散射检测（ELSD）、脉冲电化学检测（LC－PED）和质量检测法，均能够检测出庆大霉素复合物中存在的所有单个庆大霉素同源物。近年来，LC－MS/MS已用于各种生物基质中庆大霉素的测定。LC－MS/MS灵敏度高、准确性好，适用于体积小的生物样本，对TDM的常规开展非常重要，特别是对新生儿及儿童[49]。

十一、剂量计算和调整

（一）剂量推荐

庆大霉素在热病患者中的剂量：每日多次给药时，首剂2 mg/kg，继以1.7 mg/kg，每8 h一次；每日1次给药时，5.1 mg/kg（危重患者7 mg/kg）。肾功能损伤患者：CrCL为50~90 mL/min，给予1.7~2 mg/kg，每8 h一次；CrCL为10~50 mL/min，给予1.7~2 mg/kg，每12~24 h一次；CrCL<10 mL/min，给予1.7~2 mg/kg，每48 h一次。血透患者：给予1.7~2 mg/kg，每8 h一次，透后补加0.85~1.0 mg/kg。动态腹透患者：给予3~4 mg/L（透析液）/天。CRRT患者：给予1.7~2 mg/kg，每日1次。

庆大霉素在肥胖患者、危重患者、新生儿及患儿、老年患者和透析患者等的药动学参数与一般成人患者不同，热病中推荐的给药方案不适合非一般成人患者，需优化给药方案[8]。

根据最新综述报道，庆大霉素在革兰氏阴性菌感染不同人群中的剂量推荐如下[8]。

（1）一般成人患者：建议起始剂量为7 mg/kg，在首次给药后进行TDM，优化给药间隔，降低肾毒性的风险。该剂量有望同时达到C_{max}/MIC和$AUC_{0-24\,h}$/MIC靶值。绝大多数使用7 mg/kg剂量的成年患者（如急诊部85%的败血症患者）可以达到C_{max}>16 mg/L（C_{max}/MIC>8，最高MIC值为2 mg/L）。

（2）肥胖患者：对于肾功能正常的肥胖患者，建议使用基于计算公式$70\times(TBW/70)^{0.73}$的“给药重量”的给药剂量列线图（nomogram），或给药5~6 mg/kg ABW（校准体重）{ABW=IBW+0.4×［TBW（总体重）-IBW］}，然后在第一次给药后进行 TDM，以优化给药间隔，降低肾毒性的风险。对于肾功能下降的肥胖患者，建议降低剂量并延长给药间隔。

（3）危重症患者：特别是对于分布容积增大的危重患者，起始剂量为 7 mg/kg（增加达标概率）是必要的。虽然在该人群中使用 8～10 mg/kg 的起始剂量会进一步增加药动学/药效学靶值的达标概率，但这些高剂量也会导致 C_{min}变高，从而肾毒性风险的增加。如果不调整给药间隔，会导致一部分患者的 C_{min}>2 mg/L。在所有危重患者中设定适当的 C_{max}/MIC 不可避免地会增加人群水平的肾毒性风险，因此应仔细权衡庆大霉素治疗在这一患者人群中的风险和收益。虽然没有证据表明药动学/药效学目标的实现（用或不用 TDM）与临床成功相关，但建议 TDM 优化危重患者的给药方案。

（4）儿科患者：对于 1 个月以上的儿童，建议起始剂量为 7 mg/kg，第一次给药后再进行 TDM，以优化给药间隔，以降低肾毒性的风险。对于 MIC 为 2 mg/L 的病原菌引起的感染，可能需要更高的起始剂量来进行最佳治疗。年龄较小的儿童可能比年龄较大的儿童需要更高的起始剂量（建议≤10 岁儿童给予 10.8 mg/kg，>10 岁儿童给予 6.4 mg/kg 或<2 岁儿童给予 9.5 mg/kg，2~7 岁儿童给予 8.5 mg/kg，≥8 岁儿童给予 7 mg/kg）。

（5）新生儿：多数研究建议起始剂量为 4～5 mg/kg，对于早产儿和极低出生体重儿，延长给药间隔为 36～48 h。建议在第一次给药后给予 TDM，优化给药间隔，以降低肾毒性的风险。

（6）间歇血液透析患者：当在透析疗程后给予庆大霉素时，目前建议负荷剂量为 2~3 mg/kg，随后在每个疗程后使用 1.5 mg/kg 的维持剂量和 TDM，优化给药间隔（以降低肾毒性风险）和药动学/药效学目标实现的概率。当在透析前使用庆大霉素时，允许高 C_{max} 和低 C_{min}，建议第一次剂量为 4~6 mg/kg，然后是 TDM。对于危重患者，在进行间歇血液透析前的第一次剂量为 6 mg/kg 可能是最佳的方法。

（7）腹膜透析患者：对于持续不卧床腹膜透析患者，目前推荐的庆大霉素腹腔注射剂量为 40 mg 或 0.6 mg/kg，每日 1 次，停留时间为 6 h。

（8）肾功能损害患者：采用 Hartford 列线图固定高剂量（7 mg/kg，60 min 输注），并根据估计的 CrCL 进行间隔调整：CrCL 为 20～39 mL/min，每 48 h 一次；CrCL 为 40～59 mL/min，每 36 h 一次；CrCL≥60 mL/min，每 24 h 一次。该方法已被证明 C_{max}/MIC≥10 的达标且 C_{min}<0.5 mg/L，从而实现了良好的药动学/药效学目标和低毒性风险。

（二）剂量调整

基于药动学/药效学指数和 C_{min} 调整剂量：目标 C_{max}/MIC≥8～10 或 $AUC_{0-24\,h}$/MIC≥80～120，C_{min}≤0.5 mg/L（每日 1 次给药）或 1～2 mg/L（每日多次给药）。在 C_{min} 大于靶值时，考虑庆大霉素的潜在毒性，降低日剂量 25%～30%或延长给药间隔；若 C_{max}/MIC <8，则增加日剂量增加 25%～30%。

此外，还可采用利用氨基糖苷类抗生素个体化计算软件（如 Aminoglycoside Calculator、GGC Medicines APP 等）进行庆大霉素初始剂量推荐和剂量调整。

十二、结果解释和建议

根据检测结果，结合患者具体情况，提出个体化用药建议，为临床医生调整剂量提供参考。初始剂量和调整剂量均可采用氨基糖苷类抗生素个体化计算软件进行预测，但需注意该软件在中国感染患者中的适用性。

当 C_{min}≤0.5 mg/L（每日 1 次给药）或 1～2 mg/L（每日多次给药）时，确认 C_{max}/MIC 或 $AUC_{0-24\,h}$/MIC 是否达标。若达标，肾功能正常且治疗有效，则不调整用药；若不达标，肾功能正常且治疗不佳，则适当增加剂量。

当 C_{min}>0.5 mg/L（每日 1 次给药）或 1～2 mg/L（每日多次给药）时，建议基于患者的肾功能状况，推荐降低或停止用药日剂量，并密切关注患者肾功能变化。

十三、病例分析

Kato 等[50]发表的庆大霉素在婴儿患者中的药动学及优选剂量的病例

病例一：一名 5 个月大的男婴被诊断为双侧肾积水，在庆大霉素治疗前 1 个月行肾造口术，在庆大霉素治疗前 1 日（第 0 日）发现肾造口导管梗阻。使用庆大霉素第 1 日，脓性尿；高热（39.1℃）；白细胞（WBC）计数升高（17 450 个/μL，正常范围为 3 300～8 600 个/μL）；C 反应蛋白（CRP）水平升高（17.53 mg/dL；正常范围为 0～0.14 mg/dL）。患者（体重 5.3 kg）被诊断为尿路感染，在采集血、尿进行细菌培养后（第 1 日）立即静脉注射庆大霉素 7.5 mg/kg，每日 1 次。第 2 日，庆大霉素 C_{min} 为 0.5 mg/L，其剂量与起始剂量相同。第 3 日，在第 1 日采集的尿培养（血培养阴性）结果为产气肠杆菌，对庆大霉素和左氧氟沙星的 MIC 小于 1 mg/L。患者发热逐渐消退，白细胞计数和 CRP 水平逐渐恢复到正常值。第 4 日，因退热（36.5℃）及尿清，取下肾造瘘导管。庆大霉素给药 4 日，接着口服左氧氟沙星 3 日。肾功能损害（尿量减少：第 1 日，尿量 449 mL；第 3 日，尿量

442 mL)在庆大霉素治疗期间和治疗后未观察到。没有迹象表明抗生素治疗结束的尿路感染。在庆大霉素治疗期间，以 2 mL/h 的速度输注电解质溶液。

病例二：患者为一名 7 个月大的男婴(体重 6.4 kg)，前两个月出现无尿症状。由于患者出现高热(38.2℃)和混浊尿液，因此进行了尿培养(第 1 日)。第 0 日的血液检查显示白细胞计数(180 600 个/μL)和 CRP 水平(5.0 mg/dL)升高。第 1 日诊断为尿路感染，给予庆大霉素 2.3 mg/kg，每日 2 次。第 3 日，尿培养中检出庆大霉素 MIC<1 mg/L 的产气大肠埃希菌。第 3 日庆大霉素的 C_{min} 为 0.8 mg/L，继续使用相同的庆大霉素剂量。虽然已经充分确定了清澈的尿液流动，但观察到轻微发热和 C 反应蛋白水平轻微升高。随着患者发热消退，实验室数据也有所改善，第 12 日停用庆大霉素治疗。在庆大霉素治疗期间，未观察到尿量减少(第 1 日，尿量 541 mL；第 3 日，尿量 578 mL；第 6 日，尿量 602 mL；第 12 日，尿量 590 mL)。在庆大霉素治疗期间，以 10 mL/h 的速度输注葡萄糖-电解质溶液。

庆大霉素治疗两名婴儿的参数如下。

表 13-3　庆大霉素治疗两名婴儿的参数

病例	性别	年龄(月)	体重(kg)	尿量(mL/d)	血肌酐(mg/dL)	感染类型	细菌	$MIC_{庆大霉素}$(mg/L)	给药方案
1	男	5	5.3	266	0.21	尿路感染	产气肠杆菌	≤1	7.5 mg/kg，每日 1 次(每日 7.5 mg/kg)
2	男	7	6.4	541	0.22	尿路感染	产气肠杆菌	≤1	2.3 mg/kg，每日 2 次(每日 4.6 mg/kg)

病例	疗程(日)	采样时间[a]	C_{max}(mg/L)	C_{min}(mg/L)	清除率[mL/(min·kg)]	k_e(h^{-1})	临床疗效	细菌学疗效	不良反应
1	4	C_{max}，NA；C_{min}，24 h	NA	0.5	NA	NA	改善	清除	无
2	12	C_{max}，NA；C_{min}，12 h	NA	0.8	NA	NA	治愈	清除	无

k_e，消除速率常数。NA，不适用。a，给予庆大霉素后采集血样时间。

【点评】庆大霉素因其肾毒性及不可逆耳毒性风险，在儿科用药尤为慎重，以上报道的两列庆大霉素在婴儿尿路感染中的治疗，通过及时的浓

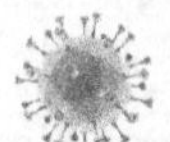

度检测,并密切关注实验室检查的异常,将 C_{min} 控制在毒性阈值范围内,降低了不良反应发生风险,提高了临床疗效并缩短了病程。

第四节　奈替米星

一、作用机制和临床适应证

1. 作用机制

奈替米星是一种半合成氨基糖苷类药物,作用机制与其他氨基糖苷类药物相同。

2. 临床适应证

奈替米星抗菌谱与庆大霉素相似,对多种革兰氏阴性菌(如对大肠埃希菌、铜绿假单胞菌、变形杆菌、克雷伯杆菌、不动杆菌等)和少数革兰氏阳性菌(如金黄色葡萄球菌)、结核杆菌、非典型分枝杆菌等均具有良好的抗菌活性。其作用机制是与细菌核糖体 30S 亚单位结合,抑制细菌蛋白质的合成。奈替米星适用于上述敏感菌引起的复杂性尿路感染、败血症、皮肤软组织感染、腹腔感染及下呼吸道感染的治疗。

二、药动学特征

与其他氨基糖苷类抗生素一样,奈替米星不会被胃肠道大量吸收,一般通过静脉或肌肉途径给药,其药动学特性与庆大霉素相似。健康受试者或患者单次静脉注射奈替米星 1~2 mg/kg 后,平均 C_{max} 在 3.9~16.6 mg/L 的范围内;多次静脉输注(1.7~2.5 mg/kg,每 8 h 一次,连续 7~12 日)的 C_{max} 平均值在 6~9 mg/L 范围。该药 $T_{1/2}$ 为 2~2.5 h,自胆汁中排出少,主要经肾小球滤过排出,24 h 尿中排出率为 60%~90%;可广泛分布于各主要脏器和体液中,难以透过血脑屏障,但可有一定量透过胎盘屏障进胎儿体内。另外,奈替米星的血浆蛋白结合率低,仅为 0%~30%。应用于肾功能减退的患者时,其肾排出明显减少,药物可在体内蓄积,$T_{1/2}$ 明显延长[51]。

三、药动学/药效学

无相关报道。

四、药物相互作用

奈替米星与苯唑西林或氨苄西林联合对金黄色葡萄球菌有协同作用；与阿洛西林、羧苄西林或头孢他啶联合对铜绿假单胞菌有协同作用；与其他具有耳毒性、肾毒性的药物合用会加重耳毒性、肾毒性；维生素 C 可酸化尿液，降低该药的抗菌活性；与强利尿剂合用可加重其肾毒性。

五、不良反应

（1）肾毒性轻微并较少见，常发生于原有肾功能损害或应用剂量超过一般常用量的感染者。

（2）神经系统毒性，可发生对第 8 对颅神经的毒性反应，与其他常用氨基糖苷类抗生素相比，其发生率低，程度亦较轻，易发生在原有肾功能损害者，或治疗剂量过高、疗程过长的感染患者，表现为前庭及听力的受损症状，如出现头晕、听觉异常等。

（3）偶可出现头痛、全身不适、视觉障碍、心悸、皮疹、发热、呕吐和腹泻等。

（4）偶可发生实验室检查异常，如血糖、血碱性磷酸酶、血清转氨酶等的升高，也可出现白细胞、血小板等的降低和嗜酸性粒细胞的增加，以上反应呈一过性。

（5）局部反应一般少见，偶有输注部位疼痛。

六、TDM 的适用人群

同“氨基糖苷类药物 TDM 概述”。

七、监测时间[52]

于治疗开始后，或改变剂量/给药间隔后的第 3 剂测定奈替米星血药浓度（峰值和谷值）。如果血肌酐升高，则需更频繁地监测奈替米星血药浓度。在下一次注射前立即采集 C_{min} 样本，C_{max} 样本在开始静脉输注或静脉推注后 60 min 采集。

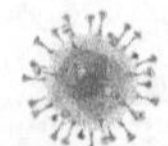

八、治疗窗

《热病：桑福德抗微生物治疗指南》中注明奈替米星应用疗程中宜定期监测患者血药浓度。给药方案为 6.5 mg/kg，每日 1 次时，C_{max} 为 22～30 mg/L，C_{min} < 1 mg/L；给药方案为 2 mg/kg，每 8 h 一次时，C_{max} = 4～10 mg/L，C_{min} = 1～2 mg/L[53]。

九、样本采集、样本送检和保存

血样采集通常于首次给药后或改变剂量后的第 3 剂给药前即刻采集 C_{min}，以及开始静脉输注或静脉推注后 60 min 采集 C_{max}。采集时需准确记录用药时间、用药间隔及采血时间，这些信息对于剂量调整的计算非常重要。采血时需要根据检测单位的要求，采用要求的相应抗凝剂或促凝剂的采血管进行。低温（2～8℃）运送至检测单位。检测前将全血血样在 4℃、3 500 r/min 转速下离心 10 min，取全部上清液于 2 mL 的 EP 管当中（最少体积不少于 0.5 mL），标明编号，保存于生物医药用冰箱（−70℃ ± 10℃）。

十、样本检测方法

奈替米星在血浆、生物组织和体液中的浓度可采用多种 HPLC、微生物法、酶免疫法和放射免疫法进行测定，各方法的灵敏度基本相同，且具有良好的一致性[54]。采用 HPLC-共振瑞利散射（resonance Rayleigh scattering，RRS）直接测定血清中奈替米星的方法已被报道。该研究采用 C18 色谱柱对含 0.22% 三氟乙酸（92∶8，*v/v*）的 20 mmol/L 乙酸钠水溶液与甲醇的混合物进行等密度洗脱。在分子探针下，奈替米星形成离子结合复合物，增强 RRS 强度。RRS 信号在 365 nm 的激发波长（λ_{ex}）和发射波长（λ_{em}）用商用荧光检测器检测。奈替米星的检出限为 0.7 mg/L。以妥布霉素为内标，奈替米星在 1.2～30 mg/L 范围内呈线性。该方法可用于奈替米星在血清中的药物浓度检测[55]。

十一、剂量计算和调整

1. 肾功能正常患者

（1）成人用量：静脉注射或肌内注射奈替米星，复杂尿路感染推荐剂量为 1.5～2.0 mg/kg，严重全身感染推荐剂量为 4.0～6.5 mg/(kg · d)，每 8 h 一次；1.3～2.2 mg/kg 或 2.0～3.25 mg/kg，每 12 h 一次。对于尿路感染或非危及生命的感染的推荐剂量为4.0~6.0 mg/(kg·d)。

(2) 小儿用量：对于6周至12岁者推荐剂量为4~6 mg/(kg·d)，每8 h一次/每12 h一次；出生6周以内者每日4~5 mg/kg，每12 h一次，早产儿、新生儿的用量应适当减少。严重感染、新生儿、婴幼儿感染时均以静脉滴注给药为宜，疗程视病种、病情而异，一般为7~14日。

2. 肾功能减退患者

应用时必须根据肾功能减退程度调整剂量，有条件者宜进行血药浓度监测，据其结果拟订个体化给药方案，使其血药浓度调整至适宜范围内(见治疗窗)，也可根据患者的CrCL，或参考血肌酐值、血尿素氮值，减少用量或延长给药间期。

十二、结果解释和建议

推荐有资质的临床药师根据检测结果，结合患者用药剂量和具体情况，提出个体化用药建议，为临床医生调整剂量提供参考。

当C_{min}低于靶值时，确认C_{max}是否达标(6.5 mg/kg，每日1次给药时，C_{max}为22~30 mg/L，C_{min}<1 mg/L；2 mg/kg，每8 h一次给药时，C_{max}=4~10 mg/L，C_{min}=1~2 mg/L)。若达标，肾功能正常且治疗有效，则不调整用药；若不达标，肾功能正常且治疗不佳，则适当增加剂量。

当C_{min}高于靶值时(6.5 mg/kg，每日1次给药时，C_{max}为22~30 mg/L，C_{min}<1 mg/L；2 mg/kg，每8 h一次给药时，C_{max}=4~10 mg/L，C_{min}=1~2 mg/L)，建议基于患者的肾功能状况，推荐降低或停止用药日剂量，并密切关注患者肾功能变化。

第五节 异 帕 米 星

一、作用机制和临床适应证

1. 作用机制

异帕米星(isepamicin，ISP)是一种半合成氨基糖苷类药物，通过在庆大霉素B结构上1位氨基引入羟基丙酰基而得，其作用机制与其他氨基糖苷类药物相同。

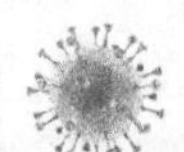

2. 临床适应证

临床应用其硫酸盐为注射剂型，是治疗大多数肠杆菌科细菌、假单胞菌属、不动杆菌属及沙门菌等革兰氏阴性杆菌，以及包括 MRSA 在内的金葡菌、表皮葡萄球菌感染的重要药物[56]。异帕米星主要与细菌核糖体 30S 亚单位结合，抑制细菌蛋白质合成，从而导致细菌死亡。

二、药动学特征

与其他氨基糖苷类抗生素一样，异帕米星难以经胃肠道吸收，一般通过静脉或肌肉途径给药。健康受试者或患者单次静脉滴注或肌内注射异帕米星 200 mg 后，药物迅速分布至全身，1 h 内到达 C_{max}。$T_{1/2}$为 1.94 h，在体内几乎不代谢，主要以原型经肾脏排出，24 h 内可排出 85%。多次给药（200 mg，每 12 h 一次，连续 5 日）后体内无明显蓄积。血清蛋白结合率低，仅为 3%~8%。在肾脏、痰液、伤口渗出液和腹水等组织中浓度较高，主要存在于细胞外液，但也可进入耳蜗外毛细胞及肾皮质中。在新生儿和老年人的清除率都会降低。应用于肾功能减退患者时，其肾排出明显减少，药物可在体内蓄积，$T_{1/2}$明显延长，C_{max}升高及 AUC 增加。具体主要药动学参数见表 13－4[57]。

表 13－4　异帕米星肌内注射和静脉滴注的主要药动学参数（$\bar{x}\pm s$）

剂　量	n	C_{max} (mg/L)[a]	T_{max} (min)	C_{min} (mg/L)[b]	AUC (mg·h/L)[a]	V_{ss} (L/kg)	$T_{1/2\beta}$ (h)[a]
静脉注射							
1 g	12	NR	5	NR	196(27)	0.26(0.03)	2.1(0.25)
7.5 mg/kg，1 日 1 次	6	51(7)	30	0.3(0.2)	103(17)	NR	2.1(0.4)
7.5 mg/kg，1 日 2 次	6	47(6)	30	1.4(0.5)	110(17)	NR	2.1(0.1)
15 mg/kg，1 日 1 次	6	92(16)	30	0.3(0.2)	228(39)	NR	2.0(0.1)
1 g	18	67(10)	30	NR	154(30)	0.5(0.10)	3.6(0.6)
肌内注射							
1 g	18	37(8)	80(24)	NR	164(24)	0.4(0.04)	2.6(0.4)
7.5 mg/kg，1 日 1 次	6	24(5)	92(16)	0.07(0.04)	103(18)	NR	2.7(0.7)
7.5 mg/kg，1 日 2 次	6	27(4)	92(16)	0.5(0.2)	109(16)	NR	2.4(0.6)

注：AUC，$AUC_{0-\infty}$；NR，未报道；$T_{1/2\beta}$，分布相半衰期；V_{ss}，稳态表观分布容积。
a 第 1 日数值。
b 第 10 日数值。

三、药动学/药效学

像其他氨基糖苷类药物一样，异帕米星具有浓度依赖性杀菌活性和较长的抗生素后效应。在 7.5～25 mg/kg 范围内，异帕米星的药动学通常是线性的，C_{max}和 $AUC_{0-24\,h}$与给药剂量成正比。C_{max}/MIC 和 $AUC_{0-24\,h}$/MIC 是影响异帕米星药效和毒性的主要药动学/药效学指数。文献报道，C_{max}>40 mg/L 可能是异帕米星的最佳疗效靶值，C_{min}<5 mg/L 是临床判断毒性反应的靶值[57]。若有病原菌 MIC 值，建议采用 $AUC_{0-24\,h}$/MIC 值，参考范围为 80～120 mg·h/L。

四、药物相互作用

避免与有肾毒性和（或）耳毒性的药物合用，包括其他氨基糖苷类药物、糖肽类（如万古霉素等）、多黏菌素类、两性霉素 B、膦甲酸钠、他克莫司、环孢素、含铂的抗肿瘤药物（如顺铂、卡铂等）、髓袢利尿药（如呋塞米等）、血液代用品（如右旋糖酐、羟乙基淀粉）等，合用可能会引起或加重相应器官功能损害。

避免与神经肌肉阻滞剂合用，包括麻醉药及肌松药（如泮库溴胺、维库溴铵、A 型肉毒杆菌等），合用可能会发生呼吸抑制。

五、不良反应

在常规剂量和疗程下，异帕米星的耳毒性、肾毒性及神经肌肉接头阻滞作用是氨基糖苷类药物中最低的。原因为异帕米星空间立体结构的自由氨基和甲氨基数量较其他品种少，与磷脂的亲和力低，容易被替换，降低了肾皮质细胞溶酶体的磷脂质化[58]。异帕米星不良反应发生率较低，包括耳鸣、听力障碍、皮疹、消化道反应、血清尿素氮和肌酐一过性升高等。多呈轻中度，停药后大多可恢复正常。

一项来自日本的临床观察报道在 1 462 例应用异帕米星的患者中，仅 17 例发生不良反应，不良反应发生率为 1.16%[59]。自上市后 6 年间的 5 058 例安全性评价的临床观察发现，有 214 例患者发生不良反应，其发生率为 4.23%，其中耳鸣 1 例（0.02%）、听力障碍 2 例（0.04%）、皮疹 12 例（0.24%）、消化道反应 8 例（0.16%）。实验室检查：血清尿素氮和肌酐一过性升高者 46 例（0.90%），这些毒副作用多呈轻中度，停药后大多恢复正常[60]。一项国内多中心前瞻性平行对照研究比较了异帕米星与其他抗菌药物在不良反应发生类型、发生率、相关因素及转归等方面的情况，结果显示，异帕米星组（n=2 047）和对照组（n=

1 852)不良反应发生率分别为 2.15%与 2.70%，差异无统计学意义($P>0.05$)，两组不良反应的严重程度、与药物的相关性及转归等方面的差异也无统计学意义($P>0.05$)；异帕米星组实验室检查异常者多于对照组，特别是尿素氮及肌酐升高者较多；两组血、尿常规及肝功能等其他血生化检查结果无差异。异帕米星组未见听力障碍的患者，提示异帕米星不良反应发生率与其他非氨基糖苷类药物相似，主要不良反应为胃肠道反应，肾脏毒性少见，程度多轻微[61]。

六、TDM 的适用人群

推荐以下人群进行异帕米星 TDM：重症患者、烧伤患者、新生儿/儿童患者、老年患者、肾毒性高风险患者(如合并应用其他肾毒性药物治疗的危重症患者)、肾功能不稳定患者(即恶化或显著改变)、接受 RRT 患者、ARC 患者、肥胖患者、囊性纤维化患者、重度腹水患者、长疗程(超过 5 日)患者[62,5]。

七、监测时间

异帕米星 TDM 一般监测稳态 C_{min} 和 C_{max}，具体如下[57]。

首次 TDM 采样，对于肾功能正常患者，通常在用药第 3 剂后采样；如果是延长间隔方案患者，则在用药第 2 剂后采样。在异帕米星结束滴注后 0.5 h 采集(C_{max})。对于用药时间>3 日或肾功能发生急剧变化的患者异帕米星给药前 0.5 h 内采集(C_{min})。对于肾功能不全患者，异帕米星排出延迟，若已根据肾功能调整给药间隔，建议在第 3 剂后进行 TDM。对于重症患者或药动学参数个体差异较大患者，建议在第 1 剂后即进行 TDM，并在 1~2 日内重复 TDM 以确认药物暴露是否达目标范围。若采用模型引导的 MIPD 并结合贝叶斯估计法辅助异帕米星个体化给药，可在用药后的任意时间进行 TDM(由于 C_{min} 可能低于检测方法定量下限，采样建议在给药后 6~22 h 内)。

调整用药后 TDM 采样，若初始 TDM 后调整了给药剂量或药动学参数发生较大变化，建议在调整剂量的第 3 剂后或 1~2 日内再次进行 TDM。

八、治疗窗

使用异帕米星时，达到 $C_{max}>40$ mg/L 能最大限度地提高杀菌效果。$C_{min}<5$ mg/L 是临床判断毒性反应的靶值。这些值应根据个体情况进行调整，同时考虑协变量，如合并用药情况、基础疾病、细菌菌株的性质和感染部位等[57]。

推荐可采用个体化计算软件（如 ABBOTTBASE 和 SeBA－GEN[63]）或 PopPK 模型计算患者用药后的 $AUC_{0-24\,h}$，若有病原菌 MIC 值，建议采用 $AUC_{0-24\,h}$/MIC 值，参考范围为 80～120 mg · h/L。

九、样本采集、样本送检和保存

1. 样本采集要求[64]

（1）采样管要求：根据检测方法要求，采用含促凝胶或不含促凝胶的血清管采集血清样本，或含 EDTA－K_2 等抗凝剂的血浆管采集血浆样本。

（2）采样量要求：采血量为 2～3.5 mL，具体根据满足检测的最少用血量而定，血浆管采血后立即颠倒混匀。

（3）采样部位：应从异帕米星给药部位的对侧肢体采集静脉血。禁止从静脉滴注药物的同侧肢体采血，不能于给药结束后的深静脉置管（中心静脉置管，PICC）内回抽血。

（4）采样时要求：采血过程中应尽量避免溶血的发生。采血管外壁贴上单据号等患者信息或检验号，采样后应及时送检。

2. 样本送检及保存

异帕米星血清样本在低温（4℃）24 h、室温（20～25℃）12 h 稳定，冻融（-20℃）2 次稳定。血清样品在-20℃保存 33 日稳定。样本采集后 24 h 内常温送检，如不能及时送检，可存放于 2～8℃冰箱，或离心后取上层血清或血浆冷冻保存后送检。

十、样本检测方法

异帕米星由于缺乏特征的紫外吸收，早期 TDM 多采用高效液相色谱-蒸发光散射检测器法（HPLC－ELSD）进行检测，但是该方法灵敏度较低、重现性差。柱后衍生化-高效液相色谱-荧光检测法比 HPLC－ELSD 灵敏度更高，但是衍生化过程较为烦琐。近年来，随着质谱分析技术的发展，HPLC－MS/MS 逐渐被报道。

林志燕等[65]报道了一种 LC－MS/MS 测定人血清中的异帕米星浓度。该方法采用 Agilent Poroshell 120 HILIC－Z 柱（100 mm×2.1 mm，2.7 μm）对含 1%甲酸和 100 mmol/L 醋酸铵的水溶液与含 1%甲酸的乙腈的混合物进行梯度洗脱。以阿米卡星为内标，电喷雾离子源，多反应离子监测模式，正离子模式检测。异帕米星定量离子通道 m/z 为 570.2/411.4，定性离子通道 m/z 为

570.2/250.3。结果显示异帕米星在 0.78~25.00 μg/mL 范围内线性关系良好（r=0.998 7），回收率为 93.22%~101.96%。

十一、剂量计算和调整

（一）肾功能正常患者

用于严重感染患者，15 mg/kg，每日 1 次；用于次严重感染患者，8 mg/kg，每日 1 次[53]。在新生儿的清除率降低，日龄低于 16 日的新生儿推荐剂量为每日 1 次，每次 7.5 mg/kg。用于老年患者虽清除率也会降低，但无须调整剂量[57]。

（二）肾功能不全患者

用于肾功能不全患者时需调整给药方案，推荐剂量均为 8 mg/kg，但给药间隔延长。CrCL = 2.4 ~ 3.54 L/h（40 ~ 59 mL/min）时，每 24 h 一次；CrCL = 1.2~2.34 L/h（20 ~ 39 mL/min）时，每 48 h 一次；CrCL = 0.6 ~ 1.14 L/h（10 ~ 19 mL/min）时，每 72 h 一次；CrCL=0.36~0.54 L/h（6~9 mL/min）时，每 96 h 一次[57]。

十二、结果解释和建议

当 $C_{\min}$>5 mg/L 或持续 $AUC_{0\text{-}24\,h}$>120 mg · h/L 的患者，建议基于患者的肾功能状况，推荐延长给药间隔，并密切关注患者肾功能变化；若患者已发生异帕米星相关耳毒性、肾毒性，建议在 TDM 的指导下减量或停用异帕米星，并密切关注该不良事件的转归情况。

对于 $C_{\max}$ 或者 $AUC_{0\text{-}24\,h}$ 低于参考值范围的情况，建议与临床医生沟通临床治疗的反应，若临床反应不佳，可建议增加剂量或采用延长给药间隔方案；若临床反应良好，则暂不调整方案。

对于 $C_{\max}$、$C_{\min}$ 和 $AUC_{0\text{-}24\,h}$ 在参考值范围内，临床疗效不佳或出现不良反应时，应结合患者的生理病理和合并用药等信息，分析可能的原因。

参考文献

[1] Duong A, Simard C, Wang Y L, et al. Aminoglycosides in the intensive care unit: what is new in population PK modeling? [J]. Antibiotics, 2021, 10(5): 507.

[2] LeBras M, Chow I, Mabasa V H, et al. Systematic review of efficacy, pharmacokinetics, and administration of intraventricular aminoglycosides in adults[J]. Neurocritical Care, 2016, 25(3): 492 - 507.

[3] Krause K M, Serio A W, Kane T R, et al. Aminoglycosides: an overview[J]. Cold Spring Harbor Perspectives in Medicine, 2016, 6(6): a027029.

[4] Yamada T, Fujii S, Shigemi A, et al. A meta-analysis of the target trough concentration of gentamicin and amikacin for reducing the risk of nephrotoxicity[J]. Journal of Infection and Chemotherapy, 2021, 27(2): 256 - 261.

[5] Abdul-Aziz M H, Alffenaar J W C, Bassetti M, et al. Antimicrobial therapeutic drug monitoring in critically ill adult patients: a position paper[J]. Intensive Care Medicine, 2020, 46(6): 1127 - 1153.

[6] Narayanan N, Lewis J S. Aminoglycoside therapeutic drug monitoring: on paper vs in practice[J]. Clinical Infectious Diseases, 2023, 77(12): 1737 - 1738.

[7] 钟艾玲,田敏,刘艳全,等.氨基糖苷类抗生素的耐药机制研究进展[J].中国抗生素杂志,2019,44(4): 401 - 405.

[8] Hodiamont C J, van den Broek A K, de Vroom S L, et al. Clinical pharmacokinetics of gentamicin in various patient populations and consequences for optimal dosing for gram-negative infections: an updated review[J]. Clinical Pharmacokinetics, 2022, 61(8): 1075 - 1094.

[9] Bland C M, Pai M P, Lodise T P. Reappraisal of contemporary pharmacokinetic and pharmacodynamic principles for informing aminoglycoside dosing[J]. Pharmacotherapy, 2018, 38(12): 1229 - 1238.

[10] United States Committee on Antimicrobial Susceptibility Testing (USCAST). Aminoglycoside *in vitro* susceptibility test interpretive criteria evaluations [Z]. [2019 - 10 - 04][2024 - 10 - 14]. https://www.uscast.org/documents. [2025 - 02 - 11].

[11] Maxwell A, Ghate V, Aranjani J, et al. Breaking the barriers for the delivery of amikacin: challenges, strategies, and opportunities[J]. Life Sciences, 2021, 284: 119883.

[12] Brunnemann S R, Segal J L. Amikacin serum protein binding in spinal cord injury[J]. Life Sciences, 1991, 49(2): PL1 - PL5.

[13] Edwards C Q, Smith C R, Baughman K L, et al. Concentrations of gentamicin and amikacin in human kidneys[J]. Antimicrobial Agents and Chemotherapy, 1976, 9(6): 925 - 927.

[14] Meyer R D. Amikacin [J]. Annals of Internal Medicine, 1981, 95(3): 328 - 332.

[15] Briedis D J, Robson H G. Cerebrospinal fluid penetration of amikacin[J]. Antimicrobial Agents and Chemotherapy, 1978, 13(6): 1042 - 1043.

[16] Gaillard J L, Silly C, Le Masne A, et al. Cerebrospinal fluid penetration of amikacin in children with community-acquired bacterial meningitis [J]. Antimicrobial Agents and Chemotherapy, 1995, 39(1): 253 - 255.

[17] 张菁,郁继诚,施耀国,等.庆大霉素和阿米卡星在老年人中的药代动力学研究[J].中

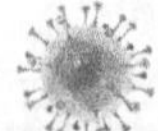

国临床药理学杂志,1998,14(2):82－85.

[18] Marik P E, Havlik I, Monteagudo F S, et al. The pharmacokinetic of amikacin in critically ill adult and paediatric patients: comparison of once-versus twice-daily dosing regimens[J]. The Journal of Antimicrobial Chemotherapy, 1991, 27(Suppl C): 81－89.

[19] Sherwin C M T, Wead S, Stockmann C, et al. Amikacin population pharmacokinetics among paediatric burn patients[J]. Burns, 2014, 40(2): 311－318.

[20] Aréchiga-Alvarado N A, Medellín-Garibay S E, Del C Milán-Segovia R, et al. Population pharmacokinetics of amikacin administered once daily in patients with different renal functions[J]. Antimicrobial Agents and Chemotherapy, 2020, 64(5): e02178－e02219.

[21] 陈平雄,齐芸.阿米卡星在严重败血症患者体内的药代动力学研究[J].安徽医药,2015,19(3):431－434.

[22] Craig W A. Pharmacokinetic/pharmacodynamic parameters: rationale for antibacterial dosing of mice and men[J]. Clinical Infectious Diseases, 1998, 26(1): 1－10.

[23] 中国医药教育协会感染疾病专业委员会.抗菌药物药代动力学/药效学理论临床应用专家共识[J].中华结核和呼吸杂志,2018,41(6):409－446.

[24] Kato H, Hamada Y. Amikacin therapy in Japanese pediatric patients: narrative review[J]. International Journal of Environmental Research and Public Health, 2022, 19(4): 1972.

[25] 国家药品监督管理局.国家药监局关于修订阿米卡星注射剂说明书的公告(2021 年第 46 号)[S/OL].[2021－04－06][2025－01－10].https://www.nmpa.gov.cn/xxgk/ggtg/ypggtg/ypshmshxdgg/20210406150152190.html.

[26] Jenkins A, Thomson A H, Brown N M, et al. Amikacin use and therapeutic drug monitoring in adults: do dose regimens and drug exposures affect either outcome or adverse events? A systematic review[J]. Journal of Antimicrobial Chemotherapy, 2016, 71(10): 2754－2759.

[27] French M A, Cerra F B, Plaut M E, et al. Amikacin and gentamicin accumulation pharmacokinetics and nephrotoxicity in critically ill patients[J]. Antimicrobial Agents and Chemotherapy, 1981, 19(1): 147－152.

[28] Duszynska W, Taccone F S, Hurkacz M, et al. Therapeutic drug monitoring of amikacin in septic patients[J]. Critical Care, 2013, 17(4): R165.

[29] Balakrishnan I, Shorten R J. Therapeutic drug monitoring of antimicrobials[J]. Annals of Clinical Biochemistry, 2016, 53(Pt 3): 333－346.

[30] 彭小林,范亚新,张亮,等.LC-MS/MS 法检测人血清中阿米卡星浓度及临床应用[J].中国临床药学杂志,2017,26(4):217－221.

[31] De Winter S, Wauters J, Meersseman W, et al. Higher versus standard amikacin single dose in emergency department patients with severe sepsis and septic shock: a randomised controlled trial[J]. International Journal of Antimicrobial Agents, 2018, 51(4): 562－570.

[32] Nakakura I, Ogawa Y, Sakakura K, et al. IMP－6 carbapenemase-producing Enterobacteriaceae bacteremia successfully treated with amikacin-meropenem in two patients[J]. Pharmacotherapy, 2017, 37(10): e96－e102.

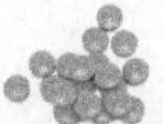

[33] Chen C H, Chen Y M, Wu P P, et al. Update on new medicinal applications of gentamicin: evidence-based review [J]. Journal of the Formosan Medical Association, 2014, 113(2): 72-82.

[34] Moore R D, Lietman P S, Smith C R. Clinical response to aminoglycoside therapy: importance of the ratio of peak concentration to minimal inhibitory concentration[J]. The Journal of Infectious Diseases, 1987, 155(1): 93-99.

[35] Kashuba A D, Nafziger A N, Drusano G L, et al. Optimizing aminoglycoside therapy for nosocomial pneumonia caused by gram-negative bacteria [J]. Antimicrobial Agents and Chemotherapy, 1999, 43(3): 623-629.

[36] Turnidge J. Pharmacodynamics and dosing of aminoglycosides [J]. Infectious Disease Clinics of North America, 2003, 17(3): 503-528.

[37] Drusano G L, Ambrose P G, Bhavnani S M, et al. Back to the future: Using aminoglycosides again and how to dose them optimally[J]. Clinical Infectious Diseases, 2007, 45(6): 753-760.

[38] John P. Cunha D, Facoep. Gentamicin [Z]. 2021. [2024-10-14]. https://www.rxlist.com/consumer_gentamicin/drugs-condition.htm#what_other_drugs_interact_with_gentamicin.

[39] Kumin G D. Clinical nephrotoxicity of tobramycin and gentamicin. A prospective study[J]. JAMA, 1980, 244(16): 1808-1810.

[40] Akinbodewa A A, Okunola O. Concomitant gentamicin-induced nephrotoxicity and bilateral ototoxicity[J]. Nigerian Journal of Clinical Practice, 2016, 19(4): 563-566.

[41] Appel G B. Gentamicin in 1978[J]. Annals of Internal Medicine, 1978, 89(4): 528.

[42] Saleh P, Abbasalizadeh S, Rezaeian S, et al. Gentamicin-mediated ototoxicity and nephrotoxicity: a clinical trial study[J]. Nigerian Medical Journal, 2016, 57(6): 347-352.

[43] El-barbary M N, Ismail R I H, Ibrahim A A A. Gentamicin extended interval regimen and ototoxicity in neonates[J]. International Journal of Pediatric Otorhinolaryngology, 2015, 79(8): 1294-1298.

[44] Kmietowicz Z. Neonatal units in Manchester roll out genetic test for gentamicin ototoxicity [J]. BMJ, 2022, 377: o887.

[45] He S, Cheng Z N, Xie F F. Pharmacokinetic/pharmacodynamic-guided gentamicin dosing in critically ill patients: a revisit of the Hartford nomogram[J]. International Journal of Antimicrobial Agents, 2022, 59(6): 106600.

[46] He S, Cheng Z N, Xie F F. Population pharmacokinetics and dosing optimization of gentamicin in critically ill patients undergoing continuous renal replacement therapy[J]. Drug Design, Development and Therapy, 2022, 16: 13-22.

[47] Bijleveld Y, de Haan T R, Toersche J, et al. A simple quantitative method analysing amikacin, gentamicin, and vancomycin levels in human newborn plasma using ion-pair liquid chromatography/tandem mass spectrometry and its applicability to a clinical study [J]. Journal of Chromatography B, 2014, 951: 110-118.

[48] 于敏,张双庆,李佐刚,等.高效液相色谱-串联质谱法测定庆大霉素C组分含量及各组分响应因子[J].中国抗生素杂志,2014,39(2):122-127.

[49] Brozmanova H, Urinovska R, Safarcik K, et al. Liquid chromatography-tandem mass spectrometry method for quantification of gentamicin and its individual congeners in serum and comparison results with two immunoanalytical methods (fluorescence polarization immunoassay and chemiluminiscent microparticle immunoassay)[J]. Clinica Chimica Acta, 2021, 521: 191-198.

[50] Kato H, Hagihara M, Matsuda H, et al. Gentamicin pharmacokinetics and optimal dosage in infant patients: a case report and literature review[J]. International Journal of Environmental Research and Public Health, 2022, 19(22): 15360.

[51] Riff L J, Moreschi G. Netilmicin and gentamicin: comparative pharmacology in humans[J]. Antimicrobial Agents and Chemotherapy, 1977, 11(4): 609-614.

[52] Sherwin C M T, Broadbent R S, Medlicott N J, et al. Individualising netilmicin dosing in neonates[J]. European Journal of Clinical Pharmacology, 2008, 64(12): 1201-1208.

[53] 戴维·吉尔伯特,亨利·钱伯新,迈克尔·萨格,等.桑福德:抗微生物治疗指南:新译第50版[M].范洪伟译.北京:中国协和医科大学出版社,2020.

[54] Jolley M E, Stroupe S D, Wang C H, et al. Fluorescence polarization immunoassay. I. Monitoring aminoglycoside antibiotics in serum and plasma[J]. Clinical Chemistry, 1981, 27(7): 1190-1197.

[55] Liu C W, Xu Q, Zhang D, et al. Determination of netilmicin in rat serum using high performance liquid chromatography and resonance Rayleigh scattering[J]. Se Pu = Chinese Journal of Chromatography, 2011, 29(2): 157-161.

[56] 张敬德,汪复,周乐,等.Isepamicin与六种氨基糖苷类体外抗菌活性研究[J].中国抗生素杂志,1992,17(3):179-184.

[57] Tod M, Padoin C, Petitjean O. Clinical pharmacokinetics and pharmacodynamics of isepamicin[J]. Clinical Pharmacokinetics, 2000, 38(3): 205-223.

[58] El Mouedden M, Laurent G, Mingeot-Leclercq M P, et al. Apoptosis in renal proximal tubules of rats treated with low doses of aminoglycosides[J]. Antimicrobial Agents and Chemotherapy, 2000, 44(3): 665-675.

[59] Katsu M, Saito A. New antimicrobial agents series XXXIV: Isepamicin[J]. Japanese Journal of Antibiotics, 1989, 42(3): 543-566.

[60] 方红,张婴元.氨基糖苷类抗菌新药-异帕米星[J].新药与临床,1996(5):299-301.

[61] 肖永红.异帕米星(依克沙)临床安全性多中心前瞻性对照研究[J].中国新药杂志,2010,19(6):504-508.

[62]《抗菌药物临床应用指导原则》修订工作组.抗菌药物临床应用指导原则(2015年版)[R].[2015-08-27][2025-02-11]. https://www.gov.cn/xinwen/2015-08/27/content_2920799.htm.

[63] Duffull S B, Kirkpatrick C M, Begg E J. Comparison of two Bayesian approaches to dose-individualization for once-daily aminoglycoside regimens[J]. British Journal of Clinical

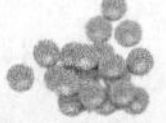

Pharmacology, 1997, 43(2): 125－135.
[64] 中华人民共和国国家卫生健康委员会.临床化学检验血液标本的采集与处理(代替WS/T 225－2024)[S].[2024－05－09][2025－02－11]. http://www.nhc.gov.cn/wjw/s9492/202407/01577b576fb74dd69a29a53183ebbb0e.shtml.
[65] 林志燕,黄晓会,杨萍,等.HPLC-MS/MS 法测定人血清中异帕米星的浓度[J].中国药师,2019,22(10): 1918－1920.

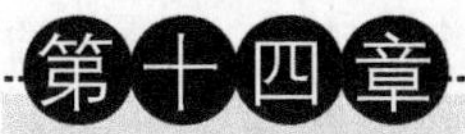

β-内酰胺类抗生素

第一节　β-内酰胺类抗生素 TDM 概述

一、药物简介

β-内酰胺类药物是目前临床应用最多且具有重要临床价值的一类抗菌药物，因其结构中均存在β-内酰胺环而归于一类。β-内酰胺类抗菌药物包括青霉素类、头孢菌素类、头霉素类、碳青霉烯类、单环β-内酰胺类及β-内酰胺酶抑制剂类。β-内酰胺类药物的主要作用机制是与细菌的青霉素结合蛋白（penicillin binding protein，PBP）相结合，从而抑制细菌细胞壁的合成来发挥杀菌作用[1]。

二、药动学特征

1. 吸收

不同β-内酰胺类药物的吸收程度和吸收速率各不相同。口服吸收完全的β-内酰胺类药物有头孢氨苄、头孢拉定、头孢克洛、头孢丙烯、阿莫西林等，其口服后可吸收给药量的80%~90%或以上。多数青霉素类药物可被胃酸破坏，口服氨苄西林、苯唑西林仅吸收给药量的30%~40%。碳青霉烯类抗菌药物口服生物利用率低，主要通过静脉给药。

2. 分布

β-内酰胺类药物的分布由于受多种因素的影响，其 V_d 可相差较多，头孢曲松的表观分布容积为7~12 L，碳青霉烯类药物表观分布容积15~20 L。此外，β-内酰胺类药物在各组织体液中分布的特点也不同，如苯唑西林对血脑屏障穿透性差，无论有无脑膜炎症，脑脊液中的药物浓度均不能达到抑菌水平。但某些青霉素类、头孢菌素类药物（头孢曲松）在脑膜有炎症时，其血脑屏障穿透性增高，脑脊液中的药物浓度可达有效抑菌或杀菌水平。

3. 代谢

部分β-内酰胺类药物在体内代谢，代谢物可保持原有抗菌活性，或抗菌活性减弱或消失，如头孢噻肟在体内的代谢物去乙酰头孢噻肟的抗菌活性较原药低。β-内酰胺类药物的代谢物可与药物原型同时自肾排出体内或经肝胆系统排泄。

4. 排泄

β-内酰胺类的大多数药物主要自肾排出，因此尿液浓度高，可达血药浓度的数十至数百倍甚至更高。少部分β-内酰胺类药物经肝胆系统排泄，如头孢曲松经肝肾双通道排泄，头孢哌酮主要经胆汁排泄。

不同β-内酰胺类药物的消除 $T_{1/2}$ 不同，但均呈时间依赖性杀菌特性，这是指病原体暴露于β-内酰胺类药物的时长是杀灭细菌和临床疗效的最重要决定因素。β-内酰胺类药物临床药动学/药效学疗效目标通常为50%~100% fT>MIC。对危重症以及免疫力低下的患者，一般认为100% fT>MIC或高达4~8倍100% fT>MIC才可以最大限度地杀灭细菌或防止耐药的发生[2]。

三、临床适应证

1. 青霉素类

青霉素适用于A组溶血性链球菌、肺炎链球菌等革兰氏阳性球菌所致的感染；耐青霉素酶青霉素类（苯唑西林、氯唑西林）主要适用于产青霉素酶的甲氧西林敏感葡萄球菌感染；广谱青霉素氨苄西林、阿莫西林的抗菌谱较青霉素G广，对革兰氏阳性球菌作用与青霉素G相仿，对部分革兰氏阴性杆菌亦具有活性。

2. 头孢菌素类

头孢菌素类根据其抗菌谱、抗菌活性、对β-内酰胺酶的稳定性及肾毒性的不同，目前分为五代。第一代头孢菌素（头孢唑林）主要作用于需氧革兰氏阳性球菌，仅对少数革兰氏阴性杆菌有一定抗菌活性；第二代头孢菌素（头孢呋辛)对革兰氏阳性球菌的活性与第一代相仿或略差,对部分革兰氏阴性杆菌亦具有抗菌活性;第三代头孢菌素(头孢曲松、头孢他啶、头孢哌酮、头孢噻肟)对肠杆菌科细菌等革兰氏阴性杆菌具有强大抗菌作用,头孢他啶和头孢哌酮除肠杆菌科细菌外,对铜绿假单胞菌亦具有较强抗菌活性;第四代头孢菌素(头孢吡肟)对肠杆菌科细菌作用与第三代头孢菌素大致相仿,其中对阴沟肠杆菌、产气肠杆菌、柠檬酸菌属等部分菌株作用优于第三代头孢菌素,对铜绿假单胞菌的作用与头孢他啶相仿,对革兰氏阳性球菌的作用较第三代头孢菌素略强。第五代头孢菌素(头孢洛林、头孢比罗)对耐甲氧西林葡萄球菌、耐青霉素肺炎球菌及肠道革兰氏阴性杆菌有抗菌活性。新型铁载体头孢菌素头孢地尔对多重耐药的革兰氏阴性菌(包括产β-内酰胺酶)或碳青霉烯酶微生物及多重耐药铜绿假单胞菌、鲍曼不动杆菌、嗜麦芽窄食单胞菌和洋葱伯克霍尔德菌具有抗菌活性。

3. *碳青霉烯类*

美罗培南、亚胺培南主要用于多重耐药但对本类药物敏感的需氧革兰氏阴性杆菌所致的严重感染、脆弱拟杆菌等厌氧菌与需氧菌混合感染的重症患者,以及病原菌尚未查明的免疫缺陷患者中重症感染的经验治疗。厄他培南与其他碳青霉烯类药物有所不同,其$T_{1/2}$较长,可一日一次给药,但对铜绿假单胞菌、不动杆菌属等非发酵菌抗菌作用差,尚被批准用于社区获得性肺炎的治疗[3]。

四、不良反应

1. *过敏反应*

过敏反应是β-内酰胺类药物最常见的不良反应之一,根据免疫机制的不同分为Ⅰ、Ⅱ、Ⅲ、Ⅳ四型,也可根据治疗期间体征和症状的发生分为速发型过敏反应和迟发型过敏反应。速发型过敏反应通常是由IgE介导,在最近一次给药后数分钟到1 h之内发生,迟发型过敏反应通常在给药后数天至数周发生。皮试仅能预测IgE介导的Ⅰ型过敏反应,不能预测Ⅱ、Ⅲ、Ⅳ型过敏反应。临床在使用青霉素类药物之前需常规做青霉素皮试,但不推荐使用头孢菌素前常规进行皮试(除既往有明确青霉素或头孢菌素Ⅰ型过敏史患者和药品说明书中规定需进行皮试),其他β-内酰胺类药物均无循证医学证据支持皮试预测作用,给药前无须常规进行皮试[4]。

2. 毒性反应

β-内酰胺类药物毒性反应主要涉及神经系统和血液系统。青霉素类特别是青霉素全身用量过大或静注速度过快时，可对大脑皮质产生直接刺激，出现肌痉挛、腱反射增强、抽搐、昏迷等严重反应，称为“青霉素脑病”，一般在用药后24~72 h内出现。随着碳青霉烯类药物在临床上的广泛应用，其所致的严重中枢神经系统反应多发生于原本患有癫痫等中枢神经系统疾病者及肾功能减退患者未减量用药者，因此中枢神经系统感染患者不宜应用亚胺培南/西司他丁，有指征可应用美罗培南或帕尼培南/倍他米隆时，仍需严密观察抽搐等严重不良反应。β-内酰胺类如青霉素类、头孢菌素类等偶可因附着于红细胞膜上的抗原与相应抗体结合，或免疫复合物在补体的作用下非特异地吸附在红细胞膜上，引起溶血性贫血。由于β-内酰胺类抗菌活性强、毒性低，用量常较大，应用后有时因凝血酶原减少、血小板凝聚功能异常而发生如鼻出血、消化道出血等，虽大多属轻、中度，但仍值得重视。

五、TDM的必要性

青霉素类、头孢菌素类抗菌药物由于其毒性低，治疗浓度范围宽，一般在治疗剂量范围内根据病情调整剂量可达到有效浓度水平，不致发生毒性反应，因此原则上对β-内酰胺类药物不需将TDM列为常规。但在特殊情况下，如重症患者抗感染治疗时，其药动学参数往往会因为特殊的病理生理状态而被改变，而且重症患者往往会接受液体复苏治疗，也可能发生毛细血管渗漏、低蛋白血症等情况，这些会导致表观分布容积增大，清除率的变化就更难以预测了。此外，重症患者还常会伴随器官衰竭、肾损伤等，均会导致β-内酰胺类药物清除率减小。当患者接受RRT或者ECMO等治疗时，清除率改变更加复杂。这些变化都会导致β-内酰胺类药物治疗剂量不足或药物不良反应出现[5]。

因此，β-内酰胺类药物TDM对于特殊患者治疗达标情况及个体化给药方案的制定非常重要，但遗憾的是，目前对于这类抗菌药物的检测及指导用药并不成熟。下面章节主要阐述了目前相对应用较多的3种β-内酰胺类药物：美罗培南、亚胺培南和头孢他啶-阿维巴坦。

六、TDM的适用人群

建议对预期有β-内酰胺类药物药动学变异性的ICU患者和(或)可能存

在β-内酰胺类药物毒性相关临床症状的患者进行TDM，如烧伤患者、脓毒症患者、新生儿/儿童、老年患者、肾毒性高风险患者(如合并应用其他肾毒性药物治疗的危重症患者)、肾功能不全者、ARC患者、接受RRT患者、肥胖患者、分离病原菌为高MIC值的患者。此外，在常规剂量下无治疗反应的患者，也应测定血药浓度，查找原因。

七、问题和展望

通过TDM优化病情严重、低蛋白血症、器官功能障碍及器官支持治疗等特殊病理生理状态，临床很难达到抗菌药物理想药动学/药效学目标的危重症患者的β-内酰胺类药物给药方案仍然是一种可行性策略。但目前临床使用β-内酰胺类药物TDM的比例低，可能是以下两个原因导致：评估β-内酰胺类药物剂量优化的研究未能证明死亡率的下降；没有可用的、操作简单且经济高效的TDM共识，结果无法得到可靠解释。总的来说，对于β-内酰胺类药物的TDM需进一步研究与探索。

第二节 美罗培南

一、作用机制和临床适应证

1. 作用机制

美罗培南属于碳青霉烯类抗生素，其通过与革兰氏阳性菌或革兰氏阴性菌的PBP相结合，抑制细菌细胞壁的合成来发挥杀菌作用。除金属β-内酰胺酶以外，美罗培南对大多数β-内酰胺酶高度稳定[1]。

2. 临床适应证

美罗培南主要应用于多重耐药革兰氏阴性杆菌所致的感染、严重需氧菌与厌氧菌混合感染的治疗、病因未明的严重感染及免疫缺陷者感染的经验治疗。美罗培南中枢神经系统不良反应率低，因此也可用于耐药革兰氏阴性杆菌所致的脑膜炎[1]。

二、药动学特征

健康受试者在5 min内静脉推注美罗培南500 mg和1 g，血药C_{max}分别约为 52 mg/L 和 112 mg/L。静脉注射美罗培南 500 mg，6 h 后血浆美罗培南浓度≤1 mg/L。多次给药后无蓄积。

美罗培南给药后可迅速分布于大部分体液和组织并达到有效浓度。其血浆蛋白结合率低，仅为 2%。美罗培南可以穿透进入细菌性脑膜炎患者的脑脊液（cerebrospinal fluid，CSF），但穿透率存在显著的个体间差异，AUC_{CSF}/AUC_{plasma}的中位数（范围）为 18%（2%～33%）[6]。美罗培南的脑脊液穿透率与脑膜炎的严重程度、脑脊液蛋白浓度和血脑屏障完整性相关。

肾功能正常者，美罗培南的 $T_{1/2}$ 约为 1 h，70%以原型从尿中排出[7]。

1. 肾功能损伤患者

美罗培南主要由肾脏排泄，因此肾功能不全时美罗培南的血浆清除率降低。当 CrCL<50 mL/min 时需要调整剂量。

2. 患儿

美罗培南在≥2 岁儿童患者中的药动学参数与成人一致，在 10～40 mg/kg 的剂量范围内呈线性关系。在 3 月龄至 2 岁儿童患者中的 $T_{1/2}$ 增加至 1.5 h[7]。

3. 老年患者

在老年患者中，美罗培南血浆清除率降低与年龄相关的 CrCL 降低相关，可能需要减少剂量。

4. 其他

美罗培南在肝功能损害患者中的药动学特点没有变化。

三、药动学/药效学

美罗培南为时间依赖性抗菌药物，临床药动学/药效学疗效目标靶值通常为 50%～100% fT>MIC。对危重症及免疫力低下的患者，一般认为 100% fT>MIC 或高达 4～8 倍 100% fT>MIC 才可以最大限度地杀灭细菌或防止耐药的发生[8]。

四、药物相互作用

美罗培南不宜与具有潜在肾毒性的药物合用。丙磺舒与其合用可竞争性激活肾小管分泌从而抑制美罗培南经肾消除，导致美罗培南血药浓度升高[7]。

美罗培南与丙戊酸合用时会降低丙戊酸的血药浓度，导致癫痫发作[7]，不宜合用。

五、不良反应

碳青霉烯类抗生素不良反应较少，主要有恶心、呕吐等胃肠道反应、血小板减少症、过敏反应及中枢神经系统不良反应等。当美罗培南 C_{min} 超过阈值 64.2 mg/L 和 44.45 mg/L 时，有发生神经毒性与肾毒性的风险。美罗培南所致的中枢神经系统及胃肠道不良反应较亚胺培南少。

六、TDM 的适用人群

见"β-内酰胺类抗生素 TDM 概述"。

七、监测时间

基于《危重症成人患者的抗菌治疗药物监测：立场文件》（以下简称立场文件）和《2019 SFPT/SFAR 指南：优化危重病患者的 β-内酰胺类抗生素治疗》，推荐的监测时间[5, 9]如下。

（1）建议在首次给药 24～48 h 达稳态后，于给药前 0.5 h 内采集血药 C_{min}。在连续给药情况下测定稳态血药浓度，即可在任意时间点采样。

（2）建议在开始治疗后 24～48 h、剂量发生任何变化后及患者临床状况发生显著变化时进行 TDM。

（3）对于中枢神经系统感染的情况，建议尽可能同时采集血液和脑脊液样本进行 TDM。

八、治疗窗

（1）稳态血药浓度：8～16 mg/L。

（2）神经毒性预警 C_{min}：64.2 mg/L[10]。

（3）肾毒性预警 C_{min}：44.45 mg/L[10]。

（4）临床药动学/药效学疗效目标：50%～100% fT>MIC。

（5）危重症患者临床药动学/药效学疗效目标：100% fT>MIC，可改善危重症患者的临床结局；100%fT>（4～8）×MIC 时，可获得最佳细菌学应答和最佳临床应答，同时能有效减缓耐药风险。

九、样本采集、样本送检和保存

1. 样本采集要求

(1) 采样管要求：根据检测方法要求，采用含 EDTA－K_2 抗凝剂等的血浆管采集血浆样本，注意肝素钠管会使美罗培南检出率偏高[11]。

(2) 采样量要求：采血量一般为 2～3.5 mL（采血量应满足送检单位检测的最少用血量）。血浆管采血后立即颠倒混匀。

(3) 采样部位：应从美罗培南给药部位的对侧肢体采集静脉血。禁止从静脉滴注药物的同侧肢体采血，不能于给药结束后的深静脉置管（中心静脉置管）内回抽血。

(4) 采样时要求：采血过程中应尽量避免溶血的发生（即使溶血并不影响测定）。采血管外壁贴上单据号等患者信息或检验号后及时送检。

2. 样本送检及保存

推荐美罗培南 TDM 样本采集后立即送检，推荐采用含 EDTA－K_2 抗凝剂等的血浆管采集血浆。并在样品转运过程中尽量维持温度于 2～8℃。若不能及时送检，可离心后取上层血清或血浆冷冻保存后送检。

美罗培南 TDM 样本的稳定性数据参考如下：血浆样品室温或 2～8℃ 放置 6 h 内稳定，－20℃ 放置 16 日稳定，－70℃ 放置 9 个月稳定，－20℃/－70℃ 均冻融 3 次稳定（参考本实验室自建方法数据）。

十、样本检测方法

美罗培南的检测方法包括 HPLC、HPLC－UV 和 LC－MS/MS 等。以 LC－MS/MS 为例：血浆样品经甲醇-乙腈（1∶1）沉淀蛋白质，取上清加水稀释后进样分析。流动相为 0.1%甲酸水∶0.1%甲酸-乙腈，流速为 0.4 mL/min，色谱柱为 ACQUITY UPLC® HSS T3（2.1 mm×100 mm；1.8 μm）。美罗培南在 0.05～50.0 mg/L 范围内线性关系良好，定量下限为 0.05 mg/L（参考本实验室自建方法数据）。

十一、剂量的确定和调整

（一）初始剂量

1. 成人患者

给药方案根据感染类型、严重程度及患者的具体情况而定。常用剂量为

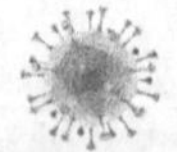

0.5~1 g，每 8~12 h 一次；脑膜炎患者推荐剂量为 2 g，每 8 h 一次。

2. 肾功能不全成人患者

（1）当患者 CrCL<50 mL/min 时，按表 14-1 调整剂量[1]。

表 14-1　肾功能不全成人患者的美罗培南剂量推荐

CrCL(mL/min)	剂量(依据不同感染类型)	给药间隔
26~50	1 g	每 12 h 一次
10~25	0.5 g	每 12 h 一次
<10	0.5 g	每 24 h 一次

（2）连续肾脏替代疗法(CRRT)患者：对于接受 CRRT 的患者，按 0.5 g，每 24 h 一次，每次透析结束后应补充 0.5 g。

（3）持续不卧床腹膜透析患者：给药方案与 CrCL<10 mL/min 者相同。

3. 儿童患者

3 月龄~12 岁儿童给药方案依据感染类型的严重程度及患者的具体情况而定。通常为 10~20 mg/kg，每 8 h 一次；若体重>50 kg，则按照成人剂量给药；脑膜炎儿童患者剂量为 40 mg/kg，每 8 h 一次。

4. 老年患者

对于 CrCL>50 mL/min 老年患者无须进行剂量调整。CrCL<50 mL/min 者按肾功能调整剂量。

（二）调整剂量

对于肾功能处于变化中的患者应至少每日监测 CrCL，然后依据肾功能状态进行 TDM 调整本品剂量。

对于危重症患者，延长美罗培南输注时间至 3 h（先负荷量，后维持量）可以提高患者的临床治愈率[12-14]。

十二、结果解释和建议

美罗培南 TDM 结果重点解读的情形及剂量调整的建议如下[5, 9]。

（1）如果未达到目标血药浓度：增加给药频率（即进一步分解每日总剂量）或改为持续输注，维持每日总剂量不变；或将不连续给药的单位剂量增加

25%~50%，保持相同的给药频率；若采取了上述措施之一，但血浆浓度仍低于目标浓度，建议延长给药时间或持续输注，同时增加每日剂量。

（2）如果血药浓度过高：在连续给药的情况下减少每日剂量；或将不连续给药的单位剂量减少25%~50%，保持相同的给药频率；若血药浓度极高和/或出现与剂量过高有关的毒性症状，建议停药，并在检测到浓度降低后再恢复用药，此后在严格的TDM下进行给药治疗；若发生由于或至少部分由于药物过量导致的急性肾衰竭，建议进行RRT。

十三、病例分析

1. Saito等[15]报道的一例危重症儿科患儿接受体外膜氧合和持续血液透析导致美罗培南暴露不足

19月龄患儿（体重9.0 kg）因无脾综合征收治到儿科重症监护室，接受心外全腔肺连接手术。由于循环功能不全和感染性休克，术后第2日开始体外膜氧合（extracorporeal membrane oxygenation，ECMO）和持续血液透析。同一日，血液和腹水培养提示产超广谱β-内酰胺酶大肠埃希菌阳性，对美罗培南敏感（MIC≤1 mg/L）。给予美罗培南[120 mg/(kg·d)，每8 h一次，静脉滴注3 h]和庆大霉素（5 mg/kg，每24 h一次，静脉滴注1 h）抗感染治疗。美罗培南给药两次后，将剂量增加至200 mg/(kg·d)，每8 h一次。美罗培南治疗3日后（术后第5日），血培养仍报阳，患儿病情恶化。考虑美罗培南可能由于ECMO和持续血液透析导致分布容积增加，从而造成暴露不足，于是将美罗培南剂量增加至300 mg/(kg·d)，每8 h一次。并将庆大霉素剂量根据治疗药物浓度监测结果调整为7.5 mg/kg，每24 h一次。在术后11日联合磷霉素[200 mg/(kg·d)，每8 h一次]治疗。调整美罗培南剂量治疗6日后（联用磷霉素前1日），持续血培养阴性。药动学/药效学分析结果显示，在MIC为1 mg/L时，给予美罗培南120 mg/(kg·d)、200 mg/(kg·d)和300 mg/(kg·d)，每8 h一次，延长输注3 h，药动学/药效学靶值%fT>MIC分别为76.3%、100.0%和100.0%。尽管患儿感染性休克得到了控制，但患儿在术后6周死于多器官衰竭。

【点评】在本病例中，给予美罗培南120 mg/(kg·d)、200 mg/(kg·d)和300 mg/(kg·d)（每8 h一次，延长输注3 h），药动学/药效学靶值%fT>MIC

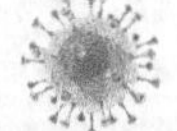

(MIC = 1 mg/L)分别为 76.3%、100.0%和 100.0%。但对于危重症患者，100% fT>MIC 被认为可改善危重症患者的临床结局，100% fT>(4~8)×MIC 被认为是最佳药效学目标。此外，接受 ECMO 和持续血液透析的儿科患儿的药动学参数可能会因病情和透析而改变。因此，若需要更积极的治疗目标(如 100% fT>4×MIC)时，应适度增加给药剂量，建议用药过程中进行 TDM 以便调整用药剂量。

2. Wu 等[16]报道的一例大剂量美罗培南成功治疗碳青霉烯类耐药肺炎克雷伯菌所致的早产儿血流感染

27 周早产新生儿，体重 970 g，转入新生儿重症监护室。在 1 min、5 min 和 10 min，阿普加评分分别为 5、7 和 7。出生第 15 日，新生儿出现了新生儿败血症的体征，包括氧波动和腹胀，实验室检查明显异常，显示代谢性酸中毒(血液 pH 7.15)(正常范围为 7.35~7.45)和多项炎症异常指标，如降钙素原 12.6 ng/mL、C 反应蛋白 14.8 mg/L、白细胞计数 $2.19×10^9$/L、血小板 $51×10^9$/L。随即予以美罗培南 20 mg/kg，每 12 h 一次，联合万古霉素 15 mg/kg 单剂进行抗感染治疗。同一日血培养报革兰氏阴性菌，同时还观察到降钙素原和 C 反应蛋白水平快速升高。由于新生儿临床状况不佳，对腰椎穿刺不耐受故未能获得脑脊液。因怀疑患儿同时伴有脑膜炎，遂将美罗培南剂量从 20 mg/kg 增加到 40 mg/kg；同时停用万古霉素。予以美罗培南 40 mg/kg，每 12 h 一次，静脉输注 30 min，连续治疗 1 周(第 15~21 日)。

第 18 日，药敏结果显示肺炎克雷伯菌对碳青霉烯类耐药(MIC 为 8 mg/L)，提示碳青霉烯类耐药肺炎克雷伯菌(carbapenem-resistant *Klebsiella pneumoniae*，CRKP)感染。该分离株虽然对左氧氟沙星和阿米卡星敏感，但国内不允许氟喹诺酮类和氨基糖苷类药物用于新生儿。在第 15 日给药后 0.4 h，以及第 19 日给药后 0.9 h 的美罗培南血药浓度分别为 37.9 mg/L 和 26.6 mg/L。随后应用 NONMEM 软件根据早产儿和足月儿美罗培南 PopPK 模型进行药动学/药效学分析。结果显示该患儿在第 15 日给予 20 mg/kg 美罗培南时达到 53% fT>MIC，在第 19 日给予 40 mg/kg 时达到 72% fT>MIC。以 70% fT>MIC 作为药动学/药效学靶值进行模拟可达到 99.2%的达标概率。调整美罗培南剂量后患儿的状况得到改善，血生化指标均正常，血培养阴性。第 20 日脑脊液未见明显异常。治疗期间未观察到可能由美罗培南引起的不良反应。

【点评】患有CRKP血流感染的早产儿可选择的抗菌药物有限，需要更精准的个体化给药以避免药物暴露不足或过量。虽然该病例中CRKP对美罗培南耐药(MIC为8 mg/L)，但有文献报道，当细菌MIC≤16 mg/L，特别是MIC≤8 mg/L时，如将碳青霉烯类药物的用量增加，临床也会取得较满意的效果。因此在临床实践中，可以通过增加给药频率、延长输注时间和使用高剂量来提高美罗培南的治疗效果。

第三节　亚 胺 培 南

一、作用机制和临床适应证

1. 作用机制

亚胺培南属于碳青霉烯类药物，作用机制同美罗培南。此外，亚胺培南对β-内酰胺酶(包括革兰氏阴性菌和革兰氏阳性菌产生的青霉素酶与头孢菌素酶)具有高度稳定性，可有效抑制对多数β-内酰胺类药物存在固有耐药性的某些革兰氏阴性菌。

2. 临床适应证

亚胺培南静脉给药治疗的感染(及病原体)如下。

(1) 下呼吸道感染：肠杆菌属、克雷伯菌属、大肠埃希菌属、黏质沙雷菌、不动杆菌属、铜绿假单胞菌等革兰氏阴性杆菌，以及甲氧西林敏感的金黄色葡萄球菌。

(2) 复杂性尿路感染和上尿路感染：肠杆菌目、大肠埃希菌属、摩氏摩根氏菌、变形杆菌属、不动杆菌属、铜绿假单胞菌等革兰氏阴性杆菌，以及甲氧西林敏感的金黄色葡萄球菌和粪肠球菌。

(3) 腹腔和盆腔感染：肠杆菌目、克雷伯菌属、大肠埃希菌、摩氏摩根氏菌、变形杆菌属、柠檬酸菌属、铜绿假单胞菌、阴道加德纳氏菌等革兰阴性杆菌，无乳链球菌、粪肠球菌、甲氧西林敏感的金黄色葡萄球菌等革兰氏阳性球菌，以及脆弱拟杆菌的拟杆菌属等厌氧菌。

(4) 血流感染：肠杆菌属、大肠埃希菌、克雷伯菌属、铜绿假单胞菌、沙雷

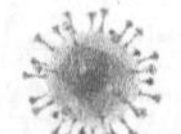

菌属、不动杆菌属、铜绿假单胞菌等革兰氏阴性杆菌，粪肠球菌、甲氧西林敏感的金黄色葡萄球菌及拟杆菌属。

（5）骨关节感染：肠杆菌目、铜绿假单胞菌等革兰氏阴性杆菌，甲氧西林敏感的金黄色葡萄球菌。

（6）皮肤软组织感染：肠杆菌目、不动杆菌属、铜绿假单胞菌等革兰氏阴性杆菌，粪肠球菌、甲氧西林敏感金黄色葡萄球菌等革兰氏阳性球菌，以及拟杆菌属。

（7）感染性心内膜炎：甲氧西林敏感金黄色葡萄球菌。

（8）复数菌感染。

亚胺培南可被肾脏脱氢肽酶-Ⅰ(dehydropeptidase-I, DHP-Ⅰ)水解而失去抗菌活性，所以通常与DHP-Ⅰ抑制剂西司他丁联用用于多重耐药的革兰氏阴性杆菌感染、严重需氧/厌氧菌引起的混合感染，以及在病原菌未确定前严重感染的经验性治疗。

亚胺培南因其中枢神经系统毒性不适用于脑膜炎等中枢神经系统感染的治疗。

二、药动学特征

亚胺培南在胃酸中不稳定，不用于口服用药。健康受试者单剂静脉注射0.15 g、0.25 g、0.5 g和1 g亚胺培南后，$AUC_{0-6\,h}$分别为(9.6±1.2)mg·h/L、(18.7±2.2)mg·h/L、(36.5±4.1)mg·h/L和(70.6±10.9)mg·h/L，$T_{1/2}$为1 h，V_d约为10 L。健康受试者静脉输注0.5 g(0.5 h输注)、0.5 g(2 h输注)和1 g(2 h输注)，3剂后的药动学参数见表14-2。

表14-2 健康受试者静脉注射0.5 g和1 g亚胺培南3剂后的药动学参数

药动学参数	0.5 g(0.5 h输注)	0.5 g(2 h输注)	1 g(2 h输注)
C_{max}(mg/L)	48.43±5.89	21.64±2.25	43.91±5.73
C_{min}(mg/L)	0.62±0.31	1.05±0.45	2.27±0.72
$AUC_{0-\infty}$(mg·h/L)	63.71±7.44	59.00±6.76	127.13±17.32
$T_{1/2}$(h)	1.32±0.27	1.02±0.19	2.42±0.27
V_d(L)	9.41±1.44	9.44±1.76	11.60±1.99

C_{max}：峰浓度；C_{min}：谷浓度；$AUC_{0-\infty}$：从0到无穷大的药物浓度-时间曲线下面积；$T_{1/2}$：半衰期；V_d：表观分布溶积。

与西司他丁合用时亚胺培南的药时曲线下面积可增加 5%~36%，血浆清除比例减少，而血浆 $T_{1/2}$不受影响。亚胺培南和西司他丁比例的增加会导致对肾代谢的延长抑制，最佳比例为亚胺培南和西司他丁 1∶1。

亚胺培南的蛋白结合率约为 20%。亚胺培南给药后可迅速分布于大部分体液和组织中。亚胺培南主要经肾小球滤过和肾小管分泌排泄，在肾脏部分分解，在不配伍西司他丁时其代谢产物具有肾毒性[1]。亚胺培南的尿排出率为 5.5%~42.5%，与西司他丁合用时，尿排出率可提高至 70%。

1. 肾功能损伤患者

随着 GFR 的下降，亚胺培南和西司他丁的 $T_{1/2}$延长，从正常人的 1.02 h 增加到需要接受透析的患者的 3.69 h，西司他丁则从 0.86 h 增加至 17.08 h。肾脏功能对西司他丁的 $T_{1/2}$影响更大。透析使亚胺培南的 $T_{1/2}$从 4.80 h 缩短至 2.45 h。因此，肾功能不全的患者需要调整剂量，血液透析后需要补充用药。

2. 老年患者

老年患者（>65 岁）中亚胺培南和西司他丁的浓度和药动学参数与肾功能有关。研究表明，年龄在 68~83 岁之间、GFR 在 31~80 mL/min 之间的 6 名患者接受 500 mg/500 mg 亚胺培南/西司他丁治疗急性下呼吸道感染，每 6 h 给药 1 次，亚胺培南的平均 $T_{1/2}$为 1.6 h，西司他丁的平均 $T_{1/2}$为 2.1 h，与肾功能中度受损患者的数值相似。

3. 儿童患者

亚胺培南在儿童患者中的药动学因年龄、体重、肾功能和其他因素而异。单剂给予亚胺培南-西司他丁（1∶1）25 mg/kg 后，亚胺培南平均 C_{max}和 C_{min}分别为 78.8 mg/L 和 0.68 mg/L。亚胺培南和西司他丁 $T_{1/2}$分别 1.12 h 和 0.97 h。儿童重症患者［(3.1±4.4)岁］给予亚胺培南-西司他丁日剂量 100 mg/kg，分 3 次（每 8 h 一次）或 4 次（每 6 h 一次）达稳态后，亚胺培南 $T_{1/2}$为(1.35±0.38)h，清除率为(0.34±0.14)L/kg · h[17]。

三、药动学/药效学

亚胺培南为时间依赖性抗生素，达到杀菌效应的临床前药动学/药效学指数为 40%fT>MIC，临床药动学/药效学靶值推荐为 50%~100% fT>MIC。对危重症患者，一般认为 100% fT>MIC 或高达 4 倍 100% fT>MIC 才可以最大限度地杀灭细菌或防止耐药的发生[18]。

四、药物相互作用

(1) 亚胺培南与更昔洛韦合用可能会引发癫痫。

(2) 亚胺培南与环孢素合用可引发中枢神经系统中毒,联合应用时应监测血药浓度。

(3) 亚胺培南与丙戊酸合用时会降低丙戊酸的血药浓度,增加癫痫发作的风险。

五、不良反应

一般来说,亚胺培南的耐受性良好。临床研究和上市后报道的不良反应主要包括如下。

(1) 局部反应:红斑、局部疼痛和硬结,血栓性静脉炎。

(2) 过敏反应/皮肤反应:皮疹、荨麻疹、药物热及过敏反应等。

(3) 胃肠道反应:恶心、呕吐、腹泻、牙齿和(或)舌色斑。

(4) 血液异常:嗜酸细胞增多症、白细胞减少症、中性白细胞减少症,包括粒细胞缺乏症,血小板减少症、血小板增多症、血红蛋白降低和全血细胞减少症,以及凝血酶原时间延长均有报道。部分患者可能出现直接抗球蛋白试验(Coombs)阳性反应。

(5) 肝功能异常:血清转氨酶、胆红素和(或)血清碱性磷酸酶升高;肝衰竭(罕见),肝炎(罕见)和爆发性肝炎(极罕见)。

(6) 肾功能异常:少尿/无尿、多尿、急性肾衰竭(罕见)。由于这些患者通常已有导致肾前性氮质血症或肾功能损害的因素,因此难以评估本品对肾功能改变的作用。已观察到本品可引起血清肌酐和血尿素氮升高的现象;尿液变色的情况是无害的,不应与血尿混淆。

(7) 神经系统/精神疾病:静脉滴注本品可引起中枢神经系统的副作用,如肌阵挛、精神障碍,包括幻觉、错乱状态或癫痫发作,感觉异常和脑病亦有报道。

(8) 特殊感觉:听觉丧失,味觉异常。

(9) 粒细胞减少的患者:与无粒细胞减少症的患者相比,在粒细胞减少的患者中使用本品静脉滴注更常出现药物相关性的恶心和/或呕吐症状。

六、TDM 的适用人群

见“β-内酰胺类药物 TDM 概述”。

七、监测时间

见“美罗培南”。

八、治疗窗

基于立场文件[9]和《2019 SFPT/SFAR 指南：优化重症患者 β-内酰胺类抗生素治疗》指南[5]，对于已确诊的感染，推荐的 fC_{min} ≥4 MIC；对于经验性用药，推荐 C_{min} 为 2.5~5 mg/L。临床药动学/药效学靶值推荐为 50%~100% fT>MIC。危重症患者临床药动学/药效学疗效目标：100% fT>MIC，可改善危重症患者的临床结局；100%fT>(4~8)×MIC 时，可获得最佳细菌学应答和最佳临床应答，同时能有效减缓耐药风险。

九、样本采集、样本送检和保存

1. 样本采集要求

(1) 采样管要求：根据检测方法要求，推荐采用含 EDTA-K_2 等抗凝剂的血浆管采集血浆样本，也可加入 3-吗啉丙磺酸(MOPS)稳定剂。

(2) 采样量要求：采血量一般为 2~3.5 mL，血浆管采血后立即颠倒混匀。

(3) 采样部位：应从亚胺培南给药部位的对侧肢体采集静脉血。禁止从静脉滴注药物的同侧肢体采血，不能于给药结束后的深静脉置管(中心静脉置管)内回抽血。

(4) 采样时要求：采血过程中应尽量避免溶血的发生。采血管外壁贴上单据号等患者信息或检验号后及时送检。

2. 样本送检及保存

推荐亚胺培南 TDM 样本采集后立即送检，并在样品转运过程中尽量维持温度于 2~8℃。若不能及时送检，可离心后取上层血浆冷冻保存后送检。

亚胺培南 TDM 样本的稳定性数据见表 14-3[19]。

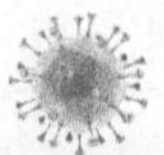

表 14-3 亚胺培南血浆稳定性

稳定性	不添加稳定剂	添加 MOPS 的血浆
室温	2 h	8 h
4℃	48 h	48 h
-20℃	30 日	30 日
-70℃	60 日	60 日
冻融稳定性	3 次	3 次

十、样本检测方法

亚胺培南的检测方法包括 HPLC-UV 和 LC-MS/MS 等。有报道[20]采用 LC-MS/MS 测定人血浆中亚胺培南,并应用于 CRRT 患者的药动学研究。线性范围为 0.10~80 mg/L,质控为 0.20 mg/L、4.00 mg/L 和 80.00 mg/L。采用亲水性色谱柱 Phenomenex Kinetex® HILIC(100 mm×2.1 mm,2.6 μm),流动相为含 0.1%甲酸的 8 mmol/L 乙酸铵溶液-0.1%甲酸乙腈溶液,梯度洗脱,流速为 0.3 mL/min,柱温为 40℃。质谱采用电喷雾离子源,扫描方式为正离子模式,多重反应选择离子监测扫描,亚胺培南的定量离子对为 *m/z* 300.0→*m/z* 142.0,内标(美罗培南)为 *m/z* 384.1→*m/z* 141.1。预处理方法采用沉淀蛋白法,100 μL 血浆+30 μL 内标+100 μL 水+800 μL 乙腈,离心后 5 μL 进样。

十一、剂量的确定和调整

(一) 初始剂量

1. 成人患者

亚胺培南说明书推荐成年患者给药剂量应基于疑似或确诊的病原体敏感性,怀疑或证实感染是由敏感性菌种引起的推荐剂量为 500 mg,每 6 h 一次;或 1 000 mg,每 8 h 一次。怀疑或证实感染是由中度敏感性菌种引起的推荐剂量为 1 000 mg,每 6 h 一次。建议最大总日剂量不超过 4 g/d。

2. 肾功能不全成人患者

(1) 当患者 CrCL<90 mL/min 时,按表 14-4 调整剂量。

(2) CRRT 患者:对于接受 CRRT 的患者,推荐 500~1 000 mg,每 12 h 一次。

(3) 血液透析患者:125~250 mg,每 12 h 一次(透析日透后给药)。

(4) 持续不卧床腹膜透析患者:125~250 mg,每 12 h 一次。

表 14－4　肾功能不全成人患者的亚胺培南剂量推荐

CrCL(mL/min)	60 mL/min≤ CrCL<90 mL/min	30 mL/min≤ CrCL<60 mL/min	15 mL/min≤ CrCL<30 mL/min
怀疑或证实感染是由敏感性菌种引起的	400 mg,每 6 h 一次或 500 mg,每 6 h 一次	300 mg,每 6 h 一次或 500 mg,每 8 h 一次	200 mg,每 6 h 一次或 500 mg,每 12 h 一次
怀疑或证实感染是由中度敏感性菌种引起的	750 mg,每 8 h 一次	500 mg,每 6 h 一次	500 mg,每 12 h 一次

注：CrCL,肌酐清除率。

3. 儿童患者

儿童体重≥40 kg,可按成人剂量给药。儿童和婴儿体重<40 kg 者,可按 15 mg/kg,每 6 h 一次给药。每日总剂量不超过 2 g。

对 3 个月以内的婴儿或肾功能损害的儿科患者(血清肌酐>2 mg/dL),尚无足够的临床资料作为推荐依据。

（二）调整剂量

见“美罗培南”。

十二、结果解释和建议

见“美罗培南”。

十三、病例分析

Chen 等[21]报道的基于 TDM 和模型引导的精准用药(MIPD)对一例肾功能亢进的青少年患者进行亚胺培南个体化给药

患者,男性,15 岁,体重 87 kg,身高 177 cm,因急性重症胰腺炎、继发性呼吸衰竭、急性肾损伤入住重症监护室,予以气管插管、补液和器官支持等对症治疗。患者既往有 3 年以上的精神分裂症病史、1 年以上的脂肪肝和鼻窦炎病史。

入院后 32 日(定义为此次感染的第 1 日),患者出现呼吸机相关性肺炎,痰培养和血培养结果均提示为肺炎克雷伯菌感染(对亚胺培南敏感,MIC 为 1 mg/L)。考虑患者既往有精神分裂症病史及亚胺培南对中枢神经系统的不良事件,经验性给予亚胺培南保守剂量 0.5 g,每 8 h 一次,输注 1 h 治疗。感染有所好转,但未根除。在第 11 日接受了腹腔镜手术清除胰腺周围的坏死组织。术后,感染生物标志物升高,体温升高,但培养结果呈阴性。患者血肌酐从入院第 1 日的 148 μmol/L 下降到了 3 周后的 37 μmol/L,这表明他的肾清除率增强[CKD-EPI 公式计算的肾小球滤过率为 175 mL/(min · 1.73 m^2)]。TDM 结果(第 17 日采样)显示,在亚胺培南给药后的 4 h 和 8 h 血药浓度分别为 0.98 mg/L 和小于 0.5 mg/L。患者未达到亚胺培南的药动学/药效学靶值(50% fT>MIC,50% fT>4×MIC)。

查阅具有相似特征的患者中亚胺培南的 PopPK 模型,应用 MIPD 来优化亚胺培南的给药方案。基于 2 个模型进行了模拟,以优化亚胺培南的给药方案。模拟的给药方案建议是缩短给药间隔或延长输液时间至 2 h。在对每种不同给药方案进行 1 000 次蒙特卡洛模拟后,在两个模型模拟中,只有 500 mg,每 6 h 一次,输注 2 h 的方案才能使达标概率超过 90%。根据模拟结果,在第 18 日调整了亚胺培南的给药方案,改为 500 mg,每 6 h 一次,输注 2 h。同时患者还接受了替加环素治疗,以应对潜在的耐碳青霉烯类病原菌感染。随后的 TDM(在第 24 日采样)显示,这种方法不仅可以达到 50% fT>MIC,甚至可以达到 50% fT>4×MIC,并且所有浓度接近预测值(2 h 为 16.33 mg/L, 3 h 为 4.61 mg/L,6 h 为 0.92 mg/L)。经过 20 日的治疗后,患者感染得到控制,抗菌药物降级为哌拉西林-他唑巴坦(每 8 h 输液 4.5 g,持续 2 h,治疗持续时间为 4 日)。

【点评】本研究报道了在 1 例肾功能亢进(ARC)肥胖青少年中,TDM 和 MIPD 技术应用于亚胺培南青少年个体化治疗的案例。TDM 有效识别了亚胺培南在 ARC 患者中的潜在暴露不足,突显其监测重要性。鉴于当前缺乏针对这类患者的 PopPK 模型,研究还对比了在其他患者群体中的 PopPK 模型,为 MIPD 提供了可行的备选方案。

第四节　头孢他啶-阿维巴坦

一、作用机制和临床适应证

1. 作用机制

头孢他啶-阿维巴坦是第三代头孢菌素头孢他啶和新型非 β-内酰胺类的

β-内酰胺酶抑制剂阿维巴坦组成的复方制剂(4∶1)。头孢他啶的作用机制与所有其他β-内酰胺类抗生素相同,通过与青霉素结合蛋白(penicillin binding protein, PBP)结合干扰细菌细胞壁的合成而发挥杀菌作用,而细菌易产生β-内酰胺酶是其最为常见的耐药机制。

阿维巴坦本身无明显抗菌活性。与经典的β-内酰胺酶抑制剂(克拉维酸、他唑巴坦和舒巴坦)相比,阿维巴坦不具有β-内酰胺环结构,因此不易被水解,具有更加广谱的β-内酰胺酶抑制作用和可逆的抑酶效果,能够抑制包括碳青霉烯酶在内的A类[包括肺炎克雷伯菌碳青霉烯酶(KPC)和β-内酰胺酶]、C类(AmpC)和部分D类[苯唑西林酶(OXA)-48]β-内酰胺酶,但对B类金属酶没有活性[1]。

2. 临床适应证

头孢他啶-阿维巴坦适用于复杂性腹腔内感染、医院获得性肺炎和呼吸机相关性肺炎;在治疗方案选择有限的成人患者中,治疗由肺炎克雷伯菌、阴沟肠杆菌、大肠埃希菌、奇异变形杆菌和铜绿假单胞菌这类对头孢他啶/阿维巴坦敏感的革兰氏阴性杆菌所引起的感染。

二、药动学特征

头孢他啶与阿维巴坦药动学参数近似,且不受两药联用的影响。在健康男性受试者中给予单剂2.5 g该药,静脉输注2 h后即可达到C_{max},头孢他啶和阿维巴坦的C_{max}分别为88.1 mg/L和15.2 mg/L。多次给药后也未见头孢他啶或阿维巴坦有明显蓄积[22]。

头孢他啶和阿维巴坦的血浆蛋白质结合率都比较低(分别约为10%和5.7%~8.2%)。在稳态下,头孢他啶和阿维巴坦的分布容积分别约为17 L和22.2 L。头孢他啶很少穿透完整的血脑屏障,但在脑膜炎症状态下,脑脊液中头孢他啶的浓度可达4~20 mg/L或更高。在有脑膜炎症的兔中,头孢他啶和阿维巴坦在兔脑脊液中的暴露量分别为血浆中AUC的43%和38%。

头孢他啶和阿维巴坦的$T_{1/2}$在多次给药后均约为2.8 h[22]。两种药物主要以原型通过肾脏清除(分别为80%~90%和97%)[23]。

1. 肾功能损伤患者

头孢他啶和阿维巴坦均通过肾脏清除,两药的暴露量均高度依赖于肾功能,故对于肾功能处于变化中的患者应至少每日监测CrCL并相应地调整本品剂量。

2. 其他患者

头孢他啶-阿维巴坦的药动学不受性别、年龄、体重或种族影响，因此不需要根据这些因素调整剂量。在肾功能正常的情况下，头孢他啶的药动学不受轻度至中度肝功能损害的影响。尚未在肝损患者中进行阿维巴坦的药动学研究。但鉴于头孢他啶或阿维巴坦都没有明显的肝脏代谢，预计肝功能损害不会对这两种药物的清除产生任何临床相关影响，因此不建议根据这一因素调整头孢他啶/阿维巴坦的剂量[22, 24]。

三、药动学/药效学

50%fT>MIC 为头孢他啶对特定病原菌的疗效相关药动学/药效学指数，当针对肠杆菌科和铜绿假单胞菌，通常将 50%fT>MIC 8 mg/L 作为剂量选择的指数。对于阿维巴坦，相关的药动学/药效学指数是 50% $fT>C_T$ 1 mg/L［β-内酰胺酶抑制剂浓度高于阈值浓度 C_T的时间占给药间隔百分率］[24]。

四、药物相互作用

头孢他啶-阿维巴坦潜在的药物相互作用较少。

五、不良反应

头孢他啶-阿维巴坦的安全性和耐受性特征与单独使用头孢他啶的情况一致，通常也是注射用头孢菌素类药物的典型特征。常见不良反应主要有恶心、呕吐、腹泻、腹痛等胃肠道反应；头痛、头晕等神经和精神系统异常等。

六、TDM 的适用人群

见“β-内酰胺类药物 TDM 概述”。

七、监测时间

见“美罗培南”。

八、治疗窗

（1）头孢他啶：50% fT>MIC（MIC = 8 mg/L）；阿维巴坦：50% $fT>C_T$ = 1 mg/L。

(2) 当头孢他啶药动学/药效学靶值为 100% fT>MIC 时，可改善危重症患者的临床结局。

(3) 当头孢他啶药动学/药效学靶值为 100%fT>(4~8)×MIC 时，可获得最佳细菌学应答和最佳临床应答，同时能有效减缓耐药风险。

(4) 联合药动学/药效学最佳目标靶值：当头孢他啶 fC_{ss}/MIC≥4（相当于 100% fT>4×MIC）；同时阿维巴坦 fC_{ss}/C_T>1（相当于 100% fT>C_T 4.0 mg/L）[5,9,25,26]。

九、样本采集、样本送检和保存

1. 样本采集要求

(1) 采样管要求：根据检测方法要求，采用含 EDTA－K_2 或草酸钾/氟化钠等抗凝剂的血浆管采集血浆样本。

(2) 采样量要求：采血量一般为 2~3.5 mL（采血量应满足送检单位检测的最少用血量）。血浆管采血后立即颠倒混匀。

(3) 采样部位：应从头孢他啶-阿维巴坦给药部位的对侧肢体采集静脉血。禁止从静脉滴注药物的同侧肢体采血，不能于给药结束后的深静脉置管（中心静脉置管）内回抽血。

(4) 采样时要求：采血过程中应尽量避免溶血的发生（即使溶血也不影响测定）。采血管外壁贴上单据号等患者信息或检验号后及时送检。

2. 样本送检及保存

推荐头孢他啶-阿维巴坦 TDM 样本采集后立即送检，并在样品转运过程中尽量维持温度于 2~8℃。但若不能及时送检，可离心后取上层血清或血浆冷冻保存后送检。

头孢他啶-阿维巴坦血浆样本的参考稳定性数据如下：全血样品在室温（20~25℃）放置 2 h 稳定，血浆样品在室温放置 3 h 稳定，-70℃放置 1 年内稳定，-70℃冻融 3 次稳定（参考本实验室自建方法数据）。

十、样本检测方法

头孢他啶/阿维巴坦已报道的检测方法主要为 LC－MS/MS。有文献报道了一种新型双模板分子印迹电化学传感器，并成功应用于检测临床患者血清和活体家兔血样中头孢他啶和阿维巴坦，结果与 HPLC 一致[27]。以 LC－MS/MS

为例：血浆样品经甲醇-乙腈(1∶1)沉淀蛋白质，取上清加水稀释后进样分析。流动相为0.2%甲酸水：0.2%甲酸-乙腈，流速为0.4 mL/min，色谱柱为ACQUITY UPLC® HSS T3(2.1 mm×100 mm；1.8 μm)。头孢他啶在0.500～200 mg/L范围内线性关系良好，阿维巴坦在0.125～50.0 mg/L范围内线性关系良好(参考本实验室自建方法数据)。

十一、剂量的确定和调整

(一) 初始剂量

1. 成人患者

常用剂量为2.5 g(2 g/0.5 g)，每8 h一次，输注2 h，给药疗程依据不同感染类型而定。

2. 肾功能损伤患者

当患者估计肌酐清除率(eCrCL)≤50 mL/min(使用Cockcroft－Gault公式估算CrCL)时，按表14－5调整剂量。

表14－5 肾功能损伤患者中头孢他啶/阿维巴坦的剂量推荐

eCrCL(mL/min)	剂量(g)	给药间隔	输注时间(h)
31～50	1.25(1/0.25)ª	每8 h一次	2
16～30	0.94(0.75/0.19)	每12 h一次	2
6～15	0.94(0.75/0.19)	每24 h一次	2
≤5	0.94(0.75/0.19)	每48 h一次	2

a 头孢他啶-阿维巴坦固定比例。

3. 肾功能亢进患者

在肾功能亢进(augmented renal clearance, ARC)的状态下，给予头孢他啶-阿维巴坦2.5 g，每8 h一次标准剂量，尽管与正常肾功能患者相比，药物暴露降低了35%，但在该患者群体中仍有95%以上可达目标联合药动学/药效学靶值。因此在不增加头孢他啶/阿维巴坦标准剂量的情况下，仍然能够为ARC患者提供足够的暴露量[28]。

4. 儿童患者

本品在3月龄以下的儿童患者中的安全性和有效性尚未确定。对于CrCL<16 mL/(min · 1.73 m^2)的<2岁的儿童患者，现有相关信息不足以用来

推荐给药方案。当患儿 eCrCL≤50 mL/(min·1.73 m^2)(使用 Schwartz bedside 公式计算 CrCL)时,按表 14－6 调整剂量。

表 14－6　儿童患者中头孢他啶-阿维巴坦的剂量推荐

年龄组	eCrCL [mL/(min·1.73 m^2)]	剂量 (g)	给药间隔	输注时间 (h)
3 月≤年龄<6 月	31~50	20 mg/kg－5 mg/kg	每 8 h 一次	2
6 月≤年龄<2 岁		25 mg/kg－6.25 mg/kg	每 8 h 一次	2
3 月≤年龄<6 月	16~30	15 mg/kg－3.75 mg/kg	每 12 h 一次	2
6 月≤年龄<2 岁		18.75 mg/kg－4.7 mg/kg	每 12 h 一次	2
2 岁≤年龄<18 岁	31~50	25 mg/kg－6.25 mg/kg 至最多 1 g/0.25 g	每 8 h 一次	2
	16~30	18.75 mg/kg－4.7 mg/kg 至最多 0.75 g/0.187 5 g	每 12 h 一次	2
	6~15		每 24 h 一次	2
	终末期肾病,包括接受血液透析的患者		每 48 h 一次	2

5. 老年患者

对于 CrCL>50 mL/min 老年患者无须进行剂量调整。CrCL≤50 mL/min 老年患者按肾功能调整剂量。

(二) 调整剂量

对于肾功能处于变化中的患者应至少每日监测 CrCL,然后依据肾功能状态,进行 TDM 调整本品剂量。

十二、结果解释和建议

见“美罗培南”。

十三、病例分析

1. Gatti 等[29]报道的一例在头孢他啶/阿维巴坦治疗神经外科术后脑膜炎时,应用 TDM 进行实时药效优化的病例

患者,男性,52 岁,患有松果体肿瘤并发梗阻性脑积水。神经外科手术后,

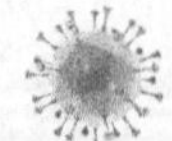

进行脑室外引流(external ventricular drainage, EVD),术后发热伴头痛。脑脊液生化提示 EVD 相关感染(蛋白质 122.0 mg/dL;白细胞 176 个/mm^3;多核细胞 65.9%)。予以头孢吡肟合并甲氧苄啶-磺胺甲噁唑进行经验性抗感染治疗。第 3 日,脑脊液培养报碳青霉烯类耐药铜绿假单胞菌(carbapenem-resistant *Pseudomonas aeruginosa*, CRPA),该菌株对头孢他啶/阿维巴坦(MIC 4/4 mg/L)、阿米卡星(MIC 为 8 mg/L)和头孢洛扎-他唑巴坦(MIC 1 mg/L)敏感。对磷霉素的 MIC 为 64 mg/L。在移除 EVD 后,治疗方案改为头孢他啶/阿维巴坦(2.5 g 负荷剂量后 2.5 g,每 6 h 一次,持续输注 6 h)合并磷霉素(8 g 负荷剂量后 16 g 每日持续输注)用药。随后进行实时药学监护,以尽可能使脑脊液中的头孢他啶/阿维巴坦和磷霉素达到预期的药效学目标(头孢他啶 C_{ss}/MIC 4~8;阿维巴坦 100%fT>C_T 4.0 mg/L;磷霉素 fAUC$_{0\text{-}24\,h}$/MIC≥40.8)。第 2 日,脑脊液头孢他啶 C_{ss}/MIC 为 1.7,阿维巴坦浓度为 4.1 mg/L,磷霉素 fAUC$_{24\,h}$/MIC 为 50.3。

患者的 eCrCL 为 101 mL/(min · 1.73 m^2),此时将头孢他啶/阿维巴坦调整剂量为 5 g,每 8 h 一次,静脉滴注 8 h;磷霉素调整剂量为 24 g,每 24 h 一次。血脑屏障逐渐愈合可能导致两种抗菌药物对脑脊液的渗透率降低。遂随后结果显示,头孢他啶和阿维巴坦的脑脊液与血浆之比分别为 0.16~0.36 和 0.12~0.28。脑脊液中头孢他啶 C_{ss}/MIC 范围为 5.675~8.25,阿维巴坦浓度范围为 4.7~7.3 mg/L。磷霉素的脑脊液与血浆之比在 0.42~0.5 之间,脑脊液 fAUC$_{0\text{-}24\,h}$/MIC 为 104.63~126.38。随后的脑脊液生化和培养结果显示,炎症指标降低且微生物清除。于第 26 日停止抗感染治疗,患者出院,随访无复发。

【点评】研究结果表明通过 TDM,根据中枢神经系统感染的动态演变和(或)肾功能的波动每日调整剂量对中枢神经系统感染患者至关重要,还可以避免因鞘内给药可能的潜在中枢神经系统不良事件,因为神经危重症患者早期阶段极有可能发生 ARC。此外,专家临床药理学建议计划中头孢他啶的预期药动学/药效学靶值为 C_{ss}(4~8)×MIC。此病例中,当头孢他啶/阿维巴坦的联合药动学/药效学靶值同时满足头孢他啶 C_{ss}/MIC≥4(相当于 100%fT>4×MIC),阿维巴坦 C_{ss}/C_T≥4(相当于 100%fT>C_T 4.0 mg/L),即认为达到头孢他啶/阿维巴坦的最优药效学目标。

2. Teng 等[30]报道的一例由于肾功能亢进影响头孢他啶/阿维巴坦疗效的病例

患者，男性，35 岁，食欲不振，疲乏无力 1 月余，昏迷 20 日。2021 年 4 月 15 日，该患者被诊断为慢加急性肝衰竭和肝性脑病。患者于 2021 年 5 月 10 日入肝移植科。在全身麻醉下，患者行原位肝移植术和肠粘连松解术。术后炎症标志物高（降钙素原 3.35 ng/mL，C 反应蛋白 39.26 mg/L），予以美罗培南（1 g，每 8 h 一次）、多黏菌素 B（75 mg，每 12 h 一次）、替考拉宁（400 mg，每日 1 次）、卡泊芬净（50 mg，每日 1 次）抗感染治疗。入院第 4 日，痰培养中分离出 CRKP（多黏菌素 B MIC≤1 mg/L，替考拉宁 MIC≤1 mg/L，头孢他啶/阿维巴坦 MIC=8/4 mg/L）和碳青霉烯类耐药鲍曼不动杆菌（CRAB）。停用美罗培南和替考拉宁，改用替加环素（100 mg，每 12 h 一次）联合多黏菌素 B 治疗。随后，从伤口分泌物、血液和粪便培养中分离出 CRKP（多黏菌素 B MIC≤1 mg/L，头孢他啶-阿维巴坦 MIC=8/4 mg/L）；多次痰培养，血液和腹部引流液培养均提示 CRKP。第 11 日（2021.05.21），患者的 CrCL 为 170.44 mL/(min·1.73 m^2)，停用替加环素，改用头孢他啶-阿维巴坦 2.5 g，每 8 h 一次。3 日后，患者临床感染症状及炎症指标均无改善，考虑到患者肾功能亢进，将头孢他啶-阿维巴坦改为每 6 h 一次。2 日后，头孢他啶-阿维巴坦 TDM 检测结果显示：头孢他啶 C_{max} 为 111.18 mg/L，C_{min} 为 28.81 mg/L；阿维巴坦 C_{max} 为 32.95 mg/L，C_{min} 为 7.73 mg/L，CrCL 降至 103.06 mL/(min·1.73 m^2)。多黏菌素 B 在第 17 日停药。第 29 日，患者降钙素原降至 0.415 ng/mL，CrCl 为 100.29 mL/(min·1.73 m^2)，但仍可从痰液中分离出 CRKP。头孢他啶-阿维巴坦给予 2.5 g，每 8 h 一次，持续给药至第 39 日。尽管在第 45 日和第 47 日从痰中仍可分离出 CRKP 菌株，但患者无发热，轻微咳嗽，无痰，炎症指标趋于正常。治疗 50 日后，患者出院。

【点评】 已有研究显示在 ARC 状态下，给予头孢他啶-阿维巴坦 2.5 g，每 8 h 一次标准剂量，虽然在该患者群体中仍有 95%以上可达目标联合药动学/药效学靶值，但与正常肾功能患者相比，药物暴露降低了 35%[31]。在本病例中，予以头孢他啶-阿维巴坦 2.5 g，每 8 h 一次，给药 3 日，患者临床症状与炎症指标并无好转，随后改为 2.5 g，每 6 h 一次，头孢他啶达到 100%fT>MIC(8 mg/L)目标靶值,阿维巴坦也达到了 100%fT>C_T(1 mg/L)目标靶值,患者降钙素原下降。之前的文献中虽提出 ARC 患者无须调整剂量[31],但本研究中提示 ARC 患者可能需要比标准剂量更多的头孢他啶/阿维巴坦日剂量。

参考文献

[1] 汪复,张婴元.实用抗感染治疗学[M].3 版.北京:人民卫生出版社,2020.

[2] Novy E, Martinière H, Roger C. The current status and future perspectives of beta-lactam therapeutic drug monitoring in critically ill patients[J]. Antibiotics, 2023, 12(4): 681.

[3]《抗菌药物临床应用指导原则》修订工作组.抗菌药物临床应用指导原则[M].北京:人民卫生出版社,2015.

[4] 王良录,杨帆,孟娟.β-内酰胺类抗生素过敏与皮试[M].北京:中国协和医科大学出版社,2023.

[5] Guilhaumou R, Benaboud S, Bennis Y, et al. Optimization of the treatment with beta-lactam antibiotics in critically ill patients-guidelines from the French Society of Pharmacology and Therapeutics (Société Française de Pharmacologie et Thérapeutique-SFPT) and the French Society of Anaesthesia and Intensive Care Medicine (Société Française d'Anesthésie et Réanimation-SFAR)[J]. Critical Care, 2019, 23(1): 104.

[6] Kumta N, Heffernan A J, Cotta M O, et al. Plasma and cerebrospinal fluid population pharmacokinetics of meropenem in neurocritical care patients: a prospective two-center study[J]. Antimicrobial Agents and Chemotherapy, 2022, 66(8): e0014222.

[7] Baldwin C M, Lyseng-Williamson K A, Keam S J. Meropenem: a review of its use in the treatment of serious bacterial infections[J]. Drugs, 2008, 68(6): 803-838.

[8] Cojutti P G, Lazzarotto D, Candoni A, et al. Real-time TDM-based optimization of continuous-infusion meropenem for improving treatment outcome of febrile neutropenia in oncohaematological patients: Results from a prospective, monocentric, interventional study[J]. Journal of Antimicrobial Chemotherapy, 2020, 75(10): 3029-3037.

[9] Abdul-Aziz M H, Alffenaar J W C, Bassetti M, et al. Antimicrobial therapeutic drug monitoring in critically ill adult patients: a position paper[J]. Intensive Care Medicine, 2020, 46(6): 1127-1153.

[10] Imani S, Buscher H, Marriott D, et al. Too much of a good thing: a retrospective study of β-lactam concentration-toxicity relationships[J]. Journal of Antimicrobial Chemotherapy, 2017, 72(10): 2891-2897.

[11] 邓阳，徐兵，李昕，等.美罗培南治疗药物监测的 HPLC 方法探索及其临床采样流程建立[J].中国医院药学杂志，2020，40(12)：1334－1338.

[12] 王振红，单悌超，刘宇，等.美罗培南 3 h 和 30 min 输注给药治疗重症监护病房患者医院获得性肺炎的随机对照临床研究[J].中华危重病急救医学，2014，26(9)：644－649.

[13] Ehmann L, Zoller M, Minichmayr I K, et al. Development of a dosing algorithm for meropenem in critically ill patients based on a population pharmacokinetic/pharmacodynamic analysis[J]. International Journal of Antimicrobial Agents, 2019, 54(3): 309－317.

[14] Chytra I, Stepan M, Benes J, et al. Clinical and microbiological efficacy of continuous versus intermittent application of meropenem in critically ill patients: a randomized open-label controlled trial[J]. Critical Care, 2012, 16(3): R113.

[15] Saito J, Shoji K, Oho Y, et al. Meropenem pharmacokinetics during extracorporeal membrane oxygenation and continuous haemodialysis: a case report[J]. Journal of Global Antimicrobial Resistance, 2020, 22: 651－655.

[16] Wu Y E, Xu H Y, Shi H Y, et al. Carbapenem-resistant Enterobacteriaceae bloodstream infection treated successfully with high-dose meropenem in a preterm neonate[J]. Frontiers in Pharmacology, 2020, 11: 566060.

[17] Giannoni E, Moreillon P, Cotting J, et al. Prospective determination of plasma imipenem concentrations in critically ill children[J]. Antimicrobial Agents and Chemotherapy, 2006, 50(7): 2563－2568.

[18] Lipš M, Šiller M, Strojil J, et al. Pharmacokinetics of imipenem in critically ill patients during empirical treatment of nosocomial pneumonia: a comparison of 0.5 h and 3 h infusions[J]. International Journal of Antimicrobial Agents, 2014, 44(4): 358－362.

[19] Zou L, Meng F Q, Hu L, et al. A novel reversed-phase high-performance liquid chromatographic assay for the simultaneous determination of imipenem and meropenem in human plasma and its application in TDM[J]. Journal of Pharmaceutical and Biomedical Analysis, 2019, 169: 142－150.

[20] 冯章英，邢冬，李斌，等.UPLC-MS/MS 法测定人血浆中亚胺培南浓度[J].药物分析杂志，2017，37(11)：2076－2081.

[21] Chen Y L, Han Y, Guo F, et al. Model-informed precision dosing of imipenem in an obese adolescent patient with augmented renal clearance and history of schizophrenia[J]. Infection and Drug Resistance, 2024, 17: 761－767.

[22] Shirley M. Ceftazidime-avibactam: a review in the treatment of serious gram-negative bacterial infections[J]. Drugs, 2018, 78(6): 675－692.

[23] Dietl B, Martínez L M, Calbo E, et al. Update on the role of ceftazidime-avibactam in the management of carbapenemase-producing Enterobacterales[J]. Future Microbiology, 2020, 15: 473－484.

[24] Das S, Li J G, Riccobene T, et al. Dose selection and validation for ceftazidime-avibactam in adults with complicated intra-abdominal infections, complicated urinary tract infections,

and nosocomial pneumonia[J]. Antimicrobial Agents and Chemotherapy, 2019, 63(4): e02187－e2218.

[25] Gatti M, Pascale R, Cojutti P G, et al. A descriptive pharmacokinetic/pharmacodynamic analysis of continuous infusion ceftazidime-avibactam in a case series of critically ill renal patients treated for documented carbapenem-resistant Gram-negative bloodstream infections and/or ventilator-associated pneumonia[J]. International Journal of Antimicrobial Agents, 2023, 61(1): 106699.

[26] Gatti M, Cojutti P G, Bartoletti M, et al. Expert clinical pharmacological advice may make an antimicrobial TDM program for emerging candidates more clinically useful in tailoring therapy of critically ill patients[J]. Critical Care, 2022, 26(1): 178.

[27] Wang X L, Liu Y J, Liu J, et al. A bifunctional electrochemical sensor for simultaneous determination of electroactive and non-electroactive analytes: a universal yet very effective platform serving therapeutic drug monitoring[J]. Biosensors and Bioelectronics, 2022, 208: 114233.

[28] Li J G, Lovern M, Riccobene T, et al. Considerations in the selection of renal dosage adjustments for patients with serious infections and lessons learned from the development of ceftazidime-avibactam[J]. Antimicrobial Agents and Chemotherapy, 2020, 64(4): e02105－e02119.

[29] Gatti M, Virgili G, Cojutti P G, et al. Real-time optimization of pharmacodynamic target attainment at infection site during treatment of post-neurosurgical ventriculitis caused by carbapenem-resistant gram negatives with ceftazidime-avibactam-based regimens: a report of two cases[J]. Microorganisms, 2022, 10(1): 154.

[30] Teng X Q, Qu Q, Luo Y, et al. Therapeutic drug monitoring of ceftazidime-avibactam concentrations in carbapenem-resistant *K. pneumoniae*-infected patients with different kidney statuses[J]. Frontiers in Pharmacology, 2022, 13: 780991.

[31] Li J G, Lovern M, Green M L, et al. Ceftazidime-avibactam population pharmacokinetic modeling and pharmacodynamic target attainment across adult indications and patient subgroups[J]. Clinical and Translational Science, 2019, 12(2): 151－163.

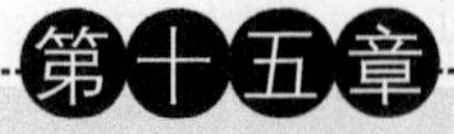

第十五章 噁唑烷酮类抗菌药

噁唑烷酮类抗菌药是近30年开发的一类新型化学全合成抗菌药物,具有抑制多重耐药革兰氏阳性菌的作用,对耐甲氧西林金黄色葡萄球菌(MRSA)、表皮葡萄球菌、耐万古霉素肠球菌、耐青霉素肺炎链球菌和厌氧菌均有抗菌活性。其作用机制独特,可抑制蛋白质合成的起始阶段,且与其他抗菌药物无交叉耐药性。临床上用于治疗革兰氏阳性菌引起的肺炎、脑膜炎、感染性心内膜炎、皮肤和软组织感染、血流感染等感染疾病。利奈唑胺是第一个批准上市的噁唑烷酮类抗菌药,容易引起周围神经、视神经病变和骨髓抑制等严重不良反应,其发生率随着暴露量的增加和治疗时间的延长而增加。利奈唑胺的药动学受年龄、体重和合并用药等影响,在体内的暴露量不足或过度可能会导致治疗失败或骨髓抑制毒性。因此,需要进行TDM调整个体化给药方案,提高临床有效性和安全性[1]。磷酸特地唑胺属于第二代噁唑烷酮类抗菌药,批准的适应证用药时长仅为6日,其对骨髓抑制和神经病变等安全性问题未得到充分验证,临床未广泛应用,尚不推荐个体化给药[1]。康替唑胺为新一代噁唑烷酮类抗菌药,口服吸收良好且代谢特征稳定,其在提高抗菌活性同时具有更好的安全性,无明显的造血系统毒性,是耐药革兰氏阳性菌感染的全新选择[2]。本章对利奈唑胺TDM的相关内容进行了总结。

一、作用机制和临床适应证

1. 作用机制

利奈唑胺是细菌蛋白质合成抑制剂,与细菌核糖体的50S亚基结合,抑制mRNA与核糖体的连接,阻止70S起始复合物的形成,从而抑制细菌早期蛋白质合成。由于作用机制独特,利奈唑胺不易与其他抗菌药物发生交叉耐药性。

2. 临床适应证

用于治疗敏感菌引起的下列感染。

(1) 医院获得性肺炎：由肺炎链球菌或金黄色葡萄球菌(甲氧西林敏感或耐药株)引起的医院获得性肺炎。

(2) 社区获得性肺炎：由肺炎链球菌引起的社区获得性肺炎，包括伴发血流感染，或由金黄色葡萄球菌(仅为甲氧西林敏感的菌株)引起的社区获得性肺炎。

(3) 复杂性皮肤和皮肤软组织感染：包括未并发骨髓炎的糖尿病足部感染，由金黄色葡萄球菌(甲氧西林敏感或耐药的菌株)、化脓性链球菌或无乳链球菌引起的复杂性皮肤和皮肤软组织感染。

(4) 非复杂性皮肤和皮肤软组织感染：由金黄色葡萄球菌(仅为甲氧西林敏感株)或化脓性链球菌所致的单纯性皮肤软组织感染。

(5) 万古霉素耐药屎肠球菌引起的感染：包括血流感染。

二、药动学特征

1. 吸收

利奈唑胺口服吸收快速且完全。给药后 1～2 h 达血药 C_{max}，生物利用度约为 100%。利奈唑胺与食物同时服用时，达峰时间(time to peak，T_{max})延迟，但不改变生物利用度。口服利奈唑胺无须考虑进食的时间[3]。

2. 分布

利奈唑胺在体内广泛分布于血液灌注良好的组织。利奈唑胺的血浆蛋白结合率约为 31%且为非浓度依赖性。在健康人中，稳态时利奈唑胺的 V_d 平均为 40～50 L[4]。

3. 代谢

利奈唑胺在体内主要通过吗啉环氧化酶氧化吗啉环，此代谢途径与 CYP450 系统无关。其主要代谢为无活性的氨基乙氧基乙酸代谢物(A)和羧乙基氨基乙酸代谢物(B)[4]。

4. 排泄

利奈唑胺的 $T_{1/2}$ 为 4.5～5.5 h。非肾脏清除率约占利奈唑胺总清除率的 65%。稳态时，约有 30%的药物以原型药物、40%以代谢产物 B 的形式、10%以代谢产物 A 的形式随尿排泄。利奈唑胺的肾脏清除率低(平均为 40 mL/min)，提示有肾小管重吸收。粪便中无利奈唑胺，约有6%代谢产物B和3%代谢产物A经粪便排出[4]。

12岁以下的儿童与成人相比，全身药物暴露量更小，清除速度更快，$T_{1/2}$更短。尽管新生婴儿的清除率与成人相似，但在出生的第1周清除率迅速增加，到出生的第7日时，清除率比成人高2~3倍。利奈唑胺在儿童中随年龄增长，清除率逐渐降低，在大约12岁时慢慢下降到成人的清除率。利奈唑胺在12岁及以上儿童中的药动学与成人无显著差异。在老年人患者中的年龄对利奈唑胺的清除率有显著影响，随年龄增大清除率降低。肥胖患者的体重与V_d之间存在正相关。不同程度的肾功能不全者，其原型药物利奈唑胺的药动学性质不发生改变，但两种主要代谢产物可能产生蓄积，且蓄积随肾功能不全的严重程度增加而增加。利奈唑胺应在血液透析后给药。肝功能损伤会降低利奈唑胺的清除率，肝功能不全者使用标准给药方案后利奈唑胺具有较高的血药浓度，特别是中度和重度肝功能不全者[5]。

三、药动学/药效学

利奈唑胺为时间依赖性、抗菌药物后效应长的药物，药效学评价指标通常为$AUC_{0-24\,h}$/MIC或%T>MIC（即浓度高于MIC的时间占给药间隔的百分比）。研究表明[6]，当$AUC_{0-24\,h}$/MIC为80~120之间或%T>MIC≥85%时，可获得良好的临床疗效和杀菌效果，并可有效减少细菌产生耐药性，但确切的靶值可能在不同的感染部位略有不同。计算$AUC_{0-24\,h}$需要多次采血，依从性较低，有效血药C_{min}与$AUC_{0-24\,h}$呈线性相关，可用C_{min}推算药物暴露量。

四、药物相互作用

利奈唑胺不是CYP450酶的诱导剂，不与经CYP450酶代谢的临床常用药物（如华法林、苯妥英钠）发生相互作用。

利奈唑胺为可逆的、非选择性的单胺氧化酶抑制剂，因此与肾上腺素能药物或5-羟色胺类制剂合用有潜在的相互作用。利奈唑胺能可逆性地增加肾上腺素能药物（如苯丙醇胺、伪麻黄碱）的增压作用，此类药物与利奈唑胺联合需慎用，如联合使用需检测血压。利奈唑胺与5-羟色胺类药物（如右美沙芬）联用可发生精神错乱、高热、震颤、动作不协调等5-羟色胺综合征。美国食品药品监督管理局警告，对于使用此类药物的患者应尽量避免使用利奈唑胺；如需使用，应尽量先停用 5-羟色胺能药物至少 2 周。

利奈唑胺是 P-gp 的潜在底物，与多种药物相互作用。这种相互作用的潜在机制是 P-gp 活性的调节。克拉霉素、质子泵抑制剂（如奥美拉唑和泮托拉唑）、胺碘酮、氨氯地平和钙通道阻滞剂抑制 P-gp，从而增加利奈唑胺的浓度。利福平、苯巴比妥和左旋甲状腺素是 P-gp 的诱导剂，可增加利奈唑胺的清除率并降低利奈唑啉胺的血浆浓度。

五、不良反应

利奈唑胺常见的不良反应为头痛、腹泻、恶心和呕吐，其他还包括惊厥、过敏性反应、舌褪色、低血糖。严重不良反应有周围神经和视神经病变、乳酸酸中毒、5-羟色胺综合征、骨髓抑制（包括贫血、白细胞减少、全血细胞减少和血小板减少）。利奈唑胺相关的血小板减少表现与疗程相关（通常疗程均超过 2 周）。大多数患者的血小板计数在随访阶段恢复至正常/基础水平。

六、TDM 的适用人群

建议危重症患者、患儿、肥胖患者、肾功能不全者、肝硬化患者或服用与利奈唑胺相互作用药物的患者进行 TDM[5]。

Cojutti 等[7]对 23 名患儿进行了回顾性研究。在第 1 组（2~11 岁）和第 2 组（12~18 岁）中分别有 50.0%和 44.4%的患儿接受标准剂量后治疗效果不理想。在接受多次 TDM 的患者中，两组均有 33.3%的患者剂量增加，第 1 组和第 2 组分别有 6.6%和 9.5%的患者剂量减少。因此，利奈唑胺的标准剂量可能不适用于儿科患者，需要 TDM 来优化治疗。

Simon 等[8]认为，随着体重的增加，利奈唑胺在血浆和皮下组织中的浓度降低。目前的给药方案没有达到足够的浓度来杀死 MIC≥2 mg/L 的细菌，特别是作为严重肥胖患者的经验性抗菌药物。标准利奈唑胺剂量可能并不适用于所有患者。

Luque 等[9]进行的一项回顾性病例对照 1∶1 研究包括 52 名有肝硬化和无肝硬化的患者，每 12 h 静脉滴注 600 mg 利奈唑胺。肝硬化患者的利奈唑胺血药浓度中位数高于无肝硬化患者（20.6 mg/L *vs.* 2.7 mg/L，$P<0.001$），并且过度暴露的发生率显著增加（76.9% *vs.* 26.9%，$P<0.000\,1$）。因此，肝硬化可能会影响利奈唑胺的药动学。利奈唑胺 TDM 对这些患者很有价值。

七、监测时间

理想的药动学采样包括 C_{max} 和 C_{min} 样本，可用来估算 $AUC_{0-24\,h}$。在静脉或口服给药前 0.5 h 内采集 C_{min} 样本，在静脉输注后 30 min 或口服给药后 2 h 采集 C_{max} 样本。然而，大多数临床机构在进行 TDM 时只测 C_{min} 样本。与 C_{max} 相比，C_{min} 与 AUC 的相关性更强，因此在无法获得 2 份样本的情况下，C_{min} 也可用于 TDM。通常出现在治疗的第 3 日或 4～5 个消除 $T_{1/2}$ 之后达稳态时采集血浆样本[10]。

监测频次：短疗程（少于 4 次给药）通常监测 1 次。长疗程（>3～5 日）推荐在利奈唑胺用药达到稳态后至少检测 1 次稳态 C_{min}，并依据临床需要增加监测次数。对于重症患者、血流动力学不稳定或接受 RRT 的患者，推荐至少每周进行 1 次 TDM。

八、治疗窗

推荐利奈唑胺的血药 C_{min} 为 2～8 mg/L[5]。利奈唑胺对绝大多数耐药革兰氏阳性菌的 MIC 为 2.0 mg/L，因此利奈唑胺 C_{min} 宜大于 2.0 mg/L。根据目前的研究，除皮肤软组织感染没有统一的结论外，其他如肺部、血流感染及骨关节等部位感染把利奈唑胺有效 C_{min} 低限定为 2.0 mg/L。利奈唑胺 C_{min} 是治疗期间血小板减少的一个重要预测因子，当 C_{min} 达到 8.2 mg/L，应警惕发生血小板减少症。通过 TDM 将 C_{min} 控制在安全有效范围内，及时根据血药浓度监测结果调整给药剂量。

九、样本采集、样本送检和保存

（1）样本采集要求：① 采样管要求，根据检测方法要求，采用含 EDTA－K_2 抗凝剂的血浆管采集血浆样本，或含促凝胶或不含促凝胶的血清管（黄帽或红帽管）采集血清样本；② 样本量要求，采静脉血 2～3.5 mL，不得少于 1 mL（可根据检测要求决定采血量）。血浆管采血后立即颠倒混匀。采血管外壁贴上单据号等患者信息或检验号后，采样后应及时送检。

（2）样本送检及保存：利奈唑胺 TDM 样本的稳定性数据如下：利奈唑胺在全血中室温 2 h 稳定；血浆样品在室温下 24 h 稳定，在 2～8℃放置 7 日内稳定,在-20℃至少3个月[10]。推荐利奈唑胺TDM样本采集后尽快常温送检,若不能及时送检,可存放于2~8℃冰箱,或离心后取上层血清或血浆冷冻保存后送检。

十、样本检测

测定利奈唑胺的方法有HPLC－UV、LC－MS/MS、免疫法、实时直接分析质谱和方波伏安法。其中HPLC－UV和LC－MS/MS是主要的分析方法,LC－MS/MS具有高选择性和高灵敏度,更适合临床应用[5]。因此,基于定量方法的稳定性和TDM设备的可用性,推荐HPLC－UV或LC－MS/MS用于血浆中利奈唑胺的定量测定。

Boak等[11]建立了HPLC－UV测定人血浆中利奈唑胺的含量,采用岛津高效液相色谱系统(Shimadzu, Kyoto, Japan),固定相为反相色谱柱PhenoSphere－NEXT C18(5 μm, 150 mm×4.6 mm; Phenomenex, Pennant Hills, NSW, Australia),流动相为乙腈和2.67 mmol/L乙酸(25∶75, *v/v*)。使用光电二极管阵列紫外分光光度检测器在190~300 nm范围内监测紫外吸光度,并在253 nm处进行处理。用5%三氯乙酸和甲醇(3∶1,*v/v*)的混合物蛋白质沉淀处理血浆样品,内标为异戊唑烷。线性范围为0.20~40.0 mg/L。Guan等[12]建立了LC－MS/MS测定人血浆中利奈唑胺的浓度。以利奈唑胺-d3为内标,采用蛋白质沉淀法进行样本处理。采用多反应监测,三重四极杆串联质谱仪正离子模式分析利奈唑胺(m/z 338.2→296.2)。线性范围为0.1~30.0 mg/L。此外,还可以采用LC－MS/MS同时定量利奈唑胺和其他抗生素的血浆浓度,提高TDM的检测效率。

十一、剂量的确定和调整

(一) 初始剂量

患者初始使用利奈唑胺的给药推荐剂量(说明书)见表15－1。

表15－1 利奈唑胺推荐剂量

感染	剂量、给药途径和频率		建议疗程(连续治疗天数)
	儿童患者(出生至11岁)	成人和青少年患者(12岁及以上)	
院内获得性肺炎 社区获得性肺炎,包括伴发的菌血症 复杂性皮肤和皮肤软组织感染	每8 h一次,10 mg/kg静脉注射或口服	每12 h一次,600 mg静脉注射或口服	10~14

续 表

感　染	剂量、给药途径和频率		建议疗程（连续治疗天数）
	儿童患者（出生至11岁）	成人和青少年患者（12岁及以上）	
耐万古霉素屎肠球菌感染，包括伴发的菌血症	每8 h一次，10 mg/kg静脉注射或口服	每12 h一次，600 mg静脉注射或口服	14~28
非复杂性皮肤和皮肤软组织感染	5岁以下：每8 h一次，10 mg/kg口服 5~11岁：每12 h一次，10 mg/kg口服	成人：每12 h一次，400 mg口服 青少年：每12 h一次，600 mg口服	10~14

注：未满7日的新生儿，初始剂量为10 mg/kg，每12 h一次给药，当临床效果不佳时，应考虑按剂量10 mg/kg，每8 h一次给药。所有出生7日或以上的新生儿应按10 mg/kg，每8 h一次剂量给药。

（二）调整剂量

当利奈唑胺的C_{min}或药动学/药效学指数在治疗范围之外时，则进行剂量调整。为方便起见，已发表的利奈唑胺TDM方案建议使用300 mg、450 mg或600 mg的剂量，每8 h、12 h或24 h给药一次[13]。经验性的比例剂量调整已经成功地用于TDM中。例如，如果AUC为目标值的75%，将剂量提高1/0.75=1.33倍，可使患者更接近目标值。经验性剂量调整的TDM已被证明可以优化暴露量和减少毒性[14]。然而，由于利奈唑胺的非线性消除动力学特性，剂量与暴露比例的假设有时可能并不可靠，MIPD策略可以在剂量调整后提供更精确的暴露预测，但该工具的临床数据目前有限，需要更多关于TDM指导剂量调整后的临床数据，以全面了解该给药策略[10]。

十二、结果解释和建议

利奈唑胺TDM结果重点解读的情形及剂量调整的建议如下。

（1）对于C_{min}>8 mg/L的患者，基于利奈唑胺血液系统等不良反应的风险，建议降低用药日剂量，并密切关注患者贫血和血小板减少情况；若患者已发生利奈唑胺相关不良反应，建议在TDM的指导下减量或停用利奈唑胺，并密切关注该不良事件的转归情况。

（2）对于C_{min}<2 mg/L的患者，建议与临床医生沟通临床治疗的反应，若临床反应不佳，可建议增加剂量；若临床反应良好，则暂不建议增加利奈唑胺剂量。

（3）对于C_{min}在参考值范围内，临床疗效不佳或出现不良反应时，应结合患者的生理病理和合并用药等信息，分析可能的原因。

十三、病例分析

通过TDM,长期使用利奈唑胺成功治疗一例难治性化脓性椎间盘炎患者,未发生血小板减少的病例[15]

患者,男性,50岁,体重78 kg,7年前意外从自家屋顶跌落,被诊断为颈脊髓损伤伴颈椎脱位骨折并接受手术,但躯干以下的感觉或运动功能没有改善。患者臀部因压疮再次入院接受手术治疗,随后感染性休克。经计算机断层扫描(computed tomography, CT)和磁共振成像(magnetic resonance imaging, MRI)扫描显示第4、5腰椎和椎间盘严重破坏,广泛的盆腔脓肿累及硬膜外腔和髂腰肌,诊断为椎间盘炎。随后紧急打开伤口并引流脓肿,在切口引流液中检测到耐甲氧西林表皮葡萄球菌。开始治疗,患者静脉注射600 mg利奈唑胺,每日2次。治疗开始时,炎症反应和发热有改善,但血小板计数在第14日下降到77 000个/μL,因此第16日改为达托霉素6 mg/kg。随后,由于复发,治疗在第27日换回利奈唑胺,患者症状再次改善。但血小板计数再次下降,第40日,治疗方案改为万古霉素1 000~1 250 mg,每日2次。虽然万古霉素的C_{min}在目标范围内,患者仍复发。因此,在第54日,万古霉素改为特地唑胺200 mg,每日1次。患者未观察到血小板减少,然而,C反应蛋白水平没有改善。因此,第85日换回利奈唑胺,再一次引起血小板减少,换为特地唑胺治疗;血小板减少症再次得到改善。一旦血小板减少症改善,特地唑胺被改变回利奈唑胺,因为特地唑胺在治疗期间炎症反应恶化。从第138日开始减少剂量(600 mg,每日1次)继续静脉注射利奈唑胺。由于检测到血小板计数较低,在第147日测定利奈唑胺的血药浓度。于下一剂给药前及给药后1 h、3 h、12 h收集血浆进行浓度分析。结果显示,尽管利奈唑胺的剂量减少了,但$AUC_{0-24\,h}$为299.7 mg·h/L,高于文献报道的每日2次剂量为600 mg利奈唑胺的$AUC_{0-24\,h}$(中位数为212.77 mg·h/L)。文献报道,利奈唑胺的疗效靶值为$AUC_{0-24\,h}/MIC>100$,当$AUC_{0-24\,h} \geq 280$ mg·h/L时,发生血小板减少的风险为50%。本病例检测到利奈唑胺对耐甲氧西林表皮葡萄球菌的MIC≤1 mg/L。基于此,从第153日开始,静脉注射利奈唑胺的剂量进一步减少到400 mg,每日1次。血小板计数保持在大约100 000个/μL,没有观察到复发。因此,在第180日,静脉注射利奈唑胺转为口服利奈唑胺片。为了防止血小板减少症的进一步发展,在第184日,剂量减至300 mg,每日1次。进行TDM,发现AUC为

127.2 mg · h/L，在治疗范围内。患者随后病情稳定，可以出院。患者在门诊接受了1年多的观察，能够继续服用相同剂量的利奈唑胺片(300 mg，每日1次)，同时进行TDM。

【点评】在这个案例中，对一例使用其他抗菌药治疗无效的难治性化脓性椎间盘炎患者，借助TDM手段，成功实现了利奈唑胺的长期治疗。基于TDM进行剂量调整，控制利奈唑胺血药浓度水平，预防血小板减少症的进一步发展，减少不良反应的发生。

参考文献

[1] Cattaneo D, Alffenaar J W, Neely M. Drug monitoring and individual dose optimization of antimicrobial drugs: oxazolidinones[J]. Expert Opinion on Drug Metabolism & Toxicology, 2016, 12(5): 533-544.

[2] Zhang G X Z, Liu T T, Ren A X, et al. Advances in contezolid: novel oxazolidinone antibacterial in Gram-positive treatment[J]. Infection, 2024, 52(3): 787-800.

[3] Welshman I R, Sisson T A, Jungbluth G L, et al. Linezolid absolute bioavailability and the effect of food on oral bioavailability[J]. Biopharmaceutics & Drug Disposition, 2001, 22(3): 91-97.

[4] Slatter J G, Stalker D J, Feenstra K L, et al. Pharmacokinetics, metabolism, and excretion of linezolid following an oral dose of [(14)C]linezolid to healthy human subjects[J]. Drug Metabolism and Disposition, 2001, 29(8): 1136-1145.

[5] Lin B, Hu Y M, Xu P, et al. Expert consensus statement on therapeutic drug monitoring and individualization of linezolid[J]. Frontiers in Public Health, 2022, 10: 967311.

[6] Heidari S, Khalili H. Linezolid pharmacokinetics: a systematic review for the best clinical practice[J]. European Journal of Clinical Pharmacology, 2023, 79(2): 195-206.

[7] Cojutti P, Maximova N, Crichiutti G, et al. Pharmacokinetic/pharmacodynamic evaluation of linezolid in hospitalized paediatric patients: a step toward dose optimization by means of therapeutic drug monitoring and Monte Carlo simulation[J]. Journal of Antimicrobial Chemotherapy, 2015, 70(1): 198-206.

[8] Simon P, Busse D, Petroff D, et al. Linezolid concentrations in plasma and subcutaneous tissue are reduced in obese patients, resulting in a higher risk of underdosing in critically ill patients: a controlled clinical pharmacokinetic study[J]. Journal of Clinical Medicine, 2020, 9(4): 1067.

[9] Luque S, Muñoz-Bermudez R, Echeverría-Esnal D, et al. Linezolid dosing in patients with liver cirrhosis: standard dosing risk toxicity[J]. Therapeutic Drug Monitoring, 2019, 41(6): 732-739.

[10] Rao G G, Konicki R, Cattaneo D, et al. Therapeutic drug monitoring can improve linezolid dosing regimens in current clinical practice: a review of linezolid pharmacokinetics and pharmacodynamics[J]. Therapeutic Drug Monitoring, 2020, 42(1): 83-92.

[11] Boak L M, Li J, Nation R L, et al. High-performance liquid chromatographic method for simple and rapid determination of linezolid in human plasma [J]. Biomedical Chromatography, 2006, 20(8): 782-786.

[12] Guan Y P, Yu X X, Wang Y, et al. Developing an isotope dilution UHPLC-MS/MS method to quantify linezolid in human plasma: application to therapeutic drug monitoring [J]. Bioanalysis, 2020, 12(14): 991-1001.

[13] Pea F, Cojutti P, Dose L, et al. A 1 year retrospective audit of quality indicators of clinical pharmacological advice for personalized linezolid dosing: one stone for two birds? [J]. British Journal of Clinical Pharmacology, 2016, 81(2): 341-348.

[14] Pea F, Cojutti P G, Baraldo M. A 10-year experience of therapeutic drug monitoring (TDM) of linezolid in a hospital-wide population of patients receiving conventional dosing: is there enough evidence for suggesting TDM in the majority of patients? [J]. Basic & Clinical Pharmacology & Toxicology, 2017, 121(4): 303-308.

[15] Daisho T, Kagami K, Yamazaki K, et al. Therapeutic drug monitoring-enabled long-term use of linezolid for the successful treatment of refractory pyogenic spondylodiscitis without development of thrombocytopenia: a case report[J]. Journal of Orthopaedic Science, 2023, 28(6): 1587-1591.

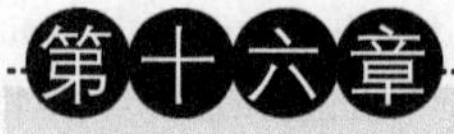

喹诺酮类抗菌药

喹诺酮类药物是一类常用的人工合成抗菌药物，按分子结构中是否含有氟原子可分为无氟喹诺酮类和氟喹诺酮类。根据研发时间和抗菌活性，喹诺酮类药物可以分为四代。第一代抗菌谱窄，仅覆盖部分革兰氏阴性菌，临床上现已少用，代表药物有萘啶酸、吡哌酸等；第二代抗菌谱有所扩大，但仍以为革兰氏阴性杆菌为主，代表药物有氧氟沙星、环丙沙星等；第三代增加了抗革兰氏阳性球菌的活性，代表药物有左氧氟沙星等；第四代增加了抗厌氧菌的活性，代表药物有莫西沙星、西他沙星等。新型喹诺酮类增加了对耐药菌的活性，包括无氟喹诺酮类奈诺沙星、氟喹诺酮类德拉沙星等。喹诺酮类常规并不推荐进行 TDM，但在某些情况下目前使用的给药方案可能无法达到治疗目标，对于个体患者进行 TDM 可能带来收益。本章对喹诺酮类抗菌药 TDM 的相关内容进行了总结。

一、作用机制和临床适应证

1. 作用机制

喹诺酮类药物通过抑制细菌脱氧核糖核酸（DNA）回旋酶和（或）拓扑异构酶Ⅵ，抑制细菌 DNA 的合成而起到快速杀菌作用。此外，该类药物还可能通过诱导细菌 DNA 的损伤修复，引起 DNA 复制错误，以及通过改变细胞壁多糖肽成分，使细菌产生新的肽聚糖水解酶或自溶酶，加剧细菌死亡[1,2]。

2. 临床适应证

由于不同品种药物的抗菌活性和体内过程的差异，各品种的适应证仍有不同。较早临床应用的环丙沙星、氧氟沙星和诺氟沙星等主要对肠杆菌科细菌、铜绿假单胞菌等革兰氏阴性菌具有良好的抗菌作用，而对革兰氏阳性菌，除对葡萄球菌（甲氧西林敏感株）有较好的抗菌作用外，对社区获得呼吸道感染常见病原菌如肺炎链球菌、化脓性链球菌的抗菌活性均较低；呼吸喹诺酮类则增强了对肺炎链球菌、化脓性链球菌等革兰氏阳性菌，以及肺炎支原体、肺炎衣原体和嗜肺军团菌等社区获得呼吸道感染病原微生物的抗菌作用。呼吸喹诺酮类药物如左氧氟沙星、莫西沙星等，可用于治疗以肺炎链球菌、化脓性链球菌等为主要病原菌的社区获得性呼吸道感染，如社区获得性肺炎等。同时，细菌耐药性的变迁对选用喹诺酮类药物具有较大影响[3]。

该类药物的适用范围包括泌尿生殖道感染、呼吸道感染、伤寒沙门菌感染、肠道感染、腹腔和胆道感染、皮肤软组织感染、骨关节感染、中耳炎和窦炎，亦可作为耐药结核分枝杆菌的二线用药[3]。

二、药动学特征

喹诺酮类药物口服吸收良好，绝大多数药物的口服吸收利用度大于50%，部分品种可达100%。口服给药后1~3 h可达血药C_{max}。氟喹诺酮类的血浆蛋白结合率通常较低，为15%~50%。在体内各组织及体液中分布广泛，在白细胞和巨噬细胞内也可达到较高浓度。喹诺酮类在唾液、前列腺液、脑脊液中的浓度较同期血药浓度低，但均可达有效治疗浓度。主要经肾脏排泄的品种在肾脏和尿液中浓度较高。氟喹诺酮类药物可自母体进入胎儿体内，如左氧氟沙星通过胎盘屏障较多。多数品种半衰期（$T_{1/2}$）较长，每日1~2次给药即可，如左氧氟沙星和莫西沙星通常每日1次给药，而环丙沙星由于$T_{1/2}$短，且不良反应有一定浓度依赖性，通常采用每日2~3次给药。多数药物体内代谢较少，以原型排泄。不同的品种的排泄途径不同，左氧氟沙星等主要经肾脏排泄，莫西沙星等主要自非肾脏途径排泄[3]。

三、药动学/药效学

喹诺酮类药物为浓度依赖性药物，具有较长抗生素后效应（post antibiotic effect，PAE）。药动学/药效学评价指标为$AUC_{0-24\,h}$/MIC和C_{max}/MIC，比值与抗感染疗效、细菌清除和防耐药突变有关。药动学/药效学靶值随药物及细菌的不同而异，治疗革兰氏阳性菌感染所需的$AUC_{0-24\,h}$/MIC靶值为30~40；一般对于革兰氏阴性菌，$AUC_{0-24\,h}/MIC \geqslant 125$或$C_{max}/MIC \geqslant 8$时，可获得良好的临床和抗微生物疗效，并可有效防止耐药菌出现[4]。

近年来，在优化喹诺酮类药物疗效的研究中，常需评价抗菌药物在耐药突变选择窗（mutant selection window, MSW）中存在的时间百分比（time of MSW, T_{MSW}）和耐药突变预防浓度（mutation preventive concentration, MPC）。与传统药动学/药效学指数相比，T_{MSW}和MPC在兼顾感染控制的同时，可显示更有效地限制耐药突变体选择的能力。研究结果表明，$T_{MSW}<20\%$是预测防止出现耐药的有效参数[4]。

四、药物相互作用

（1）碱性药物、抗胆碱药物、H_2受体拮抗剂等可降低胃液酸度，从而使喹诺酮类药物吸收减少，应避免同服。

（2）利福平、氯霉素可使喹诺酮类药物的作用降低。

（3）氟喹诺酮类如环丙沙星等可抑制茶碱和咖啡因的代谢清除，与茶碱或咖啡因联合应用时，使其血药浓度升高，可能出现毒性反应。建议使用不存在此类相互作用的喹诺酮类药物，或监测茶碱浓度，适当时减少咖啡因摄入量。

（4）其他：与口服抗凝药如华法林合用有增加出血的风险；环孢素与环丙沙星同用可使环孢素的血药浓度升高，必须监测环孢素血药浓度，并调整剂量[5]。

五、不良反应

喹诺酮类药物总体被认为安全性、耐受性较好，但一些发生率较低的不良反应很难在临床试验中被观察到，以致某些品种上市后出现了严重不良反应。美国FDA针对喹诺酮类药物的不良反应，要求在药品说明书上发布黑框警告。氟喹诺酮类药物全身用药时可导致致残性和潜在的永久性严重不良反应，包括肌腱炎、肌腱断裂、中枢神经系统不良反应、重症肌无力患者病情恶化、外周神经系统病变、QT间期延长、尖端扭转型室性心动过速及光毒性等。上述不良反应可在用药后数小时内至几周内发生，且可能会同时发生数种不良反应。急性细菌性窦炎、慢性支气管炎急性细菌感染和单纯性尿路感染患者使用氟喹诺酮类药物治疗引发相关严重不良反应的风险通常大于其受益。

喹诺酮类药物常见的不良反应包括如下。

（1）胃肠道反应：最常见的不良反应，可表现为腹部不适或疼痛、腹泻、恶心或呕吐。

(2) 中枢神经系统不良反应：常表现为失眠、头晕，少见且较为严重的表现有幻觉、谵妄、精神错乱和癫痫样发作等。

(3) 过敏和皮肤反应：最常见的是非特异性皮疹。光毒性反应在目前应用的喹诺酮品种中少见，临床主要表现为皮肤轻度红斑，直至广泛、严重的疱疹，直接或间接暴露于阳光或紫外线下均可引起。

(4) 骨关节损害：鉴于该类药物的作用机制及其对幼年动物的软骨损害，本类药物应避免用于18岁以下未成年人。但对于一些特殊情况，如目前无其他安全有效的治疗药物可用，药敏试验显示对喹诺酮类药物敏感的重症感染儿童，在充分权衡利弊后应谨慎使用，使用时应严格控制剂量和时间，避免长期用药，同时密切注意可能出现的不良反应，必要时作随访。

(5) 肌腱损害：应用多种喹诺酮类药物可出现肌腱炎，可伴有疼缩、水肿和皮肤改变。严重者发生肌腱断裂。

(6) QT间期延长：使室性心律失常的风险增加，包括尖端扭转型室性心动过速。

(7) 血糖改变：严重低血糖报道多见于糖尿病患者口服降糖药时，也有报道老年非糖尿病患者服用加替沙星时出现高血糖。

(8) 其他：包括转氨酶升高等实验室检查异常、注射部位局部刺激等[3]。

六、TDM的适用人群

目前，喹诺酮类并未常规开展TDM，相关文献报道也较少。但越来越多的相关研究表明，在某些情况下目前使用的给药方案可能无法达到治疗目标，对于个体患者进行TDM可能带来收益[6]。

对于危重患者，2020年ESICM、ESCMID专家小组既不推荐也不反对在此类人群中常规进行喹诺酮类药物的TDM[7]。一项研究表明，重症患者每12 h静脉注射400 mg环丙沙星后暴露量个体间差异较大，提示在该人群中进行TDM可能十分有必要，并且在肾功能不全的重症患者中，可能不需要减少剂量[8]；在另一项药动学研究中，同样的给药方案也被证明无法达到治疗目标[9]。一项研究使用蒙特卡洛模拟探索重症患者中不同环丙沙星给药方案时的达标情况，研究结果同样发现达标概率很低，且可能导致细菌耐药性的出现[9]。另一项在危重患者中进行研究的中期分析进一步支持了这些结论，表明只有少数接受高剂量环丙沙星方案(400 mg，每8 h一次)的患者达到了药动学目标[6]。因此，鉴于危重患者的个体间药动学变异和较高的耐药倾向，在危重患者群体中进行喹诺酮类药物 TDM 可能是有必要的，特别是当病原体的 MIC 接近药敏折点时，更多细节需要进一步研究[7]。

在其他人群中进行 TDM 的证据只有个别报道。在下呼吸道感染的老年患者中，环丙沙星治疗后患者间的暴露差异很大，表明在该人群中可能需要进行 TDM[10]。一项针对严重肥胖患者的研究也建议进行 TDM，使用 CrCL 指导剂量调整[11]。

七、监测时间、治疗窗

对于危重患者，2020 年 ESICM、ESCMID 专家小组对此类人群进行喹诺酮类药物进行 TDM 建议是既不推荐也不反对[7]。以下是推荐的监测时间和治疗窗。

1. 监测 AUC/MIC

推荐采集两个 TDM 样本（若使用贝叶斯反馈方法则只需要采集一个样本），两个推荐采样时间点分别为给药后 2 h 和给药后 6 h。推荐达到的监测目标为 $fAUC_{0-24\ h}/MIC \geqslant 80$。

2. 监测 C_{max}/MIC

推荐采集一个 TDM 样本，在输注结束后 30 min 时采样。推荐达到的监测目标为 $C_{max}/MIC \geqslant 8 \sim 12$[a]。

八、样本采集、样本送检和保存

目前，关于喹诺酮类药物 TDM 样本的采集、样本送检和保存尚无详细推荐，具体的喹诺酮类药物 TDM 临床实施等尚需更多的数据来进一步完善。

九、样本检测方法

样本检测方法通常采用 HPLC 或 LC－MS/MS[7]，可根据具体开展的药物和实验室设备建立上述方法且验证通过后用于 TDM 检测。

---

a 参考值来自于《危重症成人患者的抗菌治疗药物监测：立场文件》，该文件对多篇文件总结后提出的参考值范围，目前尚无确定的阈值。

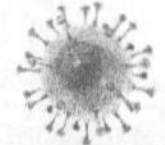

参考文献

[1] 周宏灏.药理学[M].2 版.北京：科学出版社,2008.

[2] 汪复,张婴元.抗菌药物临床应用指南[M].3 版.北京：人民卫生出版社,2020.

[3] 王明贵.感染性疾病与抗微生物治疗[M].4 版.上海：复旦大学出版社,2020.

[4] 张菁.药动学-药效学：理论与应用[M].北京：科学出版社,2021.

[5] Janknegt R. Drug interactions with quinolones[J]. The Journal of Antimicrobial Chemotherapy, 1990, 26(Suppl D): 7-29.

[6] Muller A E, Huttner B, Huttner A. Therapeutic drug monitoring of beta-lactams and other antibiotics in the intensive care unit: which agents, which patients and which infections? [J]. Drugs, 2018, 78(4): 439-451.

[7] Abdul-Aziz M H, Alffenaar J W C, Bassetti M, et al. Antimicrobial therapeutic drug monitoring in critically ill adult patients: a position paper[J]. Intensive Care Medicine, 2020, 46(6): 1127-1153.

[8] Pea F, Poz D, Viale P, et al. Which reliable pharmacodynamic breakpoint should be advised for ciprofloxacin monotherapy in the hospital setting? A TDM-based retrospective perspective[J]. The Journal of Antimicrobial Chemotherapy, 2006, 58(2): 380-386.

[9] van Zanten A R H, Polderman K H, van Geijlswijk I M, et al. Ciprofloxacin pharmacokinetics in critically ill patients: a prospective cohort study[J]. Journal of Critical Care, 2008, 23(3): 422-430.

[10] Pea F, Milaneschi R, Baraldo M, et al. Ciprofloxacin disposition in elderly patients with LRTI being treated with sequential therapy (200 mg intravenously twice daily followed by 500 mg per os twice daily): comparative pharmacokinetics and the role of therapeutic drug monitoring[J]. Therapeutic Drug Monitoring, 2000, 22(4): 386-391.

[11] Pai M P, Bearden D T. Antimicrobial dosing considerations in obese adult patients [J]. Pharmacotherapy, 2007, 27(8): 1081-1091.

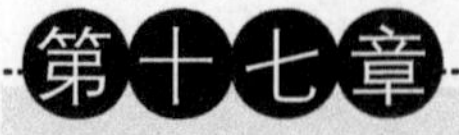

第十七章 磺胺类抗菌药

磺胺类药物应用于临床至今已有80余年的历史,其对大多数的革兰氏阳性菌和部分革兰氏阴性菌具有很好的抑制作用,并且药物稳定、价格低廉,因此在临床上一直广为应用。根据磺胺类药物的临床用途和吸收特点可大致分为以下几类[1]:口服易吸收者可用于治疗全身各系统感染的磺胺药,如磺胺甲噁唑(sulfamethoxazole, SMZ)、磺胺嘧啶(sulfadiazine, SD)、磺胺异噁唑(sulfafurazole)、磺胺多辛(sulfadoxine)等;口服不易吸收者仅用于肠道感染,如柳氮磺吡啶(sulfasalazine, SASP);局部外用于皮肤黏膜感染者,如磺胺嘧啶银(sulfadiazine silver)、醋酸磺胺米隆(mafenide acetate)、磺胺醋酰钠(sulfacetamidesodium, SC - Na)等。

目前,临床应用较多的为口服易吸收的磺胺药物,包括磺胺甲噁唑、磺胺嘧啶及其与甲氧苄啶(TMP)的复方制剂如复方磺胺甲噁唑。本章对复方磺胺甲噁唑治疗药物浓度监测的相关内容进行了总结。

一、作用机制和临床适应证

1. 作用机制

复方磺胺甲噁唑(compound sulfamethoxazole tablets, SMZ - TMP)属于磺胺类抗菌药物,是磺胺甲噁唑(sulfamethoxazole, SMZ)和甲氧苄啶(trimethoprim, TMP)的复方制剂,对革兰氏阳性菌、革兰氏阴性菌都有较好的抗菌作用[2]。

磺胺甲噁唑属于中效磺胺,其作用机制是抑制二氢叶酸合成酶的活性。因为细菌在生长繁殖过程中必须要有核酸参与,二氢叶酸在细菌合成核酸的过程中起到关键作用,而细菌无法直接利用叶酸,只能通过体内的二氢叶酸合成酶催化生长环境中的对氨基苯甲酸、二氢喋啶和谷氨酸来合成二氢叶酸,完

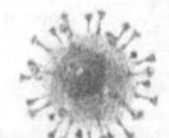

成后续的物质合成过程。磺胺甲噁唑抑制二氢叶酸合成酶的原理是其化学结构与对氨基苯甲酸类似，可以与对氨基苯甲酸竞争性地结合二氢叶酸合成酶，阻碍细菌合成叶酸的过程，从而起到抑制细菌生长的作用。甲氧苄啶属于磺胺增效剂，其抗菌机制是抑制二氢叶酸还原酶，妨碍四氢叶酸的合成。因此，复方磺胺甲噁唑的作用机制是磺胺甲噁唑抑制细菌合成叶酸的第一步，甲氧苄啶作用于叶酸合成代谢的第二步，选择性抑制二氢叶酸还原酶的作用，二者合用可使细菌的叶酸代谢受到双重阻断，协同抗菌作用较单药增强，不但减轻了不良反应，还极大地增加了抗菌谱及抗菌活性，同时亦可减少抗药性产生[3]。

2. 临床适应证

复方磺胺甲噁唑适用于大肠埃希菌、克雷伯菌属、肠杆菌属、奇异变形杆菌、普通变形杆菌和莫根菌属敏感菌株所致的尿路感染、肺炎链球菌或流感嗜血杆菌所致 2 岁以上小儿急性中耳炎和成人慢性支气管炎急性发作及由福氏或宋氏志贺菌敏感菌株所致的肠道感染、志贺菌感染。在用于治疗耶氏肺孢子菌肺炎时，可作为首选药物。也可用于耶氏肺孢子菌肺炎的预防，已有至少一次耶氏肺孢子菌病发作史的患者，或 HIV 成人感染者，其 CD4 淋巴细胞计数≤200 个/mm^3或少于总淋巴细胞数的 20%[3-5]。

二、药动学特征

复方磺胺甲噁唑中的磺胺甲噁唑和甲氧苄啶口服后自胃肠道吸收完全，均可吸收给药量的 90%以上，血药 C_{max} 在服药后 1~4 h 到达。给予甲氧苄啶 160 mg，磺胺甲噁唑 800 mg（每日 2 次），3 日后达稳态血药浓度，甲氧苄啶为 1.72 mg/L，磺胺甲噁唑的血浆游离浓度及总浓度分别为 57.4 mg/L 和 68.0 mg/L。吸收后两者均可广泛分布至痰液、中耳液、阴道分泌物等全身组织和体液中，并可穿透血脑屏障，达治疗浓度，也可穿过血胎盘屏障，进入胎儿血液循环并可分泌至乳汁中，乳汁中浓度甚至可达到母体血药浓度的 50%以上，因此哺乳期妇女应避免应用。

磺胺甲噁唑及甲氧苄啶均主要自肾小球滤过和肾小管分泌，尿液中的药物浓度明显高于血液中的药物浓度。单剂口服给药后 0~72 h 内自尿中排出磺胺甲噁唑总量的 84.5%，其中 30%为包括代谢物在内的游离磺胺；甲氧苄啶以游离药物形式排出 66.8%。磺胺甲噁唑和甲氧苄啶两药的排泄过程互不影响。磺胺甲噁唑和甲氧苄啶的血 $T_{1/2}$ 分别为 10 h 和 8~10 h,肾功能减退者, $T_{1/2}$ 延长[3]。

三、药物相互作用

复方磺胺甲噁唑为磺胺甲噁唑和甲氧苄啶两种药物的复方制剂,在与其他药物合用时常出现药物相互作用,结合药物说明书总结药物相互作用如下。

(1) 合用尿碱化药可增加复方磺胺甲噁唑在碱性尿中的溶解度,使排泄增多。

(2) 不能与对氨基苯甲酸合用,对氨基苯甲酸可代替复方磺胺甲噁唑被细菌摄取,两者相互拮抗。

(3) 口服抗凝药、口服降血糖药、甲氨蝶呤、苯妥英钠和硫喷妥钠等药物与复方磺胺甲噁唑同用时,复方磺胺甲噁唑可取代这些药物的蛋白结合部位,或抑制其代谢,以致药物作用时间延长或发生毒性反应。

(4) 与骨髓抑制药合用可能增强此类药物对造血系统的不良反应,如血白细胞、血小板减少等。如确有指征需两药同用时,应严密观察可能发生的毒性反应。

(5) 与避孕药(雌激素类)长时间合用可导致避孕的可靠性减少,并增加经期外出血的机会。

(6) 与溶栓药物合用时,可能增大其潜在的毒性作用。

(7) 与肝毒性药物合用时,可能引起肝毒性发生率的增高。对此类患者尤其是用药时间较长及以往有肝病史者应监测肝功能。

(8) 与光敏药物合用时,可能发生光敏作用的相加。

(9) 接受复方磺胺甲噁唑治疗者对维生素 K 的需要量增加。

(10) 不宜与乌洛托品合用,因乌洛托品在酸性尿中可分解产生甲醛,后者可与复方磺胺甲噁唑形成不溶性沉淀物。使发生结晶尿的危险性增加。

(11) 复方磺胺甲噁唑可取代保泰松的血浆蛋白结合部位,当两者同用时可增强保泰松的作用。

(12) 磺吡酮与复方磺胺甲噁唑合用时可减少后者自肾小管的分泌,其血药浓度持久升高易产生毒性反应,因此在应用磺吡酮期间或在应用其治疗后可能需要调整复方磺胺甲噁唑的剂量。当磺吡酮疗程较长时,对复方磺胺甲噁唑的血药浓度宜进行监测,有助于剂量的调整,保证安全用药。

（13）复方磺胺甲噁唑中的甲氧苄啶可抑制华法林的代谢而增强其抗凝作用。

（14）复方磺胺甲噁唑中的甲氧苄啶与环孢素合用可增加肾毒性。

（15）利福平与复方磺胺甲噁唑合用时，可明显使复方磺胺甲噁唑中的甲氧苄啶清除率增加和血清 $T_{1/2}$ 缩短。

（16）不宜与抗肿瘤药、2,4-二氨基嘧啶类药物合用，也不宜在应用其他叶酸拮抗药治疗的疗程之间应用复方磺胺甲噁唑，因为有产生骨髓再生不良或巨幼红细胞贫血的可能。

（17）不宜与氨苯砜合用，因氨苯砜与复方磺胺甲噁唑中的甲氧苄啶合用两者血药浓度均可升高，氨苯砜浓度的升高使不良反应增多且加重，尤其是高铁血红蛋白血症的发生。

（18）避免与青霉素类药物合用，因为复方磺胺甲噁唑有可能干扰此类药物的杀菌作用。

四、不良反应

（1）过敏反应较为常见，可表现为药疹，严重者可发生渗出性多形红斑、剥脱性皮炎和大疱表皮松解性皮炎等；也有表现为光敏反应、药物热、关节及肌肉疼痛、发热等血清病样反应。偶见过敏性休克。

（2）中性粒细胞减少或缺乏症、血小板减少症及再生障碍性贫血。患者可表现为咽痛、发热、苍白和出血倾向。

（3）溶血性贫血及血红蛋白尿。这在缺乏葡萄糖-6-磷酸脱氢酶的患者应用磺胺药后易于发生，在新生儿和小儿中较成人为多见。

（4）高胆红素血症和新生儿核黄疸。复方磺胺甲噁唑与胆红素竞争蛋白结合部位，可致游离胆红素增高。新生儿肝功能不完善，对胆红素处理差，故较易发生高胆红素血症和新生儿黄疸，偶可发生核黄疸。

（5）肝脏损害，可发生黄疸、肝功能减退，严重者可发生急性肝坏死。

（6）肾脏损害，可发生结晶尿、血尿和管型尿；偶有患者发生间质性肾炎或肾小管坏死的严重不良反应。

（7）恶心、呕吐、胃纳减退、腹泻、头痛、乏力等，一般症状轻微。偶有患者发生艰难梭菌肠炎，此时需停药。

（8）甲状腺肿大及功能减退偶有发生。

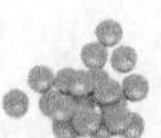

（9）中枢神经系统毒性反应偶可发生，表现为精神错乱、定向力障碍、幻觉、欣快感或抑郁感。

（10）偶可发生无菌性脑膜炎，有头痛、颈项强直、恶心等表现。复方磺胺甲噁唑所致的严重不良反应虽少见，但常累及各器官并可致命，如渗出性多形红斑、剥脱性皮炎、大疱表皮松解性皮炎、暴发性肝坏死、粒细胞缺乏症、再生障碍性贫血等血液系统异常。艾滋病患者的上述不良反应较非艾滋病患者为多见。

五、TDM 的适用人群

（1）肝肾功能不全患者，复方磺胺甲噁唑在肝脏中广泛代谢并在肾脏中排泄，因此对肝肾功能不全的患者进行 TDM 来调整剂量是必要的。

（2）重症感染患者，应至少进行一次血药 TDM，以确保达到治疗浓度[6]。

（3）对于敏感病原菌感染治疗应答不佳的患者，或自身免疫病合并感染的患者，仅基于临床经验的剂量调整会产生毒性、治疗失败和出现耐药性的风险，因此需要依靠 TDM 结果来辅助剂量调整。

（4）因生理和病理变化影响药动学的危重症及体外生命支持的患者及用药时间大于 3 个月、用药剂量高、接受静脉治疗的患者，低体重指数、低白蛋白血症疑似发生毒性反应患者和依从性较差的患者，都推荐在治疗过程中定期进行监测[7]。

六、监测时间

复方磺胺甲噁唑一般在用药 3 日后达稳态浓度，血药 C_{max} 会在给药后 1~4 h 到达，建议血药 C_{min} 抽血时间为给药前即刻，静脉输注时在输注结束后立即采集血药 C_{max}，口服给药的 C_{max} 在服药后 2~3 h 内采集[7]。

七、治疗窗

（1）甲氧苄啶[7, 8]：一般病原菌推荐血药 C_{max} 为 1.5~2.5 mg/L；耶氏肺孢子菌为 5~10 mg/L。

（2）磺胺甲噁唑[7-9]：一般病原菌推荐血药 C_{max} 为 30~60 mg/L；耶氏肺孢子菌为 100~200 mg/L；诺卡菌为 100~150 mg/L。但磺胺甲噁唑血药浓度不应超过 200 mg/L，若超过此浓度，不良反应发生率将会增高，毒性增强。

八、样本采集、样本送检和保存

1. 样本采集

(1) 采样管要求：根据检测方法要求，采用含 EDTA－K_2 抗凝剂的血浆管采集血浆样本，或含促凝胶或不含促凝胶的血清管（黄帽或红帽管）采集血清样本。血浆管采血后立即颠倒混匀。

(2) 采样量要求：采静脉血 2~3.5 mL，不得少于 1 mL（各单位可根据检测要求决定采血量）。采血管外壁贴上单据号等患者信息或检验号后，采样后应及时送检。

(3) 采样部位：口服复方磺胺甲噁唑可直接从静脉采血；静脉给药应从复方磺胺甲噁唑给药部位的对侧肢体采集静脉血。

2. 样本送检和保存

根据本实验室对于复方磺胺甲噁唑 TDM 样本的稳定性考查，总结稳定性数据如下：血清或血浆样品在常温和 2~8℃放置，24 h 内稳定，-70℃下 4 个月内保持稳定，反复冻融 3 次稳定。推荐复方磺胺甲噁唑 TDM 样本采集后 24 h 内常温送检，若不能及时送检，可离心后取上层血清或血浆冷冻保存后送检。

九、样本检测方法

目前，用于测定复方磺胺甲噁唑的血药浓度的检测方法主要为 HPLC 和 LC－MS/MS 两种，检测样本多为血浆或血清。对于实验室自建方法建议参考《中华人民共和国药典》（2020 年版）第四部指导原则 9012“生物样品定量分析方法验证指导原则”进行方法学验证，确保方法准确可靠，才能接收临床 TDM 样本进行检测。

1. HPLC

罗雪梅等[10]建立了高效液相色谱-二极管检测法（HPLC－DAD）同时测定人血浆中磺胺甲噁唑与甲氧苄啶的浓度，用 10%高氯酸对样品进行蛋白质沉淀处理，内标为对乙酰氨基酚，色谱柱选用 Kromasil 100－5－C_8（4.6 mm×150 mm，5 μm）；流动相为甲醇和 0.1 mol/L 乙酸铵（35∶65，*v/v*）；使用 G1315B 二级阵列管检测器在波长 240 nm 处进行检测。线性范围为 1~300 mg/L。

2. LC－MS/MS

因甲氧苄啶和磺胺甲噁唑在结构上存在差异，LC－MS/MS 相较于 HPLC，检测时间更短，准确度更高，操作简便，适合临床大样本检测。样本检测处理过程与 HPLC 基本相同，对于临床血清或血浆样本的进样前处理，实验室通常选择操作方便、成本较低的蛋白质沉淀法。

精密抽取一定量的待测样本，加入内标后混匀，使用为样本量 3 倍或更多的高浓度有机试剂沉淀蛋白质，离心后取上清适度稀释后进样检测。建议 LC－MS/MS 选择同位素标志物作为内标，也可选择其类似物作内标[3, 11]。

十、剂量的确定和调整

1. 成人常用量

（1）口服：治疗细菌性感染，一次甲氧苄啶 160 mg 和磺胺甲噁唑 800 mg，每 12 h 一次。治疗耶氏肺孢子菌肺炎一次甲氧苄啶 3.75～5 mg/kg，磺胺甲噁唑 18.75～25 mg/kg，每 6 h 一次。成人预防用药：初予甲氧苄啶 160 mg 和磺胺甲噁唑 800 mg，每日 2 次，继以相同剂量每日 1 次，或每周 3 次。

（2）静脉给药：治疗细菌性感染，成人每日磺胺甲噁唑 5～12.5 mg/kg 和甲氧苄啶 2～2.5 mg/kg，每 6 h 一次；治疗肺孢子菌肺炎，按体重每次口服磺胺甲噁唑 18.75～25 mg/kg 及甲氧苄啶 3.75～5 mg/kg，每 6 h 一次[12]。

2. 小儿常用量

（1）口服：2 个月以下婴儿禁用。治疗细菌感染，2 个月以上体重 40 kg 以下的婴幼儿按体重口服一次磺胺甲噁唑 20～30 mg/kg 及甲氧苄啶 4～6 mg/kg，每 12 h 一次；体重≥40 kg 的小儿剂量同成人常用量。治疗耶氏肺孢子菌肺炎，按体重一次口服磺胺甲噁唑 18.75～25 mg/kg 及甲氧苄啶 3.75～5 mg/kg，每 6 h 一次。慢性支气管炎急性发作的疗程至少 10～14 日；尿路感染的疗程 7～10 日；细菌性痢疾的疗程为 5～7 日；儿童急性中耳炎的疗程为 10 日；耶氏肺孢子菌肺炎的疗程为 14～21 日。

（2）静脉给药：2 个月以下婴儿禁用。2 个月以上儿童治疗剂量参照成人剂量按千克体重计算。对于病情严重的病例，静脉注射优于口服制剂。一旦病情得到临床改善，静脉注射可改为口服[13]。

3. 剂量调整

复方磺胺甲噁唑药物浓度若低于推荐治疗浓度，建议与临床医生沟通临床治疗的反应，根据临床疗效来决定是否需要增加给药剂量。

对于血药浓度未达标的患者，应结合临床症状适当提高给药剂量，有助于

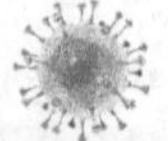

提高患者治愈率。若磺胺甲噁唑血药浓度>200 mg/L,可初步降低25%给药剂量,但磺胺甲噁唑血药浓度过高时患者易出现食欲不振、腹痛、恶心、呕吐、头晕、头痛、嗜睡、神志不清、精神低沉、发热、血尿、结晶尿、血液疾病、黄疸、骨髓抑制等毒性反应,临床一旦出现上述毒性反应,建议立即停药。用药剂量调整后,建议在到达稳态后再次采血监测药物浓度,进一步确认剂量的调整是否适合。

十一、结果解释和建议

对于药物浓度的结果解读以磺胺甲噁唑的药物浓度为主,甲氧苄啶浓度为辅,结合临床疗效和不良反应进行分析[10, 14]。复方磺胺甲噁唑TDM结果重点解读的情形及剂量调整的建议[7]如下。

在治疗耶氏肺孢子菌时,如果患者的TMP浓度低5 mg/L或SMZ浓度低于100 mg/L,建议根据临床和微生物学疗效进行剂量调整。如果患者的临床状况没有改善,建议增加药物剂量。

对于TMP浓度高于10 mg/L或SMZ浓度高于200 mg/L的患者,建议根据TDM结果降低剂量,以降低肾毒性等不良事件发生的可能性。

十二、病例分析

系统性红斑狼疮合并耶氏肺孢子菌肺炎患者的病例[15]

患者,男性,67岁,身高170 cm,体重60 kg。患者于1周余前无明确诱因出现发热,体温38℃左右,伴纳差、乏力、颜面部浮肿,无咳嗽、咳痰、胸痛、胸闷,无恶心、呕吐、腹痛、腹泻,在当地医院予口服药物治疗(具体不详),食欲稍改善,仍反复发热,最高体温39.0℃。2日前胸部CT提示双肺阴影,予以吸氧、退热等药物处理后为进一步诊治至上海交通大学医学院附属瑞金医院急诊就诊。体温39.1℃,未吸氧血氧饱和度(SpO_2)74%,予吸氧及美罗培南、去甲万古霉素、甲泼尼龙、奥美拉唑、谷胱甘肽、钙剂、氯化钾、胰岛素、白蛋白等药物治疗。患者体温降至正常,吸氧后SpO_2>90%。1日前患者突发烦躁,SpO_2降至40%左右,心率148次/分,呼吸38次/分,血压178/123 mmHg。立即气管插管有创呼吸机辅助通气,并予呋塞米、甲泼尼龙、二羟丙茶碱等对症处理后,SpO_2逐渐升至100%。今为进一步明确诊治,以“重症肺炎、脓毒症”被呼吸与危重症医学科收治。患者罹患系统性红斑狼疮1年,目前口服泼尼松片 25 mg(每日 1 次)+硫酸羟氯喹 400 mg(每日 2 次)+吗替麦考酚酯分散片 0.5 g(每日 2 次)治疗；有高血压病史 1 年，口服厄贝沙坦片 150 mg(每日 1 次)治疗，血压控制可。否认其他基础疾病。全身浮肿、胸闷、心包积液半年，具体治疗不详。有磺胺类药物过敏史。体格检查：体温 36.9℃，脉搏 99 次/分，呼吸 23 次/分，血压 111/83 mmHg。双肺呼吸音粗，未闻及明显啰音，双下肢指凹性浮肿。血常规：白细胞计数 5.84×10^9 个/L，中性粒细胞 89%，淋巴细胞 9%。肝功能：丙氨酸氨基转移酶 46 IU/L，天冬氨酸氨基转移酶 35 IU/L，总胆红素 14.5 μmol/L，直接胆红素 4.5 μmol/L。肾功能：肌酐 95 μmol/L，尿素 8.5 mmol/L。血电解质：钠 129 mmol/L，钾 3.06 mmol/L，钙 1.64 mmol/L，磷 0.43 mmol/L。动脉血气分析(吸氧)：pH 7.52，二氧化碳分压 25.4 mmHg，氧分压 76.4 mmHg，SpO_2 96.8%。胸部 X 线：两肺渗出，双肺多发斑片影，心影稍增大，主动脉迂曲，钙化。其他：C 反应蛋白 152 mg/L。诊断：① 重症肺炎；② 呼吸衰竭；③ 脓毒症；④ 系统性红斑狼疮；⑤ 高血压。

入院第 1 日，予美罗培南 1.0 g(每 8 h 一次)+万古霉素 0.5 g(每 12 h 一次)+伏立康唑 200 mg(每 12 h 一次)抗感染；甲泼尼龙 40 mg(每 12 h 一次)抗炎。入院第 3 日，二代测序(next-generation sequencing, NGS)检测：肺泡灌洗液中检出耶氏肺孢子菌(序列数 731)、血清中检出耶氏肺孢子菌(序列数 39)。停用万古霉素及伏立康唑。更换抗感染方案：美罗培南 1.0 g(每 8 h 一次)+卡泊芬净 50 mg(每日 1 次，负荷剂量 70 mg)。患者耶氏肺孢子菌感染明确，但患者有磺胺类过敏史(37 年前使用复方磺胺甲噁唑出现过敏反应，主要表现为皮疹)。鉴于患者无过敏性休克、泛发型疱疹等情况，临床药师建议予复方磺胺甲噁唑口服悬液行脱敏治疗，并获得成功。入院第 4 日，血肌酐 112 μmol/L，抗感染方案加用复方磺胺甲噁唑 160/800 mg，每 6 h 一次鼻饲。入院第 6 日，血肌酐 115 μmol/L，血钾 3.46 mmol/L，胸部 X 线提示两肺渗出较前片稍吸收，磺胺甲噁唑血药 C_{min} 为 120.475 mg/L，C_{max} 为 153.121 mg/L。入院第 10 日，患者拔除气管插管，经鼻高流量吸氧与双相气道正压通气(biphasic positive airway pressure, BIPAP)交替辅助通气。血肌酐 131 μmol/L，血钾 3.76 mmol/L，磺胺甲噁唑血药 C_{min} 为 160.109 mg/L，C_{max} 为 199.708 mg/L。入院第 13 日，患者经鼻高流量吸氧，血肌酐 119 μmol/L，血钾 4.04 mmol/L，停用卡泊芬净针。入院第 17 日，患者出现呕吐，考虑药物不良反应可能，血肌酐 137 μmol/L，血钾 5.17 mmol/L。结合磺胺甲噁唑血药浓度结果，予调整复方磺胺甲噁唑剂量为160/800 mg,每12 h一次,口服。入院第23日,患者鼻导管吸氧,胸部CT示双肺渗出较前明显吸收。血肌酐94 μmol/L,血钾4.54 mmol/L,磺胺甲噁唑 C_{min} 为103.203 mg/L。患者临床症状明显好转,耶氏肺孢子菌炎治疗效果佳且疗程满21日,遂停用复方磺胺甲噁唑。

【点评】该患者为有磺胺过敏史且免疫受限的耶氏肺孢子虫肺炎(pneumocystis Jirovecii pneumonia, PJP)感染者,临床药师协助医师制定抗感染方案,在治疗期间进行TDM,以评估药物疗效;并对不良反应进行监测,及时调整给药剂量,提高了药物治疗的安全性和有效性;同时也提示了对于重症感染患者进行TDM的必要性。

参考文献

[1] 汪复,张婴元.实用抗感染治疗学[M].3版.北京:人民卫生出版社,2020.

[2] 吴蔚,肖珍,张顺芝,等.复方磺胺甲噁唑片人体生物等效性研究[J].中南药学,2021,19(12):2555-2559.

[3] 冯仕银,陈卓,蔡林芮,等.复方磺胺甲噁唑片在中国健康志愿者中的药动学及生物等效性研究[J].中国新药杂志,2019,28(16):2019-2024.

[4] 刘婕妤,方智辉,李文克,等.复方磺胺甲噁唑对急性淋巴细胞白血病化疗后肺孢子菌肺炎的预防作用[J].医学信息,2020,33(12):135-137.

[5] Wolff A J, O'Donnell A E. Pulmonary manifestations of HIV infection in the era of highly active antiretroviral therapy[J]. Chest, 2001, 120(6): 1888-1893.

[6] Carmona E M, Limper A H. Update on the diagnosis and treatment of *Pneumocystis* pneumonia[J]. Therapeutic Advances in Respiratory Disease, 2011, 5(1): 41-59.

[7]《复方磺胺甲唑治疗药物监测临床应用专家共识》编写组,李敏,张菁.复方磺胺甲唑治疗药物监测临床应用专家共识[J].中国感染与化疗杂志,2024, 24(5): 497-506.

[8] Schulz M, Schmoldt A, Andresen-Streichert H, et al. Revisited: therapeutic and toxic blood concentrations of more than 1100 drugs and other xenobiotics[J]. Critical Care, 2020, 24(1): 195.

[9] Downes K J, Goldman J L. Too much of a good thing: defining antimicrobial therapeutic targets to minimize toxicity[J]. Clinical Pharmacology and Therapeutics, 2021, 109(4): 905-917.

[10] 罗雪梅,徐媛,何雄雄,等.HPLC-DAD法同时测定孢子菌肺炎患者血浆中的磺胺甲唑与甲氧苄啶浓度[J].临床药物治疗杂志,2016,14(5): 24-28.

[11] 尹琼，薛源，黄晓晖，等.LC-MS/MS 法测定人血浆中复方磺胺甲噁唑的浓度及其临床应用[J].中国药师，2022，25(7)：1179－1182.
[12] Gonzalez D, Melloni C, Poindexter B B, et al. Simultaneous determination of trimethoprim and sulfamethoxazole in dried plasma and urine spots[J]. Bioanalysis, 2015, 7(9): 1137－1149.
[13] Zakrzewska M, Roszkowska R, Zakrzewski M, et al. *Pneumocystis pneumonia*: still a serious disease in children[J]. Developmental Period Medicine, 2019, 23(3): 159－162.
[14] Sayar E, Sahin S, Cevheroglu S, et al. Development and validation of an HPLC method for simultaneous determination of trimethoprim and sulfamethoxazole in human plasma[J]. European Journal of Drug Metabolism and Pharmacokinetics, 2010, 35(1/2): 41－46.
[15] 刘晓华，刘霞，陈虹，等.1 例系统性红斑狼疮合并耶氏肺孢子菌肺炎患者的药物治疗方案及药学监护探讨[J].上海医药，2022，43(19)：58－61.

第三篇　抗结核药物

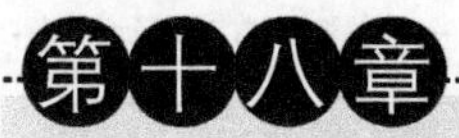

抗结核药物 TDM 概述

结核病(tuberculosis, TB)是由结核分枝杆菌(*Mycobacterium tuberculosis*, MTB)感染引起的一种慢性传染性疾病,是全球重大公共卫生问题。每年约有1 000 万人被感染,约 150 万人死于结核病,是传染病死亡的主要杀手[1]。中国是结核病高负担国家之一。传统上,结核病控制策略侧重于确保快速诊断和有效治疗及打破传播链条(如果患者具有传染性)[2]。但在目前所有的努力下,全球疾病负担下降还不能达到 2035 年 WHO"终止结核病"的目标。因此,除开发新药之外,优化目前的治疗是非常重要的。由于结核分枝杆菌感染的持久性、药物难以进入感染部位及耐药性发生的高风险,结核病治疗需要长期联合用药。长期的多药治疗使患者难以坚持,引起药物暴露问题,这将影响治疗结局。结核病治疗药物间存在相互作用及共患疾病药物间的相互作用,因此,TDM 可用于优化结核病治疗,提供一种最大限度提高药物疗效的同时限制浓度依赖性药物不良反应的策略。全球药理学委员会结核病网络[3]大力推进TDM,保证合理的药物剂量,减少不良事件,最大化治疗功效。

一、药物简介

目前,临床上根据抗结核药的疗效、不良反应的程度和患者的顺应性,把抗结核药物分为一线抗结核药和二线抗结核药。一线抗结核药物包括异烟肼、利福平、吡嗪酰胺、乙胺丁醇、链霉素。二线抗结核药物治疗效果比一线抗结核药物差,不良反应较多,导致患者的顺应性差,复发率高。二线抗结核药物有氟喹诺酮类、氨基糖苷类(阿米卡星)、吩噻嗪类(氯法齐明)、环多肽类(卷曲霉素)等。2019 年 WHO 将耐药结核病治疗药物分为三组: A 组为优先选择的药物,包括左氧氟沙星/莫西沙星、贝达喹啉和利奈唑胺;B 组为其次添加的药物，包括氯法齐明、环丝氨酸/特立齐酮；C组为当A组和B组药物不能使用时用于构成治疗方案的药物，包括乙胺丁醇、德拉马尼、吡嗪酰胺、亚胺培南-西司他丁、美罗培南、阿米卡星（链霉素）、乙硫异烟胺/丙硫异烟胺、对氨基水杨酸。

二、药动学特征

一线及二线抗结核药物的药动学特点十分多样化，几乎包含了物理化学全谱和代谢的可能。结核病治疗处方中大多为传统药物，这些药物代谢和相互作用的主要途径也很清楚。例如，一线抗结核药物和氟喹诺酮类药物（FQ）显示出了浓度依赖性，并有很长的抗生素后效应。

在组成联合用药方案时，一定要考虑药动学特点的多样性。一些现有的和新的抗结核病药物，如利福喷汀、氯法齐明、贝达喹啉和德拉马尼，已经表现出相关不良的药动学特点，如生物利用度问题、高度蛋白结合和半衰期（$T_{1/2}$）延长，而这可能导致剂型、剂量、共同给药问题的复杂化。在极端情况下，治疗结果可能会是由于联合药物的药动学参数不匹配导致的，具有临床意义。

三、不良反应

结核病的治疗需要多药联合，治疗时间需要足够长，因此在治疗过程中药物不良反应比较常见，及时识别、妥善处理药物不良反应，是保证抗结核治疗能够顺利进行、取得治愈的前提。各种抗结核药物的不良反应不尽相同，主要包括：① 胃肠道反应，恶心、呕吐、食欲不振是抗结核治疗过程中最多见的胃肠道不良反应，所有药物均可以引起，以利福平、吡嗪酰胺、丙硫异烟胺、对氨基水杨酸钠多见，一般发生在抗结核治疗早期。② 肝功能损害，异烟肼、利福平、吡嗪酰胺、丙硫异烟胺、对氨基水杨酸钠均具有肝脏毒性，可引起单纯转氨酶升高或同时伴有胆红素升高。③ 肾脏损害，链霉素、卡那霉素、阿米卡星、卷曲霉素、利福平、乙胺丁醇具有肾毒性，可引起肾小管损伤及间质肾炎，表现为尿蛋白阳性，血肌酐、尿素氮水平升高，尤其是老年患者及有肾脏基础疾病的患者。④ 血液系统不良反应，有些抗结核药物尤其是利福类药物可以引起白细胞、血小板减少，以白细胞减少多见，程度可由轻度到重度，极少情况下出现急性溶血性贫血；利奈唑胺可引起全血（白细胞、红细胞及血小板）减少，尤其在老年患者中比较常见。⑤ 电解质紊乱，卷曲霉素可以引起严重电解质紊乱，为低钾、低氯及代谢性碱中毒，患者表现为疲乏无力。⑥ 神经、精神系统不良反应，异烟肼、丙硫异烟胺、利奈唑胺可引起末梢神经炎；异烟肼、氟喹诺酮、德拉马尼可引起失眠、头痛；异烟肼、丙硫异烟胺、环丝氨酸、德拉马尼可引起抑郁、自杀倾向、暴力倾向。⑦ 骨骼、肌肉、关节不良反应，吡嗪酰胺可导致尿酸排泄障碍，引起关节酸痛等痛风样表现；氟喹诺酮可引起肌腱酸痛。⑧ 心脏毒性，主要是 QT 间期延长，贝达喹啉及德拉马尼可引起 QT 间期延长，在其上市的说明书中均以黑框警告的方式提醒使用者注意；其次莫西沙星及氯法齐明也可引起 QT 间期延长。⑨ 皮肤不良反应，氯法齐明可引起皮肤、黏膜红染，呈粉红色、棕色，甚至黑色，着色程度与剂量、疗程成正比；氟喹诺酮类药物可导致光毒性反应，主要表现为在光照皮肤处出现红肿、发热、瘙痒、疱疹等症状。

四、TDM 的必要性

通常，药物敏感性结核病的标准治疗由一线抗结核药物异烟肼（isoniazid, INH，H）、利福平（rifampicin, RFP，R）、吡嗪酰胺（pyrazinamide, PZA，Z）和乙胺丁醇（ethambutol, EMB，E）组成，疗程至少 6 个月，即 2HREZ/4HR 的治疗方案。治疗是否有效，药物在病变部位的作用（药效学）和药物浓度随时间变化（药动学）同样重要。对于大多数抗结核药物，AUC 是最重要的药动学参数[4]。药物暴露可能受多个不同因素的影响，如进食、共病、联合用药和药动学的个体间差异等。低药物暴露常见于吸收不良和胃肠道功能紊乱患者，以及有药物相互作用存在，如结核病合并糖尿病或合并 HIV 感染者。在这些患者中，有进行 TDM 的必要。更重要的是，一线抗结核药物本身就存在药动学的变异性，导致不可预测的血浆药物暴露及感染部位的药物暴露。药动学变异性也是导致细菌耐药发生的因素之一[5]。利福平血药浓度随时间的变化受自身诱导能力因素的影响，利福平自身诱导 40 日后达到最大化，引起利福平的暴露量降低 40%[6]。异烟肼暴露量的变异受 *N*-乙酰转移酶 2（N-acetyltransferase 2, NAT2）的影响，NAT2 将其代谢为非肝毒性代谢物。根据 *NAT2* 基因型的不同分为不同的乙酰化类型，通常慢乙酰化者较快速乙酰化者表现出较高的异烟肼血药浓度。随机对照临床试验发现，根据 *NAT2* 基因型调整异烟肼剂量可以降低毒性，且减少治疗失败[7]。异烟肼、利福平和吡嗪酰胺的体内清除是由肝药酶处理的代谢过程，肝功异常或肝功能受损使这些药物的剂量选择更加复杂。因为很难量化肝脏的代谢功能，TDM 是确定适宜剂量的重要手段。异烟肼、利福平和吡嗪酰胺均具有潜在的肝毒性[8]，如果及时进行 TDM 也可防止毒性的发生。结核病治疗效果不佳与药物暴露量低有关，低药物暴露患者的治疗失败几乎增加 9 倍[9]。为了达到一个有效的治疗结果，AUC 要达到一定的靶值，吡嗪酰胺 AUC>363 mg · h/L，利福平 AUC>13 mg · h/L，异烟肼 AUC>52 mg · h/L。显然，这些数据的获得均需要 TDM。

结核病的治疗用药并不局限于药物敏感性结核病的一线药物。随着结核分枝杆菌耐药性的增加，耐多药结核病、广泛耐药结核病的出现，用于治疗耐药结核病的二线药物，包括氟喹诺酮类药物、氯法齐明、环丝氨酸、乙硫异烟胺、利奈唑胺、氨基糖苷类药物和对氨基水杨酸等。最近批准的药物，如贝达喹啉、德拉马尼和普瑞马尼，也显示出很好的作用和应用前景。ATS 耐药结核病治疗临床实践指南推荐二线治疗药物的 TDM，特别是利奈唑胺和环丝氨酸/特立齐酮（肾损害）。更新的《整合版结核病指南模块四：耐药结核病治疗》（世界卫生组织，2019）也支持二线药物，包括利奈唑胺、氟喹诺酮类药物和注射剂（即氨基糖苷类药物）的 TDM。利奈唑胺引起的血液毒性和周围神经病变，氟喹诺酮引起的 QT 间期延长均是药物浓度依赖性的。全球范围内，敏感结核病治疗成功率约为 85%，但耐多药结核病则低至 57%。结核病治疗仍然需要改进，TDM 是优化治疗的手段之一。缩短疗程是结核病治疗的目标，应用 TDM 确保充分的药物暴露在这些策略中都是至关重要的。《ATS/CDC/ERS/IDSA 临床实践指南：耐药结核病治疗》明确规定要避免环丝氨酸 C_{max}>35 mg/L，以防止中枢神经系统毒性。疗效通常与药物暴露有关，低于最优药物暴露会导致获得性耐药发生及痰菌培养阴转延迟或复发。利奈唑胺达最佳疗效的靶值为 $AUC_{0-24\,h}$/MIC>100，$AUC_{0-24\,h}$/MIC 也是氟喹诺酮类疗效的最佳预测指标。现有开展 TDM 的抗结核药物靶标及主要药动学/药效学参数，见表 18－1、表 18－2。

表 18－1　抗结核药物主要药动学参数[10-12]

药　物	剂　　量	C_{max}（mg/L）	T_{max}（h）	$T_{1/2}$
异烟肼	300 mg/次，1 次/日	3～6	0.75～2.0	0.75～1.8 h（快代谢型）；2.0～4.5 h（慢代谢型）
	900 mg/次，2 次/周	9～15	0.75～2.0	0.75～1.8 h（快代谢型）；2.0～4.5 h（慢代谢型）

续 表

药 物	剂 量	C_{max} (mg/L)	T_{max} (h)	$T_{1/2}$
利福平	600 mg/次,1 次/日	8~24	1.5~2.0	2~5 h
利福布汀	300 mg/次,1 次/日	0.45~0.9	3~4	25~36 h
利福喷汀	600 mg/次,1 次/日[a]	8~30	5~6	14~18 h
乙胺丁醇	25 mg/(kg · d) 50 mg/kg,2 次/周	2~6 4~12	2~4 2~4	双相消除 2~4 h,12~14 h 双相消除 2~4 h,12~14 h
吡嗪酰胺	25~35 mg/(kg · d) 50 mg/kg,2 次/周	20~60 60~90	1~2 1~2	10~24 h 10~24 h
左氧氟沙星	500~1 000 mg/d	8~13	1~2	9 h
莫西沙星	400 mg/d	2.5~5	1~2	7 h
环丙沙星	750 mg/d	4.3	1~2	4 h
加替沙星	400 mg/d	2.33~3.59	1~2	7~14 h
利奈唑胺	600 mg/次,1 次/日 300 mg/次,2 次/日	12~26 12~26	1.5 1.5	5~6 h 5~6 h
贝达喹啉	400 mg/次, 1 次/日(前 2 周);200 mg/次,3 次/周(2 周后)	2.8~3.3(2 周);1.7(8 周);1.3(24 周)	4~6	5.5 个月
环丝氨酸	250~500 mg/d	20~35	2	15.79~25.1 h
氯法齐明	100 mg/次,1 次/日	0.5~2	2~7	双相消除
德拉马尼	100 mg/次,2 次/日	1.35(开始);4.14(稳态)	4	30~38 h
乙硫异烟胺	250~500 mg/d	2~5	1~3	2~3 h
丙硫异烟胺	250~500 mg/d	1~5	3	—
链霉素/卡那霉素/阿米卡星	15 mg/(kg · d) 50 mg/kg,2 次/周	35~45 65~80	0.5~1.5,肌内注射 0.5~1.5,肌内注射	2~3 h 2~3 h
对氨基水杨酸	4 000 mg/d	41~68(游离酸);76~104(钠盐)	3~4(游离酸);0.5~1 h(钠盐)	2~3 h

a 利福喷汀数据基于文献引用的研究结果,临床使用为 600 mg/次,1~2 次/周。

表 18－2　抗结核药物的药动学/药效学指数和 TDM[11]

药　物	剂　量	有效性药动学/药效学指数	AUC(mg・h/L)	LSS(h)
异烟肼	5 mg/kg	AUC/MIC>567(肺)	52	1、2.5、6 1、6、8
利福平	10 mg/kg	AUC/MIC>271 435～683	38.7 13	1、3、8 2、4
乙胺丁醇	25 mg/kg	AUC/MIC>119		0、2.5、6 2、4、8
吡嗪酰胺	25～35 mg/kg	AUC/MIC>8.42	363	0、2、6 0、5、8
左氧氟沙星	750～1 000 mg	AUC/MIC>119 AUC/MIC>320(耐药)	110(85～200)	0、5
莫西沙星	400 mg	*f*AUC/MIC>42 *f*AUC/MIC>53(耐药)	35(10～80)	0、1.5、6 0、6
利奈唑胺	600 mg	*f*AUC/MIC：119	100(107.5±30.16)	0、2
贝达喹啉	400 mg，1 次/日，前 2 周，200 mg，3 次/周	AUC/MIC 或 C_{avg}/MIC	AUC_{0-168}：187 (53～689)	—
环丝氨酸	250～750 mg	%T>MIC 30%		4
阿米卡星	15～20 mg/kg 6.5 mg/kg	C_{max}/MIC>75 AUC/MIC>103 C_{max}/MIC>20	568 113(49～232)	1、4
链霉素	12～18 mg/kg		197±26	1，6
乙硫异烟胺	250～500 mg	AUC/MIC>56.2 *f*AUC/MIC 42		

AUC，药时曲线下面积；LSS，有限采样法；AUC/MIC，药时曲线下面积/最低抑菌浓度；C_{max}/MIC，峰浓度/最低抑菌浓度；C_{avg}，稳态浓度；*f*AUC/MIC，游离药物的药时曲线下面积/最低抑菌浓度。"—"表示文献中未提及相关信息。

五、TDM 的适用人群

WHO《整合版结核病指南模块四：耐药结核病治疗》和《ATS/CDC/ERS/IDSA 临床实践指南：耐药结核病治疗》中均推荐对有药物暴露改变风险或预后不良的结核病患者在治疗期间应行 TDM。国内专家则一致认为：在标准治疗 2 个月未能显示痰培养阴转、出现药物不良反应、HIV 感染、2 型糖尿病、肝肾功能不全患者，以及存在引起吸收不良的胃肠道问题等多种危险因素或病情严重的患者需要进行 TDM;对于特殊人群,如老年患者、患儿、高体重患者也应进行 TDM;有条件的情况下可以常规开展抗结核药物 TDM。

严重胃肠道功能异常患者,结核病合并糖尿病、结核病合并 HIV 感染者、肾损害或透析和治疗反应不佳的患者推荐 TDM。糖尿病经常会引起胃轻瘫,可能会导致药物吸收不良或吸收延迟。虽然糖尿病对药物暴露的影响一直有争论,但最新的研究表明结核病合并糖尿病患者应用一线抗结核药物及莫西沙星的暴露量减少,这种药物暴露减少是由药物清除率的增加和吸收不良所致。有关 HIV 影响肺结核患者药动学的结果也是不一致的。对于利福平,大多数研究显示肺结核合并 HIV 感染者利福平的 AUC 显著降低。然而,也有研究显示,与 HIV 阴性结核病患者相比,HIV 阳性结核病患者的 AUC 明显更高。对于异烟肼,没有一项研究显示 HIV 阳性和阴性结核病患者 AUC 的差异。对于吡嗪酰胺,一些研究表明 HIV 阳性结核病患者的 AUC 较低,而其他研究显示没什么区别。实施 TDM 的其他可能指征是营养不良或妊娠患者。结核病本身引起的营养不良可能会导致体重的变化而后者可能导致药物低暴露量,目前对这方面的研究仍然比较缺乏。妊娠导致体重增加,分布容积增加,这可能导致药物峰值浓度降低。此外,妊娠可能会增强药物的消除。

六、问题和展望

结核病的治疗复杂,药物副作用及耐药的发生发展影响治疗的成功。为了改善治疗结果,TDM 已纳入结核病治疗指南[13],在治疗不佳、预期不良反应的特定情况、药物毒性或药物浓度较低等情况下实施。TDM 已经成为优化结核病治疗管理的公认策略[11,14-16]。TDM 对结核病有明显的益处:避免毒性,特殊患者群体的治疗指导,评估潜在的药物相互作用,防止耐药性发生等。

WHO《整合版结核病指南模块四:耐药结核病治疗》和《ATS/CDC/ERS/IDSA 临床实践指南:耐药结核病治疗》将 TDM 作为优化结核病的手段,是走向精准医学实施的第一步。上述指南包括 TDM 适应证和临床可能的有用性,还需要指导如何评估药物暴露及如何调整剂量。例如,在剂量优化方面,有明确的基于体外药动学/药效学和临床研究的理论基础。不幸的是,缺乏将 TDM 与标准护理情况下进行比较的精心设计的研究。对用于治疗耐多药/广泛耐药结核病的抗结核药物中的许多药物存在着重大的认识差距。仅有氟喹诺酮类、利奈唑胺类和氨基糖苷类有大量证据支持 TDM。新的药物,如贝达喹啉、德拉马尼和普瑞马尼等尚缺乏丰富的数据，但目前已报道的获得耐药性、药物相互作用和伴随食物摄入引起的生物利用度显著变异等，开展 TDM 可能对这些新药也是有用的。但是，需要再次提到的是良好设计的前瞻性研究，在耐多药结核病/广泛耐药结核病患者中 TDM 仍然缺乏。为了减少 TDM 广泛使用的障碍，已经提出了程序化使用[5,6]，包括更容易获得的技术，如干血点分析或唾液和尿液检测[7]，但程序性应用仍然很有限[8]。为了支持医生对患者个体作出剂量决定，易于使用的模型，精确预测剂量的软件必须易于获得。这样的软件目前正在开发中，对于万古霉素等药物已有明确的软件可以应用，但还未扩大到抗结核药物。

抗结核药物 TDM 在美国、德国、荷兰和瑞典等国家应用得较多，抗结核药物 TDM 的质谱研究项目的数量和公布最多的试验在印度、美国和中国[17]。但最近的调查研究显示，抗结核药物的 TDM 实施还是普遍缺乏的[18]，仍然需要开展有关 TDM 的随机对照试验以提高临床证据水平；TDM 在结核病治疗中可操作的药动学/药效学的阈值、临床效益和成本效益；更好地告知在资源充足和资源不足的情况下，TDM 实施的增量增益情况等。在有充分的临床试验研究数据之后，是关于 TDM 的更具体的指导方针，包括药动学/药效学指标和目标范围，侵入性较小或费用较低的检测方法的可用性，如尿液、唾液和干血点分析，以及贝叶斯剂量优化提高 TDM 实施的可行性及其在治疗中的广泛推广[19,20]。有关 TDM 临床试验的主要终点不应集中在单一临床终点，而是对临床成本-效果优化结核患者的管理等。如果与临床相关的结核病管理费用可以减少，TDM 作为纲领性的实施也将可行。促进广泛的大规模 TDM 方案的实施，负担得起的检测方法也需要进行开发和研究。

对于结核病治疗，应摆脱一刀切的模式，需要更精确的个体化方法。目前，科学证据还是很有限的。应该开展随机对照临床试验探索 TDM 在结核病治疗中的潜在益处。TDM 在结核病治疗中的实施不一定增加成本。即使在结核病负担沉重、资源贫乏的国家，结核病管理也可能具有成本效益。基于药物浓度测定的剂量优化和病原体敏感性的反应性生物标志物的组合有助于优化治疗方案。结核病药物开展 TDM 30 多年来，TDM 在结核病治疗领域的进一步发展再次依赖于学术支持和临床倡议。建议研究人员与指南发布机构（WHO 等）密切合作来确保所产生的证据在指南上进行审查更新。通过这种方法，TDM 将有望在未来 5 年内推广应用，并有助于终止结核病。

参考文献

[1] World Health Organization. Global tuberculosis report 2021[R]. Geneva: WHO, 2021.

[2] Nahid P, Mase S R, Migliori G B, et al. Treatment of drug-resistant tuberculosis. An official ATS/CDC/ERS/IDSA clinical practice guideline [J]. American Journal of Respiratory and Critical Care Medicine, 2019, 200(10): e93 - e142.

[3] Alffenaar J W C, Gumbo T, Dooley K E, et al. Integrating pharmacokinetics and pharmacodynamics in operational research to end tuberculosis [J]. Clinical Infectious Diseases, 2020, 70(8): 1774 - 1780.

[4] McIlleron H, Wash P, Burger A, et al. Determinants of rifampin, isoniazid, pyrazinamide, and ethambutol pharmacokinetics in a cohort of tuberculosis patients [J]. Antimicrobial Agents and Chemotherapy, 2006, 50(4): 1170 - 1177.

[5] Conte J E, Golden J A, McQuitty M, et al. Effects of gender, AIDS, and acetylator status on intrapulmonary concentrations of isoniazid[J]. Antimicrobial Agents and Chemotherapy, 2002, 46(8): 2358 - 2364.

[6] Smythe W, Khandelwal A, Merle C, et al. A semimechanistic pharmacokinetic-enzyme turnover model for rifampin autoinduction in adult tuberculosis patients[J]. Antimicrobial Agents and Chemotherapy, 2012, 56(4): 2091 - 2098.

[7] Azuma J, Ohno M, Kubota R, et al. NAT2 genotype guided regimen reduces isoniazid-induced liver injury and early treatment failure in the 6-month four-drug standard treatment of tuberculosis: a randomized controlled trial for pharmacogenetics-based therapy [J]. European Journal of Clinical Pharmacology, 2013, 69(5): 1091 - 1101.

[8] Tostmann A, Boeree M J, Aarnoutse R E, et al. Antituberculosis drug-induced hepatotoxicity: concise up-to-date review[J]. Journal of Gastroenterology and Hepatology, 2008, 23(2): 192 - 202.

[9] Pasipanodya J G, McIlleron H, Burger A, et al. Serum drug concentrations predictive of pulmonary tuberculosis outcomes[J]. The Journal of Infectious Diseases, 2013, 208(9): 1464 - 1473.

[10] Podany A T, Pham M, Sizemore E, et al. Efavirenz pharmacokinetics and human immunodeficiency virus type 1 (HIV - 1) viral suppression among patients receiving tuberculosis treatment containing daily high-dose rifapentine [J]. Clinical Infectious Diseases, 2022, 75(4): 560 - 566.

[11] Alsultan A, Peloquin C A. Therapeutic drug monitoring in the treatment of tuberculosis: An update[J]. Drugs, 2014, 74(8): 839 - 854.

[12] 陆宇.治疗药物监测与药物基因组学在优化抗结核治疗中的作用[J].临床药物治疗杂志,2018,16(4): 23 - 28.

[13] Zuur M A, Bolhuis M S, Anthony R, et al. Current status and opportunities for therapeutic drug monitoring in the treatment of tuberculosis[J]. Expert Opinion on Drug Metabolism &

Toxicology, 2016, 12(5): 509－521.

[14] Peloquin C A. Therapeutic drug monitoring in the treatment of tuberculosis[J]. Drugs, 2002, 62(15): 2169－2183.

[15] Mota L, Al-Efraij K, Campbell J R, et al. Therapeutic drug monitoring in anti-tuberculosis treatment: a systematic review and meta-analysis [J]. The International Journal of Tuberculosis and Lung Disease, 2016, 20(6): 819－826.

[16] Perumal R, Naidoo K, Naidoo A, et al. A systematic review and meta-analysis of first-line tuberculosis drug concentrations and treatment outcomes[J]. The International Journal of Tuberculosis and Lung Disease, 2020, 24(1): 48－64.

[17] Kuhlin J, Sturkenboom M G G, Ghimire S, et al. Mass spectrometry for therapeutic drug monitoring of anti-tuberculosis drugs[J]. Clinical Mass Spectrometry, 2019, 14: 34－45.

[18] Kim H Y, Ulbricht E, Ahn Y K, et al. Therapeutic drug monitoring practice in patients with active tuberculosis: assessment of opportunities[J]. European Respiratory Journal, 2021, 57(1): 2002349.

[19] Alffenaar J W C, Akkerman O W, Kim H Y, et al. Precision and personalized medicine and anti-TB treatment: is TDM feasible for programmatic use? [J]. International Journal of Infectious Diseases, 2020, 92: S5－S9.

[20] Kim H Y, Heysell S K, Mpagama S, et al. Challenging the management of drug-resistant tuberculosis[J]. The Lancet,2020, 395(10226): 783.

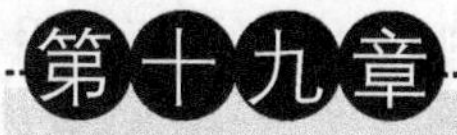

敏感结核病治疗药物

敏感结核病(drug-susceptible TB, DS－TB)的标准治疗方案由4种一线抗结核药,异烟肼、利福平、乙胺丁醇及吡嗪酰胺组成,6个月的疗程,是抗结核治疗史上重要的里程碑。全球85%接受该方案治疗的患者获得了成功的治疗转归。2022年5月24日,WHO发布的《结核病整合版指南之模块四: 药物敏感结核病的治疗》中6个月标准方案仍是治疗药物敏感结核病的首选方案[1]。

异烟肼和利福平为杀菌药,乙胺丁醇为抑菌药,吡嗪酰胺为半杀菌药。下面分别对异烟肼、利福平、利福布汀和利福喷汀、乙胺丁醇及吡嗪酰胺进行介绍。

第一节　异　烟　肼

一、作用机制和临床适应证

1952年异烟肼在临床的应用使结核病进入了化学治疗的新时代。异烟肼通过影响分枝杆菌细胞壁分枝菌酸(mycolic acid)的合成起杀菌作用,具有良好的早期杀菌活性。对非结核分枝杆菌的堪萨斯分枝杆菌也有抑菌作用。由于并非所有耐药突变都能引起MIC升高,对低水平耐药患者,高剂量异烟肼(15～20 mg/kg)仍可以用作耐药结核病化疗用药。此外,异烟肼是结核病预防用药的首选,是结核性脑膜炎的必选药物。

二、药动学特征

口服后异烟肼迅速经胃肠道吸收,口服1～2 h达到血药浓度峰值,分布于全身组织和体液，包括脑脊液、胸腔积液、腹水、皮肤、肌肉、乳汁和干酪样组织。蛋白结合率为0%～10%。主要经肝脏乙酰化为代谢产物，乙酰化速率受遗传影响。4～6 h后，血药浓度受患者的乙酰化快慢的影响。快乙酰化者，$T_{1/2}$为0.5～1.6 h，慢乙酰化者，$T_{1/2}$为2～5 h，肝肾功能不全者可能进一步延长。异烟肼主要经肾排泄（约70%），大部分为无活性代谢物，在24 h内排出。快乙酰化者，93%以乙酰化型在尿液中排出，7%呈游离或结合型。而慢乙酰化者乙酰化型为63%，游离或结合型则为37%。异烟肼可穿过胎盘屏障，血脑屏障，少量可自唾液、痰液和粪便中排出。血液透析和腹膜透析可清除相当量的异烟肼。

三、药动学/药效学

异烟肼对结核菌DNA生物合成也有影响，治疗前2日的早期杀菌活性（early bactericidal activity，EBA）与乙酰化类型有关，600 mg剂量可达到最高的EBA。中空纤维感染模型显示异烟肼的杀菌作用与$AUC_{0-24\,h}$/MIC相关，效应靶标为肺部的游离$AUC_{0-24\,h}$/MIC应大于567。在小鼠模型中，异烟肼的杀菌活性更多地表现为浓度依赖型，C_{max}/MIC和$AUC_{0-24\,h}$/MIC与活性密切相关。临床数据表明，在服用300 mg异烟肼后2 h，血浆浓度为3～6 mg/L，服用900 mg后为9～15 mg/L。异烟肼不能渗透干酪性肉芽肿。在健康受试者和结核病患者治疗开始时，高脂肪膳食可轻度降低异烟肼的C_{max}和生物利用度。成人和儿童结核病患者中的数据显示异烟肼的低浓度和可变浓度很常见。血中的$AUC_{0-24\,h}$目标值为52 mg·h/L。异烟肼药敏折点（breakpoint）为0.03 mg/L。

四、药物相互作用

（1）可增加服用苯妥英或卡马西平患者的肝中毒危险，利福平作为肝药酶诱导剂，可平衡异烟肼的影响。

（2）含铝制酸药（如氢氧化铝）可延缓并减少异烟肼吸收，使异烟肼血药浓度降低。

（3）异烟肼可使酮康唑或咪康唑的血药浓度降低。

（4）异烟肼可升高氨茶碱的血药浓度。

（5）异烟肼可抑制抗凝药（如香豆素或茚满双酮衍生物）的酶代谢，使抗凝作用增强。

(6) 异烟肼与环丝氨酸同时服用可增加中枢神经系统不良反应(如头昏或嗜睡)。

(7) 与肾上腺皮质激素(尤其泼尼松龙)合用时,可增加异烟肼在肝内的代谢和排泄,致异烟肼血药浓度降低而影响疗效。

(8) 与阿芬太尼(alfentanil)合用时,异烟肼作为肝药酶抑制剂,可延长阿芬太尼的作用。

(9) 与双硫仑(disulfiram)合用可增强其中枢神经系统作用,产生眩晕、动作不协调、易激惹、失眠等。

(10) 异烟肼可增加对乙酰氨基酚的肝毒性及肾毒性。

五、不良反应

(1) 肝损害,35 岁以上患者发生率增高,表现为深色尿、眼或皮肤黄染。

(2) 周围神经炎,步态不稳或麻木针刺感、烧灼感或手指疼痛。

(3) 超敏反应,发热、皮疹。

(4) 其他反应包括视神经炎(视力模糊或减退,合并或不合并眼痛)、关节痛、中枢神经系统改变、药源性狼疮、腹泻等。

六、TDM 的适用人群

在标准治疗 2 个月未能显示痰菌培养阴转、出现药物不良反应、HIV 感染、2 型糖尿病、肝肾功能不全患者,以及存在引起吸收不良的胃肠道问题等多种危险因素或病情严重的患者。老年患者、患儿、超重患者有必要进行 TDM。

异烟肼主要由 NAT2 代谢,74%中国人和大部分亚洲人是快代谢型,对于快代谢人群,需要监测异烟肼是否达目标靶值,而慢代谢人群需要监测异烟肼浓度是否过高从而引起毒副作用。

七、监测时间

目前,临床上抗结核药物以监测血药 C_{max} 为主,与目标 C_{max} 进行比较。2 h 是被广泛采用的测定异烟肼血药 C_{max} 的时间点,计算 AUC 等参数时,可采用有限采样策略(limited sampling strategy, LSS)。2 h、4 h、8 h;1 h、2.5 h、6 h 都可以作为监测时间点。

八、样本采集、样本送检和保存

（1）样本采集：选择肝素抗凝或EDTA抗凝采血管，采集静脉血2~4 mL，C_{max}可采用1 h或2 h采样时间。新的采样技术：采样时间点较多时，可使用静脉留置针头。干血点（dried blood spots，DBS）采样法，可以采集微量样本，具有采样简单、方便储存和运输的优点，对于偏远地区的TDM检测更具优势。静脉血DBS采样是将100 μL全血滴加于滤纸上，指尖血DBS采样用毛细管直接滴加于滤纸上。待滤纸自然风干，用圆形打孔器在样品区截取一个小圆片，加入溶剂进行洗脱，洗脱的样品可用于分析。

（2）样本送检和保存：抗凝血采样后1 h内送往检测实验室，存于4℃冰箱冷藏，储存时间不应长于24 h，异烟肼不稳定，应尽快进行离心处理，离心后血浆保存于-80℃冰箱内。当血液采集点远离实验室时，应将采血管置于有冷藏功能的保温箱内。需要长途运送血液样本时，应采用专业冷链运输，以保障生物安全及不影响后期检测。

九、样本检测方法

1. 检测方法的选择

结核药物的色谱分析方法，大多在各个实验室内部开发和验证，有时基于已公布的分析方法，需要对专属性（特异度）、敏感度、准确度、重现性和稳定性等指标进行考查。

异烟肼检测方法多样，早期有使用衍生极谱法测定血清中异烟肼含量，灵敏度和精密度更高的色谱分析法（紫外检测器），HPLC－MS/MS是目前灵敏度最高的测定方法。根据检测实验室的仪器设备及实际需求，可选择适合的检测方法。

HPLC－MS/MS：选择亲水性的C_{18}反向色谱柱，乙腈/甲醇-水溶液为流动相，使用电喷雾离子源，以正离子多反应监测方式进行检测，异烟肼*m/z* 138.2→121.0。

HPLC、紫外检测器，可选择254 nm波长进行检测。

2. 基质

选择健康受试者或商品化的健康人混合血浆作为基质。采血管使用的抗凝剂和患者血标本采集管抗凝剂应一致。

3. 检测实验室之间的差异

（1）室内质控：对仪器和设备应定期进行校准。每日新配制标准曲线，按

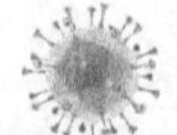

样本量5%的比例加入高、中、低浓度质控样本。

（2）室间质控：目前并无统一的室间质控规定。

十、剂量的计算和调整

根据治疗情况，异烟肼剂量5～20 mg/kg皆有报道，高剂量时需及时关注肝毒性。

（1）口服：成人顿服0.3 g/次空腹服用吸收最好，多脂肪饮食C_{max}减少50%。

（2）肌内注射、静脉注射或静脉滴注：国内极少肌内注射，一般在强化期或对于重症或不能口服给药的患者采取静脉滴注的方法。成人每日0.3～0.4 g或5～10 mg/kg，儿童10～15 mg/kg，一日不超过0.3 g。急性粟粒型肺结核或结核性脑膜炎患者，成人10～15 mg/kg，一日不超过0.9 g。采用间歇疗法时，成人每次0.6～0.8 g，每周2～3次。

（3）局部用药：雾化吸入，每次0.1～0.2 g，每日2次；局部注射，胸膜腔、腹腔或椎管内，每次50～200 mg。

异烟肼代谢基于*N*-乙酰转移酶2（*N*-acetyltransferase 2，NAT2）的活性。根据*NAT2*等位基因有0个、1个或2个，可调整患者异烟肼剂量为2.5 mg/kg（慢乙酰化）、5.0 mg/kg和7.5 mg/kg（快乙酰化）。

十一、结果解释和建议

靶标及参考值范围：异烟肼给药后0.75～2 h达到C_{max}，口服剂量每次0.3 g时，C_{max}为3～6 mg/L[2]。$AUC_{0\text{-}24\,h}$的靶值为52 mg·h/L[3]。

根据监测靶标进行干预：患者服用正常剂量异烟肼，$C_{2\,h}$低于目标值范围，可进一步检测患者NAT2的代谢型，若为快代谢型，可缩短采样时间为1 h。C_{max}低于2 mg/L时，可由临床医生评估增加剂量。

根据药动学/药效学进行干预：药动学研究表明，现在使用的异烟肼剂量还可以提高，对于低水平异烟肼耐药的患者，15～20 mg/kg剂量可能带来较好的疗效[4]。

指尖采样的干血点样本中异烟肼浓度略高于静脉采样的干血点样本。

十二、药物基因多态性

异烟肼在体内经NAT2作用，代谢为乙酰异烟肼，在酰胺酶作用下可进一

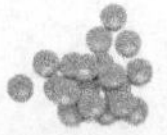

步水解为乙酰肼和异烟酸。NAT2具有高基因多态性，影响其对异烟肼和其相关代谢产物的乙酰化能力；CYP2E1基因多态性影响了异烟肼相关代谢产物的毒性活性产物的生成。因此，这两种酶的基因多态性影响了异烟肼的体内代谢，与其临床治疗效果及代谢产物的肝毒性密切相关。

根据患者NAT2代谢型，可分为快代谢、慢代谢及中间代谢型。中国患者快代谢所占比例较高，可达74%。NAT2可影响异烟肼的血浆浓度，但对脑脊液中浓度的影响尚不明确。有研究表明，低血清异烟肼水平与慢代谢型结核病患者的不良治疗结果相关。NAT2慢乙酰化表型与异烟肼血药浓度升高有关。

十三、病例分析

测定血浆及脑脊液中异烟肼浓度以调整个体化给药方案的病例[5]

在调整给药方案前测定了3名脑结核患者静脉滴注异烟肼注射液(1 g/次，每日1次)后的血药浓度和脑脊液浓度。异烟肼血药浓度：30 min，16.02～20.84 mg/L；2 h，11.06～13.37 mg/L；4 h，2.81～4.00 mg/L；6 h，1.16～2.35 mg/L。异烟肼脑脊液浓度：30 min，2.70～8.21 mg/L；2 h，1.8～5.37 mg/L；4 h，0.86～2.14 mg/L；6 h，0～0.68 mg/L。研究者经分析，认为异烟肼在体内开始的浓度过高易产生不良反应，而且杀菌时间较短，建议调整给药方案为(0.3 g/次，每日2次)。按新方案给药后血药浓度达稳态，测得一日中第2次给药2 h后异烟肼的血药浓度为3.11～6.89 mg/L，脑脊液浓度为0.93～3.71 mg/L。

【点评】调整剂量后，血药浓度及脑脊液浓度确实有所变化，但研究者也提到需要进一步结合基因多态性来调整剂量，而不仅仅是根据血药浓度的数值。因此，开展结合基因多态性，血药浓度，药动学/药效学靶标的异烟肼的TDM十分必要。

第二节　利福平

一、作用机制和临床适应证

1963年利福平的问世是结核病化疗史上里程碑式的重大事件。利福平是

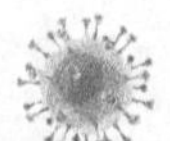

杀菌剂，与细菌的 RNA 聚合酶 β 亚基结合，干扰 mRNA 的合成，阻碍 RNA 合成。对结核分枝杆菌、非结核分枝杆菌、麻风杆菌、革兰氏阳性菌、革兰氏阴性菌均有作用。高浓度时可抑制某些病毒、沙眼衣原体的生长。利福平与万古霉素（静脉）可联合用于甲氧西林耐药葡萄球菌所致的严重感染。利福平与红霉素联合方案可用于军团菌属严重感染。利福平还可用于无症状脑膜炎奈瑟菌带菌者，以消除鼻咽部脑膜炎奈瑟菌；但不适用于脑膜炎奈瑟菌感染的治疗。临床主要联合其他抗结核药用于治疗结核分枝杆菌感染，包括结核性脑膜炎的治疗。

二、药动学特征

口服后迅速而完全吸收，利福平多剂量口服后 1～2 h 达峰，分布至全身脏器和体液，脑脊液中浓度通常为血清浓度的 10%～20%。与食物同服会降低利福平的 C_{max}，从而引起 $AUC_{0-24\,h}$ 轻度下降，建议空腹服用，但具有胃肠道不良反应，同时摄入清淡膳食可减轻这些影响。利福平主要通过胆汁排泄，经尿的排泄量约为胆汁排泄量的 10%～15%，但可随利福平剂量而增加。患者的药动学参数个体间差异大。

利福平是 CYP450 酶的诱导剂，每日服用可致药物清除率增加。利福平是几种Ⅰ期、Ⅱ期代谢酶和药物转运蛋白的有效诱导剂，通常导致同时使用的药物暴露量降低。

三、药动学/药效学

单次给药时，利福平 $T_{1/2}$ 约为 3.5 h，达稳态后，$T_{1/2}$ 为 1～2 h，AUC 与 C_{max} 之间有很高的相关性。之前一直认为利福平的有效性与 C_{max}/MIC 有关，近年发现 $AUC_{0-24\,h}$/MIC 可能是更好的疗效相关参数，在小鼠模型中也得到了验证。用于指导利福平治疗的主要药动学/药效学指标为 $AUC_{0-24\,h}/MIC \geqslant 271$ 和 $C_{max}/MIC \geqslant 175$。

四、药物相互作用

利福平作为肝药酶诱导剂可影响多种药物的浓度，与抗 HIV 药物合用时，尤其应注意，可能需要调整剂量。

（1）与异烟肼合用肝毒性发生危险增加，尤其是原有肝功能损害者和异烟肼快乙酰化患者。

由于利福平对肝微粒体酶的作用，在与肾上腺皮质激素（糖皮质激素、盐皮质激素）、抗凝药、香豆素或茚满二酮衍生物、口服降血糖药、促皮质素、氨苯砜、洋地黄苷类、丙吡胺、奎尼丁等合用时，可使这些药物的药效减低，因此除地高辛和氨苯砜外，在用利福平前和疗程中上述药物需调整剂量。利福平与香豆素或茚满二酮类合用时应每日或定期测定凝血酶原时间，据此调整剂量。

（2）对氨基水杨酸盐可影响利福平的吸收，导致其血药浓度减低，如必须联合应用时，两者服用间隔至少 6 h。

（3）与乙硫异烟胺合用可加重其不良反应。

（4）氯苯酚嗪可减少利福平的吸收，达峰时间延迟且消除 $T_{1/2}$ 延长。

（5）可增加抗肿瘤药达卡巴嗪（dacarbazine）、环磷酰胺的代谢，烷化代谢物的形成，促使白细胞减低。

（6）可增加地西泮的消除，使其血药浓度减低。

（7）可增加左甲状腺素在肝脏中的降解，亦可增加美沙酮、美西律、苯妥英钠在肝脏中的代谢，合用时应测定上述药物血药浓度并调整用量。

（8）与咪康唑或酮康唑合用，可使后两者血药浓度降低。

（9）可刺激雌激素的代谢或减少其肠肝循环，降低口服避孕药的作用。

（10）丙磺舒可使利福平血药浓度升高并产生毒性反应。

五、不良反应

（1）胃肠道不适最为多见，口服本品后可出现厌食、恶心、呕吐、上腹部不适、腹泻等胃肠道反应，发生率为 1.7%~4.0%。

（2）肝毒性为本品的主要不良反应，发生率约 1%。在疗程最初数周内，少数患者可出现血清氨基转移酶升高、肝大和黄疸，大多为无症状的血清氨基转移酶一过性升高，在疗程中可自行恢复，老年人、酗酒者、营养不良者、原有肝病或其他因素造成肝功能异常者较易发生。服用利福平时每日饮酒可导致肝毒性发生率增加，并增加利福平的代谢。

（3）变态反应：大剂量间歇疗法后偶可出现“流感样综合征”，表现为畏寒、寒战、发热、不适、呼吸困难、头昏、嗜睡及肌肉疼痛等，发生频率与剂量大小及间歇时间有明显关系。偶见发生急性溶血或肾功能衰竭。

（4）血小板减少、溶血性贫血。

（5）患者服用利福平后，大小便、唾液、痰液、泪液等可呈橘红色。偶见白细胞减少、凝血酶原时间缩短、头痛、眩晕、视力障碍等。

六、TDM 的适用人群

在标准治疗 2 个月未能显示痰菌培养阴转、出现药物不良反应、HIV 感染、2 型糖尿病、肝肾功能不全患者，以及存在引起吸收不良的胃肠道问题等多种危险因素或病情严重的患者。老年人、酗酒者、营养不良者、原有肝病患者等，应加强监测。

七、监测时间

口服给药：口服后 1~2 h 药物浓度达峰。给药后 2 h 可测血药 C_{max}，若吸收延迟，可增加 6 h 采集点。高脂肪食物可能延迟或减少吸收。

静脉给药：成人每日单次静脉滴注 600 mg，滴注 2~3 h，达到的血药浓度与口服 600 mg 后的血药浓度近似。

线性回归 TDM 策略，可使用 2 h、4 h 和 6 h 的采样点。基于药代模型准确预测 AUC，可采用 1 h、3 h、8 h 的采样点。

2022 年有报道对合并 HIV 阳性的结核病患者，对于利福平来说，在 2 h 检测的基础上，增加 6 h 采样点，对 C_{max}、AUC 预测的准确度有明显的提高[6]。

八、样本采集、样本送检和保存

1. 采集

口服至少 1 周后，血药浓度达稳态，采集静脉血 2~4 mL，C_{max} 可采用 2 h，选择肝素抗凝或 EDTA 抗凝采血管。C_{min} 则可选择当日服药前采集时间。

采样新技术：采样时间点较多时，可使用静脉留置针头。可使用干血点采样法。

2. 样本送检和保存

抗凝血采样后 2 h 内送往检测室，可暂存于 4℃ 冰箱冷藏，进行离心处理，上清液保存于−80℃ 冰箱内。干血点的滤纸打孔样本可存放并转运至检测实验室。

九、样本检测方法

1. 检测方法的选择

LC－MS/MS 是目前灵敏度最高的测定方法。根据检测实验室的仪器设备及实际需求,可选择适合的检测方法。

HPLC－MS/MS 选择 C_{18}反向色谱柱,甲醇/乙腈-水溶液为流动相,使用电喷雾离子源,以正离子多反应监测方式进行检测,利福平 m/z 823.2→791.3。

HPLC、紫外检测器,可选择 336 nm 波长进行检测。

2. 基质

选择健康受试者或商品化的健康人混合血浆作为基质。采血管使用的抗凝剂和患者血标本采集管抗凝剂一致。

3. 检测实验室之间的差异

(1) 室内质控：每日新配制标准曲线,按 5%的比例加入高、中、低浓度质控样本。

(2) 室间质控：目前并无统一的室间质控规定。

十、剂量的计算和调整

利福平每日 10 mg/kg 的剂量为量效曲线的最低剂量。最近的研究表明,较高剂量的利福平比标准剂量具有更高的疗效。一项研究表明,高达 35 mg/kg 的利福平剂量是安全的,耐受性良好,并进一步改善了早期杀菌活性[7]。一项荟萃分析显示,至少 25 mg/kg 的剂量可达到良好的药动学/药效学靶标。

临床常用剂量：成人,口服,每日 0.45 g～0.60 g,空腹顿服,每日不超过 1.2 g;1 个月以上小儿,每日按体重 10～20 mg/kg,空腹顿服,每日不超过 0.6 g。

十一、结果解释和建议

靶标及参考值范围：口服 0.6 g,2 h 血药浓度达峰,血药浓度为 8～24 mg/L。用于指导利福平治疗的主要药动学/药效学指标为 $AUC_{0-24\,h}/MIC \geqslant 271$ 和 $C_{max}/MIC \geqslant 175$[8,9]。

根据监测靶标进行干预：根据患者体重可调整剂量,如每日 0.45 g 剂量时,C_{max}不达标,可增加剂量至每日 0.6 g。

根据药动学/药效学进行干预：利福平的靶标及药动学/药效学参数可见表 18－1,表 18－2。

十二、药物基因多态性

在南非结核病患者中，肝脏药物转运体 1B1（SLCO1B1）*rs4149032* 基因的表达较普遍，该基因的表达使得利福平的血药浓度降低；以中国人为对象的研究结果则认为 SLCO1B1 521T>C 基因多态性对于利福平的血药浓度没有显著影响。

CYP2C19 慢代谢型与利福平血药浓度升高有关。*CYP2C9 * 2/ * 3* 和 *CYP2C9 * 3/ * 3* 基因的表达导致较低的利福平血药浓度；*CYP2C19 * 2* 位点的 *AA* 基因型与 *GG* 基因型患者相比，给药后 2 h、4 h、8 h 前者利福平血药浓度显著高于后者；*CYP2C19 * 3* 位点的 *AA* 基因型与 *GG* 基因型患者相比，给药后 8 h，前者利福平血药浓度显著高于后者。

利福平进入机体后主要通过羧酸酯酶 2（carboxylesterase，CES2）代谢，CES2 基因的多态性与利福平的疗效和不良反应密切相关。

十三、病例分析

63 名患者的利福平血药浓度数据分析[10]

莱顿大学医学中心对 63 名服用利福平的患者进行了血药浓度检测，结果发现，根据不同评价指标，分别有 66%和 76%的患者血药浓度达标。血药浓度不达标患者中有 12 名（19.0%）进行了剂量调整，但仅有 5 人在调整剂量后又重新检测了利福平浓度。结果发现，患者调整剂量后，其利福平血药浓度均达标。

【点评】低利福平浓度与结核病治疗失败有关，有必要对服用利福平的患者进行血药浓度检测，从而及时调整剂量，达到预期疗效。

利福平在结核性脑膜炎治疗中增加剂量的病例[11]

一名 8 个月大的婴儿，患有结核性脑膜炎，利福平由于其快速杀菌作用对治疗结核性脑膜炎至关重要。WHO 建议每日口服利福平 15 mg/kg，但鉴于其脑脊液渗透性差，建议结核性脑膜炎使用更高剂量，如 30 mg/kg，口服每日 1 次或 15 mg/kg；每日 1 次，静脉注射，尤其是在幼儿中。本病例中利福平在脑脊液中的浓度比血浆中浓度低很多，仅达到脑脊液/血浆 0.04。因此，对患儿给予每日 1 次静脉注射利福平 20 mg/kg，使脑脊液中 C_{max} 略高于野生型菌株 MIC。

【点评】 在结核性脑膜炎的治疗中，利福平由于其脑脊液渗透性差，需要检测药物浓度以达到治疗效果，尤其是个体化治疗方案的实施。因此，对结核性脑膜炎及儿童等特殊人群进行利福平的TDM，调整剂量具有必要性。

第三节　利福布汀和利福喷汀

一、作用机制和临床适应证

利福布汀和利福喷汀是利福类药物的衍生物，是杀菌剂，被用作利福平的替代品，作用机制与利福平相似，与依赖DNA的RNA多聚酶的亚单位牢固结合，抑制细菌RNA的合成，防止该酶与DNA连接，从而阻断RNA转录过程，使DNA和蛋白质的合成停止。对各种生长状态和生长环境的结核分枝杆菌均有杀灭作用。利福布汀和利福喷汀主要用于复治结核病的治疗，特别是耐利福平的病例及非结核分枝杆菌病的治疗。利福喷汀不宜用于结核性脑膜炎的治疗。

利福布汀对肝脏CYP450－3A系统的诱导作用最弱，HIV/MTB双重感染需要抗反转录病毒治疗时，利福布汀具有优势。利福喷汀体内外抗菌活性强于利福布汀，血浆消除$T_{1/2}$约为13 h，抗生素后效应长，适于间歇短程化疗。对于HIV感染的结核潜伏感染（latent TB infection，LTBI）患者，由每日利福喷汀和异烟肼组成的为期30日的更短方案治疗效果良好，被WHO推荐为HIV阴性个体预防结核病的替代方案。以利福喷汀为基础的方案有可能显著缩短和简化当前LTBI和结核病的治疗时间，减轻国家结核病防治规划的负担[12]。

二、药动学特征

利福布汀口服给药，成人，每次5 mg/kg，给药后3～4 h达C_{max}，血清C_{max} 0.45～0.9 mg/L，血药浓度<0.3 mg/L或>1 mg/L时需要调整剂量。在肺组织中蓄积，可达血清中10～20倍。利福布汀口服后仅有8%以原型排出，静脉给药后72 h利福布汀及其代谢物44%由肾排出，96 h粪便总排出量达30%～49%。利福布汀蛋白结合率约为71%，利福喷汀为98%。

利福喷汀在胃肠道的吸收缓慢且不完全，口服 5～15 h 后血浓度可达高峰。健康成人单次口服 4 mg/kg，平均 C_{max} 为 5.13 mg/L，$T_{1/2}$ 约为 14 h；单次口服 8 mg/kg，平均 C_{max} 为 8.5 mg/L，$T_{1/2}$ 约为 20 h。利福喷汀在体内分布广，尤其肝组织中分布最多，其次为肾，其他组织中亦有较高浓度，但不易透过血脑屏障。主要在肝内酯酶作用下去乙酰化，成为 25－去乙酰利福平；后者在肝脏内去乙酰化比利福布汀慢，其蛋白结合率显著降低，它水解后形成无活性的 3－甲酰利福霉素。利福喷汀存在肝、肠循环，由胆汁排入肠道的原药部分可被再吸收。利福喷汀及其代谢产物主要经胆汁入肠道随粪便排出，仅部分由尿中排出。

三、药动学/药效学

利福喷汀，C_{max} 参考值范围为 8～30 mg/L，T_{max} 约为 5 h。利福布汀的 $T_{1/2}$ 长，25～36 h（也有报道称为 45 h），利福喷汀的 $T_{1/2}$ 为 14～15 h。利福喷汀每日 600 mg 剂量下，$AUC_{0-24\,h}$ = 324 mg ・h/L，利福布汀 $AUC_{0-24\,h}$ = 4.5 mg・h/L，可预防获得性耐药。

四、药物相互作用

利福喷汀与抗逆转录病毒药物（如多替拉韦）之间无药物相互作用，含利福喷汀方案适用于 HIV 感染者。具体相互作用如下。

（1）对氨基水杨酸盐可影响利福喷汀的吸收，导致其血药浓度降低；如必须联合应用时，两者服用间隔至少 6 h。

（2）苯巴比妥类药，可能会影响利福喷汀的吸收，不宜同时服用。

（3）利福喷汀与口服抗凝药同时应用时会降低后者的抗凝效果。

（4）与异烟肼合用可致肝毒性发生风险增加，尤其是原有肝功能损害者和异烟肼快乙酰化患者。

（5）与乙硫异烟胺合用可加重其不良反应。

（6）与制酸药合用会明显降低利福喷汀的生物利用度。

（7）与肾上腺皮质激素（糖皮质激素、盐皮质激素）、氨茶碱、茶碱、氯霉素、氯贝丁酯、环孢素、维拉帕米（异搏定）、妥卡尼、普罗帕酮、甲氧苄啶、香豆素或茚满二酮衍生物、口服降血糖药、促皮质素、氨苯砜、洋地黄苷类、丙吡胺、奎尼丁等合用时，由于利福喷汀诱导肝微粒体酶活性，可使上述药物的药效减弱。

(8) 利福喷汀可诱导肝微粒体酶，增加抗肿瘤药达卡巴嗪(dacarbazine)、环磷酰胺的代谢，形成烷化代谢物，促使白细胞减低。

(9) 与地西泮合用可增加后者的消除，使其血药浓度减低。

(10) 可增加苯妥英在肝脏中的代谢。

(11) 可增加左甲状腺素在肝脏中的降解，两者合用时左甲状腺素剂量应增加。

(12) 可增加美沙酮、美西律在肝脏中的代谢，引起美沙酮撤药症状和美西律血药浓度减低。

(13) 丙磺舒可使利福喷汀血药浓度增高并产生毒性反应。

(14) 氯苯酚嗪可减少本品的吸收，达峰时间延迟且 $T_{1/2}$ 延长。

(15) 与咪康唑或酮康唑合用，可使后两者血药浓度减低。

利福布汀与多种药物存在相互作用如下。

(1) 利福布汀对 CYP3A 酶有诱导作用，可能导致伊曲康唑、克拉霉素、沙奎那韦、氨苯砜、甲氧卞氨嘧啶等经 CYP3A 酶代谢的药物血药浓度降低。

(2) 对 CYP3A 酶有抑制作用的药物如氟康唑、克拉霉素等可使利福布汀血药浓度升高，增加不良反应的发生风险。

(3) 与反转录病毒抑制剂如地拉夫定、印地那韦、奈非那韦、利托那韦等联合用药时，会增加利福布汀的血药浓度，需注意调整利福布汀剂量。

(4) 与乙炔基雌二醇、炔诺酮等口服避孕药合用时，可能会干扰避孕效果。

五、不良反应

不良反应的发生与药物剂量明显相关。患者服用利福布汀和利福喷汀，大小便、唾液、痰液、泪液等可呈橙红色。利福喷汀不良反应比利福平轻微，少数病例可出现白细胞、血小板减少；丙氨酸氨基转移酶升高；皮疹、头昏、失眠等。胃肠道反应较少。未发现流感综合征和免疫性血小板降低，也未发现过敏性休克样反应。利福布汀停药原因包括皮疹、胃肠道耐受性差、嗜中性白细胞减少症。

六、TDM 的适用人群

在标准治疗 2 个月后未能显示痰菌培养阴转、出现药物不良反应、HIV 感染、2 型糖尿病、肝肾功能不全患者，以及存在引起吸收不良的胃肠道问题等多种危险因素或病情严重的患者。

七、监测时间

利福布汀的 TDM 监测建议给药后 3 h、7 h；利福喷汀的 C_{max} 监测为给药后 5 h、6 h。

八、样本采集、样本送检和保存

1. 采集

口服至少 1 周后，血药浓度达稳态，当日给药后采集静脉血 2～4 mL，选择肝素抗凝或 EDTA 抗凝采血管。

2. 样本送检和保存

抗凝血采样后 2 h 内送往检测室，可暂存于 4℃ 冰箱冷藏，进行离心处理，上清液保存于-80℃ 冰箱内。

九、样本检测方法

1. 检测方法的选择

LC－MS/MS 是目前灵敏度最高的测定方法。根据检测实验室的仪器设备及实际需求，可选择适合的检测方法。

LC－MS/MS，选择 C_{18} 反向色谱柱，甲醇/乙腈-水溶液为流动相，使用电喷雾离子源，以正离子多反应监测方式进行检测，利福喷汀 *m/z* 877.4→845.3；利福布汀 *m/z* 847.5→815.5。

2. 基质

选择健康受试者或商品化的健康人混合血浆作为基质。采血管使用的抗凝剂和患者血标本采集管抗凝剂一致。

3. 检测实验室之间的差异

（1）室内质控：每日新配制标准曲线，按 5% 的比例加入高、中、低浓度质控样本。

（2）室间质控：目前并无统一的室间质控规定。

十、剂量的计算和调整

利福布汀用于结核：每次 0.15～0.3 g，每日 1 次；严重肾功能不全者（CrCL<30 mL/min），剂量减半。应在空腹时（餐前 1 h）用水送服；国外推荐高

脂和少量碳水化合物的早餐后服用可提高生物利用度。利福喷汀用于结核：成人口服一次 0.6 g(体重<55 kg 者应酌减)，每日 1 次，1 周 1～2 次空腹时(餐前 1 h)用水送服。

十一、结果解释和建议

靶标及参考值范围：利福布汀 $AUC_{0-24\,h}$ 为 4.5 mg·h/L，可防止获得性耐药。利福喷汀体外对结核杆菌有很强的抗菌活性，MIC 为 0.12～0.25 mg/L，比利福平强 2～10 倍。每日服用 600 mg 利福喷汀的 $AUC_{0-24\,h}$ 为 324 mg·h/L[13]。

利福布汀和利福喷汀的药动学参数可见表 18－1。

十二、病例分析

高剂量利福喷汀对 HIV/TB 患者依法韦仑药动学和病毒抑制的影响[14]

在一项Ⅲ期随机对照临床试验中，每日 1 200 mg 利福喷汀、异烟肼、吡嗪酰胺和乙胺丁醇/莫西沙星组成了 4 个月的治疗方案。结果发现含高剂量利福喷汀的结核治疗适度降低了依法韦仑的清除率，在依法韦仑与此方案联合使用的情况下，达到了治疗目标，而无须调整剂量。与标准 6 个月方案相比，此 4 个月的治疗方案对药物敏感结核病的疗效并不差。

【点评】 利福喷汀与抗反转录病毒药物之间无相互作用，可用于 HIV/MTB 感染的患者。含高剂量利福喷汀的 4 个月治疗方案不劣于 6 个月标准治疗方案，临床可参考使用。

第四节　乙 胺 丁 醇

一、作用机制和临床适应证

乙胺丁醇是抑制细胞壁合成的抑菌剂。与二价锌离子络合，干扰多胺和金属离子的功能，影响戊糖代谢和 DNA、核苷酸的合成，从而阻碍 RNA 的合

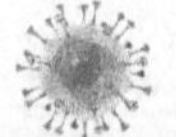

成，抑制结核分枝杆菌生长。适用于与其他抗结核药联合治疗结核分枝杆菌所致的肺结核和肺外结核，也可用于非典型结核分枝杆菌的治疗。仅对繁殖状态的结核分枝杆菌有效，对静止状态的结核分枝杆菌无效。

二、药动学特征

乙胺丁醇口服后经胃肠道吸收75%～80%，达峰时间为2～4 h。在体内各组织内分布广泛，可富集在红细胞、肾、肺、唾液和尿液中，胸腔积液、腹水中浓度极低。只有在炎症时可透过脑脊液，可能对结核性脑膜炎有轻度贡献。表观分布容积为1.6～3.9 L/kg，蛋白结合率约为12%。血消除 $T_{1/2}$ 为2.5～4 h，肾功能不全者可延长至7～15 h，故应进行剂量调整。10%～20%在肝脏代谢，50%～90%药物以原型在24 h内经肾脏排出，约15%为无活性代谢物，在粪便中以原型排出约20%。乳汁中的药物浓度相当于母体血药浓度。

三、药动学/药效学

体外中空纤维系统显示乙胺丁醇杀菌作用和 $AUC_{0\text{-}24\,h}$/MIC 相关，$\%T>$ MIC与抑制耐药性相关。常用15～20 mg/kg剂量，日剂量最大25 mg/kg。食物可轻度降低 C_{max} 而不影响AUC。在肾功能正常的患者中，乙胺丁醇显示终末期血浆浓度的双相下降，$T_{1/2}$ 为2～4 h，12～14 h。C_{max} 为2～6 mg/L。乙胺丁醇显示剂量依赖性活性，可用 C_{max}/MIC、$AUC_{0\text{-}24\,h}$/MIC。中空纤维模型中，C_{max}/MIC为0.51，$AUC_{0\text{-}24\,h}$/MIC为119被确定为肺部结核病的靶标，而在临床研究中，血液中 C_{max}/MIC为0.46与治疗成功的可能性相关。乙胺丁醇的结核病敏感性折点为4 mg/L。

四、药物相互作用

铝盐，包括药物相互作用缓冲液，可减少本品的吸收，与维拉帕米合用可减少后者的吸收，与神经毒性药物合用可增加本品的神经毒性，与乙硫异烟胺合用可增加黄疸型肝炎、视神经炎等不良反应。

五、不良反应

（1）乙胺丁醇常见视神经损害，如球后视神经炎、视神经中心纤维损害。球后视神经炎发生率约为0.8%，与剂量、疗程相关，长期服药、每日剂量大于

25 mg/kg 时易发生，每日剂量 25 mg/kg 时发生率为 6%，大于 35 mg/kg 时增至 15%（肾功能衰竭期间恶化）。

（2）少见畏寒、关节肿痛和病变关节表面皮肤发热拉紧感。

（3）偶见胃肠道不适，恶心、呕吐、腹泻、肝功能损害、周围神经炎和过敏反应等。

六、TDM 的适用人群

在乙胺丁醇以 HRZE［即异烟肼（H）、利福平（R）、吡嗪酰胺（Z）和乙胺丁醇（E）联合治疗方案］标准剂量治疗 2 个月未能显示痰菌培养阴转、出现药物不良反应、HIV 感染、2 型糖尿病、肝肾功能不全患者，以及存在引起吸收不良的胃肠道问题等多种危险因素或病情严重的患者。在肾功能受损的患者中要警惕剂量依赖性毒性。

七、监测时间

乙胺丁醇口服给药后 2~3 h 血药浓度达峰，若吸收延迟，可能服药后 6 h 达到 C_{max}。大多选择 2 h、6 h 作为监测时间。

八、样本采集、样本送检和保存

1. 样本采集

口服至少 1 周后，血药浓度达稳态，当日给药后采集静脉血 2~4 mL，选择肝素抗凝或 EDTA 抗凝采血管。

2. 样本送检和保存

抗凝血采样后 2 h 内送往检测室，可暂存于 4℃ 冰箱冷藏，进行离心处理，上清液保存于−80℃ 冰箱内。

九、样本检测方法

1. 检测方法的选择

LC－MS/MS 是目前灵敏度最高的测定方法。根据检测实验室的仪器设备及实际需求，可选择适合的检测方法。

LC－MS/MS，选择亲水性 C_{18} 反向色谱柱，甲醇/乙腈−水溶液为流动相，使用电喷雾离子源，以正离子多反应监测方式进行检测，乙胺丁醇 m/z 205.2→116.1。

HPLC、紫外检测器,可选择 254 nm 波长进行检测。

2. 基质

选择健康受试者或商品化的健康人混合血浆作为基质。采血管使用的抗凝剂和患者血标本采集管抗凝剂一致。

3. 检测实验室之间的差异

(1) 室内质控: 每日新配制标准曲线,按 5%的比例加入高、中、低浓度质控样本。

(2) 室间质控: 目前并无统一的室间质控规定。

十、剂量的计算和调整

乙胺丁醇每日 1 次服用的剂量为 25 mg/kg(最大 1 200 mg),而临床医生通常会开较小的剂量,大约 15 mg/kg,以避免毒性。

初治时,口服 15 mg/kg,每日 1 次;或每周 3 次,25~30 mg/kg,最高 2.5 g。

复治时,口服 25 mg/kg,每日 1 次,连续 60 日后,继续 15 mg/kg,每日 1 次。

十一、结果解释和建议

(1) 靶标及参考值范围: C_{max}为 2~6 mg/L。

(2) 根据监测靶标进行干预: 乙胺丁醇具有剂量依赖性,可以通过 C_{max}/MIC 和 $AUC_{0-24\,h}$/MIC 预测疗效。临床上,血中 C_{max}/MIC 为 0.46 作为靶值与治疗成功相关[15]。乙胺丁醇的靶标及药动学/药效学参数可见表 18-1,表 18-2。

(3) 根据药动学/药效学进行干预: CrCL 低于 30 mL/min 的患者有药物蓄积的风险,可能致球后神经炎,应该接受更长的剂量间隔,如每周 3 次,每次 15~20 mg/kg。

十二、药物基因多态性

乙胺丁醇进入体内先被乙醇脱氢酶(Alcohol dehydrogenase, ADH)氧化为醛类物质,然后通过醛脱氢酶(aldehyde dehydrogenase, ALDH)氧化后,随尿液排出体外。在亚洲女性中发现,*ALDH2 * 1/ * 2* 基因型比 *ALDH2 * 1/ * 1*、*ALDH2 * 2/ * 2* 基因型容易引起肝毒性;*ADH1B * 1/ * 1* 比 *ADH1B * 1/ * 2*、*ADH1B * 2/ * 2* 更容易引起肝毒性。

十三、病例分析

1 例慢性肾脏病合并淋巴结结核患者的药学监护[16]

患者，女性，63 岁。入院前因药物不良反应和罹患感染共调整了 3 次用药方案，入院时的治疗方案为莫西沙星 0.4 g，口服，每日 1 次；乙胺丁醇 0.75 g，口服，每日 1 次；吡嗪酰胺 0.75 g，口服，每日 3 次。患者在治疗中因视物模糊停用过乙胺丁醇，现仍有眼花等症状。临床药师查阅资料后认为缺乏重新启用乙胺丁醇的依据，建议停用乙胺丁醇；为保证疗效，建议加用利福喷汀，根据患者体重，建议剂量为 0.45 g，口服，每周 2 次。

乙胺丁醇导致视神经病变有大量的报道，但乙胺丁醇致视神经病变后的再治疗缺乏相关证据支持。患者入院时的方案中莫西沙星，可以继续选用。因利福喷汀可以每周 2 次给药，不良反应比利福平少，建议选用利福喷汀。建议患者服用利福喷汀、吡嗪酰胺、莫西沙星。

【点评】临床药师在本病例患者抗结核治疗过程中，分析了选用乙胺丁醇的不合理之处，调整了吡嗪酰胺和维生素 B_6 的剂量，对患者的治疗疗程提供了建议，加强了对患者的用药指导。

第五节　吡 嗪 酰 胺

一、作用机制和临床适应证

吡嗪酰胺是烟碱衍生物，对休眠期结核分枝杆菌有杀菌作用。体外抗结核活性很弱且受 pH 影响很大，酸性环境（pH5.6）增强其抗菌活性。作用机制可能与吡嗪酸有关，吡嗪酰胺渗透入吞噬细胞后并进入结核杆菌体内，菌体内的酰胺酶使其脱去酰胺基，转化为吡嗪酸而发挥抗菌作用。另外，吡嗪酰胺化学结构与烟酰胺相似，通过取代烟酰胺而干扰脱氢酶，阻止脱氢作用，妨碍结核杆菌对氧的利用，而影响细菌的正常代谢，使之死亡。

吡嗪酰胺对非结核分枝杆菌不敏感。常与异烟肼、利福平联合用于敏感结核病的治疗，是短程化疗的主要药物之一，也是结核性脑膜炎的必选药物。

二、药动学特征

吡嗪酰胺口服后吸收迅速，广泛分布全身各组织并可透过血脑屏障。与血浆蛋白结合率低，经肝脱氨酶代谢，经肾排出，尿中浓度较高，仅4%为原型，约30%转化为吡嗪酸随尿排出。吡嗪酰胺与食物同服，可使C_{max}降低17%，T_{max}降低80%。口服给药1~4 h血药浓度达峰。

三、药动学/药效学

中空纤维感染系统中，吡嗪酰胺的杀菌活性和$AUC_{0-24\,h}$/MIC最密切。吡嗪酰胺常用剂量为20~30 mg/kg，给药2~3日后达稳态血药浓度，$T_{1/2}$约为9 h。有综述报道，结核病患者$AUC_{0-24\,h}$为250~450 mg·h/L，C_{max}为25~55 mg/L。临床敏感结核病患者数据显示，当$C_{max}<35$ mg/L时，疗效不佳。吡嗪酰胺的疗效可通过肺中的游离$fAUC_{0-24\,h}/MIC>209$来预测(中空纤维模型)，临床报道的血中$AUC_{0-24\,h}>363$ mg·h/L，$AUC_{0-24\,h}/MIC>11.3$。吡嗪酰胺的结核病临床敏感性折点为50 mg/L。

四、药物相互作用

与别嘌醇、秋水仙碱、丙磺舒、磺吡酮合用时，吡嗪酰胺可增加血尿酸浓度从而降低上述药物对痛风的疗效；与乙硫异烟胺合用时可增强不良反应；环孢素与吡嗪酰胺同用时血药浓度可能减低，因此需监测环孢素血浓度。

五、不良反应

肝损伤，与剂量、疗程相关，剂量大于每日2 g时肝损害明显，老年人、酗酒者和营养不良者肝损害的发生率增加；痛风和关节痛，高尿酸血症引起；胃肠道不适，纳差、恶心、呕吐；变态反应，包括药物热、皮疹、光敏性；偶可引起溃疡病发作、低色素贫血及溶血反应。

六、TDM的适用人群

在标准治疗2个月未能显示痰菌培养阴转、出现药物不良反应、HIV感染、2型糖尿病、肝肾功能不全的患者，以及存在引起吸收不良的胃肠道问题等多种危险因素或病情严重的患者。高尿酸血症患者应关注吡嗪酰胺血药浓度。

七、监测时间

吡嗪酰胺服药后 2 h 可检测药物 C_{max}。有限点采样策略可选择服药后 0 h、2 h、6 h 或 2 h、4 h、8 h。

八、样本采集、样本送检和保存

1. 样本采集

口服至少 1 周后，血药浓度达稳态，当天给药后采集静脉血 2～4 mL，选择肝素抗凝或 EDTA 抗凝采血管。

采样新技术：采样时间点较多时，可使用静脉留置针头，也可使用干血点采样法。

2. 样本保存和送检

抗凝血采样后 2 h 内送往检测室，可暂存于 4℃冰箱冷藏，进行离心处理，上清液保存于−80℃冰箱内。干血点采样的滤纸打孔样本可存放并转运至检测实验室。

九、样本检测方法

1. 检测方法的选择

LC－MS/MS 是目前灵敏度最高的测定方法。根据检测实验室的仪器设备及实际需求，可选择适合的检测方法。

LC－MS/MS，选择亲水性 C_{18} 反向色谱柱，甲醇/乙腈-水溶液为流动相，使用电喷雾离子源，以正离子多反应监测方式进行检测，吡嗪酰胺 m/z 124.1→81.1。

HPLC、紫外检测器，可选择 254 nm 波长进行检测。

2. 基质

选择健康受试者或商品化的健康人混合血浆作为基质。采血管使用的抗凝剂和患者血标本采集管抗凝剂一致。

3. 检测实验室之间的差异

（1）室内质控：每日新配制标准曲线，按 5%的比例加入高、中、低浓度质控样本。

（2）室间质控：目前并无统一的室间质控规定。

 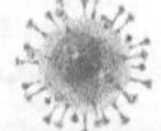

十、剂量的计算和调整

成人口服，每日 15~30 mg/kg 顿服，或 50~70 mg/kg，每周 2~3 次；每日服用者最高每日 2 g，每周 3 次服用者最高每次 3 g，每周 2 次服用者最高每次 4 g。

十一、结果解释和建议

靶标及参考值范围：吡嗪酰胺有效性的临床靶值为 $AUC_{0\text{-}24\,h}$>363 mg・h/L 和 $AUC_{0\text{-}24\,h}$/MIC>11.3（血中）[1]，食物摄入可使其 C_{max} 降低约 17%，T_{max} 降低约 80%。

吡嗪酰胺的靶标及药动学/药效学参数可见表 18－1，表 18－2。

十二、药物基因多态性

吡嗪酰胺本身是一种前药，需经结核分枝杆菌中吡嗪酰胺酶（pyrazinamidase，PZase）的代谢形成活性代谢物吡嗪酸（pyrazinoic acid，POA）发挥作用。编码 PZase 的为 *pncA* 基因，其多态性可能导致药物抵抗，从而导致吡嗪酰胺的治疗失败。

十三、病例分析

南非 61 例 HIV/MTB（结核病）合并感染患者的吡嗪酰胺药动学数据分析[17]

使用非线性混合效应模型解释数据，用单室模型一级消除速率来描述药动学参数。在体重小于 55 kg 的患者中，超过 50%的患者在稳态下的吡嗪酰胺暴露量低于 363 mg・h/L 的目标范围。因此，对药物敏感结核病患者，体重在 30~54 kg 之间的人，增加剂量 400 mg，暴露量有所改善。而对于耐多药结核病患者，不同体重段的吡嗪酰胺平均暴露量可通过分别向 33~50 kg、51~70 kg 和大于 70 kg 体重段的患者使用 1 500 mg、1 750 mg 和 2 000 mg 吡嗪酰胺来达到充分的暴露量。

【点评】通过使用非线性混合效应模型，可指导临床对不同体重的患者使用不同剂量的吡嗪酰胺，以达到预期疗效，体现了药动学模型的指导价值。

一线药物组成的抗结核方案（2HRZE/4HR）仍然是目前敏感性结核病的标准治疗方案，同时对几种药物进行监测的 TDM 方法有不少报道。Magis - Escurra 等[18]建立了异烟肼、利福平、吡嗪酰胺、乙胺丁醇和莫西沙星 5 种抗结核药品的药动学模型，结果显示，同时测定 5 种药物最好的采样时间点为 1 h、4 h、6 h，而在给药后 2 h、4 h、6 h 的采样点，可用于捕捉 C_{max}，同时也能得到所有药物的 $AUC_{0-24\,h}$的预测值。临床上常发现测定患者的 C_{max} 低于目标值，但是治疗效果并没有直接的相关性。越来越多的数据表明，一个时间点的血药浓度监测与疗效不相关，且用于调整剂量的证据不够充分。血药 AUC 即药物暴露量可反映药物在人体血液和组织中浓度的高低及其作用持续时间，较 C_{max} 能提供更全面的信息，AUC 与临床疗效之间具有很好的相关性。有限采样策略结合多元逐步回归法、贝叶斯分析法等，可以获得药动学/药效学参数，更好地为临床用药服务。

参考文献

[1] World Health Organization. WHO consolidated guidelines on tuberculosis. Module 4: treatment-drug susceptible tuberculosis treatment[Z]. [2022 - 5 - 25][2023 - 03 - 06]. https://www.who.int/europe/publications/i/item/9789240048126.

[2] Alghamdi W A, Al-Shaer M H, Peloquin C A. Protein binding of first-line antituberculosis drugs[J]. Antimicrobial Agents and Chemotherapy, 2018, 62(7): e00641 - 18.

[3] Kim H Y, Heysell S K, Mpagama S, et al. Challenging the management of drug-resistant tuberculosis[J]. Lancet, 2020, 395(10226): 783.

[4] Lange C, Alghamdi W A, Al-Shaer M H, et al. Perspectives for personalized therapy for patients with multidrug-resistant tuberculosis[J]. Journal of Internal Medicine, 2018, 284: 163 - 188.

[5] 马俊.测定血浆及脑脊液中异烟肼浓度调整个体化给药方案[C]//中国药理学会.第二届全国治疗药物监测学术年会论文集.北京：中国药理学会，2012：35.

[6] Anderson G, Vinnard C. Diagnostic accuracy of therapeutic drug monitoring during tuberculosis treatment[J]. Journal of Clinical Pharmacology, 2022, 62(10): 1206 - 1214.

[7] Boeree M J, Heinrich N, Aarnoutse R, et al. High-dose rifampicin, moxifloxacin, and SQ109 for treating tuberculosis: a multi-arm, multi-stage randomised controlled trial [J]. The Lancet Infectious Diseases, 2017, 17(1): 39 - 49.

[8] Alsultan A, Peloquin C A. Therapeutic drug monitoring in the treatment of tuberculosis: an update[J]. Drugs, 2014, 74(8): 839 - 854.

[9] Stott K E, Pertinez H, Sturkenboom M G G, et al. Pharmacokinetics of rifampicin in adult TB patients and healthy volunteers: a systematic review and meta-analysis[J]. Journal of Antimicrobial Chemotherapy, 2018, 73(9): 2305-2313.

[10] Vanbrabant T J F, Dijkmans A C, den Hartigh J, et al. Rifampin levels in daily practice: the accuracy of a single measurement[J]. Netherlands Journal of Medicine, 2018, 76(5): 235-242.

[11] Huynh L, Agossah C, Lelong-Boulouard V, et al. Therapeutic drug monitoring of intravenous anti-tuberculous therapy: management of an 8-month-old child with tuberculous meningitis[J]. Paediatrics and International Child Health, 2021, 41(4): 285-290.

[12] Guglielmetti L, Günther G, Leu C, et al. Rifapentine access in Europe: growing concerns over key tuberculosis treatment component[J]. European Respiratory Journal, 2022, 59(5): 2200388.

[13] Savic R M, Weiner M, MacKenzie W R, et al. Defining the optimal dose of rifapentine for pulmonary tuberculosis: exposure-response relations from two phase Ⅱ clinical trials[J]. Clinical Pharmacology and Therapeutics, 2017, 102(2): 321-331.

[14] Podany A T, Pham M, Sizemore E, et al. Efavirenz pharmacokinetics and HIV-1 viral suppression among patients receiving TB treatment containing daily high-dose rifapentine[J]. Clinical Infectious Diseases, 2022, 75 (4): 560-566.

[15] Srivastava S, Musuka S, Sherman C, et al. Efflux-pump-derived multiple drug resistance to ethambutol monotherapy in *Mycobacterium* tuberculosis and the pharmacokinetics and pharmacodynamics of ethambutol[J]. The Journal of Infectious Diseases, 2010, 201(8): 1225-1231.

[16] 刘德凤,匡扶,余娴.1 例慢性肾脏病合并淋巴结结核患者的药学监护[J].中国药师, 2018,21(9): 1620-1623.

[17] Chirehwa M T, McIlleron H, Rustomjee R, et al. Pharmacokinetics of pyrazinamide and optimal dosing regimens for drug-sensitive and-resistant tuberculosis [J]. Antimicrobial Agents and Chemotherapy, 2017, 61(8): e00490-17.

[18] Magis- Escurra C, Later-Nijland H M J, Alffenaar J W C, et al. Population pharmacokinetics and limited sampling strategy for first-line tuberculosis drugs and moxifloxacin[J]. International Journal of Antimicrobial Agents,2014, 44(3): 229-234.

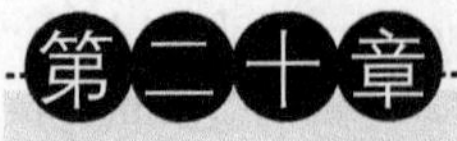

第二十章 耐药结核病治疗 A 组药物

第一节 左氧氟沙星和莫西沙星

一、作用机制和临床适应证

氟喹诺酮类药物左氧氟沙星(levofloxacin，LFX)和莫西沙星(moxifloxacin，MFX)具有广谱抗菌作用，是对抗耐多药结核病最有效的药物之一，为抗耐药结核 A 组药物。它们通过影响Ⅱ型拓扑异构酶 DNA 促旋酶及拓扑异构酶Ⅳ来抑制细菌 DNA 复制和转录，从而抑制细菌分裂并导致细菌死亡。

二、药动学特征

口服后左氧氟沙星迅速完全吸收，口服生物利用度约为 99%，口服给药 T_{max}在给药后 1~2 h，C_{max}及 AUC 与给药剂量成正比，呈线性药动学特征。健康受试者的血浆浓度在口服左氧氟沙星 250 mg 和 500 mg 后，C_{max}值约 2.8 mg/L 和 5.2 mg/L。与食物一起口服约可延长 T_{max} 1 h，并略微降低 C_{max}，但这些变化不太可能具有临床意义。左氧氟沙星的平均终末 $T_{1/2}$为 6~8 h。左氧氟沙星在体内广泛分布，口服后的平均分布容积为 1.09~1.26 L/kg，许多组织和体液中的浓度可能超过在血浆中的浓度。左氧氟沙星能很好地渗透到皮肤组织、体液、肺组织和前列腺组织等，在血浆中的蛋白质结合率为 24%~38%，主要与白蛋白结合。左氧氟沙星在人体中仅发现了 2 种代谢物，去甲基左氧氟沙星和左氧氟沙星-N-氧化物，这两种代谢物无药理活性。左氧氟沙星口服给药后，主要以原型药物的形式进行排泄，约 5%的药物代谢成左氧氟沙星代谢物并经尿液排泄。对左氧氟沙星进行去甲基化和氧化代谢的代谢酶目前尚未确定。大部分左氧氟沙星以原型从尿中排出。

莫西沙星口服后吸收良好，生物利用度约为 90%，高脂肪餐不影响本品的吸收，但同服抗酸药可减少吸收。给药剂量为 400 mg 时，其血药 C_{max} 在 2.5~5 mg/L 范围内。莫西沙星口服吸收后在体内广泛分布，在肺泡巨噬细胞、肺泡上皮细胞衬液、上颌窦黏膜、支气管黏膜、鼻息肉中的药物浓度与同期血药浓度之比为 1.7~21.2。可通过血脑屏障，渗透性良好。血浆蛋白结合率约为 50%。该药主要通过肝脏代谢，仅 22% 的药物以原型从尿排出，血浆 $T_{1/2}$ 为 11~15 h。在肝脏通过与葡萄糖苷酸和硫酸酯结合而代谢，其不经 CYP450 系统代谢。该药的硫酸酯结合物代谢物（M1）体内暴露量为母药的 38%，经粪便途径排出；口服葡萄糖苷酸结合物（M2）体内暴露量为母药的 14%，主要经尿排出。M2 和 M1 的 C_{max} 分别约为母药血药浓度的 40% 和 <10%。其药动学特征不受患者年龄影响，老年人应用时不需调整剂量。在轻、中、重度肾功能减退者中，该药的药动学参数均无明显改变，提示肾功能不全患者不需调整剂量。在肝功能减退呈轻度（Child－Pugh 分级 A）和中度（Child－Pugh 分级 B）患者中，莫西沙星原药的 AUC 分别较健康受试者增加 78% 和 102%，C_{max} 增加 79% 和 84%；代谢物 M1 和 M2 的 AUC 及 C_{max} 亦有不同程度升高；但轻度和中度肝功能减退患者均不需调整剂量。严重肝功能减退者（Child－Pugh 分级 C）的药动学研究资料尚缺乏。

三、药动学/药效学

氟喹诺酮类药物具有较好的抗结核活性，左氧氟沙星对结核分枝杆菌的 MIC 为 0.5 mg/L，莫西沙星对结核分枝杆菌的 MIC 为 0.25 mg/L。氟喹诺酮类药物属于浓度依赖型药物，其疗效与 $AUC_{0-24\,h}$/MIC 的比值相关。中空纤维系统模型考查结果显示，左氧氟沙星在 $AUC_{0-24\,h}$/MIC 值为 146 时，达到最大的杀菌活性，对氟喹诺酮类药物耐药性结核分枝杆菌，$AUC_{0-24\,h}$/MIC 提高至 360 可以部分克服耐药性问题[1]。莫西沙星游离药物 $AUC_{0-24\,h}$/MIC>42 时达到最大杀菌活性，莫西沙星游离药物 $AUC_{0-24\,h}$/MIC 提高至 53 以上时，可部分克服耐药性问题。

在小鼠模型中，喹诺酮类药物药效的主要驱动因素同样为 AUC/MIC，显示出浓度依赖的杀菌特性。临床研究中左氧氟沙星和莫西沙星的功效已被证

明可以通过 $fAUC$ 与 MIC 的比率来预测，达到目标值为 $fAUC_{0-24\,h}/MIC \geqslant 100$[2]，有较好的抗结核活性。

四、药物相互作用

含铝、镁、铁、锌、钙的制剂及碱性药品（碳酸氢钠、氢氧化铝、胃得乐、西咪替丁、碳酸钙等）和抗胆碱药（阿托品、东莨菪碱、颠茄）与氟喹诺酮类药物同服会减少氟喹诺酮类药品的吸收，应避免长期并用。氟喹诺酮类药品可抑制药物代谢酶 CYP450 酶系的活性从而减少茶碱在体内的代谢，故茶碱、咖啡因等药与氟喹诺酮类药物联用时需注意调整剂量或进行血药浓度监测，预防茶碱中毒。非甾体类抗炎镇痛药（阿司匹林、丁苯羟酸、双氯芬酸）与氟喹诺酮类药品禁止并用，以防止联用药物加剧中枢神经系统毒性反应和诱发癫痫发作。

五、不良反应

（1）中枢神经系统损害：表现为头痛、眩晕、失眠。重者可出现幻觉、抑郁、精神异常及精神错乱，甚至引发癫痫发作。有精神病史及癫痫病史者禁用。

（2）胃肠道反应：腹部不适、腹泻、恶心或呕吐。

（3）超敏反应和光敏反应：皮肤瘙痒；皮疹、多为麻疹样斑丘疹；偶可发生渗出性多形性红斑；光敏反应较少见。

（4）肝肾损伤：1%～3%的患者使用氟喹诺酮类药品后出现轻度可逆的血清转氨酶升高，通常情况下不需要停药。不同品种的氟喹诺酮类药品对肝肾功能的影响程度不一，如左氧氟沙星偏重对肾脏的影响，莫西沙星则偏重对肝脏的影响。

（5）血液系统损伤：可引起白细胞和血小板减少、贫血等。

（6）肌腱炎：表现为肌腱疼痛、肿胀，肌腱断裂等肌腱功能障碍。

（7）QTc 间期延长：氟喹诺酮类药品的使用与 QTc 间期延长相关，能导致尖端扭转型室性心动过速，从而危及生命。不同品种的氟喹诺酮类药品对 QTc 间期延长的作用有差异，左氧氟沙星相对较轻。

（8）糖代谢异常：氟喹诺酮类药品可影响糖尿病患者的血糖控制水平。不同品种的氟喹诺酮类药品其影响程度不一，莫西沙星使用后发生高血糖症的概率为 6‰，发生低血糖的概率为 10‰；左氧氟沙星使用后发生高血糖症的概率为 3.9‰，发生低血糖的概率为 9.3‰。

六、TDM 的适用人群

氟喹诺酮类药物具有耐受性良好,副作用较小的优势。氟喹诺酮类药物在健康志愿者变异性较小,在部分临床患者中药动学变异性高,相当一部分患者显示药物暴露量较低,对肝肾功能出现损伤的患者,使用莫西沙星和左氧氟沙星时进行 TDM 仍是有必要的。

七、监测时间

基于 PopPK 模型应用有限采样策略的方法可显著降低 TDM 的负担和成本,左氧氟沙星(0 h 和 5 h)和莫西沙星(0 h 和 6 h)的两个最佳时间的血药浓度样本可以充分估计 $AUC_{0-24\ h}$。

八、样本采集、样本送检和保存

用于 TDM 的血液样本应收集在抗凝采血管内,由专门人员送至检测实验室,当血液采集点远离实验室时,应将采血管置于有冷藏功能的保温箱内。需要长途运送血液样本时,应采用专业冷链运输,以保障生物安全及不影响后期检测。

九、样本检测方法

LC-MS/MS 是目前灵敏度最高的测定方法。根据检测实验室的仪器设备及实际需求,可选择适合的检测方法。

LC-MS/MS,选择亲水性 C_{18} 反向色谱柱,甲醇/乙腈-水溶液为流动相,使用电喷雾离子源,以正离子多反应监测方式进行检测,左氧氟沙星 *m/z* 362.0→318.0。莫西沙星 *m/z* 402.1→384.3。

HPLC、紫外检测器,可选择 293 nm 波长进行检测。

十、剂量的计算和调整

左氧氟沙星:① WHO 推荐应用于耐药结核病治疗的成人剂量为 0.75 g/d,应用于超过 45 kg 体重的患者时最大剂量可达到 1.0 g/d。每日量可 1 次或分次使用。② 儿童剂量:年龄≤5 岁为 15~20 mg · kg/d,早晚 2 次服用;年龄>5 岁为 10~15 mg · kg/d,每日 1 次服用。③ 肾衰竭/透析患者使用时,当肌酐清除率<30 mL/min，每次 750～1 000 mg，每周 3 次，不可每日服用。④ 用药途径主要为口服，亦可静脉滴注，用量同口服。

莫西沙星每日用量为 7.5～10.0 mg/(kg·d)；其标准剂量为成人 0.4 g/d。每日 1 次或分次服用，以 1 次顿服为佳。莫西沙星用于短疗程耐多药结核病治疗方案时，选择给予高剂量治疗，对于体重 30～35 kg 的患者，剂量为 400 mg/d 或 600 mg/d；对于体重 35～45 kg 和 46～55 kg 患者，给药剂量分别为 600 mg/d 或 800 mg/d；对于 55 kg 以上患者，给药剂量为 800 mg/d，莫西沙星用药途径主要为口服，亦可静脉滴注，用量同口服。

十一、结果解释和建议

左氧氟沙星的体内暴露量差异较大，部分患者在现有结核病治疗剂量下其药效学指标 $fAUC_{0-24\,h}/MIC \geqslant 100$ 较难达标，有研究者推荐对于耐药结核病患者，采用莫西沙星治疗，且莫西沙星的剂量增加至 800 mg 顿服，以达到最大杀菌活性并抑制耐药性产生。

十二、药物基因多态性

SLCO1B1 基因变异 *g.－11187G>A* 的基因型突变浓度可显著增加莫西沙星的 AUC 及 C_{max}。与野生型 *GG* 纯合子基因型相比，*SLCO1B1 g.－11187 AG* 突变型杂合子基因多态性患者莫西沙星的 $AUC_{0-24\,h}$高 46%，C_{max}高 30%。

十三、病例分析

氟喹诺酮类药物在抗耐药结核治疗中，部分患者存在体内暴露不足的问题，依 PopPK 模型对左氧氟沙星及莫西沙星的剂量进行调整，显示左氧氟沙星在 1 500 mg/d，莫西沙星在 800 mg/d 的剂量下，较易达成其药效学指标。

第二节　贝达喹啉

一、作用机制和临床适应证

贝达喹啉(bedaquiline，BDQ)为二芳基喹啉类药物，其与结核分枝杆菌的

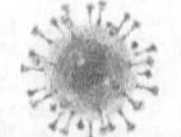

ATP 合成酶低聚物亚基 C 相结合，导致 ATP 合成受阻，从而阻止结核分枝杆菌中 ATP 能量供应，发挥抗菌作用。因其与传统抗结核药物作用机制不同，无交叉耐药性。贝达喹啉为抗耐药结核 A 组药物，即治疗耐多药结核病或利福平耐药结核病（RR－TB）长疗程方案的首选药物，并已成为多个新型抗耐药结核药物组合的核心药物。

二、药动学特征

贝达喹啉在治疗剂量下具有线性药动学特征。口服给药后，贝达喹啉血药 T_{max}为 5 h，食物可促进贝达喹啉的吸收，贝达喹啉与标准餐同服时，其相对生物利用度增加两倍，临床患者中贝达喹啉的绝对生物利用度个体差异较大，具体数值目前尚不明确。贝达喹啉的血浆蛋白结合率高达 99.9%。表观分布容积约为 164 L。贝达喹啉在体内的血浆 $T_{1/2}$约为 173 h，因组织中贝达喹啉药物的缓慢释放，多剂量给药后，贝达喹啉及其主要代谢物的终末 $T_{1/2}$长达 5.5 个月。

贝达喹啉体内主要代谢途径为在肝脏经 CYP3A4 途径转化生成去甲基代谢物（M2），其体内暴露量约为母体化合物的 23%～31%，M2 暴露量与贝达喹啉的主要不良反应 QT 间期延长的发生呈显著相关，其抗菌活性约为其原型药物的 1/6～1/4 之间。目前尚无文献研究显示贝达喹啉有 CYP450 酶系抑制作用，除 CYP3A4 以外，CYP2C8 和 CYP2C19 同样参与贝达喹啉的代谢，并生成贝达喹啉的 *N*－去甲基化代谢物。贝达喹啉及其代谢物主要通过粪便排出。临床研究显示贝达喹啉经肾排泄的量约为剂量的 0.001%，其肾清除率几乎可以忽略。

对于标准方案剂量给药后（负荷剂量两周，每日 400 mg，然后是 22 周，每周 3 次，200 mg 的维持剂量），第 14 日贝达喹啉的 C_{max}、平均 C_{avg}和 C_{min}分别为 1.6～3.2 mg/L、0.96～2.1 mg/L 和 0.44～1.4 mg/L。在后续维持剂量治疗阶段，相应的值为 0.9～2.1 mg/L、0.41～1.2 mg/L 和 0.26～0.91 mg/L。

三、药动学/药效学

体外抗菌活性的研究结果表明，贝达喹啉具有很强的抗结核分枝杆菌活性，MIC 为 0.03～0.12 mg/L。贝达喹啉对休眠菌的抑制活性强于利福平等一线抗结核药物。时间杀菌曲线研究表明，贝达喹啉呈浓度依赖性抗菌特征，临床前小鼠药效实验表明，$AUC_{0-24\,h}$/MIC 为贝达喹啉药效的主要驱动因素，其为浓度依赖性杀菌药物，具有良好的抗生素后效应。对Ⅱ期数据进行的基于模型的药动学/药效学分析发现，每周 C_{avg}（类似于每周 AUC）是最佳疗效驱动因素，并估计 1.42 mg/L 的浓度产生半数最大疗效（median effect concentration，EC_{50}）[3]。

四、药物相互作用

贝达喹啉对Ⅰ相代谢酶 CYP450 酶系及Ⅱ相代谢酶尿苷二磷酸葡萄糖醛酸基转移酶（uridine dphosphate glucuronosyl transferase，UGT）酶系皆无抑制作用。贝达喹啉对 OATP1B1、OATP1B3、BCRP、OAT1、OAT3 等主要转运体均无抑制作用。

贝达喹啉与抗结核药物间相互作用：临床药物相互作用研究显示，贝达喹啉作为药物相互作用施害药对多种抗耐药结核背景药物（异烟肼、吡嗪酰胺、乙胺丁醇、左氧氟沙星和环丝氨酸）的体内暴露量及代谢过程无显著影响，卡那霉素与贝达喹啉联用时，卡那霉素的 AUC 及 C_{max}上升 30%~50%。

贝达喹啉为药物相互作用受害药时，联用多种 CYP450 酶抑制剂及诱导剂对贝达喹啉及主要代谢物 M2 体内暴露量有显著影响。与抗结核药间的药物相互作用研究结果显示，联用强 CYP3A4 诱导剂利福平及利福喷汀时，贝达喹啉 AUC 及 C_{max}降低至单用时的 40%~60%之间。吡嗪酰胺及异烟肼对贝达喹啉的体内暴露量无显著影响，但主要代谢物 M2 体内暴露量升高 30%，异烟肼对贝达喹啉的代谢无影响，其通过抑制 M2 的消除导致 M2 的体内暴露量增加。

贝达喹啉与抗 HIV 药物间相互作用：抗 HIV 药物洛匹那韦-利托那韦（克力芝）为目前主要抗耐药 HIV 药物，并显示出抗新型冠状病毒的潜力，复方制剂中，利托那韦抑制 CYP3A4 酶的活性。药动学研究显示，联用洛匹那韦-利托那韦可增大贝达喹啉暴露量 30%以上。临床患者药物相互作用研究表明，联用多剂量洛匹那韦-利托那韦后，患者体内贝达喹啉暴露量上升 1 倍，M2 暴露量无显著变化。联用洛匹那韦-利托那韦对贝达喹啉及代谢物的 C_{max}无显著影响，但使其 $T_{1/2}$延长 80%，PopPK 研究显示，贝达喹啉与洛匹那韦-利托那韦联用时，贝达喹啉的清除率降低至单用时的 25%左右，同时 M2 的清除率降低为 59%，研究者依据建立 PopPK 模型，通过调整贝达喹啉剂量，使得贝达喹啉体内暴露量与单药组相近时，主要毒性代谢物 M2 的体内暴露显著降低。

依法韦仑为抗艾滋病一线药物，为 CYP3A4 诱导剂。研究显示，贝达喹啉与依法韦仑联用时，贝达喹啉的 AUC 降低了 18%，而 C_{max} 无显著变化，M2 的 AUC 无显著变化，C_{max} 上升 89%。临床患者 PopPK 研究显示，随着贝达喹啉与依法韦仑联用时间增长，后续贝达喹啉 AUC 可降低至单用时的 50%以下，临床治疗中应对两药联用时的抗菌疗效进行关注[4]。贝达喹啉对多种抗 HIV 药物（洛匹那韦、利托那韦、尼韦西平、依法韦伦）代谢均无影响。

抗艾滋病药奈韦拉平对 CYP3A4 同时存在抑制和诱导的双重作用，贝达喹啉与其联用时，清除率为单用时的 82%，主要代谢物（M2）的清除率为其单用时的 119%，表明奈韦拉平与贝达喹啉没有临床意义上的强相互作用。

贝达喹啉与其他药物间相互作用。葡萄柚汁中的呋喃香豆素对 CYP3A4 的抑制作用将显著增加患者贝达喹啉的体内暴露。除天然成分中广泛 CYP450 抑制剂外，临床前研究显示，姜黄素及其类似物 CC－I、6－丁香酚等天然产物单体将显著增加贝达喹啉体内暴露，但具体机制尚需研究。维拉帕米为质子泵抑制剂，可抑制结核分枝杆菌外排泵对药物的转运，为潜在的抗结核药物增效剂，其同时抑制 CYP3A4 的活性。临床前研究显示，联用维拉帕米增加了贝达喹啉的体内暴露，并显著增强了贝达喹啉的抗结核活性，且抗结核活性的增加与体内暴露的增加趋势相同。

五、不良反应

（1）常见者有胃肠道反应（恶心、呕吐、腹痛、食欲不佳）、关节疼痛、头痛（相对于安慰剂组，使用贝达喹啉组咯血和胸痛更为常见）。

（2）在Ⅱ期临床研究中，随机服用贝达喹啉的受试者有 QT 间期延长、高尿酸血症、磷脂蓄积、转氨酶增高、胰腺炎等不良反应。

六、TDM 的适用人群

回顾性研究描述了贝达喹啉的潜在危险因素，其中相关危险因素包括食物、药物相互作用、胃肠道不适、较低的体重和年龄>70 岁，此类患者可能需要对贝达喹啉进行 TDM。此外，黑人种族与约 50%的清除率升高有关。

七、监测时间

目前，没有关于贝达喹啉 TDM 取样策略相关研究。考虑吸收时间，贝达

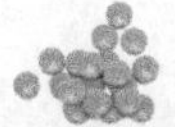

喹啉应用时的负荷剂量阶段和药物的体内蓄积。在负荷剂量阶段结束时评估 C_{min} 是一个实际可行的选择。

八、样本采集、样本送检和保存

用于 TDM 的血液样本应收集在抗凝采血管内，由专门人员送至检测实验室，当血液采集点远离实验室时，应将采血管置于有冷藏功能的保温箱内。需要长途运送血液样本时，应采用专业冷链运输，以保障生物安全及不影响后期检测。

九、样本检测方法

贝达喹啉血药浓度检测方法主要采用 LC－MS/MS，目前常用内标物为其同位素内标贝达喹啉－d6，以蛋白质沉淀法等前处理方法处理血浆样本，进行 LC－MS/MS 分析。贝达喹啉为强亲脂性药物，在反相色谱分离中，其在 C_{18} 色谱柱上有较强的保留，易产生色谱柱残留，采用保留较弱的 C_8 色谱柱可较好改善其在色谱柱上的残留。因贝达喹啉较强的保留性质，建立由 0.1% 甲酸水－0.1% 甲酸乙腈构成的色谱方法，采用梯度洗脱方式对其进行色谱分离较为常见。贝达喹啉在电喷雾离子源正离子模式下能有较好的离子化效率，其母离子质量数 *m/z* 555.2，主要子离子质量数 *m/z* 229.2、*m/z* 58.4、*m/z* 523。

十、剂量的计算和调整

贝达喹啉目前尚无依照 TDM 进行剂量调整的研究报道，其主要用法为成人，第 1～2 周，每次 400 mg，每日 1 次，与食物同服；第 3～24 周，每次 200 mg，每周 3 次，与食物同服，2 次用药间隔至少 48 h。

特殊人群的剂量调整：儿童（≥6 岁），体重 16～30 kg 时，第 1～2 周，每次 200 mg，每日 1 次，与食物同服；第 3～24 周，每次 100 mg，每周 3 次，与食物同服，2 次用药间隔至少 48 h，每周的总剂量为 300 mg。体重>31 kg 时，第 1～2 周，每次 400 mg，每日 1 次，与食物同服；第 3～24 周，每次 200 mg，每周 3 次，与食物同服，2 次用药间隔至少 48 h，每周的总剂量为 600 mg。

如果在治疗的第 1～2 周内漏服了 1 次本品，患者不必补足漏服的药物，而应继续正常的给药方案。从第 3 周起，如果漏服 200 mg 剂量，患者应尽快服用漏服的剂量，然后继续每周 3 次的用药方案。

十一、结果解释和建议

目前,贝达喹啉除标准给药方案外,尚无依 TDM 结果进行剂量调整的病例报道。部分研究者在对耐多药结核病与 HIV 共感染患者治疗时,联用贝达喹啉与克力芝的情况下,依据 PopPK 模型,调整贝达喹啉剂量,使贝达喹啉体内暴露量与单药组相近时,主要毒性代谢物(M2)的体内暴露显著降低,然而研究者并未给出具体剂量调整方式建议。

十二、药物基因多态性

贝达喹啉主要经 CYP3A4 途径代谢,临床研究显示,*rs776746*(*CYP3A5 * 3*)的基因多态性与贝达喹啉清除速度减慢有关,但与 M2 清除速度无关。*CYP3A5 * 3* 杂合性和纯合性分别与贝达喹啉清除率降低 15%和 30%相关。

十三、病例分析

治疗耐多药结核病与 HIV 共感染患者时,贝达喹啉与洛匹那韦-利托那韦联用时,贝达喹啉的清除率降低至单用时的 25%左右,同时 M2 的清除率降低为 59%,研究者依据 PopPK 模型,通过调整贝达喹啉剂量,使贝达喹啉体内暴露量与单药组相近时,主要毒性代谢物(M2)的体内暴露显著降低。

第三节　利 奈 唑 胺

一、作用机制和临床适应证

利奈唑胺(linezolid, LZD)为噁唑烷酮类广谱抗菌药,其与结核杆菌 50S 核糖体亚基 P 位点结合,抑制 70S 起始复合物的形成及肽键形成过程中肽链由 A 位向 P 位的易位,从而抑制蛋白质合成。因其独特的作用机制,利奈唑胺与其他抗菌药无交叉耐药性。

二、药动学特征

利奈唑胺的吸收、分布、代谢和排泄的药动学特征见第十五章。

HIV 感染及抗逆转录病毒治疗与利奈唑胺暴露之间没有关联。成人使用时，年龄、性别对药动学没有影响，无须调整剂量。儿童与青少年各年龄组的药动学比较无明显差异。

三、药动学/药效学

中空纤维感染模型研究表明，最佳分枝杆菌杀灭率与 $AUC_{0-24\,h}$/MIC 相关，$fAUC_{0-24\,h}$/MIC>119 时，可实现对微生物的最佳杀菌药效。在小鼠模型中，其灭菌活性与剂量相关，且因抗生素后效应长，其灭菌活性可以持续至治疗 2 个月后。研究者推测短期大剂量治疗，然后停药或间歇给药利奈唑胺可保持疗效，同时降低毒性。

利奈唑胺口服后的生物利用度接近 100%，并显示出良好的组织渗透到结核性肺腔干酪性肉芽肿和脑脊液。标准成人剂量（600 mg，每日 2 次）与长期使用期间的骨髓抑制、乳酸酸中毒和神经毒性有关。因此，对于结核病患者，通常建议 600 mg，每日 1 次；或 300 mg，每日 2 次。

使用蒙特卡洛模拟确定临床使用的最佳灭菌效果剂量。300 mg/d 和 600 mg/d 的临床剂量（或每隔 1 日的剂量增加 1 倍）分别在 10 000 名患者中有 87%和>99%实现了这一目标，临床研究表明，利奈唑胺 C_{min} = 2 mg/L 为合适的靶标值[5]。

四、药物相互作用

利奈唑胺既不经人 CYP450 代谢，也不能抑制有临床意义的人类细胞色素同工酶（CYP1A2、CYP2C9、CYP2C19、CYP2D6、CYP2El 和 CYP3A4）的活性，因此利奈唑胺不会与由 CYP450 诱导代谢酶的药物产生相互作用。利奈唑胺为可逆、非选择性的单胺氧化酶抑制剂，与肾上腺素能（拟交感神经）或 5-羟色胺类制剂有潜在的相互作用，可增加中枢神经系统中血清素浓度，导致拟交感神经和肾上腺素的升压效应增强，引起严重的中枢神经系统反应，如 5-羟色胺综合征。利奈唑胺与损害线粒体功能的药物（如氨基糖苷类药物、氯霉素、克林霉素等）合用时可能会有线粒体毒性风险。

五、不良反应

见第十五章。

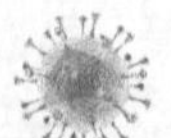

六、TDM的适用人群

研究报告称，较高的血浆利奈唑胺暴露和较大的毒性风险与年龄增长及体重下降有关。

七、监测时间

利奈唑胺狭窄的治疗窗提示TDM可能是有益的。耐多药结核病/广泛耐药结核病患者服用利奈唑胺的群体PopPK模型显示，基于贝叶斯分析法确认服药前和服药后2 h的有限采样方案，能很好地预测利奈唑胺的AUC_{0-12}[6]。

八、样本采集、样本送检和保存

用于TDM的血液样本应收集在抗凝采血管内，由专门人员送至检测实验室，当血液采集点远离实验室时，应将采血管置于有冷藏功能的保温箱内。需要长途运送血液样本时，应采用专业冷链运输，以保障生物安全及不影响后期检测。

九、样本检测方法

见第十五章。

十、剂量的计算和调整

采用蒙特卡洛模拟确定临床使用的最佳灭菌效果剂量。300 mg/d和600 mg/d的临床剂量分别在10 000名患者中有87%和99%实现了$fAUC_{0-24\,h}$/MIC>119这一目标，虽然来自其中一些数据的荟萃分析和模拟表明，每日1次或每日2次，600 mg更易达成疗效目标，但C_{min}经常超过的毒性阈值。据报道，每日2次，300 mg可在有效性及安全性上保持合理平衡；然而，在更大规模的试验显示结果之前，仍建议使用600 mg剂量。

十一、结果解释和建议

利奈唑胺对耐多药结核病的MIC在0.125~0.5 mg/L之间。其临床应用剂量：成人用量为300~600 mg/d，不宜超过600 mg/d；儿童用量为每次10 mg/kg，每8 h一次，不宜超过600 mg/d。当利奈唑胺与贝达喹啉，普托马尼联用组成抗耐药结核BPaL方案时，利奈唑胺的剂量为1 200 mg/d，每日1次，口服，共服用 26 周，可与食物同服，如有利奈唑胺毒性反应（参照细菌部分）可分为每次 600 mg，每日 2 次，口服，或酌情下调剂量。

十二、药物基因多态性

基因多态性使利奈唑胺临床疗效的个体化差异受到越来越多学者的关注。有研究发现，*CYP3A5* 基因 *GA* 型和 *AA* 型患者在利奈唑胺标准剂量治疗时存在药物暴露不足的高风险，而 P－糖蛋白编码基因多态性的影响似乎不大。还有研究发现，*ABCB1 3435C>T* 基因突变可影响利奈唑胺的药动学参数：*CC* 型和 *CT/TT* 型患者利奈唑胺的 $T_{1/2}$ 分别为 2.78 h、5.45 h，V_d 分别为 37.43 L、46.71 L，CL 分别为 13.19 L/h、7.82 L/h，提示使用相同剂量的不同基因型患者体内的药物暴露量可能存在差异，利奈唑胺的治疗效果将受到影响。因此，有必要将该位点多态性作为利奈唑胺个体化给药及 TDM 的重要参考。

十三、病例分析

在治疗细菌感染中，对利奈唑胺的 TDM 可在疗效与不良反应间取得较好的平衡。研究者对中国人群耐药结核病患者进行了 TDM，采用 PopPK 模型，fAUC/MIC>119 和 $C_{min} \leqslant 2$ mg/L 之间为疗效和安全性目标，结果显示体重<50 kg 和≥50 kg 受试者的最佳剂量方案分别为 450 mg/d 和 600 mg/d，每日 1 次给药。

参考文献

[1] Deshpande D, Pasipanodya J G, Mpagama S G, et al. Levofloxacin pharmacokinetics/pharmacodynamics, dosing, susceptibility breakpoints, and artificial intelligence in the treatment of multidrug-resistant tuberculosis[J]. Clinical Infectious Diseases, 2018, 67(suppl_3): S293－S302.

[2] Van't Boveneind-Vrubleuskaya N, Seuruk T, van Hateren K, et al. Pharmacokinetics of levofloxacin in multidrug- and extensively drug-resistant tuberculosis patients[J]. Antimicrobial Agents and Chemotherapy, 2017, 61(8): e00343－e00417.

[3] Svensson E M, Karlsson M O. Modelling of mycobacterial load reveals bedaquiline's exposure-response relationship in patients with drug-resistant TB[J]. Journal of Antimicrobial Chemotherapy, 2017, 72(12): 3398－3405.

[4] Dooley K E, Park J G, Swindells S, et al. Safety, tolerability, and pharmacokinetic

interactions of the antituberculous agent TMC207 (bedaquiline) with efavirenz in healthy volunteers: AIDS clinical trials group study A5267[J]. Journal of Acquired Immune Deficiency Syndromes (1999), 2012, 59(5): 455-462.

[5] Zhou W Q, Nie W J, Wang Q F, et al. Linezolid pharmacokinetics/pharmacodynamics-based optimal dosing for multidrug-resistant tuberculosis[J]. International Journal of Antimicrobial Agents, 2022, 59(6): 106589.

[6] Kamp J, Bolhuis M S, Tiberi S, et al. Simple strategy to assess linezolid exposure in patients with multi-drug-resistant and extensively-drug-resistant tuberculosis[J]. International Journal of Antimicrobial Agents, 2017, 49(6): 688-694.

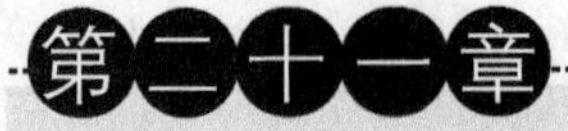

耐药结核病治疗 B 组药物

第一节　氯法齐明

一、作用机制和临床适应证

氯法齐明(clofazimine)属于吩嗪类抗结核药物,其可应用于麻风病及耐药结核病的治疗。氯法齐明的作用机制尚不完全清楚。高亲脂性使其具有高效跨膜渗透的特性,在 pH 为 7 时氧化还原电位为-0.18 V,有利于细胞内氧化还原循环。氯法齐明也可激活磷脂酶 A_2 的活性,使溶血卵磷脂积聚,从而抑制分枝杆菌生长。氯法齐明亦可加速过氧化氢产生,增强巨噬细胞的杀菌效果。氯法齐明还可通过结合结核分枝杆菌 DNA 的鸟嘌呤碱,从而抑制细菌的复制和转录,抑制依赖 DNA 的 RNA 聚合酶,阻止 RNA 的合成,抑制蛋白质合成,随后的研究又证实氯法齐明通过影响细胞内氧化还原循环和介导膜的不稳定性产生抗结核作用。同时,氯法齐明与 γ-干扰素的协同作用和能逆转结核分枝杆菌衍生因子对吞噬细胞细胞内杀伤机制的抑制作用,也有可能与其抗结核分枝杆菌活性有关。多种作用机制导致氯法齐明与其他抗结核药物相比,更不易产生耐药性。

二、药动学特征

氯法齐明生物利用度在 45%~62%之间,与高脂食物同服可增加氯法齐明生物利用度,餐后服用氯法齐明 T_{max} 为 8 h,空腹服用氯法齐明的 C_{max} 降低 30%的同时 T_{max} 延长到 12 h。氯法齐明每日口服 100 mg、300 mg 和 400 mg 剂量时,平均血液 C_{max} 分别为 0.70 mg/L、1.00 mg/L 和 1.41 mg/L。

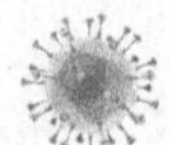

氯法齐明具有高度亲脂性，其血浆蛋白结合率高达 99.9%，组织浓度高于血液浓度，主要分布于脂肪组织和网状内皮系统的细胞内，被巨噬细胞吸收并进一步分布到全身。因氯法齐明广泛分布于组织中，其 $T_{1/2}$ 长达 25 日。

氯法齐明单剂量给药的药动学研究显示，给药后 24 h，患者尿液中排泄的氯法齐明及其代谢物几乎可以忽略。从粪便中回收的部分摄取药物可能代表其经胆汁排泄。少量的药物也会在痰液、皮脂和汗液中排出。

PopPK 模型描述了氯法齐明的分布受到体脂的强烈影响，因此氯法齐明在女性中的血浆浓度较低。此外，有人建议身体成分极端的患者可能需要个体化给药，而高脂肪含量的患者可能需要更长的负荷期。

三、药动学/药效学

氯法齐明在体外药物敏感性试验中显示出了对结核分枝杆菌优异的活性，其对结核分枝杆菌标准株的 MIC 为 0.12~0.24 mg/L，对结核分枝杆菌耐药株的 MIC 范围为 0.12~1.92 mg/L。其中 MIC_{50} 和 MIC_{90} 分别为 0.25 mg/L 和 0.50 mg/L。

氯法齐明对缓慢繁殖的结核分枝杆菌具有较好的抗菌活性，其 MIC 和 MBC 分别为 0.06 mg/L 和 0.30 mg/L。缓慢繁殖的结核分枝杆菌负责生物膜和肉芽肿的形成，氯法齐明对其生长抑制的作用可促进结核分枝杆菌与其他抗结核药物的接触，进而增强抗结核活性。

动物实验证实，不同剂量的氯法齐明在用药最初 2 周没有表现出明显的抗菌活性，但是随后表现出了与剂量无关的抗菌活性，既不依赖给药剂量也不依赖组织中的药物浓度。同样，在人体中，氯法齐明在治疗的前 14 日也未能表现出早期杀菌活性（early bactericidal activity，EBA）。其原因可能与氯法齐明对缓慢繁殖的结核分枝杆菌具有较好抗菌活性有关。

氯法齐明的抗菌活性与病理进展状态相关，其在缺氧性肺肉芽肿和干酪样坏死小鼠模型中的治疗效果弱于无干酪坏死组。相反在肉芽肿形成之前使用氯法齐明可恢复药物的抗菌活性。因氯法齐明的抗菌特性，目前尚无特定药动学/药效学靶值。

四、药物相互作用

氯法齐明在体内主要经肝脏代谢，经非 CYP450 途径代谢生成 3 种代谢

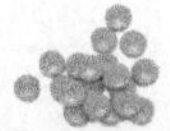

物,有研究显示氯法齐明是 CYP3A4/5 的弱抑制剂。体外研究显示,氯法齐明为中到高强度的 CYP3A4/5 抑制剂,并同时为 CYP2C8 和 CYP2D6 的弱抑制剂,采用药动学/药效学模型以氯法齐明为药物相互作用激动药,对其与多种临床常用药物进行了氯法齐明研究,结果显示,氯法齐明作为 CYP450 酶抑制剂,显著增大联用经 CYP450 酶途径代谢药物的体内暴露[1]。

在健康志愿者中研究显示,氯法齐明与高脂肪餐一起服用提供了最大的生物利用度。橙汁和铝镁抗酸剂均降低了氯法齐明的生物利用度。

五、不良反应

几乎所有患者服药后均会出现不同程度的皮肤和黏膜红染,多在 2~4 周后逐渐出现,呈粉红色、棕色,甚至黑色,并使尿、痰、汗液显红色,少数患者可发生光敏反应。着色程度与剂量、疗程呈正比。停药 2 个月后色素逐渐减退,1~2 年才能褪完。应注意个别患者因皮肤着色反应而导致抑郁症。可通过胎盘进入乳汁,使接受哺乳儿童皮肤染色,孕妇避免应用本品,哺乳期妇女不宜应用本品。个别患者可出现皮肤色素减退。70%~80%用本品治疗的患者皮肤有鱼鳞病样改变,尤以四肢为主,冬季常见,可伴皮疹和皮肤瘙痒,使用润肤乳可部分缓解,停药后 2~3 个月可好转。

较多患者服药后有胃肠道反应,恶心反酸较多见,呕吐和腹泻较少,与剂量相关。故有胃肠疾病史及对本药品不能耐受者慎用,用药期间患者出现腹部绞痛、恶心、呕吐、腹泻时,应减量、延长给药间期或停药。QT 间期延长,发生率较少;同时使用贝达喹啉和莫西沙星时需密切监测,若 QT 间期超过 500 ms 时,应停用。

氯法齐明可致血红细胞沉降率加快,血糖、白蛋白、血清氨基转移酶及胆红素升高,血钾降低,故可能导致对诊断的干扰,但发生率较低。患者可产生眩晕、嗜睡症状,较少见。可导致药物性肝损伤或黄疸故肝功能损伤者慎用,其发生率较低。可致阿斯综合征,较少见。可发生脾梗死、肠梗阻、上消化道出血等急腹症症状,因此应高度注意服药期间出现急腹症症状者,较少见。

六、TDM 的适用人群

目前,氯法齐明尚无 TDM 适用人群报道,其不良反应与血药浓度间的关系尚不明确。

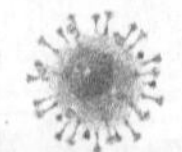

七、监测时间

因氯法齐明延迟吸收的药动学特点，建议在给药后2~3 h和6 h对氯法齐明进行取样以检测其血药浓度，氯法齐明的C_{max}通常在0.5~2.0 mg/L之间。

八、样本采集、样本送检和保存

用于TDM的血液样本应收集在抗凝采血管内，由专门人员送至检测实验室，当血液采集点远离实验室时，应将采血管置于有冷藏功能的保温箱内。需要长途运送血液样本时，应采用专业冷链运输，以保障生物安全及不影响后期检测。

九、样本检测方法

氯法齐明血药浓度监测方法主要采用LC－MS/MS，以其同位素内标氯法齐明-d7为内标物，采用蛋白质沉淀法等前处理方法处理血浆样本，进行LC－MS/MS分析。氯法齐明为强亲脂性药物，在反相色谱分离中，其在C_{18}色谱柱上有较强的保留，易产生色谱柱残留，采用保留较弱的C_8色谱柱可较好改善其在色谱柱上的残留。因氯法齐明较强的保留性质，建立由0.1%甲酸水-0.1%甲酸乙腈构成的色谱方法，采用梯度洗脱方式对其进行色谱分离较为常见。氯法齐明在电喷雾离子源正离子模式下能有较好的离子化效率，其母离子质量数m/z 473，主要子离子质量数m/z 431、m/z 395。

十、剂量的计算和调整

虽然有研究显示氯法齐明25~600 mg的不同剂量治疗效果差异无统计学意义，大部分研究推荐剂量为100 mg/d。WHO耐药结核病指南中建议，前2个月使用200 mg/d，后续使用100 mg/d，患者耐受性较好。

目前，氯法齐明对儿童的安全性和有效性数据尚不足，《中国耐多药和利福平耐药结核病治疗专家共识（2019年版）》推荐2~5 mg/kg，每日1次，最大剂量100 mg/d。如果需要较低的剂量，可以隔日给药，不宜将软胶囊打开。中国防痨协会发布的《耐药结核病化学治疗指南（2019年）》建议剂量为100 mg/d。肾功能不全患者无须调整剂量，严重肝脏疾病患者谨慎使用或需要减少剂量。

十一、结果解释和建议

氯法齐明对结核分枝杆菌标准株的 MIC 为 0.12～0.24 mg/L，对结核分枝杆菌耐药株的 MIC 范围为 0.12～1.92 mg/L。临床治疗中，氯法齐明前 2 个月使用 200 mg/d，后续使用 100 mg/d，患者耐受性较好。

十二、药物基因多态性

目前，尚未有基因多态性对氯法齐明药动学及药效有影响的研究报道。

第二节　环 丝 氨 酸

一、作用机制和临床适应证

环丝氨酸（cycloserine）是一种 *D*-丙氨酸类氨基酸衍生物，通过竞争性抑制 *D*-丙氨酸的消旋酶和合成酶，抑制细菌细胞壁的合成来抑制结核分枝杆菌的生长。特立齐酮（terizidone，Trd）又名苯环丝氨酸，含有 2 个分子的环丝氨酸，与环丝氨酸同属吩嗪类衍生物，可替代环丝氨酸。两者的作用机制、药效和不良反应等相似，具有完全性交叉耐药，目前 WHO 将环丝氨酸/特立齐酮作为耐药结核病治疗 B 组药物用于对利福平耐药的结核病患者。

用法用量：成人每日用量为 15 mg/kg，常用量每日 0.5 g，每日不宜超过 1.0 g。推荐体重<50 kg，0.5 g/d；体重≥50 kg，0.75 g/d。每日量分 2～3 次服用，如每日 0.75 g，分 2 次使用时，推荐上午 0.25 g，晚上 0.5 g。儿童每日用量为 10 mg/kg，不宜超过每日 1 g。服用方法同成年人。

二、药动学特征

环丝氨酸于胃肠道吸收。口服后迅速完全吸收，生物利用度为 70%～90%。在空腹条件下，环丝氨酸吸收迅速，治疗剂量下 C_{max} 为 14.8 mg/L；食物会减少并延缓口服环丝氨酸吸收，与高脂肪餐同服 C_{max} 降低至 12.4 mg/L（$P<0.05$），此时环丝氨酸达到 C_{max} 的时间是正常情况下的 4.7 倍。抗酸药和橙汁等对环丝氨酸的药动学影响很小。

环丝氨酸广泛分布于人体组织和体液中，包括脑脊液、乳汁、胆汁、痰液、淋巴组织、肺、腹腔积液、胸腔积液、滑膜液等，环丝氨酸还可以渗透胎盘。其中在脑脊液中可达到 80%～100%的血药浓度，脑膜炎时浓度水平更高。

给予口服环丝氨酸 250 mg 后 1～4 h，可达到血浆 C_{max} 10 mg/L，每隔 12 h 重复给予上述剂量时，血浆 C_{max} 增高至 20～30 mg/L。其血浆 $T_{1/2}$ 约为 10 h，肾功能不全者，消除 $T_{1/2}$ 可延长至 8～25 h。

环丝氨酸的有效血药浓度范围为 20～35 mg/L，服用环丝氨酸的很多患者不能获得理想血药浓度。使用 HPLC－MS/MS 测定 390 个样本发现，54.87%患者的血药浓度低于环丝氨酸正常值下限，因此有必要监测药物浓度并调整给药剂量。

环丝氨酸具有非常低的蛋白结合率，大部分以原型通过肾小球滤过而排泄，12 h 内约 50%排出，24～72 h 内约 70%排出，少量通过粪便排泄。代谢产物亦可通过血液透析清除由于环丝氨酸具有较长的 $T_{1/2}$，因此已报道了不同的 C_{max} 范围。要确定暴露量，应在治疗 3～4 日达到稳态后，进行首次 TDM，C_{max} 预计为 20～35 mg/L。

三、药动学/药效学

药敏试验结果显示，环丝氨酸对结核分枝杆菌标准株 H37Rv 在体外的 MIC 为 25 mg/L。中空纤维感染模型研究显示，对于环丝氨酸，$\%T$>MIC 为疗效的主要驱动因素，其为时间依赖性药物。

目前，关于环丝氨酸的敏感性临界浓度的研究仍较少。使用结核中空纤维系统模型及蒙特卡洛方法进行药动学/药效学的研究发现，环丝氨酸的敏感性折点为 64 mg/L，但此浓度时，药物的神经毒性引起患者严重不良反应。应用 Monolix 和 mlxR 软件构建环丝氨酸的 PopPK 模型，推算出环丝氨酸的敏感性折点为 16 mg/L；并进一步推算达到该浓度至少需要每日 3 次，每次 500 mg；或每日 2 次，每次 750 mg 剂量的环丝氨酸，此剂量仍高于安全剂量。有关环丝氨酸药敏折点的分析还需要更多的体外和体内实验数据分析。环丝氨酸的血药浓度在 20～35 mg/L 时，有较好的疗效并且副作用可控，有条件的医疗机构可依据血药浓度监测结果调整给药剂量。

四、药物相互作用

环丝氨酸与乙硫异烟胺/丙硫异烟胺、异烟肼或氟喹诺酮类药品合用可增

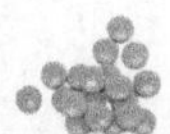

加精神神经系统的毒性反应。环丝氨酸与苯妥英钠联合应用可使苯妥英钠的代谢速度减慢，提高苯妥英的血药浓度水平，使该药的毒性增强。酗酒患者可因乙醇降低了惊厥阈值而增加抽搐发作的风险。环丝氨酸可增加口服抗凝药物的血药浓度。环丝氨酸亦增加了维生素 B_6 的肾脏清除率。其与丙硫异烟胺、异烟肼或氟喹诺酮类药品联合应用时需加强监测。

五、不良反应

环丝氨酸最常见的不良反应为精神神经系统功能异常，如头晕、头痛、嗜睡、兴奋性增高、焦虑、精神错乱、烦躁不安、精神抑郁、肌肉抽搐或颤抖、神经质、多梦，严重者会出现惊厥和自杀等，也可出现周围神经疾病，如麻木、手足无力，并可能出现贫血和高胆红素血症等其他不良反应，皮肤反应包括苔藓样疹、地衣样皮疹、皮肤和黏膜的急性水疱病变等。

六、TDM 的适用人群

环丝氨酸禁用于严重焦虑、抑郁症等精神病患者，或有癫痫、惊厥发作史的患者；严重肝肾功能不全患者或有酗酒史者慎用或调整剂量。

七、监测时间

环丝氨酸给药 4 h 后或给药 2 h 及 7 h 采血进行 TDM，结合 PopPK 模型，可以在采用有限采样策略的情况下较好地预测环丝氨酸的 $AUC_{0-24\,h}$，并以此为依据进行个体化用药调整[2]。

八、样本采集、样本送检和保存

用于 TDM 的血液样本应收集在抗凝采血管内，由专门人员送至检测实验室，当血液采集点远离实验室时，应将采血管置于有冷藏功能的保温箱内。需要长途运送血液样本时，应采用专业冷链运输，以保障生物安全及不影响后期检测。

九、样本检测方法

环丝氨酸血药浓度监测方法主要采用 LC－MS/MS，其常用内标物为利血平，烟酸等惰性内标，测定较易受基质效应影响，因此需对样本进行较复杂的前处理后进行 LC－MS/MS 分析以降低基质效应的影响。采用固相萃取或衍生化处理可显著降低基质效应，然而太过烦琐的前处理方法并不适用于TDM，近年来采用蛋白质沉淀法后对样本进行稀释的前处理方法，可在提高检测通量的同时保证测定不受基质效应影响。环丝氨酸分析常用C_{18}色谱柱，建立由0.1%甲酸水-0.1%甲酸甲醇构成的色谱方法，采用等度洗脱方式对其进行色谱分离较为常见。环丝氨酸在电喷雾离子源正离子模式下能有较好的离子化效率，其母离子质量数*m/z* 103，主要子离子质量数*m/z* 75。

十、剂量的计算和调整

口服成人常用剂量为每日2~3次，每次250 mg。WHO推荐每日平均剂量为15~20 mg/kg，或者每日的总剂量为500~1 000 mg，可以达到治疗效果和最小毒性。

轻度至中度肾功能不全患者的剂量应降低，当CrCL<30 mL/min，推荐剂量为250 mg/d或500 mg/次，每周3次；透析可除去56%的该药，透析后建议用药剂量调整为500 mg/次，每周3次，轻度肝功能不全患者可不调整剂量。

环丝氨酸部分不良反应在使用抗惊厥药和降低环丝氨酸剂量后可减轻或消失，推荐维持血浆浓度低于30 mg/L。2013年一项荟萃分析结果显示[3]，每日剂量15~20 mg/kg，或每日总剂量为500~1 000 mg，环丝氨酸不良反应发生率为6.4%~11.7%，在此剂量范围内用药风险差异无统计学意义。

在英国和美国，环丝氨酸已被许可用于儿童，建议对耐药结核病可每日2次，每次口服5~10 mg/kg，或1~2 mg/(kg·d)，每日最大剂量为1 000 mg。

十一、结果解释和建议

环丝氨酸MIC为25 mg/L。其为时间依赖性药物。PopPK推算环丝氨酸的敏感性折点为16 mg/L。达到该浓度至少需要每日3次，每次500 mg；或每日2次，每次750 mg剂量的环丝氨酸。现有研究表明，环丝氨酸的血药浓度在20~35 mg/L时，有较好的疗效并且副作用可控，有条件的医疗机构可依据血药浓度监测结果调整给药剂量。

十二、药物基因多态性

目前，尚未有基因多态性对环丝氨酸药动学、药效学、不良反应发生率影响的研究报道。

参考文献

[1] Zhou W Q, Nie W J, Wang Q F, et al. Linezolid pharmacokinetics/pharmacodynamics-based optimal dosing for multidrug-resistant tuberculosis [J]. International Journal of Antimicrobial Agents, 2022, 59(6): 106589.

[2] Kamp J, Bolhuis M S, Tiberi S, et al. Simple strategy to assess linezolid exposure in patients with multi-drug-resistant and extensively-drug-resistant tuberculosis [J]. International Journal of Antimicrobial Agents, 2017, 49(6): 688 - 694.

[3] Sangana R, Gu H, Chun D Y, et al. Evaluation of clinical drug interaction potential of clofazimine using static and dynamic modeling approaches [J]. Drug Metabolism and Disposition, 2018, 46(1): 26 - 32.

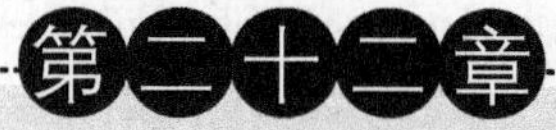

耐药结核病治疗 C 组药物

第一节　德 拉 马 尼

一、作用机制和临床适应证

德拉马尼(delamanid，DLM)是一种硝基咪唑类抗菌药物，2016 年由欧洲药品管理局批准用于治疗耐多药结核病。德拉马尼通过抑制分枝菌酸的合成和厌氧条件下氧化亚氮的生成发挥作用。分枝杆菌的细胞壁具有独特的结构，其中丰富的霉菌酸是德拉马尼的作用靶点，德拉马尼能够阻断甲氧基霉菌酸和霉菌酸酮类的生物合成(类似异烟肼)，但不阻断 α-霉菌酸的生物合成，它是一个前药，能经过结核分枝杆菌代谢产生具有抑制活性的去硝基咪唑并噁唑。德拉马尼适用于成人患者肺部耐多药结核病的组合方案，当有效治疗方案因耐药性或耐受性而无法组成时。应该由具有多药耐药性结核分枝杆菌管理经验的医生开始和监测德拉马尼治疗。

二、药动学特征

与食物同服德拉马尼的生物利用度提高 2~4 倍，T_{max} 则延迟到 4 h 左右。给药 56 日后德拉马尼的中位 $AUC_{0-24\,h}$ 为 7.9 mg · h/L(变异系数 37.5%)。德拉马尼 100 mg，每日 2 次，平均 C_{max} 约为 0.4 mg/L，平均 C_{min} 约为 0.3 mg/L。德拉马尼主要是通过白蛋白代谢，CYP3A 起次要作用[1]。它有几个代谢产物，其中 DM－6705 血液循环浓度最高。德拉马尼和 DM－6705 的 $T_{1/2}$ 分别为 30~38 h 和 121~425 h，后者为德拉马尼影响心脏 QT 间期延长的关键。该药物蛋白结合率很高(>99.5%)。德拉马尼似乎在大脑中可以达到较高浓度,它在中枢神经系统结核病中的应用在探索中。德拉马尼不是CYP450酶的诱导剂或抑制剂,药物相互作用较少。德拉马尼和代谢物对转运体MDR1(P-gp)、BCRP、OATP1、OATP3、OCT1、OCT2、OATP1B1、OATP1B3和BSEP没有任何影响。

三、药动学/药效学

在动物模型中,德拉马尼的活性表现为时间依赖性。由于缺乏临床药动学/药效学数据目前没有明确的目标浓度。

四、药物相互作用

(1) 与强效CYP3A4抑制剂共同给药：德拉马尼与强效CYP3A4抑制剂(洛匹那韦-利托那韦)的联合给药与代谢物DM-6705的暴露相应增加30%,这与QT间期延长有关。因此,如果认为有必要联合使用德拉马尼与任何强CYP3A4抑制剂,则建议在整个德拉马尼治疗期间非常频繁地监测心电图。

(2) 与氟喹诺酮类药物共同给药：所有超过60 ms的QTcF延长与伴随的氟喹诺酮使用相关。因此,如果为了构建适当的耐多药结核病治疗方案而认为共同给药是不可避免的,同样建议在整个德拉马尼治疗期间非常频繁地监测心电图。

(3) 其他药品对德拉马尼的影响：在健康受试者中进行的临床药物相互作用研究表明,在伴随使用德拉马尼(每日200 mg)及CYP3A4(每日利福平300 mg)的强诱导剂15日后,对于德拉马尼的暴露减少高达45%。当以600 mg每日的剂量与每日2次的德拉马尼100 mg组合使用时,弱诱导剂依法韦仑没有观察到临床相关的德拉马尼暴露减少。

(4) 抗艾滋病药物：在健康受试者的临床药物相互作用研究中,单独给予德拉马尼(100 mg,每日2次)和替诺福韦地索普西(每日245 mg)或洛匹那韦-利托那韦(每日400 mg/100 mg),持续14日,并使用依法韦仑治疗10日(每日600 mg)。与抗HIV药物替诺福韦地索普西和依法韦仑相比,德拉马尼德暴露保持不变(<25%差异),但含有洛匹那韦-利托那韦的抗HIV药物组合略有增加。

（5）抗结核药物：在健康受试者的临床药物相互作用研究中，单独给予德拉马尼（每日 200 mg）和利福平/异烟肼/吡嗪酰胺（每日 300 mg/720 mg/1 800 mg）或乙胺丁醇（每日 1 100 mg）15 日。伴随的抗结核药物（利福平/异烟肼/吡嗪酰胺）的暴露未受影响。与德拉马尼共同给药显著增加乙胺丁醇的稳态血浆浓度约 25%，临床相关性未知。

五、不良反应

使用德拉马尼+优化背景方案治疗的患者中最常见的药物不良反应（即发生率>10%）是恶心（32.9%）、呕吐（29.9%）、头痛（27.6%）、失眠（27.3%）、头晕（22.4%）、耳鸣（16.5%）、低钾血症（16.2%）、胃炎（15.0%）、食欲下降（13.1%）和虚弱（11.3%）。

在用德拉马尼治疗的患者中观察到 QT 延长。在治疗的前 6~10 周，这种延长随时间缓慢增加，并且在此后保持稳定。QTc 延长与主要的德拉马尼代谢产物 DM－6705 密切相关。血浆白蛋白和 CYP3A4 分别调节 DM－6705 的形成与代谢。建议在开始治疗前检测心电图，并在使用德拉马尼治疗的整个疗程期间每个月检测 1 次。如果在第 1 剂德拉马尼之前或在德拉马尼治疗期间观察到 QTcF>500 ms，则不应该使用德拉马尼治疗或应该停止治疗。如果在德拉马尼治疗期间男性/女性患者的 QTc 间期持续时间超过 450 ms/470 ms，则应对这些患者进行更频繁的心电图监测。

六、TDM 的适用人群

有报道，德拉马尼很快就获得耐药性[2]。因此，TDM 优化治疗可能有助于减少获得耐药。

七、剂量的计算和调整

成人患者：德拉马尼推荐剂量为 100 mg，每日 2 次，共 24 周。老年患者（>65 岁）：没有研究数据。儿童、青少年患者：在 18 岁以下儿童和青少年中的安全性和有效性尚未确定。肾功能不全患者：轻度或中度肾功能不全患者不需要调整剂量。没有关于严重肾功能不全患者使用德拉马尼的数据，不推荐使用。肝功能不全患者：轻度肝功能不全者不需要调整剂量。对于中度至重度肝功能损害的患者，不建议使用德拉马尼。

第二节　阿米卡星和链霉素

一、作用机制和临床适应证

氨基糖苷类药物的使用受到胃肠外给药和长期使用显著毒性的限制，只有在药物敏感测试结果证实易感性和可以确保监测的情况下才应使用。链霉素仅在阿米卡星不可用或用作阿米卡星耐药的替代。链霉素推荐剂量为12~18 mg/kg。建议将剂量限制在1 000 mg。

二、药动学特征

见第十三章第二节“阿米卡星”。

三、药物相互作用

见第十三章第二节“阿米卡星”。

四、不良反应

见第十三章第一节“氨基糖苷类抗生素 TDM 概述”。

五、剂量的计算和调整

最佳的剂量和给药策略（每日 15 mg/kg；25 mg/kg，每周 3 次）之间经常有争议。给药后 1 h 和 4 h 药物浓度可靠地预测 $AUC_{0-24\,h}$[3]。因其严重不良反应包括耳毒性（听力损失）、前庭毒性和肾毒性。当肾毒性发生时，阿米卡星可以积聚至高浓度，这会导致进一步的肾脏损害，TDM 在肾功能波动和肾衰竭期间尤其值得注意。耳毒性发生 10%可能性是在阈值累积 AUC>87 h · mg/L。阿米卡星致耳毒性概率增加是治疗 6 个月后，在 9 个月时接近最大值。因此，TDM 目的是控制阿米卡星长期治疗引起的毒性，同时优化疗法。氨基糖苷类 TDM 提示以保证疗效，并应结合 MIC 测定：MIC 低到足以降低（累积）剂量和暴露可减低耳毒性的风险。阿米卡星一房室 PopPK 模型已经报道。这包括 1 h 和 4 h 的 LSS 可预测 $AUC_{0-24\,h}$[4]。

链霉素目前临床应用少，不在此介绍。

第三节　丙硫异烟胺和乙硫异烟胺

一、作用机制和临床适应证

异烟酸衍生物，其作用机制还未完全明确，能抑制结核分枝杆菌分枝菌酸合成。两者药效相似，具有完全性交叉耐药性，可视为同一种药物，但不良反应以乙硫异烟胺略多。它们与氨硫脲部分交叉耐药，我国仅生产丙硫异烟胺(prothionamide)。丙硫异烟胺在耐多药结核病化疗方案中常作为一个基本的组成部分。需要注意的是，丙硫异烟胺(或乙硫异烟胺，ethanethioacetamide)与异烟肼有部分的交叉耐药性，但有人将其与高剂量异烟肼联合使用治疗耐多药结核病取得了良好的效果，且不良反应较轻。丙硫异烟胺(或乙硫异烟胺)一旦耐药则不易恢复敏感性，停药后亦是如此。丙硫异烟胺仅对分枝杆菌有效，本品与其他抗结核药联合用于结核病经一线药物(如链霉素、异烟肼、利福平和乙胺丁醇)治疗无效者。

二、药动学特征

丙硫异烟胺口服后在胃肠道吸收迅速且较完全，90%的药物被吸收，1~2 h 血药浓度即可达高峰值，广泛分布于机体组织和体液，并能穿越血脑屏障进入脑脊液，亦能透过胎盘屏障进入胎儿循环。各组织和体液中的药物浓度几乎与血药浓度相等，有效药物浓度可维持 6 h 以上，消除 $T_{1/2}$ 为 3 h。大部在肝脏代谢，由尿中排出，1%为原型，5%为有活性代谢物，其余为无活性代谢物。

三、药物相互作用

与环丝氨酸同服可使中枢神经系统反应发生率增加，尤其是全身抽搐症状。应当适当调整剂量，并严密观察中枢神经系统毒性症状。与其他抗结核药合用可能加重其不良反应。为维生素 B_6 拮抗剂，可增加其肾脏排泄。因此，接受丙硫异烟胺治疗的患者，维生素 B_6 的需要量可能增加。丙硫异烟胺和乙硫异烟胺常引起胃肠道毒性(如恶心、有时呕吐)。由于其疗效有限，患者耐受性差。当选择有限时，它们作为耐多药结核病治疗组成方案中的选择。丙硫异烟胺与乙硫异烟胺在抗结核药物方案是可互换的。

四、药动学/药效学

在中空纤维系统中，药动学/药效学指数为 $AUC_{0-24\,h}$/MIC[5]。乙硫异烟胺和丙硫异烟胺的药动学性质相似，乙硫异烟胺 C_{max} 出现在 2 h 左右，丙硫异烟胺的 C_{max} 出现在 3~4 h[6]。乙硫异烟胺可发生延迟和可变吸收，尤其是它与食物或其他药物一起给药。与食物同服可能提高耐受性[7]。对于乙硫异烟胺，与健康志愿者相比，结核病患者的药动学参数可能更可变。通常乙硫异烟胺和丙硫异烟胺的 C_{max} 为 1~5 mg/L[8]。为了观察延迟吸收和评估消除，建议在给药后 2 h 和 6 h 取样。目前，用于耐多药结核病的剂量为每日 15~20 mg/kg（最多 1 000 mg）和对药物敏感的儿童结核病或结核性脑膜炎。乙硫异烟胺的血浆蛋白结合率约为 30%并被肝单加氧酶代谢。乙硫异烟胺的 TDM 可能是有用的，以争取达到药动学/药效学靶标，然而因为患者耐受性问题经常会限制剂量。

乙硫异烟胺 3 个 PopPK 模型，其中所有的模型都是使用 NONMEM 的一房室模型。临床上，乙硫异烟胺给药 250~500 mg，稳态 C_{max} 建议范围为 1~5 mg/L。TDM 策略可以通过在 2 h 和 6 h 内评价两个样品，浓度的最大值为 1~5 mg/L 来识别低浓度患者[9]。

五、不良反应

服用乙硫异烟胺的不良反应发生率较高包括：精神忧郁（中枢神经系统毒性），腹泻、食欲减退、胃痛、胃部不适、呕吐（胃肠道紊乱）。发生率较少者：步态不稳或麻木、针刺感、烧灼感、手足疼痛（周围神经炎），精神错乱或其他精神改变（中枢神经系统毒性），眼或皮肤黄染（黄疸、肝炎）。发生率极少者：视力模糊或视力减退、合并或不合并眼痛（视神经炎）、月经失调或怕冷、性欲减退（男子）、皮肤干而粗糙、甲状腺功能减退、关节疼痛、僵直肿胀。

乙硫异烟胺的 TDM 目前不是常规监测。因此，目前尚无相关适用人群报道。

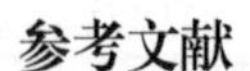

参考文献

[1] Sasahara K, Shimokawa Y, Hirao Y, et al. Pharmacokinetics and metabolism of

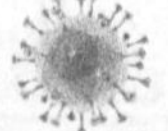

delamanid, a novel anti-tuberculosis drug, in animals and humans: importance of albumin metabolism *in vivo*[J]. Drug Metabolism and Disposition, 2015, 43(8): 1267-1276.

[2] Nguyen T V A, Anthony R M, Cao T T H, et al. Delamanid resistance: update and clinical management[J]. Clinical Infectious Diseases, 2020, 71(12): 3252-3259.

[3] Dijkstra J A, van Altena R, Akkerman O W, et al. Limited sampling strategies for therapeutic drug monitoring of amikacin and kanamycin in patients with multidrug-resistant tuberculosis[J]. International Journal of Antimicrobial Agents, 2015, 46(3): 332-337.

[4] van Rijn S P, Srivastava S, Wessels M A, et al. Sterilizing effect of ertapenem-clavulanate in a hollow-fiber model of tuberculosis and implications on clinical dosing [J]. Antimicrobial Agents and Chemotherapy, 2017, 61(9): e02039-e02116.

[5] Sotgiu G, D'Ambrosio L, Centis R, et al. Carbapenems to treat multidrug and extensively drug-resistant tuberculosis: a systematic review [J]. International Journal of Molecular Sciences, 2016, 17(3): 373.

[6] Auclair B, Nix D E, Adam R D, et al. Pharmacokinetics of ethionamide administered under fasting conditions or with orange juice, food, or antacids[J]. Antimicrobial Agents and Chemotherapy, 2001, 45(3): 810-814.

[7] Zhu M, Namdar R, Stambaugh J J, et al. Population pharmacokinetics of ethionamide in patients with tuberculosis[J]. Tuberculosis, 2002, 82(2/3): 91-96.

[8] Lee S H, Seo K A, Lee Y M, et al. Low serum concentrations of moxifloxacin, prothionamide, and cycloserine on sputum conversion in multi-drug resistant TB [J]. Yonsei Medical Journal, 2015, 56(4): 961-967.

[9] Lian J S, Hu P, Lu Y F, et al. Prophylactic antiviral treatment reduces the incidence of liver failure among patients coinfected with *Mycobacterium* tuberculosis and hepatitis B virus [J]. Virus Research, 2019, 270: 197664.

第四篇　抗真菌药

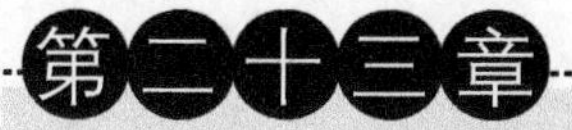

抗真菌药 TDM 概述

一、药物简介

侵袭性真菌感染包括侵入性曲霉病、念珠菌病、毛霉菌病、隐球菌性脑膜炎等，真菌耐药性的出现和早期治疗干预的要求给该疾病的治疗带来诸多挑战。多项指南建议在真菌病治疗中进行常规 TDM，包括长期治疗中可能出现药物相互作用的情况。目前，临床上应用的抗真菌药主要分为四类：多烯类药物（两性霉素 B 及其脂质体）、三唑类药物（氟康唑、伊曲康唑、伏立康唑、泊沙康唑和艾沙康唑等）、棘白菌素类药物（卡泊芬净、米卡芬净、阿尼芬净）和氟胞嘧啶。

两性霉素 B 为广谱抗真菌药，通过与敏感真菌细胞膜上的甾醇相结合，引起细胞膜的通透性改变，导致细胞内锌离子、核苷酸和氨基酸等重要物质外漏，从而破坏细胞的正常代谢，抑制其生长，对多种真菌具有高度抗菌活性，包括新型隐球菌、皮炎芽生菌、组织胞浆菌、球孢子菌、念珠菌属及部分曲霉等。

三唑类具有广谱抗真菌作用，作用机制是抑制真菌中由 CYP450 代谢酶介导的 14α-甾醇去甲基化，从而抑制真菌细胞膜主要成分麦角固醇的生物合成，损伤真菌细胞膜，使内容物摄取受损或外流引起死亡。

棘白菌素类对曲霉菌、念珠菌属等各种真菌和酵母均有良好的抗菌活性，对隐球菌属无作用，其作用机制为破坏真菌细胞壁糖苷的合成。

氟胞嘧啶对新生隐球菌、白念珠菌和非白念珠菌等具有良好抗菌活性，该药为抑菌剂，在高浓度时具有杀菌作用，作用机制为经胞嘧啶透酶系统进入真菌细胞，在细胞内经胞嘧啶脱氨酶作用代谢成为氟尿嘧啶，替代尿嘧啶进入真菌的 RNA，从而抑制 DNA 和 RNA 的合成，引起真菌死亡。

二、药动学特征

不同类型抗真菌药或同种抗真菌药的不同剂型，其药动学特征都有所差异，了解其药动学特点对于正确选择抗真菌药物、调整剂量、避免不良反应及预测药效都具有重要意义。两性霉素普通制剂以脱氧胆酸盐（amphotericin B deoxycholate，AmB－D）的形式使用，为了降低不良反应又相继研发了各类脂质制剂，主要有两性霉素B脂质复合物（amphotericin B lipid complex，ABLC）、两性霉素B胆固醇硫酸酯（amphotericin B colloidal dispersion，ABCD）和两性霉素B脂质体（liposomal amphotericin B，L－AmB），尽管活性成分相同，但微观分子结构的不同使其在体内的药动学特点有较大的差异。三唑类药物中，伊曲康唑、伏立康唑和泊沙康唑都有较大的药动学变异，是对其进行常规TDM的重要因素。例如，伏立康唑呈非线性药动学特征，该药物通过CYP450同工酶代谢，并抑制CYP450同工酶的活性，包括CYP2C19、CYP2C9和CYP3A4等。因此，同工酶的抑制剂或诱导剂可能分别增高或降低伏立康唑的血药浓度，同时伏立康唑可能会增高经CYP450同工酶代谢的药物血药浓度，有研究报道口服伏立康唑对CYP3A4酶的抑制作用强于静脉注射给药，在进行联合用药时要十分注意药物相互作用的影响。泊沙康唑缓释片相较于口服混悬剂，其生物利用度和总体暴露量显著提高，可达3倍以上[1]。氟康唑和艾沙康唑药动学变异小，可预测性强，通常不开展TDM。氟胞嘧啶在各指南中未被推荐进行常规TDM，但由于其90%经肾排出，肾功能显著影响药物清除，同时药动学受感染状态的影响，因此对于肾功能不全的感染患者，仍可以考虑进行TDM支持剂量调整。棘白菌素类药物药动学变异小，暴露-效应关系明确，未对其开展TDM。部分抗真菌药药动学特征见表23－1。

表23－1　部分抗真菌药药动学特征[2]

药动学过程	两性霉素B脂质体	氟胞嘧啶	伏立康唑	泊沙康唑	卡泊芬净
吸收	\	口服给药 T_{max}：1～2 h，C_{max}：30～40 mg/L	T_{max}：1～2 h 生物利用度：健康人90%～96%，患者46%～83%，与食物同服降低	口服混悬液：吸收较差且变异大 缓释片：生物利用度健康人为8%～47%，在患者体内降低，高脂饮食同服增加	\

续 表

药动学过程	两性霉素B脂质体	氟胞嘧啶	伏立康唑	泊沙康唑	卡泊芬净
分布	血浆蛋白结合率：95%～59%，V_d：0.05～2.2 L/kg	血浆蛋白结合率：3%～4%，V_d：0.4～0.8 L/kg	血浆蛋白结合率：约58%	血浆蛋白结合率：98%～99%，分布与剂型相关	血浆蛋白结合率：92%～97%；V_d：0.3～2.0 L/kg
代谢	\	几乎不从肝脏代谢	肝代谢，主要经CYP2C19代谢，少数经CYP2C9和CYP3A4	肝代谢，经UDP－葡糖苷酶代谢	不经CYP450酶代谢
排泄	$T_{1/2}$：12～24 h	90%以原型经尿液排出	$T_{1/2}$：约6 h，80%左右代谢物经尿液排出	$T_{1/2}$：15～35 h，77%经粪排出	$T_{1/2}$：8 h

注："\"表示暂无相关数据或不适用。C_{max}，峰浓度；T_{max}，达峰时间；V_d，表观分布容积；$T_{1/2}$，消除半衰期。

三、临床适应证

两性霉素B适用于敏感真菌所致的深部真菌感染，包括败血症、心内膜炎、脑膜炎、肺部感染、尿路感染等。氟胞嘧啶适用于敏感念珠菌或隐球菌属所致严重感染的治疗。伊曲康唑适用于敏感菌引起的侵及皮肤及皮下组织的真菌感染，以及治疗系统性真菌病。伏立康唑是治疗侵袭性曲霉菌的一线药物，同时也用于治疗对氟康唑耐药的念珠菌引起的严重侵袭性感染。泊沙康唑广泛应用于侵袭性真菌感染的预防和治疗。卡泊芬净、米卡芬净等棘白菌素类适用于由曲霉菌和念珠菌引起的真菌血症、呼吸道真菌病、胃肠道真菌病等。

四、不良反应

两性霉素B脱氧胆酸盐的不良反应包括肾功能损害、神经毒性等，很大程度限制了其在临床上的应用，两性霉素B各种脂质制剂肾毒性等不良反应显著降低。口服氟胞嘧啶常见不良反应为恶心和腹泻，可产生肝毒性。三唑类抗真菌药报道与药物相关不良反应相对较少，伊曲康唑有头痛、恶心、腹胀等不良反应。伏立康唑常见副作用包括视觉障碍、神经/精神障碍、肝毒性、胃肠道反应和皮肤疾病。卡泊芬净、米卡芬净等棘白菌素类不良反应同样较少，常见有头痛、发热等。

五、TDM 的必要性

抗真菌药的药动学可能受多种生理病理状态的影响而发生改变，包括低蛋白血症、肾衰竭及 RRT 等 ICU 中常见的干预措施。此外，对于 ICU 中处于脓毒症状态的患者，其药物表观分布容积会有明显增加，尤其对于水溶性的药物，如三唑类药物和氟胞嘧啶，可能需要增加剂量以维持有效暴露量。危重患者出现的低蛋白血症也可能导致表观分布容积增加，并显著影响具有高蛋白结合能力的药物，导致游离药物浓度的增加[3]。同时，剂量不当致暴露量过量也可能引起不良反应，如氟胞嘧啶常见与剂量相关的恶心及腹泻等。考虑到真菌感染危重患者的高死亡率，以及真菌耐药性的增加，在临床实践中有必要对抗真菌药物的治疗剂量进行优化。

六、TDM 的适用人群

开展抗真菌药 TDM 并指导用药涉及多方面的考虑，从患者的角度，需要明确患者的人口学信息、免疫状态、肝肾功能状况、是否合并其他疾病等，从药物的角度，需要明确药物的抗菌谱、药动学特征、安全性、采样时机及检测方法等。对于推荐进行 TDM 的抗真菌药，通常具有暴露-反应关系明确、个体内/间药动学变异大、治疗指数窄等特征。目前，主要推荐对三唑类抗真菌药物进行 TDM。适用人群条件包括拟诊及确诊侵袭性真菌感染、临床疗效不佳或出现与药物相关的不良反应、患者依从性较差、合并用药中存在明显的药物相互作用、患者生理病理状态显著影响药物药动学等。表 23－2 总结了典型抗真菌药进行 TDM 的考虑因素[4]。

表 23－2　抗真菌药物开展 TDM 的考虑因素[4]

TDM 考虑因素	氟胞嘧啶	伊曲康唑	伏立康唑	泊沙康唑
毒性	恶心、腹泻、过敏反应、骨髓抑制毒性和肝毒性等	胃肠道不良反应	视觉损害、肝毒性、神经系统损害	\
药动学变异	肾损伤患者中 $T_{1/2}$ 显著延长；感染疾病状态增加药物血脑屏障穿透性	溶解性和吸收差，口服吸收显著受食物影响，个体间变异大	广泛肝代谢，受 CYP450 诱导剂或抑制剂显著影响	混悬剂药动学受食物、pH 及胃肠蠕动、分剂量给药、胃肠吸收功能障碍等多种因素影响；肠溶片受食物和胃功能影响较小

续表

TDM 考虑因素	氟胞嘧啶	伊曲康唑	伏立康唑	泊沙康唑
儿童群体中药动学改变	\	不同年龄段儿童群体药代动力学变异大,尤其对低于5~12 岁的儿童	儿童患者群体药代动力学变异大	儿童患者群体药代动力学变异大
基因多态性	\	\	CYP450 同工酶代谢	\
患者依从性	患者治疗依从性较差时需进行 TDM 确保药物在目标浓度范围			
药物相互作用	\	主要通过 CYP3A4 代谢,同时是 CYP3A4、P - gp 和乳腺癌耐药蛋白(BCRP)抑制剂	受 CYP450 同工酶诱导剂或抑制剂显著影响	经 UDP -葡萄糖醛酸转移酶代谢,是P - gp 的底物和抑制剂,同时是 CYP3A4 的强效抑制剂
过低/高体重	体重过低/高可能引起暴露量偏高或偏低,可根据 TDM 结果考虑是否根据体重进行剂量调整			

注:"\"表示该项不作为主要考虑因素。

两性霉素 B、氟康唑、艾沙康唑和棘白菌素类未被推荐开展 TDM。两性霉素 B 不同脂质体药动学差异大,没有建立明确的暴露量与疗效或毒性的相关性,不易确定目标浓度范围。氟康唑口服生物利用度高,线性药动学特征良好,个体间/内药动学变异小。艾沙康唑药动学变异小,且未建立明确的疗效或毒性靶值。棘白菌素类同样药动学变异较小,且有较明确的暴露-效应可用于预测暴露量和剂量。尽管这些药物无指南推荐进行常规 TDM,但已发表证据显示足够的药物暴露量对于疗效、安全性及防止耐药产生都十分重要,对于药动学变异较大的情况,如 ICU 患者等,仍需针对具体情况确定是否进行 TDM。

七、问题和展望

真菌感染治疗策略受到多种因素影响,包括药物毒性、药物相互作用、耐药性和给药途径等。例如,两性霉素 B 虽然抗菌谱广,但肾毒性极大限制了其临床应用。棘白菌素类安全性好,但抗真菌谱较窄,且无口服剂型。所有的三唑类药物都有显著的药物相互作用,同时除了氟康唑以外的三唑类,其患者药动学在个体内和个体间都存在较大的变异。在器官移植患者中,由于免疫抑制剂和三唑类药物的药物相互作用,TDM 对于药物的联合应用更是十分重要。

在抗真菌药 TDM 中仍存在一些挑战。首先进行 TDM 的前提是该药物需要有明确的药物暴露量和毒性或有效性的关系，但目前报道的抗真菌药毒性和有效性靶值仍然有限。常用的唑类药物靶值 $fAUC_{0-24\,h}$/MIC 为 25～50 来自氟康唑在动物感染模型中的药动学/药效学研究[5]，而对于伏立康唑、泊沙康唑和其他类抗真菌药的数据仍十分有限。泊沙康唑推荐的有效性靶值稳态 C_{min}>1 mg/L 或 1.25 mg/L 主要针对混悬剂，对于肠溶片剂和注射剂暂无明确研究报道，仍采用混悬剂的靶值。关于其安全性浓度范围稳态 C_{min}<3.75 mg/L 的参考价值也有限，更多需要关注临床医生的判断。其次，对于两性霉素 B、棘白菌素类等抗真菌药，其暴露量和疗效的关系仍不明确，尽管 TDM 有助于毒性监测和剂量优化，但目前证据并不支持其用于常规临床实践。另外，关于如何在短时间内获得药物浓度结果、如何采用模型的手段精准预测和调整剂量，都是抗真菌药 TDM 面临的挑战。随着抗真菌药 TDM 相关研究开展的增加，关于目标靶值、检测手段、模型工具的发展会进一步加快，TDM 将成为支持临床抗真菌感染治疗的重要手段。

参考文献

[1] Ullmann A J, Aguado J M, Arikan-Akdagli S, et al. Diagnosis and management of *Aspergillus* diseases: executive summary of the 2017 ESCMID-ECMM-ERS guideline [J]. Clinical Microbiology and Infection, 2018, 24: e1－e38.

[2] Kably B, Launay M, Derobertmasure A, et al. Antifungal drugs TDM: trends and update [J]. Therapeutic Drug Monitoring, 2022, 44(1): 166－197.

[3] Baracaldo-Santamaría D, Cala-Garcia J D, Medina-Rincón G J, et al. Therapeutic drug monitoring of antifungal agents in critically ill patients: is there a need for dose optimisation? [J]. Antibiotics, 2022, 11(5): 645.

[4] John J, Loo A, Mazur S, et al. Therapeutic drug monitoring of systemic antifungal agents: a pragmatic approach for adult and pediatric patients [J]. Expert Opinion on Drug Metabolism & Toxicology, 2019, 15(11): 881－895.

[5] Lepak A J, Andes D R. Antifungal pharmacokinetics and pharmacodynamics [J]. Cold Spring Harbor Perspectives in Medicine, 2014, 5(5): a019653.

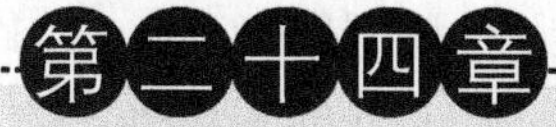

第二十四章 氟胞嘧啶

嘧啶类似物氟胞嘧啶于 1957 年被应用于抗肿瘤治疗,但由于其他优势药物的出现很快被替代,随后一些体外研究报道了其潜在的抗微生物活性。氟胞嘧啶相关的 TDM 证据目前较少,但考虑到氟胞嘧啶本身的药动学和药效学特点,其血药浓度变异较大,尤其在肾功能不全患者中,变异进一步增加,药理学研究显示氟胞嘧啶血药浓度与其产生的毒性有相关性,在肾功能不全患者中,其暴露量-毒性关系变异较大,因此氟胞嘧啶的给药应根据肌酐清除率(CrCL)进行调整,考虑以上特点,应对氟胞嘧啶进行 TDM,为改善患者临床结局提供重要依据。

一、作用机制和临床适应证

氟胞嘧啶为氟化嘧啶化合物,对新型隐球菌、白念珠菌和非白念珠菌具有良好的抗菌作用,但非白念珠菌的敏感性弱于白念珠菌。氟胞嘧啶作用机制为药物通过真菌细胞的酶系统进入细胞内,转换为氟尿嘧啶,替代尿嘧啶进入真菌的 DNA 合成过程,阻断其核酸合成。本品对真菌具有选择性毒性作用,单用时易产生耐药性,常与两性霉素 B 联用产生协同作用,同时降低耐药性的产生。氟胞嘧啶适用于敏感念珠菌或隐球菌属所致严重感染的治疗,如念珠菌所致的败血症、心内膜炎、肺部感染和尿路感染等。

二、药动学特征

氟胞嘧啶口服给药时,吸收迅速完全,生物利用度达 78%~90%。健康受试者单剂口服 2 g 后 1~2 h C_{max} 可达 30~40 mg/L。静脉给药时在滴注结束即刻达 C_{max} 约为 50 mg/L。氟胞嘧啶在血浆中主要以游离形式存在,蛋白结合率为2.9%~4.0%。V_d 为0.78 L/kg，广泛分布于肝、肾、心脏、脾、肺等组织中，组织浓度大于血浆浓度或与其相当。氟胞嘧啶可透过胎盘，也可进入感染的腹腔、关节腔及房水中。脑膜炎患者中该药物对血脑屏障的穿透性增加，脑脊液药物浓度可达血药浓度的50%~100%。氟胞嘧啶在健康人中的 $T_{1/2}$ 为3~4 h，与CrCL呈强相关性，在肾损伤患者中 $T_{1/2}$ 可达70~86 h。氟胞嘧啶约90%以原型经尿中排出，10%在粪中排出，几乎不从肝脏代谢[1,2]。在肾功能不全患者中，氟胞嘧啶的 $T_{1/2}$ 可延长至85 h。

三、药动学/药效学

氟胞嘧啶为时间依赖性药物，抗真菌后效应短，其疗效相关药动学/药效学指数为%T>MIC。侵袭性念珠菌感染动物模型研究显示，产生静息杀菌作用时的药效学靶值%T>MIC为40%。体外研究表明，氟胞嘧啶的浓度低于25 mg/L时会导致念珠菌耐药性的产生。氟胞嘧啶的毒性反应与其 C_{max} 相关，一项氟胞嘧啶在隐球菌脑膜炎患者中的研究显示，当 C_{max}>100 mg/L时，62%的患者发生严重的胃肠道不良反应。不良反应发生大多与氟胞嘧啶 C_{max} 超过100 mg/L相关，当超过125 mg/L时会引起严重的不良反应。不同机构对于氟胞嘧啶的目标 C_{max} 推荐值有所差异，英国医学真菌学会推荐 C_{max}<100 mg/L，美国传染病学会则推荐应小于80 mg/L[3-5]。

四、药物相互作用

（1）氟胞嘧啶几乎不从肝脏代谢，受CYP450代谢酶的影响很小。

（2）与两性霉素B或环孢素A等具有肾毒性的药物共同使用时，会导致氟胞嘧啶的暴露量增加。

（3）避免同时使用氟胞嘧啶和二氢嘧啶脱氢酶抑制剂，且氟胞嘧啶应在二氢嘧啶脱氢酶抑制剂停用至少4周后开始使用。

（4）应用氟胞嘧啶时，其药效学相关的药物相互作用也应纳入考虑。例如，使用氟胞嘧啶会增加抗肿瘤药物和免疫抑制药物的骨髓毒性作用。阿糖胞苷可以通过干扰氟胞嘧啶对真菌的穿透从而拮抗其抗真菌活性。

五、不良反应

口服氟胞嘧啶常见不良反应为恶心和腹泻，发生率约为6%。偶见皮疹、

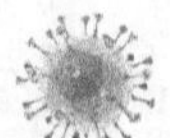

荨麻疹、瘙痒和光敏等过敏反应。可致骨髓毒性、白细胞和血小板减少。可产生肝毒性，表现为丙氨酸转氨酶一过性升高，应用本品时应定期随访肝功能。服用本品偶可发生暂时性的精神错乱、幻觉、定向力障碍等精神异常。

六、TDM 适用人群

（1）确诊的敏感念珠菌或隐球菌感染患者。

（2）伴有腹泻、胃肠道黏膜炎等胃肠吸收功能障碍的疾病。

（3）氟胞嘧啶用药后治疗效果不佳或出现怀疑与药物相关的不良反应。

（4）患者治疗依从性较差。

（5）不同程度的肾功能损伤人群。

（6）与可能产生药物相互作用进而影响氟胞嘧啶暴露量的药物共同使用，包括具有肾毒性的药物、二氢嘧啶脱氢酶抑制剂等。

七、监测时间

为了确保能够达到有效治疗浓度同时避免毒性反应发生，应同时对氟胞嘧啶用药后的 C_{max}、C_{min} 进行监测。根据药物药动学特征，C_{min} 采集应为常规用药 3~5 日达稳态后，再次用药前 0.5 h 内；C_{max} 采集在用药后 2 h。根据 TDM 调整剂量 3 日后再次监测其 C_{max}、C_{min} 确保在目标浓度范围内。在少数情况下，氟胞嘧啶会与其他抗真菌药联合用于抗三唑类耐药曲霉，此时推荐每周测定一次血药 C_{max}，口服给药后 2 h 采样。

八、样本采集、样本送检和保存

根据检测方法要求，采用含促凝胶或不含促凝胶的血清管（黄帽或红帽管）采集血清样本；或含 EDTA－K_2 抗凝剂的血浆管采集血浆样本。采血量应满足检测方法要求的最少量。血浆管采血后立即颠倒混匀。具体血样采集要求由实际送检的检测实验室确定。从给药部位的对侧肢体采集静脉血。禁止从静脉滴注药物的同侧肢体采血，不能于给药结束后的深静脉置管（中心静脉置管）内回抽血。

由于二氢嘧啶脱氢酶的活性，氟胞嘧啶在全血中不稳定，室温 24 h 后回收率小于 10%，在冰浴中 24 h 回收率约 70%。因此建议采集样本后冰上保存，1 h 内低温离心分离血浆或血清，注意避免溶血。氟胞嘧啶及其代谢物血浆样品在 20℃和 4℃条件下放置 6 h 稳定[1]。

九、样本检测方法

氟胞嘧啶常用检测方法为 LC－MS/MS。Alffenaar 等[6]开发的检测血浆中氟胞嘧啶的 LC－MS/MS 如下：采用 6460 三重四极杆 LC－MS/MS 系统，电喷雾电离和选择离子监测模式，内标为稳定同位素标记化合物$^{2}H^{15}N$－flucytosine，氟胞嘧啶和内标的检测离子对分别为 *m/z* 130.1→113.1 和 *m/z* 132.1→114.2。液相色谱柱采用 Waters Atlantis T3（100 mm×2.1 mm，3 μm），柱温 40℃，流动相为含 0.02 mol/L 甲酸铵水溶液和甲醇，梯度洗脱，流速 500 μL/mL，分析时间 2.5 min，自动进样器温度为 10℃，检测线性范围为 2.00～100 mg/L。在 10 μL 血浆样品中加入 500 μL 沉淀剂进行蛋白质沉淀后，11 000 r/min 转速离心 5 min，随后吸取上清液，在自动进样器中吸取 0.1 μL，按照以上质谱及色谱条件进样分析。

十、剂量推荐和调整

推荐目标血药浓度范围为 25～100 mg/L，即 C_{min}>25 mg/L，C_{max}<100 mg/L，应在 72 h 内尽快达目标浓度，不晚于开始给药后 120 h。2010 年美国 IDSA《隐球菌病治疗临床实践指南：美国感染病学会 2010 年更新》推荐首剂给药后 72 h 的稳态 C_{max}>30 mg/L。为降低诱导耐药，氟胞嘧啶血药 C_{min} 应高于 20～25 mg/L。

氟胞嘧啶临床用于口服或静脉滴注给药，剂量为 100～150 mg/kg，口服分 4 次，静脉分 2～4 次给药。有研究报道对于 CrCL 为 20～40 mL/min 的患者推荐给药间隔延长至 12 h，当 CrCL 为 10～20 mL/min 时，应调整为每日 1 次给药。对于血液透析患者，氟胞嘧啶应在透析结束后使用，避免药物被透析清除。对于 CRRT 患者，目前尚无公认的推荐给药方案，需要根据个体情况进行调整[5]。

十一、结果解释和建议

对药物浓度监测结果应基于患者的临床治疗反应进行解读与建议，当监测结果低于目标浓度范围，若临床反应不佳，可建议增加剂量；若临床反应良好，则暂不建议增加剂量。当监测结果高于目标浓度范围，应关注患者情况是否出现毒性反应，根据临床反应决定是否降低剂量。

十二、病例分析

氟胞嘧啶在接受血液透析的心脏移植患者中的 TDM[7]

一例心脏移植患者在移植后第 122 日，因间歇性血液透析（intermittent hemodialysis，IHD）导管外露从康复中心再次入院，第 131 日真菌血培养显示阳性，使用氟康唑、米卡芬净治疗效果不佳，在移植后 150 日开始增加 IHD，结束后给予口服氟胞嘧啶 1 250 mg，患者保持每周 3 次高通量 IHD。首剂给药后第 5 日开始采集血样测定药物浓度，C_{min} 在 IHD 开始前 5 h 采集，IHD 完成 30 min 后给予氟胞嘧啶，并在给药 2 h 后采集 C_{max}。由于患者病情稳定，在药物浓度结果报告前即出院返回康复机构。出院后第 2 日报告氟胞嘧啶血清 C_{max}、C_{min} 分别为 33.9 mg/L 和 18.3 mg/L。经评估后将氟胞嘧啶剂量从 IHD 后 1 250 mg 口服调整为每日 1 000 mg 口服，目标是使氟胞嘧啶 C_{max} 在 IHD 前后达到 50~75 mg/L。

移植后第 189 日该患者继续接受抗真菌治疗，血清 1,3－β－D－葡聚糖（BDG）水平持续升高（>500 pg/mL），对以下时间点药物浓度进行了监测：透析最长间期 2 h 峰值（66.7 mg/L）、透析前浓度（61.6 mg/L）、透析后 4 h 浓度（11.4 mg/L）及透析后干体重时的峰值（39.3 mg/L）。根据监测结果，IHD 日的给药剂量调整为 1 250 mg 口服，非 IHD 日的晚间给药剂量调整为 1 000 mg 口服。该方案确保了氟胞嘧啶 C_{max}、C_{min} 在目标浓度范围内。

调整剂量后约 3 个月，患者因持续恶心、呕吐和腹泻再次从康复机构入院，考虑为氟胞嘧啶产生的毒性反应。TDM 显示其 C_{max} 未超过毒性浓度靶值，但为了缓解患者的胃肠道症状，调整剂量为氟胞嘧啶 1 250 mg 口服，每隔 1 日给药 1 次。在调整剂量后患者仍持续出现胃肠道症状，最终在移植后第 290 日停止氟胞嘧啶给药。随后患者继续服用氟康唑 300 mg 口服，停用氟胞嘧啶治疗 3 个月后，患者的真菌血症未复发。

【点评】氟胞嘧啶主要以原型经肾清除，对于血液透析（RRT）患者，浓度变异大，易出现暴露量过低导致疗效不足或过高引起不良反应的现象，进行 TDM 并根据结果进行剂量调整可尽量减少该情况的发生。该篇报道为 IHD 器官移植免疫缺陷患者的氟胞嘧啶剂量调整提供了数据参考，由于该类患者往往情况复杂，实际应用中应充分考虑患者各方面因素进行剂量优化。

参考文献

[1] Zheng Y Z, Wang S H. Advances in antifungal drug measurement by liquid chromatography-mass spectrometry[J]. Clinica Chimica Acta, 2019, 491: 132 - 145.

[2] Bellmann R, Smuszkiewicz P. Pharmacokinetics of antifungal drugs: practical implications for optimized treatment of patients[J]. Infection, 2017, 45(6): 737 - 779.

[3] Ullmann A J, Aguado J M, Arikan-Akdagli S, et al. Diagnosis and management of *Aspergillus* diseases: executive summary of the 2017 ESCMID-ECMM-ERS guideline [J]. Clinical Microbiology and Infection, 2018, 24: e1 - e38.

[4] Kably B, Launay M, Derobertmasure A, et al. Antifungal drugs TDM: trends and update [J]. Therapeutic Drug Monitoring, 2022, 44(1): 166 - 197.

[5] John J, Loo A, Mazur S, et al. Therapeutic drug monitoring of systemic antifungal agents: a pragmatic approach for adult and pediatric patients [J]. Expert Opinion on Drug Metabolism & Toxicology, 2019, 15(11): 881 - 895.

[6] Alffenaar J W, van Hateren K, Touw D J. Determination of flucytosine in human serum using liquid chromatography-tandem mass spectrometry[J]. Journal of Applied Bioanalysis, 2018, 4(5): 157 - 165.

[7] Williams K N, Bidell M R, Adamsick M L, et al. Therapeutic drug monitoring of flucytosine in a cardiac transplant patient receiving continuous veno-venous hemofiltration and intermittent hemodialysis: a case report[J]. Transplant Infectious Disease, 2021, 23(4): e13575.

氟 康 唑

一、作用机制和临床适应证

1. 作用机制

氟康唑(fluconazole)是三唑类抗真菌药,通过选择性干扰真菌 CYP450 介导的 14α-甾醇的脱甲基作用,从而特异性地抑制真菌细胞膜上麦角甾醇的生物合成,使真菌细胞膜受损,通透性增加,从而导致真菌生长抑制。

2. 临床适应证

氟康唑是临床常用的治疗念珠菌感染的抗真菌药。体外研究表明,氟康唑对大部分念珠菌(克柔念珠菌对氟康唑天然耐药)、隐球菌具有较好的体外抗菌活性,对曲霉菌抗菌活性差。主要用于治疗全身性念珠菌病,包括念珠血症、播散性念珠菌病及其他形式的侵入性念珠菌感染,治疗隐球菌病包括隐球菌脑膜炎和其他部位的隐球菌感染,以及用于免疫缺陷患者中预防真菌感染。包括 ICU 患者侵袭性念珠菌病的预防、侵袭性念珠菌病发生率高的医疗机构中低体重新生儿的预防及氟康唑敏感菌株引起的念珠菌膀胱炎、念珠菌肾盂肾炎、氟康唑敏感菌株引起的非粒细胞缺乏患者念珠菌血症的治疗、粒细胞缺乏患者念珠菌血症的治疗、非粒细胞缺乏 ICU 患者侵袭性真菌病(invasive fungal disease, IFD)的经验治疗。

二、药动学特征

氟康唑水溶性佳,口服吸收良好,且不受食物的影响,口服生物利用度大于 90%。氟康唑给药后达峰时间(T_{max})为 1~2 h,其在血浆中 $T_{1/2}$为 27~37 h,肾功能不全时,其 $T_{1/2}$明显延长,可达 100 h。氟康唑表观分布容积接近体内水分总量,血浆蛋白结合率为11%~12%。氟康唑在体内呈线性动力学特征,单剂量口服50~400 mg氟康唑,其AUC与血药浓度成比例变化。氟康唑少部分从肝脏代谢,90%以上的原型药物经肾脏排泄。因此,肾功能不全的患者应根据肾功能情况调整氟康唑给药剂量,肝脏功能不全时无须进行剂量调整。氟康唑在尿液中浓度为血药浓度的10倍,其在脑脊液浓度约为血药浓度的80%。

三、药动学/药效学

氟康唑为浓度依赖型药物,且具有较长的抗菌后效应,其药动学/药效学指数为$AUC_{0-24\,h}$/MIC。氟康唑治疗系统性真菌感染时,应使$AUC_{0-24\,h}$/MIC≥25,以提高其临床治疗有效率。回顾性研究发现,当$AUC_{0-24\,h}$/MIC≥25时,念珠菌感染治愈率高达70%;而当$AUC_{0-24\,h}$/MIC<25时,治愈率仅为47%。氟康唑药动学参数个体差异小,且氟康唑日剂量与$AUC_{0-24\,h}$存在显著相关性。研究发现,dose(日剂量)/MIC可作为$AUC_{0-24\,h}$/MIC的替代指标,当dose/MIC>75时,氟康唑治疗念珠血症的有效率可达到90%[1]。

四、药物相互作用

氟康唑是肝药酶CYP450同工酶CYP2C9及CYP3A4的抑制剂,需要经过这些酶代谢的药物与氟康唑合用时,氟康唑会降低肝药酶对药物的代谢能力,从而增加药物浓度。氟康唑与免疫抑制剂、他汀类药物、西沙比利、华法林等药物合用时,可致此类的血药浓度增加,不良反应发生风险增加。

五、药物不良反应

氟康唑常见的不良反应包括过敏反应、肝肾功能异常、胃肠道异常、神经系统异常等。常见的消化道反应通常表现为恶心、呕吐、腹泻等。长期使用或大量使用,可能发生严重的肝毒性,使用过程中应该密切监测患者肝功能。氟康唑也存在心血管系统损害的风险,可能引起QT间期延长、心律失常,有心脏疾病患者使用需要谨慎。

六、TDM的适用人群

目前,暂不推荐对氟康唑进行TDM。但也有研究指出,对儿童患者、CRRT患者或口服吸收存在障碍的患者,可对氟康唑进行TDM。

七、监测时间

推荐在负荷剂量后或服药 5~7 天后(无负荷剂量)监测血药 C_{min}。

八、治疗窗

推荐目标 C_{min} 为 10~15 mg/L[2]。

九、氟康唑在特殊患者人群中的剂量推荐

对成人患者,播散性念珠菌病负荷剂量 400 mg,维持剂量 200 mg,每日 1 次,至少 4 周,症状缓解后至少持续 2 周。食管念珠菌感染负荷剂量 200 mg,维持剂量 100 mg,每日 1 次,持续至少 3 周,症状缓解后至少持续 2 周;口咽部念珠菌病负荷剂量 200 mg,维持剂量 100 mg,每日 1 次,疗程至少 2 周。氟康唑是早产儿、婴幼儿常用的预防和治疗真菌感染的有效药物,其服用后可降低不良反应发生率,安全系数高,其在婴幼儿及儿童患者中的用药剂量见表 25-1。氟康唑主要经过肾脏排泄,在接受 RRT 的患者中需要对给药方案进行调整,具体见表 25-1。

表 25-1　氟康唑在特殊患者人群中的剂量推荐

患者人群	预防	治疗
早产儿(PNA 0~14 日)	3~12 mg/(kg · 72 h)	
早产儿(PNA>14 日)	3~12 mg/(kg · 24 h)	
足月儿(PNA 0~14 日)	3~12 mg/(kg · 72 h)	负荷剂量: 6 mg/kg 维持剂量: 3~12 mg/(kg · 72 h)
足月儿(PNA 15~27 日)	3~12 mg/(kg · 48 h)	负荷剂量: 6 mg/kg 维持剂量: 3~12 mg/(kg · 48 h)
极低体重新生儿(<1 000 g)	3~6 mg/(kg · 72 h)	
1 个月~11 岁	3~12 mg/(kg · 24 h)	负荷剂量: 6 mg/kg(最大 400 mg) 维持剂量: 3~12 mg/(kg · 24 h)(最大 400 mg)
12~18 岁	3~12 mg/(kg · 24 h)	负荷剂量: 6~12 mg/kg(最大 800 mg) 维持剂量: 3~12 mg/(kg · 24 h)(最大 800 mg)
接受 CVVH 治疗的成人		负荷剂量: 12 mg/kg 维持剂量: 6 mg/(kg · 24 h)

续 表

患者人群	预防	治疗
接受 CVVHD 治疗的成人		负荷剂量：900 mg 维持剂量：600 mg/12 h
接受 CVVHDF 治疗的成人		400 mg/12 h

注：CVVH，持续静脉血液滤过；CVVHD，持续静脉血液透析；CVVHDF，持续静脉血液透析滤过；PNA，产后年龄。

参考文献

[1] Cuesta I, Bielza C, Cuenca-Estrella M, et al. Evaluation by data mining techniques of fluconazole breakpoints established by the Clinical and Laboratory Standards Institute (CLSI) and comparison with those of the European Committee on Antimicrobial Susceptibility Testing (EUCAST)[J]. Antimicrobial Agents and Chemotherapy, 2010, 54(4): 1541-1546.

[2] McCreary E K, Davis M R, Narayanan N, et al. Utility of triazole antifungal therapeutic drug monitoring: insights from the society of infectious diseases pharmacists: endorsed by the mycoses study group education and research consortium[J]. Pharmacotherapy, 2023, 43(10): 1043-1050.

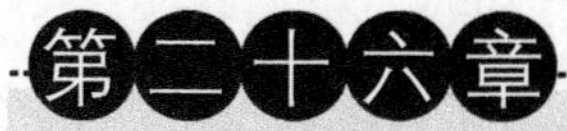

伏 立 康 唑

一、作用机制和临床适应证

1. 作用机制

伏立康唑(voriconazole)是一种具有广谱抗真菌活性的抗真菌药,通过抑制真菌 CYP450 介导的 14α-甾醇去甲基化,从而抑制麦角甾醇的生物合成而发挥抗菌作用。

2. 临床适应证

伏立康唑体外抗菌活性强,对曲霉菌、耐氟康唑念珠菌、新型隐球菌、组织胞浆菌、球孢子菌、镰刀菌、足放线病菌等均具有较强的体外抗菌活性,但对接合菌无抗菌活性。伏立康唑作为治疗侵袭性曲霉菌病的一线药物,同时还用于治疗对氟康唑耐药念珠菌引起的侵袭性念珠菌病、镰刀菌和足放线病菌引起的严重感染,以及用于肺移植、肝移植、肾移植、恶性血液病等患者中预防真菌感染。

二、药动学特征

伏立康唑为三唑类广谱抗真菌药,临床采用口服或静脉滴注的方式给药。静脉滴注标准给药方案为负荷剂量 6 mg/(kg · 12 h),维持剂量 4 mg/(kg · 12 h);口服标准给药方案为负荷剂量 400 mg/12 h,维持剂量 200 mg/12 h。伏立康唑口服吸收迅速而完全,口服生物利用度约为 96%,胃液 pH 的改变对伏立康唑吸收无影响。因此,静脉滴注和口服给药可以进行序贯治疗。伏立康唑与高脂肪餐同时服用后,其 C_{max} 和给药间隔下血药浓度-时间曲线下面积(AUC_{τ})分别降低约 34.6%和 21.7%,且 T_{max} 也会显著延长,肠内营养剂也会使伏立康唑吸收减少。因此，伏立康唑推荐在餐前 1 h 或餐后 2 h 服用。

基于中国健康男性受试者的临床研究表明，单剂口服伏立康唑 200 mg 后，其 C_{max} 为（1.04±0.45）mg/L，单剂量给药下 $AUC_{0-24\,h}$ 为（5.45±3.18）mg·h/L。伏立康唑 T_{max} 为 1～2 h，$T_{1/2}$ 为 6～24 h。伏立康唑血浆蛋白结合率约为 58%，脂溶性好，组织分布广泛，稳态下 V_d 为 4.6 L/kg，能透过血脑屏障、血眼屏障进入脑脊液、玻璃体和眼房水，其在脑脊液中的浓度约为血药浓度的 50%。

伏立康唑主要通过肝药酶 CYP2C19、CYP3A4 和 CYP2C9 代谢，有<2% 的原型药物通过肾脏经尿排泄，其主要的代谢产物为 *N*-氧化伏立康唑、4-羟基伏立康唑和羟基伏立康唑，其代谢产物无抗菌活性。伏立康唑在体内的代谢具有饱和性，其 AUC 和 C_{max} 增加的比例大于剂量增加的比例，其药动学特征呈现剂量依赖性的非线性动力学特征。但伏立康唑在儿童中消除较快，标准给药方案下不存在代谢饱和的现象，在儿童体内呈线性动力学特征。伏立康唑的血药浓度个体差异大，研究表明在标准给药方案下伏立康唑 C_{min} 在 0.1～18.7 mg/L 范围内均有分布，这主要是由肝药酶 *CYP2C19* 基因多态性、患者年龄、体重、性别、生理和病理情况及合并用药等因素所导致的[1]。

三、药动学/药效学

伏立康唑为浓度依赖型抗真菌药物。基于念珠菌感染的小鼠模型表明伏立康唑游离 $AUC_{0-24\,h}$ 与 MIC 比值（$fAUC_{0-24\,h}$/MIC）大于 25 时，其对念珠菌感染具有较好的疗效[2]。然而伏立康唑药动学/药效学参数 $fAUC_{0-24\,h}$/MIC>25 并没有在临床实践中验证其合理性。Troke 等[3]对 1 091 真菌感染患者进行了回顾性分析，发现伏立康唑的药动学/药效学指数 C_{min}/MIC 与临床疗效显著相关，当伏立康唑 C_{min}/MIC 在 2～5 时其临床疗效最大。

四、药物相互作用

伏立康唑既是肝药酶 CYP2C19、CYP3A4 和 CYP2C9 的底物，也是它们的抑制剂。因此，肝药酶 CYP2C19、CYP3A4 和 CYP2C9 的抑制剂、诱导剂易与伏立康唑发生药物相互作用。临床常见肝药酶诱导剂如卡马西平、长效巴比妥类药物、利福平、依曲韦林、阿扎那韦、利托那韦、银杏叶和圣约翰草等可降低伏立康唑的血药浓度，其在临床与伏立康唑合用时应密切监测伏立康唑的血药浓度。例如，高剂量的利托那韦（400 mg/12 h）可使伏立康唑的 $AUC_{0-12\,h}$ 和 C_{max} 分别降低 82%和 66%。因此，说明书推荐利托那韦避免和伏立康唑合用。临床上常见的 CYP2C19 抑制剂，如奥美拉唑、CYP3A4 抑制剂如西咪替丁、雷尼替丁等与伏立康唑合用时，可以增加伏立康唑的 AUC 和 C_{max}，合用时需监测伏立康唑的血药浓度和不良反应，但无须调整伏立康唑给药剂量。

伏立康唑也可通过抑制肝药酶 CYP2C19、CYP3A4 和 CYP2C9 的活性，从而抑制肝药酶对其他药物的代谢，使这些药物药动学参数发生改变。例如，伏立康唑与肝药酶 CYP3A4 底物阿司咪唑、西沙必利和奎尼丁合用时，可使这些药物的血药浓度增高，从而导致 QT 间期延长，并有可能发生尖端扭转型室性心动过速。因此，临床上伏立康唑应避免与这些药物合用。临床常用的免疫抑制剂，如环孢素、他克莫司为肝药酶 CYP3A4 的底物，伏立康唑与这些药物合用时也可增加其血药浓度。因此，临床合用时，应减少这些药物的剂量，并监测其血药浓度和不良反应。

五、不良反应

伏立康唑常见不良反应包括发热、皮疹、恶心、呕吐、QT 间期延长、肝肾毒性、视觉障碍、神经毒性等，其他少见的不良反应包括光毒性、骨膜炎等。研究报道，伏立康唑的 C_{min} 与肝毒性、视觉障碍不良反应显著相关。伏立康唑临床治疗的有效性和安全性均与其 C_{min} 相关。临床上约有 30%的患者会出现视觉障碍，如视觉改变、视力模糊、畏光等。视觉障碍通常在伏立康唑使用后第 1 周发生。Pascual 等[4]建立了伏立康唑 C_{min} 与视觉障碍发生率之间的关系，其建立的 Logistics 回归模型发现当伏立康唑 C_{min} 低于 4.5 mg/L 时，视觉障碍不良反应发生率会降低至 15%以下。

肝毒性也是伏立康唑常见的不良反应，伏立康唑所导致的肝毒性是可逆的，其发生也与伏立康唑 C_{min} 相关，临床发生率约为 13%，但在亚洲人群的发生率较高。例如，在日本人群中肝毒性发生率为 34.5%（10/29）[5]，在韩国人群中肝毒性发生率为 20.0%（5/25）[6]。伏立康唑用药过程中也会导致严重的肝炎、暴发性肝功能衰竭。因此，临床使用伏立康唑时应密切监视患者肝功能的变化。

伏立康唑引起的肾毒性主要出现在肾功能减退且长时间静脉滴注伏立

康唑的患者中。这主要是由于伏立康唑难溶于水，在注射剂的溶媒中加入了增溶剂磺丁基-β-环糊精钠（sulfobutylether-β-cyclodextrin, SBECD），而SBECD在机体的蓄积可引起肾小管上皮细胞空泡变性，从而造成肾小管损伤。因此，对于中、重度肾功能不全患者宜选用口服给药方式。伏立康唑的不良反应发生率在不同年龄段的患者中也有差异。系统评价的结果表明，儿童与青少年、成人相比，其肝毒性、视觉障碍的发生率均差异无统计学意义，但儿童组发生肝毒性的人数较多，青少年和成人组发生视觉障碍的人数较多[7]。

六、TDM的适用人群

推荐在肝功能不全患者、联合使用影响伏立康唑药动学药物的患者、*CYP2C19*基因突变患者、发生伏立康唑药物不良事件或疗效欠佳的患者、重症真菌感染危及生命的患者中进行伏立康唑血药浓度监测（表26-1）。

伏立康唑药动学参数个体差异大，如造血干细胞移植患者采用口服200 mg/12 h的给药方案后，62%患者的伏立康唑C_{min}在0.5~2 mg/L范围内，27%的患者C_{min}低于0.5 mg/L，15%的患者血浆中无法检测到伏立康唑[8]。伏立康唑的C_{min}在患者中存在较大的差异，这主要由*CYP2C19*基因多态性、合并用药、年龄、体重、饮食等多种因素导致的。这便可能使伏立康唑在不同患者中的有效性和安全性存在差异，因此，临床推荐对伏立康唑C_{min}进行监测，以保证用药的有效性和安全性。目前一项基于随机、对照的研究对伏立康唑TDM的临床意义进行了研究。其结果发现TDM组患者的IFD治疗有效率为81.1%（30/37），非TDM组患者治疗有效率为58.8%（20/34），两组间治疗有效率差异具统计学意义。TDM组和非TMD组之间的不良反应发生率并无显著性差异，但TDM组因不良反应而导致的停药率显著降低[9]。该研究结果支持临床实践过程中对伏立康唑进行TDM。

美国IDSA推荐伏立康唑作为治疗侵袭性曲霉菌病的首选药物，其治疗IFD的疗效与C_{min}相关。Pascual等[10]研究发现随着伏立康唑C_{min}增加，其治疗IFD的有效率也会增加。当伏立康唑$C_{min}<1$ mg/L时，伏立康唑治疗侵袭性真菌病（invasive fungal disease, IFD）的有效率为54%。而当伏立康唑$C_{min}>1$ mg/L时，伏立康唑治疗IFD的有效率为88%。

七、监测时间

推荐监测稳态血药 C_{min}，在给予负荷剂量时，建议伏立康唑血药浓度监测首次取血时间应不早于第5次给药前（第3日）。

八、治疗窗

制订合理的伏立康唑治疗窗可以保证其用药的有效性和安全性。基于已有的研究成果和系统评价分析，已有国家制定了伏立康唑用药指南。针对不同的人群，伏立康唑在各国指南中的治疗窗具有差异。英国在2014年发布的《抗真菌药物治疗监测指南》推荐伏立康唑 C_{min} 目标治疗下限为1 mg/L，目标治疗上限为4~6 mg/L[11]。中国在2018年发布的《伏立康唑个体化用药指南》推荐伏立康唑治疗窗为0.5~5 mg/L[12]，推荐意见见表26－1。日本在2022年发布的《2022 JSC/JSTDM 临床实践指南：伏立康唑在非亚洲和亚洲成人患者中的治疗药物监测》推荐伏立康唑在亚洲人群中的治疗窗为1~4 mg/L，在非亚洲人群中的治疗窗为1~5.5 mg/L[13]。

表26－1　中国伏立康唑个体化用药指南推荐意见

序号	推荐意见	推荐级别
1	肝功能不全患者、联合使用影响伏立康唑药动学药物的患者、*CYP2C19* 基因突变患者、发生伏立康唑药物不良事件或疗效欠佳的患者、重症真菌感染危及生命的患者进行伏立康唑血药浓度监测	强推荐，极低质量证据
2	伏立康唑进行血药浓度监测时，推荐监测稳态血药 C_{min}	强推荐，中等质量证据
3	在给予负荷剂量时，建议伏立康唑血药浓度监测首次取血时间应不早于第5次给药前（第3日）	弱推荐，极低质量证据
4	推荐伏立康唑目标血药 C_{min} 的下限为0.5 mg/L，上限为5 mg/L	强推荐，中等质量证据

九、样本采集、样本送检和保存

（1）采样管要求：根据检测方法要求，采用含促凝胶或不含促凝胶的血清管采集血清样本；或含 EDTA－K_2 等抗凝剂的血浆管采集血浆样本。

（2）采样量要求：采血量为2~3 mL，血浆管采血后立即颠倒混匀。

（3）采样部位：口服给药直接从静脉采血；静脉滴注应从伏立康唑给药部

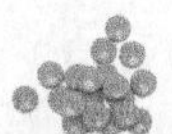

位的对侧肢体采集静脉血。

（4）采样时间：伏立康唑推荐监测稳态 C_{min}。如采用负荷剂量服药 2 日后，或不采用负荷剂量服药 5 日后，可在下一次给药前 30 min 进行采样。

（5）样品送检和保存：伏立康唑在室温放置 24 h、4℃放置 48 h 稳定性良好，临床采集样本后如不能及时送检，可离心后存放于 2～8℃冰箱或取上清冷冻保存。

十、样本检测方法

目前，临床常用的伏立康唑血药浓度测定方法有 HPLC、HPLC－MS/MS、酶放大免疫法。以下为 HPLC 参考条件[14]。

（1）样本处理方法：取血浆样品 200 μL 加入至 400 μL 乙腈中，并加入 0.01 mg/mL 的内标溶液 40 μL（利鲁唑），涡旋 1 min，4℃下离心 6 min（14 000 r/min），取上清液 20 μL 进样分析。

（2）色谱条件：使用仪器为 Agilent 1260 型 HPLC 仪，色谱柱为 Agilent Zorbax Eclipse Plus C_{18}柱，流动相为乙腈－0.01 mol/L 磷酸二氢钾溶液（38∶62，*v/v*），流速 1.0 mL/min，检测波长 255 nm，柱温 40℃。

十一、剂量计算和调整

根据药品说明书，对于成人患者，体重≥40 kg 时负荷剂量为静脉滴注 6 mg/（kg·12 h），用药 24 h 后维持剂量为静脉滴注 4 mg/（kg·12 h）或口服 200 mg/12 h。患者体重<40 kg 时，推荐维持剂量为口服 200 mg/12 h。如患者采用标准给药方案后，患者疗效不佳，对体重≥40 kg 的成人患者剂量可调整为口服 300 mg/12 h，对体重<40 kg 的成人患者剂量可调整为口服 150 mg/12 h，调整后如果患者对伏立康唑不能耐受，每次可减量 50 mg；如患者对静脉滴注 4 mg/（kg·12 h）的给药方案不能耐受，可减至静脉滴注 3 mg/（kg·12 h）。

对于 2～12 岁的儿童患者，负荷剂量可采用静脉滴注 9 mg/（kg·12 h）的给药方案，24 h 后维持剂量可采用静脉滴注 8 mg/（kg·12 h）的给药方案，或采用口服 9 mg/（kg·12 h）的给药方案。

对于轻、中度肝硬化患者，说明书推荐负荷剂量不变，维持剂量减半，重度肝硬化患者给药剂量说明书并无推荐。而基于中国患者人群的 PopPK 结果表明，肝硬化患者负荷剂量可采用口服或静脉滴注 200 mg/12 h 的给药方案，轻、中度肝硬化患者维持剂量可采用口服或静脉滴注 75 mg/12 h 的给药方案，而重度肝硬化患者维持剂量可采用口服或静脉滴注 50 mg/12 h 的给药方案[15]。

十二、结果解释和建议

治疗窗并不是保证用药安全性、有效性的绝对范围，即使药物浓度在治疗窗范围内也会存在安全性、有效性不佳的现象。因此，临床上需根据 TDM 监测结果及患者用药的安全性、有效性共同考虑以指导个体化用药。根据伏立康唑治疗窗，浓度低于治疗窗下限时更需关注用药的有效性，而浓度高于治疗窗上限时更需关注用药的安全性。中国《伏立康唑个体化用药指南》推荐了根据伏立康唑 C_{min} 及不良反应严重程度、联合用药进行剂量调整，具体见表 26－2[15]。

表 26－2　中国伏立康唑个体化用药指南推荐剂量调整原则

序号	推荐意见	推荐级别
1	调整伏立康唑剂量、患者发生伏立康唑药物不良事件或疗效欠佳、加用或停用影响伏立康唑药动学药物时，推荐应重复监测伏立康唑血药浓度	强推荐
2	伏立康唑稳态血药 C_{min} 低于目标浓度下限或疗效不佳，则建议伏立康唑维持剂量加量 50%，然后根据血药浓度进行调整	弱推荐，极低质量证据
3	伏立康唑稳态血药 C_{min} 高于目标浓度上限且低于 10 mg/L，未发生 2 级或 2 级以上不良事件时，则建议伏立康唑维持剂量减量 20%，后根据血药浓度进行调整	弱推荐，极低质量证据
4	如伏立康唑稳态血药 C_{min} 高于 10 mg/L 或发生 2 级不良事件，则建议伏立康唑停止给药 1 次，之后维持剂量减量 50%，后根据血药浓度进行调整	弱推荐，极低质量证据
5	联用依非韦伦、苯妥英时，伏立康唑维持剂量应调整为 400 mg/12 h	强推荐，极低质量证据
6	联用利福布汀时，伏立康唑维持剂量应调整为 350 mg/12 h	弱推荐，极低质量证据

十三、基因多态性

伏立康唑主要经肝药酶 CYP2C19 代谢，*CYP2C19* 基因多态性是导致伏立康唑药动学参数个体差异大的主要因素，而 *CYP3A4*、*CYP2C9* 基因多态性对伏立康唑药动学参数影响小。由于 *CYP2C19* 基因多态性，导致患者对伏立康唑的代谢能力有差异。根据 *CYP2C19* 基因表型，可以将患者分为超快代谢者（*CYP2C19*＊*1*/＊*17*）、快代谢者（*CYP2C19*＊*1*/＊*1*）、中间代谢者（*CYP2C19*＊*1*/＊*2* 或 *CYP2C19*＊*1*/＊*3*）和慢代谢者（*CYP2C19*＊*2*/＊*2*、*CYP2C19*＊*2*/＊*3* 或 *CYP2C19*＊*3*/＊*3*）。*CYP2C19* 等位基因在不同人群的分布频率不同，如 *CYP2C19*＊*2* 在欧洲人群和亚洲人群的出现频率分别为 15% 和 30%，*CYP2C19*＊*17* 在欧洲人群和亚洲人群的出现频率分别为 18%～22% 和 1%～4%[16]。因此，亚洲人群中更容易出现慢代谢者，而超快代谢者出现频率较低。Wang 等[17]研究发现患者单剂量口服伏立康唑 200 mg 后，伏立康唑药动学参数 C_{max} 在超快代谢、快代谢和慢代谢患者中没有显著性差异，但慢代谢者的 $AUC_{0-\infty}$ 分别是超快代谢者和快代谢者的 6.58 倍和 3.45 倍，而超快代谢者的清除率 CL/F 分别是快代谢者和慢代谢者的 1.79 倍和 6.35 倍。黄菲等[18]的研究发现患者单剂量口服伏立康唑 200 mg 后，其药动学参数 $T_{1/2}$ 和 C_{max} 在慢代谢、快代谢、中间代谢患者中差异无统计学意义，但慢代谢者伏立康唑的 $AUC_{0-\infty}$ 分别是快代谢者和中间代谢者的 2.12 倍和 1.59 倍。基于系统评价的结果表明[19]，快代谢、中间代谢、慢代谢患者间的 C_{max} 差异无统计学意义，但 3 种代谢类型患者间的 AUC 和 $T_{1/2}$ 的差异显著；慢代谢组患者的 AUC 和 $T_{1/2}$ 均大于中间代谢组患者，且中间代谢组患者均显著大于快代谢组患者；快代谢组患者的 CL/F 明显大于慢代谢组患者；慢代谢组患者的 T_{max} 显著长于快代谢患者组。伏立康唑 C_{min} 在慢代谢、中间代谢、快代谢间也具有差异，分析结果表明伏立康唑在慢代谢、中间代谢、快代谢患者中的 C_{min} 均值分别为 4.21 mg/L、2.47 mg/L 和 2.00 mg/L[20]。

十四、病例分析

伏立康唑在肝硬化患者中的用药调整

患者，男，53 岁，9 年前查乙型表面抗原阳性，门诊以口服"富马酸替诺福韦、恩替卡韦、安洛化纤丸"治疗，半年前出现腹胀加重，诊断"病毒性肝炎乙型、肝炎肝硬化失代偿期 Child－Pugh C 级、自发性腹膜炎；食管胃底静脉曲张重度；门脉高压性胃病；十二指肠球部炎伴出血"，予护肝、抑酸、抗感染等治疗，病情好转出院。目前，患者又感全身乏力，头晕，再次入院以"病毒性肝炎、乙型肝炎、肝硬化失代偿期"收住入院。患者发病以来精神、食纳差，无恶心、呕吐，服用利尿剂（螺内酯 80 mg，每日 3 次；呋塞米片 20 mg，每日 2 次）情况下，尿量尚可。入院时查体：体温 36.6℃，脉搏 104 次/分，呼吸 22 次/分，血压

105/ 56 mmHg。辅助检查：中性粒细胞计数 12.97×10^9/L、中性粒细胞百分比 81.6%、红细胞计数 3.39×10^{12}/L、白细胞计数 15.90×10^9/L；碱性磷酸酶 163 IU/L、谷丙转氨酶 31 IU/L、谷草转氨酶 47 IU/L、直接胆红素 170.4 μmol/L、间接胆红素 28.5 μmol/L、总胆红素 198.9 μmol/L；入院第 5 日，CT 扫描发现双肺多发斑片稍高密度影，左下肺较显著，多考虑感染性病变。新增左侧胸腔少量积液，半乳甘露聚糖 0.98，肺部感染不除外真菌感染，给予伏立康唑抗真菌治疗，负荷剂量 400 mg，静脉滴注，每日 2 次，维持剂量 100 mg，静脉滴注，每日 2 次。伏立康唑用药第 3 日，晨查房时患者神志不清，呈谵妄状态，烦躁不安，胡言乱语，问答不切题。考虑为伏立康唑引起的精神症状，暂停使用伏立康唑，并及时监测伏立康唑血药 C_{min}，当日下午回报血药浓度为 9.25 mg/L。考虑患者对伏立康唑代谢能力差，停药后患者体内仍残留伏立康唑，复查伏立康唑血药浓度，以调整抗真菌治疗方案。伏立康唑停药后第 3、5 日，伏立康唑 TDM 结果分别为 6.52 mg/L、3.36 mg/L。复查半乳甘露聚糖 0.86，调整伏立康唑给药方案为 50 mg，口服，每日 2 次，并密切监测伏立康唑相关不良反应及血药 C_{min}。伏立康唑方案调整后，第 3、7 日 TDM 结果为 3.13 mg/L、3.89 mg/L，用药过程中并未出现不良反应。复查胸部 CT，考虑仍存在真菌感染。入院第 25 日，患者病情平稳，安排出院，嘱继续伏立康唑 50 mg，口服，每日 2 次，定期监测血药浓度及门诊随访。

【点评】伏立康唑为三唑类抗真菌药，是治疗侵袭性曲霉菌病的一线药物。伏立康唑主要经过肝药酶 CYP2C19、CYP3A4 及 CYP2C9 代谢，其药物治疗的安全性与有效性与伏立康唑 C_{min} 密切相关。肝硬化患者体内肝药酶含量下降，使患者对伏立康唑的代谢能力降低。根据药品说明书，对轻、中度肝硬化患者，负荷剂量不变，维持剂量减半。但说明书并未对重度肝硬化患者的用药剂量进行推荐。该患者为重度肝硬化（Child - Pugh C 级），对伏立康唑代谢差，使用说明书推荐的减半给药方案后，仍出现伏立康唑相关的不良反应。血药浓度测定结果为 9.25 mg/L，这也解释了患者用药后出现精神症状的原因。由于患者伏立康唑血药浓度高，并出现了不良反应，根据《中国伏立康唑个体化用药指南》，逐渐停药，待血药浓度降至正常浓度范围后，调整给药方案为口服 50 mg，每日 2 次。调整给药方案后仍需监测药物浓度及不良反应。

参考文献

[1] Wang T T, Miao L Y, Shao H, et al. Voriconazole therapeutic drug monitoring and hepatotoxicity in critically ill patients: a nationwide multi-centre retrospective study[J]. International Journal of Antimicrobial Agents, 2022, 60(5/6): 106692.

[2] Andes D, Marchillo K, Stamstad T, et al. *In vivo* pharmacokinetics and pharmacodynamics of a new triazole, voriconazole, in a murine candidiasis model[J]. Antimicrobial Agents and Chemotherapy, 2003, 47(10): 3165－3169.

[3] Troke P F, Hockey H P, Hope W W. Observational study of the clinical efficacy of voriconazole and its relationship to plasma concentrations in patients[J]. Antimicrobial Agents and Chemotherapy, 2011, 55(10): 4782－4788.

[4] Pascual A, Csajka C, Buclin T, et al. Challenging recommended oral and intravenous voriconazole doses for improved efficacy and safety: population pharmacokinetics-based analysis of adult patients with invasive fungal infections[J]. Clinical Infectious Diseases, 2012, 55(3): 381－390.

[5] Matsumoto K, Ikawa K, Abematsu K, et al. Correlation between voriconazole trough plasma concentration and hepatotoxicity in patients with different CYP2C19 genotypes[J]. International Journal of Antimicrobial Agents, 2009, 34(1): 91－94.

[6] Kim S H, Yim D S, Choi S M, et al. Voriconazole-related severe adverse events: clinical application of therapeutic drug monitoring in Korean patients[J]. International Journal of Infectious Diseases, 2011, 15(11): e753－e758.

[7] 郭一萌,安琳娜,陈恳,等.伏立康唑在不同年龄段使用中安全性和有效性以及药代动力学差异的系统评价[J].中国临床药理学杂志,2016,32(3): 261－263.

[8] Mikulska M, Novelli A, Aversa F, et al. Voriconazole in clinical practice[J]. Journal of Chemotherapy, 2012, 24(6): 311－327.

[9] Park W B, Kim N H, Kim K H, et al. The effect of therapeutic drug monitoring on safety and efficacy of voriconazole in invasive fungal infections: a randomized controlled trial[J]. Clinical Infectious Diseases, 2012, 55(8): 1080－1087.

[10] Pascual A, Calandra T, Bolay S, et al. Voriconazole therapeutic drug monitoring in patients with invasive mycoses improves efficacy and safety outcomes [J]. Clinical Infectious Diseases, 2008, 46(2): 201－211.

[11] Ashbee H R, Barnes R A, Johnson E M, et al. Therapeutic drug monitoring (TDM) of antifungal agents: guidelines from the British society for medical mycology[J]. Journal of Antimicrobial Chemotherapy, 2014, 69(5): 1162－1176.

[12] Chen K, Zhang X L, Ke X Y, et al. Individualized medication of voriconazole: a practice guideline of the division of therapeutic drug monitoring, Chinese pharmacological society [J]. Therapeutic Drug Monitoring, 2018, 40(6): 663－674.

[13] Takesue Y, Hanai Y, Oda K, et al. Clinical practice guideline for the therapeutic drug

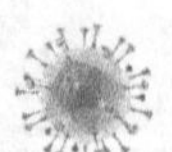

monitoring of voriconazole in non-Asian and Asian adult patients: consensus review by the Japanese society of chemotherapy and the Japanese society of therapeutic drug monitoring [J]. Clinical Therapeutics, 2022, 44(12): 1604－1623.

[14] 史长城,叶健,卓广超,等.HPLC 法测定人血浆中伏立康唑的浓度[J].中国药房, 2021,32(20): 2525－2529.

[15] Wang T T, Yan M, Tang D, et al. Using child-pugh class to optimize voriconazole dosage regimens and improve safety in patients with liver cirrhosis: insights from a population pharmacokinetic model-based analysis[J]. Pharmacotherapy, 2021, 41(2): 172－183.

[16] Mikus G, Scholz I M, Weiss J. Pharmacogenomics of the triazole antifungal agent voriconazole[J]. Pharmacogenomics, 2011, 12(6): 861－872.

[17] Wang G, Lei H P, Li Z, et al. The CYP2C19 ultra-rapid metabolizer genotype influences the pharmacokinetics of voriconazole in healthy male volunteers[J]. European Journal of Clinical Pharmacology, 2009, 65(3): 281－285.

[18] 黄菲,夏春华,熊玉卿.细胞色素 P450(CYP)3A5 与 CYP2C19 基因多态性对伏立康唑在健康人体的药代动力学特征的影响[J].中国临床药理学杂志,2011,27(10): 762－766.

[19] 王瓅珏,唐惠林,段京莉.CYP2C19 基因多态性对伏立康唑药代动力学影响的系统评价[J].中国临床药理学杂志,2011,27(8): 607－611.

[20] 陈恳,李晓菲,唐惠林,等.不同细胞色素 P4502C19 基因型患者伏立康唑稳态血药谷浓度的系统评价[J].中国临床药理学杂志,2016,32(3): 264－266.

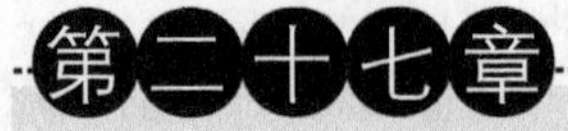

伊 曲 康 唑

一、作用机制和临床适应证

1. 作用机制

伊曲康唑是一种具有广谱抗真菌活性的三唑类抗真菌药，通过抑制细胞膜麦角甾醇生物合成过程中的 CYP450 依赖性羊毛甾醇 14－α 去甲基化酶，导致麦角甾醇的消耗和有毒甾醇的积累，真菌细胞膜的通透性增加进而导致细胞死亡。

2. 临床适应证

伊曲康唑适用于治疗口腔和食管念珠菌病，以及其他一线抗真菌药治疗无效或不耐受患者的侵袭性曲霉病和隐球菌病，也适用于预防重度和长期中性粒细胞减少患者的真菌感染。此外，伊曲康唑可用于治疗过敏性曲霉病、皮肤癣菌感染、孢子丝菌病、芽生菌病、组织胞浆菌病及球孢子菌病感染等。它可作为胶囊、口服液和静脉注射溶液使用：胶囊制剂广泛用于局部真菌感染，包括口腔和(或)食管念珠菌病及由真菌引起的手足指(趾)甲癣等；注射制剂适用于疑为真菌感染的中性粒细胞减少患者的经验治疗；口服液常与注射液序贯使用，也可用于易感人群深部真菌病的预防。

二、药动学特征

伊曲康唑为脂溶性药物，呈弱碱性，口服吸收差且不稳定。胶囊的 T_{max} 为 2～5 h，口服生物利用度(F)为 55%，高脂食物和酸性环境有利于药物吸收，应随餐或餐后立即服用；口服溶液 T_{max} 为 2.5 h，F 为 70%，禁食状态下口服 F 增加。伊曲康唑的蛋白结合率高达 99.8%，V_d 为 11 L/kg，易在正常或感染的组

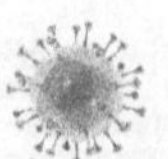

织中聚积，在肺(包括肺泡上皮衬液和肺泡巨噬细胞)、肾脏、脾脏、肝脏，甚至骨骼、肌肉、皮肤、指(趾)甲中的浓度高于即时血药浓度，但在脑脊液和尿液中浓度较低。伊曲康唑主要在肝内通过 CYP3A4 酶代谢，产生超过 30 种代谢产物，其中唯一的活性代谢产物是羟基伊曲康唑，其血药浓度是原药的 1.5~2 倍，具有与母体化合物相媲美的抗真菌效力。伊曲康唑 $T_{1/2}$ 为 30~40 h，主要经胆汁排泄，给药量的 54%通过粪便排泄(其中 3%~18%以原型形式)；约 40%的无活性代谢物经尿排泄，尿液中原型药物浓度可忽略不计。另外，伊曲康唑亦被排泄到母乳中，因此治疗期间应停止母乳喂养。

由于伊曲康唑的药动学受多种因素影响(如疾病或化疗继发的黏膜炎、恶心和呕吐、吞咽困难、无法摄入食物，以及潜在的药物-药物或药物-食物相互作用等)，药动学参数存在较大的个体间差异。

1. 新生儿/儿童患者

相比胶囊，伊曲康唑口服液更适用于儿童患者。由于伊曲康唑的药动学变异性随年龄变化，对于儿童患者而言，伊曲康唑的剂量往往需要调整，以实现合适暴露量。目前，伊曲康唑的儿童推荐剂量为 2.5~5 mg/kg，每日 2 次，然而研究发现伊曲康唑的血浆暴露水平在儿童中明显低于预期，暴露量与患儿年龄密切相关：与 2 岁以上的儿童相比，6 个月至 2 岁的免疫功能低下婴儿暴露量较低；与 6~12 岁相比，2~5 岁儿童的伊曲康唑血清浓度亦呈降低趋势。最近一项对 81 名儿童接受 2.5 mg/kg 溶液或胶囊每日 2 次的回顾性研究表明[1]，在小于或等于 12 岁的儿童中，71%的患者需要高于 5 mg/(kg·d)的剂量方案才能达到治疗水平，而在 12 岁以上的儿童中，这一比例仅为 17.4%，因此根据体重增加伊曲康唑的剂量对于 12 岁以下的儿童可能是合理的。

特殊的儿童人群，如 HIV 感染或免疫功能低下的儿童，伊曲康唑口服液 5 mg/(kg·d)给药，14 日后 C_{max} 为 0.631 mg/L 和 $AUC_{0\text{-}24\,h}$ 为 8.770 mg/L/h，皆低于健康或免疫功能低下的成人，但其他药动学参数(包括 $T_{1/2}$)相似。患囊性纤维化的儿童在 2.5 mg/kg(每日 2 次)伊曲康唑给药后暴露量明显低于其他儿童人群，这类患者可能需要更高的剂量。

2. 重症患者

对于重症患者，常应用伊曲康唑不同制剂的序贯疗法，即先进行伊曲康唑静脉注射以迅速达到药物治疗浓度，随后使用伊曲康唑口服液或胶囊维持疗程：在静脉治疗期间，ICU 和血液系统恶性肿瘤患者可在 48 h 内达到稳态浓度，晚期 HIV 感染患者则需要 60 h[2]。值得注意的是，在接受血管加压药的危重患者中，由于外周血管阻力增加、肠梗阻或黏膜受损，口服生物利用度可能受影响，推荐口服途径给药时进行 TDM。

（1）HIV 感染患者：因为胃酸减少，HIV 患者对伊曲康唑胶囊的吸收比健康人减少 50%。伊曲康唑口服液的生物利用度不受胃酸水平的影响，更加适用于 HIV 感染所致胃酸减少或胃酸缺乏症的患者。晚期 HIV 患者服用伊曲康唑口服液后，4 日后可达到有效血清 C_{min} 水平，9～15 日后达到稳态浓度。

（2）化疗患者：因为化疗方案对口腔和肠道黏膜细胞的损伤，生物利用度更高的伊曲康唑口服液是更适宜的剂型。对于急性髓系白血病接受标准缓解诱导治疗的患者，伊曲康唑口服液的生物利用度不受影响，其血药浓度足以预防全身真菌感染，也可用于血液系统恶性肿瘤的中性粒细胞减少患者。

3. 肝肾功能不全患者

伊曲康唑主要以肝脏代谢为主。与健康受试者[（16±5）h]相比，伊曲康唑在肝硬化患者[（37±17）h]中的 $T_{1/2}$ 延长，在使用时应考虑进行 TDM 并严密监测肝功能。关于肾功能不全患者口服伊曲康唑的数据有限。一项单剂静脉给药 200 mg 伊曲康唑的药动学研究表明，对于肾功能不全患者，血液透析或腹膜透析对伊曲康唑的药动学没有显著影响。但中度至重度尿毒症[平均 CrCL 为 13 mL/（min · 1.73 m^2）]患者与肾功能正常患者相比，AUC 略有降低。环糊精的肾脏蓄积见于动物体内研究，因此不建议在患者肾功能不全的情况下使用静脉注射制剂。

三、药动学/药效学

伊曲康唑的开发与应用早于药动学/药效学理论的推广及应用，因此尽管 $AUC_{0-24\,h}$/MIC 是预测其药效活性的最佳药动学/药效学指数，临床上最常用的药效学指标依旧是血清 C_{min}，而非 AUC（或 $AUC_{0-24\,h}$/MIC）。目前，血清 C_{min} > 0.5 mg/L 或>1 mg/L 分别是临床上伊曲康唑预防或治疗真菌感染期间推荐的疗效靶值。

四、药物相互作用

由于伊曲康唑既是 CYP3A4 和 P－gp 的底物，也是强抑制剂，合用经同一酶系统代谢的其他药物，会影响药物暴露，导致危及生命的毒性反应。

（1）CYP3A4 诱导剂：合用会降低伊曲康唑浓度从而损害疗效，CYP3A4 酶诱导药物治疗中断后的两周内不应使用伊曲康唑，如卡马西平、苯妥英钠、利福平等。

（2）CYP3A4 的底物：伊曲康唑会显著影响其他 CYP3A4 底物（如咪达唑仑、三唑仑、环孢素 A、他克莫司、西罗莫司、他汀类、华法林、地高辛、卡马西平等）的血药浓度，合用时需警惕，及时调整剂量或换用其他药物。

（3）CYP3A4 抑制剂：合用导致伊曲康唑浓度升高，不良反应发生风险增加，建议监测伊曲康唑血药浓度，如大环内酯类、蛋白酶抑制剂、维拉帕米等。

（4）影响胃 pH 的药物：质子泵抑制剂、H_2 受体拮抗剂、抗酸药等导致胃内酸度降低，影响伊曲康唑胶囊制剂的生物利用度（如同服奥美拉唑，伊曲康唑胶囊 C_{max} 减少 66%，平均 AUC 下降 64%），合用时两者至少间隔 2 h。

（5）P－gp 抑制剂或诱导剂：伊曲康唑既是 P－gp 的抑制剂又是底物，P－gp 亦受到其代谢物羟基伊曲康唑的抑制，如地高辛等。

五、不良反应

伊曲康唑通常具有良好的耐受性，常见的不良反应是胃肠道不适（恶心、腹泻、腹痛）和头痛，较少见高甘油三酯血症、高血压、皮疹瘙痒和周围神经病变[3]。长期应用伊曲康唑治疗的患者可能发生因负性肌力作用导致的不良事件，包括低钾血症、低血压、外周水肿和充血性心力衰竭等。因此，当考虑对有心室功能障碍和充血性心力衰竭病史的患者进行长期伊曲康唑治疗时，建议密切监测并采取预防措施。伊曲康唑几乎没有肾毒性，偶见与静脉制剂配方中 β-环糊精相关的肾功能损害。但由于其具有肝毒性、致畸性和胚胎毒性，不得用于肝病患者或孕妇（FDA 风险类别 C），且所有接受伊曲康唑治疗的患者都应考虑进行肝功能监测。

六、TDM 的适用人群

由于伊曲康唑显示出不可预测的口服生物利用度和临床上重要的药物相互作用，且具有临床相关药物暴露-效应/毒性关系，目前建议符合下列情形的患者常规进行伊曲康唑 TDM，以避免治疗失败或出现毒性反应[4]：① 非静脉途径给药（胶囊或口服液）。② 肝功能不全。③ 肥胖。④ 儿童。⑤ 用药疗程较长的患者。⑥ 预防侵袭性真菌感染的严重免疫功能低下患者。⑦ 其他可能需要进行 TDM 以确保达到治疗目标的情况，包括患者口服不耐受导致的依从性不佳、造成吸收不良的事件（如严重腹泻）；合并存在相互作用的药物（如合并经 CYP3A4 酶代谢的药物）；治疗 MIC 升高的病原菌感染；治疗药物浓度可变部位的感染（如脑膜炎）；治疗失败或出现毒性症状。

七、监测时间

由于伊曲康唑通常需要 2 周时间达到稳态，在严重感染的情况下，通常使用负荷剂量来减少达到治疗浓度的时间。目前，国外多个指南[5-8]推荐在治疗开始后 5~7 日（接受负荷剂量）或 10~14 日（不接受负荷剂量）内采集血药 C_{min}；在治疗 2~3 周时可以考虑重复采样以评估稳态血药浓度水平；当疗效不佳、调整剂量或剂型、合并存在相互作用的药物时，需在用药调整后 5~7 日重新密切监测药物浓度。对于病情稳定且长期接受伊曲康唑治疗的患者，监测时间的要求并不明确，但定期监测有助于临床排除依从性问题或非预期的药动学变化。

八、治疗窗

当使用 HPLC 或质谱法测量时，大多数指南推荐伊曲康唑目标谷或随机浓度>0.5 mg/L 用于预防侵袭性真菌感染，因为<0.5 mg/L 与突破性感染风险及死亡率增加有关[7]。欧洲临床微生物学和传染病学会、欧洲医学真菌学联合会和欧洲呼吸学会（ESCMID－ECMM－ERS）发布的《曲霉菌病的诊断与管理：2017 年 ESCMID－ECMM－ERS 指南执行摘要》（以下简称曲霉病指南）[5]和美国 IDSA 发布的《念珠菌病管理临床实践指南（2016 年更新版）》[8]特别推荐>1 mg/L 的更高浓度伊曲康唑用于治疗侵袭性真菌感染；另外，美国 IDSA 发布的《曲霉菌病诊断与管理实践指南（2016 更新版）》[9]确定了一个额外的治疗目标浓度，即伊曲康唑与羟基伊曲康唑的 C_{min}总和>1.5 mg/L。

关于伊曲康唑毒性阈值的明确数据较少。Lestner 等[10]对 216 名接受伊曲康唑治疗的患者进行了研究，CART 分析发现临床毒性阈值是 17.1 mg/L（生物测定法）：31%的患者在浓度<17.1 mg/L 时出现毒性反应，而在浓度>17.1 mg/L时有 86%的患者出现毒性反应；最常报告的不良反应是液体潴留和胃肠道不耐受，这可能是由口服溶液或静脉制剂中羟丙基-β-环糊精成分的渗透作用引起（环糊精可能刺激肠道分泌从而引起腹泻，仅不到 3%的环糊精被肠道吸收，50%~64%的环糊精随粪便排出体外）。一些专业协会基于此确定了伊曲康唑浓度上限为 3~4 mg/L(HPLC),不同指南中确定的伊曲康唑毒性阈值存在的差异可能源于其对生物测定法和 HPLC 测定的血清浓度之间相关性的不同估计。表 27－1 为伊曲康唑的 TDM 目标浓度范围。

表 27－1 伊曲康唑 TDM 目标浓度范围

目的	监测时机	目标浓度（HPLC[a]）	目标浓度（生物测定法[b]）
治疗感染	治疗第 5 日或治疗后不久测量血清谷水平	1~4 mg/L	3~17 mg/L
预防感染		>0.5 mg/L	>3 mg/L
降低毒性		<4 mg/L	<17 mg/L

a 代谢物羟基伊曲康唑浓度一般在 HPLC 或 LC－MS/MS 方法中单独报道。
b 生物测定法将羟基伊曲康唑水平包含在伊曲康唑浓度报告中,治疗范围可能因实验室而异。

值得注意的是,使用 C_{min} 作为治疗目标的一个潜在限制是它没有考虑相关真菌病原体的 MIC。曲霉菌和念珠菌的实验模型表明,对于具有较高 MIC 病原菌引起的感染,需要更大的药物暴露才能获得疗效。目前,尚未确定治疗 MIC 升高病原菌感染的最佳靶值。此外,与细菌耐药性出现相关的伊曲康唑浓度截断值尚不明确,这可能对需要长期进行抗真菌治疗的慢性或过敏性曲霉病至关重要。

总之,临床医生最终选择的目标治疗浓度仍需综合考虑感染的病原菌、MIC、感染部位和整体临床环境。

九、样本采集、样本送检与保存

1. 样本采集要求

（1）采样管要求：根据检测方法要求,采用含 EDTA－K_3(紫帽管)采集血样本。

（2）采样量要求：采血量为 2~3.5 mL,不得少于 1 mL,采血量应满足检测的最少用血量。血浆管采血后立即颠倒混匀。

（3）采样部位：上肢体采集静脉血。

（4）采样时要求：采血管外壁贴上单据号等患者信息或检验号后,采样后应及时送检。

2. 样本送检及保存

推荐伊曲康唑 TDM 样本采集后 24 h 内 4℃ 放置送检,若不能及时送检,可存放于 2~8℃ 冰箱,或离心后取上层血浆冷冻保存后送检。

伊曲康唑 TDM 样本的稳定性数据如下：血浆样品在 4℃放置 72 h 稳定，在-20℃条件下至少可以稳定 90 日，-80℃放置 30 日稳定，冻融 3 次稳定。

十、样本检测方法

伊曲康唑的检测方法包括生物测定法、HPLC、LC－MS/MS 等。生物测定法测量的伊曲康唑血清水平比 HPLC 高 2~10 倍，除生物测定法不能区分伊曲康唑和羟基伊曲康唑外，还可能是由于缺乏标准化方法，如检测的微生物、代谢物与母体化合物比率在患者间的变异性、伊曲康唑和羟基伊曲康唑之间抗真菌活性的不同效力，以及由于溶解性差导致的伊曲康唑标准品沉淀而造成对药物浓度的高估等。目前，大多数已发表指南中的目标治疗范围仅指伊曲康唑的浓度[8,9]。但鉴于羟基伊曲康唑的抗真菌活性在不同菌株间存在差异，建议分别监测伊曲康唑和羟基伊曲康唑的浓度。

虽然，羟基伊曲康唑和伊曲康唑血药浓度之间存在统计学上的显著相关性（比率中位数 1.73［0.13~8.96］），但也观察到明显的变异性。因此，仅根据伊曲康唑水平很难预测羟基伊曲康唑浓度。一项研究开发了一种 LC－MS/MS，可同时测定人血浆中伊曲康唑及其 3 种代谢物（羟基伊曲康唑、酮伊曲康唑和 *N*-脱脂基伊曲康唑）的浓度，该方法已根据《FDA 和 EMA 生物分析方法验证指南》完成了全面验证，并成功应用于使用伊曲康唑作为 CYP3A 抑制剂的临床药物相互作用研究。

十一、剂量的计算和调整

（一）成人患者

1. 胶囊制剂

治疗芽生菌病、组织胞浆菌病和曲霉病成人常用日剂量为 200~400 mg，分 1~2 次服用；治疗足趾甲癣成人每日予以 200 mg，每日 1 次，疗程 12 周；手指甲癣每次 200 mg，每日 2 次，7 日为 1 个疗程，停药 21 日后开始第 2 个疗程。

2. 口服液

治疗口咽和食管念珠菌病成人日剂量为 200 mg，每日 1~2 剂；或每日 200~400 mg 用于治疗由致病菌引起的感染，降低对氟康唑的敏感性。

3. 静脉注射液

治疗芽生菌病、组织胞浆菌病和曲霉病成人常用剂量为前 2 日 400 mg 负

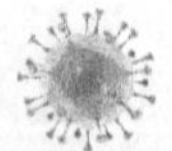

荷剂量，分两次输注；第 3 日起改为每日 200 mg，一次输注，滴注时间至少 1 h。伊曲康唑静脉用药疗程不宜超过 14 日，可继以口服溶液治疗。

（二）肾功能不全患者

伊曲康唑几乎没有肾毒性，对于轻中度肾功能受损的患者，伊曲康唑口服制剂无须调整剂量。然而，对于中度至重度肾功能损害患者，需要仔细评估静脉注射制剂中赋形剂（环糊精）蓄积对患者的影响；CrCL 低于 30 mL/min 的患者禁用伊曲康唑静脉制剂。

（三）儿童患者

ESCMID－ECMM 发布曲霉病指南和《念珠菌病诊断与管理指南（2012 年）》推荐，对于 2～18 岁儿童，伊曲康唑口服溶液初始剂量为 2.5 mg/kg，每日 2 次，用于预防感染。对于潜在的侵袭性曲霉病的治疗，建议在第 1 日予以负荷剂量 5 mg/kg，每日 2 次，随后 2.5 mg/kg，每日 2 次维持治疗。

（四）危重患者

由于伊曲康唑的缓慢累积，对于危重患者，推荐在治疗的最初 3 日予以负荷剂量（200 mg，每 8 h 一次），以快速达到目标浓度；随后调整为 200 mg，每 12 h 一次或每 24 h 一次静脉输注。建议静脉输注 7 日后，予以口服序贯治疗。

（五）透析治疗患者

（1）IHD 不能消除伊曲康唑，但连续血液透析滤过会导致伊曲康唑消除增加，因此可能需要超过 300 mg（每日 3 次）的日剂量（每次血液透析后补充剂量 100 mg，每 12～24 h 一次）。

（2）持续不卧床腹膜透析期间患者伊曲康唑口服液给药剂量为 100 mg，每 12～24 h 一次。

（3）CRRT 期间患者伊曲康唑口服液给药剂量为 100～200 mg，每 12 h 一次。

十二、结果解释和建议

根据检测结果，结合患者具体情况，提出个体化用药建议，为临床医生调整剂量提供参考。根据临床经验对成人的伊曲康唑剂量调整建议见表 27－2。

除剂量调整外，优化伊曲康唑用药的其他策略包括确保制剂与食物摄入相宜（胶囊与食物同服；口服液空腹服用）、检查患者依从性、停用存在相互作用的药物及更改药物制剂，如将胶囊换为口服溶液或 SUBA -伊曲康唑胶囊。

表 27-2　伊曲康唑对成人患者的剂量调整建议

C_{min}(mg/L)[a]	剂量调整
<0.25	剂量增加 50%
≥0.25 至<0.5	剂量增加 25%
≥0.5 至 2.0	视临床疗效而定
>2.0 且无症状	剂量减少 25%
>2.0 和出现药物相关毒性反应[b]	剂量减少 50%

a 针对 HPLC 或质谱法的测定结果。

b 若出现心肌收缩力下降、充血性心力衰竭、QT 间期延长和严重假性醛固酮增多症等不良反应，考虑换用其他抗真菌药。

伊曲康唑 TDM 结果重点解读的情形及剂量调整的建议如下[3,7]。

（1）在中性粒细胞减少的患者中，预防侵袭性真菌感染期间伊曲康唑的 C_{min}<0.5 mg/L 时，有较大风险发生突破性感染和死亡，建议用药日剂量增加 25%～50%。

（2）当伊曲康唑浓度>0.6 mg/L 时，口咽和食道念珠菌病患者的临床疗效较好，虽然血清伊曲康唑浓度>0.5 mg/L 可能与胃肠道不耐受风险增加有关。

（3）对于亚治疗浓度，英国医学真菌学学会（British Society for Medical Mycology，BSMM）推荐将剂量从 200 mg（每日 2 次）增加到 300 mg（每日 2 次），虽然没有参考文献支持这一推荐。

（4）伊曲康唑的平均浓度≥17.1 mg/L（生物检测法）与药物相关毒性有关，常见胃肠道不良反应。

（5）对于平均浓度>2 mg/L 但无症状的患者，建议适当降低用药剂量；若患者已发生伊曲康唑毒性相关反应，建议在 TDM 指导下减量或换用其他抗真菌药，并密切关注该不良反应的转归。

十三、药物基因多态性

（一）CYP3A4/5

由于伊曲康唑的主要代谢途径是 CYP3A4 介导的氧化和 *N*-脱烷基化，因

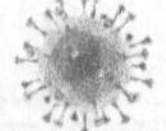

此，*CYP* 基因中的遗传多态性可能在伊曲康唑的药动学中发挥重要作用。目前，已经鉴定出 CYP3A4 的 18 个等位基因，其中大部分是非同义突变，虽然某些会引起酶催化活性的改变，但大多数太罕见，并且缺乏明显的缓慢或快速药物代谢表型，无法解释 CYP3A4 活性显著的个体间变异。

目前，已鉴定出 7 个 *CYP3A5* 的等位基因，其中 *CYP3A5 * 3* 最常见，多见于东亚人、混血美国人和欧洲人，该基因型个体不表达 CYP3A5 酶，显著影响药物处置和药物相互作用。在健康韩国人中的研究表明，纯合子变异型个体中伊曲康唑对咪达唑仑代谢的抑制作用最强：与纯合子野生型及杂合子变异型（*CYP3A5 * 1/ * 3*）相比，纯合子变异型（*CYP3A5 * 3/ * 3*）受试者中伊曲康唑共同给药显著降低了全身性咪达唑仑清除率及其代谢物形成。

（二）P－gp（*ABCB1*）

P－gp 主要分布于大脑毛细血管内皮细胞的顶端（管腔侧）和脉络膜上皮细胞的顶端（脑脊液侧），将药物从细胞内外排回血液或脑脊液，这可能是伊曲康唑尽管高度亲脂但血脑屏障穿透性差的原因。*ABCB1* 基因的 T3435C 单核苷酸多态性（single nucleotide polymorphism，SNP）可能与伊曲康唑的组织水平有关，并可能解释血浆水平相似时抗真菌效应的个体间差异。因此，P－gp 基因型和表达水平可能会影响伊曲康唑的吸收、分布和消除。

总之，目前的证据表明，药物基因多态性对伊曲康唑安全性、耐受性和疗效的影响较小，但可能改变它与其他底物药物相互作用的程度和幅度。虽然遗传多态性可能有助于部分解释其药动学和药效学的个体间变异，但应综合考虑其他影响药物水平的因素，包括患者的生理、病理状态（例如，P－gp 和Ⅰ期和Ⅱ期药物代谢酶表达在新生儿中似乎与成人不同）。

十四、病例分析

Pettit 等[11]报道的一例伊曲康唑相关肝毒性

患者，女性，65 岁，67 kg，既往有高血压、充血性心力衰竭、甲状腺功能减退和肺组织胞浆菌病（伊曲康唑治疗：200 mg，每 8 h 一次，持续 3 日；此后 200 mg，每 12 h 一次），于用药 6 个月后发现急性肾衰竭和急性肝衰竭合并肝性脑病。入院时出现幻觉，体征：心率 95，血压 143/89，鼻插管血氧饱和度 97%，最高体温 39.9℃。实验室检查：白细胞 12.9×10^9 个/L（核左移），血小板

84×10^9个/L，血红蛋白 14.6 g/dL，红细胞比容 43.3%，白蛋白 3.8 g/dL，血清肌酐 1.8 mg/dL，血尿素氮 35 mg/dL，总胆红素 1.9 mg/dL，天冬氨酸转氨酶 1 207 IU/L（超出正常上限 20 倍），丙氨酸转氨酶 683 IU/L（超出正常上限 15 倍），碱性磷酸酶 69 IU/L，肌酸激酶 7 685 IU/L，动脉血气显示酸中毒。值得注意的是，患者入院前 5 个月的最后一次肝功能评估显示肝功能正常，天冬氨酸转氨酶 26 IU/L，丙氨酸转氨酶 29 IU/L，总胆红素 0.8 mg/dL，碱性磷酸酶 62 IU/L，白蛋白 4.7 g/dL。在治疗早期（伊曲康唑治疗 48 日后），患者血清伊曲康唑水平为 2.4 mg/L，羟基伊曲康唑水平为 4.1 mg/L。入院当日，随机检测（入院前服用最后一剂）伊曲康唑血清浓度为 2.0 mg/L，羟基伊曲康唑浓度为 3.0 mg/L。

入院第 2 日出现呼吸衰竭，经颈静脉肝活检发现小叶中心 30%～40%坏死，肝功能持续恶化，天冬氨酸转氨酶/丙氨酸转氨酶最高为 6 943/3 695 IU/L，考虑到伊曲康唑可能导致肝毒性发生，入院后停用伊曲康唑，停药后第 3 日天冬氨酸转氨酶/丙氨酸转氨酶开始下降，至第 10 日天冬氨酸转氨酶/丙氨酸转氨酶为 58/134 IU/L。伊曲康唑停药后 85 日复查肝功能显示天冬氨酸转氨酶/丙氨酸转氨酶在正常范围内，总胆红素 1.1 mg/dL。应用 Naranjo 量表和 RUCAM 评分，确认患者“可能/极有可能”发生伊曲康唑相关肝毒性。

【点评】目前，伊曲康唑暴露-毒性关系尚未明确建立，仅一项研究提供了一些证据表明血清平均浓度 17.1 mg/L（生物检测法）可能是将伊曲康唑相关毒性风险降至最低的合理浓度上限。该患者血清伊曲康唑稳态浓度 2 次测定皆处于治疗范围内，提示仅通过监测血药浓度可能无法确定患者发生毒性反应的风险，强调了对于长期接受伊曲康唑治疗的患者，定期监测肝功能的重要性。

参考文献

［1］Leong Y H, Boast A, Cranswick N, et al. Itraconazole dosing and drug monitoring at a tertiary children's hospital［J］. The Pediatric Infectious Disease Journal, 2019, 38(1): 60－64.

[2] Abdul-Aziz M H, Alffenaar J W C, Bassetti M, et al. Antimicrobial therapeutic drug monitoring in critically ill adult patients: a position paper[J]. Intensive Care Medicine, 2020, 46(6): 1127-1153.

[3] Ashbee H R, Barnes R A, Johnson E M, et al. Therapeutic drug monitoring (TDM) of antifungal agents: guidelines from the British society for medical mycology[J]. Journal of Antimicrobial Chemotherapy, 2014, 69(5): 1162-1176.

[4] Scodavolpe S, Quaranta S, Lacarelle B, et al. Triazole antifungal agents: practice guidelines of therapeutic drug monitoring and perspectives in treatment optimization[J]. Annales de Biologie Clinique, 2014, 72(4): 391-404.

[5] Ullmann A J, Aguado J M, Arikan-Akdagli S, et al. Diagnosis and management of *Aspergillus* diseases: executive summary of the 2017 ESCMID-ECMM-ERS guideline[J]. Clinical Microbiology and Infection, 2018, 24: e1-e38.

[6] McCreary E K, Davis M R, Narayanan N, et al. Utility of triazole antifungal therapeutic drug monitoring: insights from the society of infectious diseases pharmacists: endorsed by the mycoses study group education and research consortium[J]. Pharmacotherapy, 2023, 43(10): 1043-1050.

[7] Laverdiere M, Bow E J, Rotstein C, et al. Therapeutic drug monitoring for triazoles: a needs assessment review and recommendations from a Canadian perspective[J]. The Canadian Journal of Infectious Diseases & Medical Microbiology, 2014, 25(6): 327-343.

[8] Pappas P G, Kauffman C A, Andes D R, et al. Clinical practice guideline for the management of candidiasis: 2016 update by the infectious diseases society of America[J]. Clinical Infectious Diseases, 2016, 62(4): e1-e50.

[9] Patterson T F, Thompson G R 3rd, Denning D W, et al. Practice guidelines for the diagnosis and management of aspergillosis: 2016 update by the infectious diseases society of America[J]. Clinical Infectious Diseases, 2016, 63(4): e1-e60.

[10] Lestner J M, Roberts S A, Moore C B, et al. Toxicodynamics of itraconazole: implications for therapeutic drug monitoring[J]. Clinical Infectious Diseases, 2009, 49(6): 928-930.

[11] Pettit N N, Pisano J, Weber S, et al. Hepatic failure in a patient receiving itraconazole for pulmonary histoplasmosis-case report and literature review[J]. American Journal of Therapeutics, 2016, 23(5): e1215-e1221.

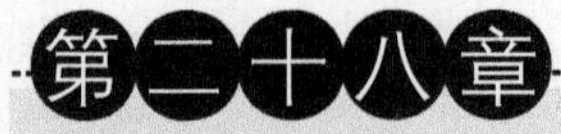

第二十八章 泊沙康唑

一、作用机制和临床适应证

1. 作用机制

泊沙康唑属第二代三唑类抗真菌药，具有广泛抗真菌活性，对念珠菌、曲霉菌、大多数接合菌和球孢子菌等均有作用。泊沙康唑通过抑制 14α -脱甲基羊毛甾醇酶(CYP51)活性发挥药理作用，通过此途径抑制真菌细胞膜上羊毛甾醇到麦角甾醇的转化，从而造成真菌细胞膜上重要构成成分麦角甾醇的缺失、菌体结构完整性的破坏，最终影响膜的流动性、通透性、生物调节等功能而导致真菌死亡。

2. 临床适应证

泊沙康唑主要包括口服混悬液、肠溶片和注射液 3 种剂型。参考说明书，目前国家药品监督管理局(National Medical Products Administration，NMPA)批准的临床适应证包括如下。

(1) 治疗侵袭性曲霉菌病：2019 年和 2020 年 NMPA 批准肠溶片和注射液用于成人患者的侵袭性曲霉菌病的治疗。

(2) 预防侵袭性曲霉菌和念珠菌感染：口服混悬液和肠溶片被批准用于预防 13 岁和 13 岁以上因重度免疫缺陷而导致侵袭性曲霉菌和念珠菌感染风险增加的患者，如接受造血干细胞移植(hematopoietic stem cell transplantation，HSCT)后发生移植物抗宿主病(graft-versus-host disease，GVHD)的患者或化疗导致长时间中性粒细胞减少症的血液系统恶性肿瘤患者。注射液被批准用于 18 岁和 18 岁以上因重度免疫缺陷而导致这些感染风险增加的患者。

(3) 口服混悬液被批准用于治疗口咽念珠菌病，包括伊曲康唑和(或)氟康唑难治性口咽念珠菌病。

二、药动学特征

1. 吸收

泊沙康唑口服通过胃肠道吸收，血药浓度受给药方案、剂型和进食等影响，生物利用度差异大。泊沙康唑口服剂量小于 800 mg 时，血药浓度随剂量线性增加；当大于 800 mg 时，吸收速度开始下降、显示出饱和性，相比于 800 mg（每日 1 次）给药，400 mg（每日 2 次）或 200 mg（每日 4 次）给药，其相对生物利用度可提高 98%或 220%。此外，不同剂型吸收也有较大差异。有研究表明，空腹状态下肠溶片的生物利用度是混悬液的 3 倍，一般注射液>肠溶片>混悬液。进食是影响泊沙康唑混悬液吸收的一个重要外在因素，高脂餐、营养液及碳酸饮料均能促进泊沙康唑混悬液吸收、提高生物利用度。

2. 分布

泊沙康唑在体内分布广泛，表观分布容积平均为 1 744 L，血浆蛋白结合率高达 98%。口服给药 5~8 h 达 C_{max}、7~10 日达稳态血药浓度。此外，泊沙康唑可透过胎盘屏障和血脑屏障，在乳汁中也有分泌。

3. 代谢和排泄

泊沙康唑体内代谢、排泄均较慢，体内消除 $T_{1/2}$ 在 15~35 h，代谢主要通过尿苷二磷酸葡萄糖醛酸化代谢为无活性产物，然后经肠道 P－gp－ATP 依赖的细胞膜转运蛋白从细胞内排出。排泄主要通过肝肠循环随粪便清除（77%），其次是肾脏排泄（13%），受 P－gp 诱导剂（如苯妥英钠、利福布汀）影响，泊沙康唑清除率会增加。血液透析不能消除泊沙康唑。

泊沙康唑 3 种制剂在健康人中的药动学参数见表 28－1[1]，其生物利用度、血药浓度等药动学参数不受年龄、性别和人种的影响，无须调整剂量。近年来也有一些研究提出种族、性别可能影响其药动学，但存在争议，需要进一步研究。泊沙康唑在具有侵袭性真菌病风险等患者中的药动学参数见表 28－2。

表 28－1　泊沙康唑 3 种制剂在健康受试者中的药动学参数

药动学参数	口服混悬液	肠溶片	静脉制剂
C_{max}(mg/L)	0.6	2	2.6
V_d(L/kg)	20	5	3.7
蛋白结合率(%)	98~99	98~99	98~99
$T_{1/2}$(h)	29	35	27
CL［mL/(h·kg)］	485	130	100

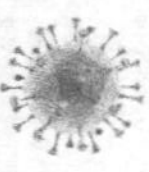

表 28－2　泊沙康唑在具有侵袭性真菌病风险的患者中的药动学参数[2]

药动学参数[a]	口服混悬液			肠溶片			注射液			
	患有 GVHD 的 HSCT 患者（n=246）	AML/MDS 的中性粒细胞患者（n=215）	发热性中性粒细胞增多症患者或难治性 IFD 患者（n=24）	AML/MDS 的中性粒细胞患者（n=19）	AML/MDS 的中性粒细胞患者（n=32）	IFD 风险患者（n=50）	AML/MDS 的中性粒细胞患者（n=15）	AML/MDS 的中性粒细胞患者（n=19）	IFD 风险患者（n=49）	重症患者（n=8）
剂量	200 mg TID	200 mg TID	400 mg BID	200 BID 第 1 日→QD	300 BID 第 1 日→QD	300 BID 第 1 日→QD	200 BID 第 1 日→QD	300 BID 第 1 日→QD	300 BID 第 1 日→QD	单剂 300 mg
C_{max}(mg/L) 平均值(CV[b])	1.36		0.85（82%）	1.27（49%）	1.96（33%）	2.09（38%）	1.95（50%）	2.61（39%）	3.28（74%）	1.83（0.684~3.187）[c]
C_{min}(mg/L) 平均值(CV)			0.64（98%）	0.19~1.65	0.343~2.55	1.31（50%）	0.96（63%）	1.07（50%）	1.09（44%）	0.34（0.092~0.825）
C_{avg}(mg/L)；平均值(CV)	0.992	0.58	0.72（86%）	0.95（50%）	1.46（38%）	1.58（42%）	1.18（51%）	1.43（42%）	1.50（35%）	
CL/F(L/h)，平均值(CV)			283（354%）			9.39（45%）				16.5（49%）
$T_{1/2}$(h)；中位数			35（20%~66%）			29（26%~31%）				23（10.5%~56.6%）
AUC_{0-24h}(mg·h/mL)；平均值(CV)			8.6（86%）	22.7（7~45）	35.0（11.8~62.3）	37.9（42%）	28.2（51%）	34.3（42%）	36.1（35%）	23.4（10.505~63.846）
V/F(L)；平均值(CV)			2 447（421%）				261			555.6（247.9~989.9）

注：C_{max}，峰浓度；C_{min}，谷浓度；C_{av}，坪浓度；CL/F，总清除率/生物利用度；$T_{1/2}$，半衰期；V/F，表观分布容积/生物利用度；GVHD，移植物抗宿主病；HSCT，造血干细胞移植；AML，急性髓性白血病；MDS，骨髓增生异常综合征；IFD，侵袭性真菌病；TID，每日 3 次；BID，每日 2 次；QD，每日 1 次；CV，变异系数。

a 除 $T_{1/2}$ 以中位数（范围）表示外，其余参数均以平均值（范围）或变异系数表示。

b 药动学参数以平均值（变异系数，CV）表示。

c 药动学参数以平均值（范围）表示。

三、药动学/药效学

泊沙康唑体内外药动学/药效学研究显示，$AUC_{0-24\,h}$/MIC 被认为是与泊沙康唑临床疗效相关的药动学/药效学指数。2020 年，欧洲抗菌药物敏感性试验委员会(European Committee on Antimicrobial Susceptibility Testing, EUCAST)研究显示[2]，泊沙康唑对曲霉菌达到 50%最大抗菌效果的 $AUC_{0-24\,h}$/MIC 值为 167~178，而对白念珠菌减少 2 个对数菌量的游离药物浓度-时间曲线下面积与最低抑菌浓度值的比率($fAUC_{0-24\,h}$/MIC)为 120±106。蒙特卡洛模拟显示，3 种制剂的 $AUC_{0-24\,h}$分别为：口服混悬液 400 mg，每日 2 次，$AUC_{0-24\,h}$为(17.24±14.83)mg · h/L；静脉注射液 300 mg，每日 1 次，$AUC_{0-24\,h}$为(34.3±14.4)mg · h/L；片剂 300 mg，每日 1 次，$AUC_{0-24\,h}$为(34.3±12.4)mg · h/L。以 167~178 作为曲霉菌的药动学/药效学靶值，计算不同 MIC 下的达标概率见表 28-3。

表 28-3　不同 MIC 水平下泊沙康唑 3 种制剂对曲霉菌的达标概率

MIC (mg/L)	达标概率(%)		
	口服混悬液 (400 mg，每日 2 次)	肠溶片 (300 mg，每日 1 次)	注射液 (300 mg，每日 1 次)
0.016	98%	100%	100%
0.03	88%	100%	100%
0.06	59%	100%	100%
0.125	23%	86%	81%
0.25	5%	19%	20%
0.5	1%	0%	0%

对于接受泊沙康唑作为挽救治疗的侵袭性曲霉病患者来说，平均浓度为 1.25 mg/L 与较高的临床反应有关，这相当于 AUC 约为 30 mg · h/L。此外，有研究提出治疗不同真菌和 MIC 所需的 C_{min}应不同，对于 MIC 为 0.125 mg/L、0.25 mg/L 和 0.5 mg/L 的曲霉菌，达到 $AUC_{0-24\,h}$/MIC=167~178 所需 C_{min}分别为 0.72~0.77 mg/L、1.44~1.54 mg/L 和 3.09~3.33 mg/L[3]。对于不同真菌及不同 MIC，给药方案难以达到疗效目标时，可通过 TDM 将泊沙康唑浓度提高至相应的 C_{min}目标进行优化。

四、药物相互作用

泊沙康唑是 CYP3A4 酶的强抑制剂，当与 CYP3A4 底物合用时，如免疫抑制剂、质子泵抑制剂、HMG－CoA 还原酶抑制剂，可能会出现相互作用，引起其他药物代谢减慢、浓度增高，产生其他药物相关的毒性反应，需要慎重选择。研究显示，泊沙康唑与环孢霉素、他克莫司等免疫抑制剂联用时，会导致免疫抑制剂的 C_{max}、AUC 等药动学参数增加，需要特别注意监测免疫抑制剂血药浓度，防止不良反应发生。

此外，泊沙康唑是 P－pg 底物，通过 UDP－葡萄糖苷酶代谢，一些酶诱导剂或酶抑制剂均会影响泊沙康唑血药浓度，如合用苯二氮䓬类药物、抗 HIV 药物、类固醇类药物等，会促进泊沙康唑代谢，降低其血药浓度。

五、不良反应

泊沙康唑临床使用安全性相对较高，常见不良反应主要是胃肠道反应，包括恶心、呕吐、腹泻等，症状较轻，一般不需停药；严重不良反应主要包括肝毒性、过敏反应、QT 间期延长等，发生率较低，但在长期用药患者中，不良反应发生风险会增加，需要加强监测。

目前，研究显示泊沙康唑相关不良反应的发生率与血药浓度之间没有显著的相关性。泊沙康唑的一项Ⅲ期临床研究[4]显示，C_{avg} 分别为 0.860 mg/L、1.481 mg/L、1.979 mg/L 和 3.194 mg/L 时，药物相关不良反应的发生率分别为 57%、37%、31%和 38%。尽管欧洲药品管理局建议泊沙康唑血药 C_{avg} 上限为 3.75 mg/L，但尚未描述泊沙康唑的浓度依赖性不良事件或毒性。随着片剂和注射液等新剂型的引入，可能会达到更高的药物浓度，这可能会导致毒性，需引起一定的关注。

在泊沙康唑的不良反应中，低钾血症和高血压的发生常与高浓度有关。其作用机制与泊沙康唑抑制 11β－羟化酶和 11β－羟类固醇脱氢酶 2 有关，被称为泊沙康唑诱导的假性醛固酮增多症（posaconazole-induced pseudohyperaldosteronism, PIPH）。一项荟萃分析显示发生 PIPH 的患者平均浓度为 4.4 mg/L，其中 54.5%的患者超过 4 mg/L，仅 6%的患者泊沙康唑低于 2 mg/L。

六、TDM 适用人群

《泊沙康唑临床应用专家共识（2022 版）》[5]指出泊沙康唑预防或治疗 IFD，存在下列情况时建议进行 TDM：① 治疗效果欠佳，需排除泊沙康唑剂量不足时；② 出现药物相关不良反应怀疑与泊沙康唑有关时；③ 患者治疗依从性较差，存在药物漏服可能时；④ 同时使用或终止使用影响泊沙康唑吸收、代谢或排泄的药物时;⑤ 患者处于低蛋白血症、恶病质或危重症状态时;⑥ 患者体质量>120 kg 时;⑦ 伴有严重腹泻、胃肠道黏膜炎等胃肠吸收功能障碍等疾病的患者在接受泊沙康唑口服剂型预防或治疗 IFD 时;⑧ 泊沙康唑用于治疗三唑类抗真菌药物敏感性较差的真菌感染时。

目前,只有有限的证据表明,所有接受泊沙康唑片剂或静脉制剂预防的患者需要常规的 TDM。《曲霉菌病的诊断与管理:2017 年 ESCMID－ECMM－ERS 指南执行摘要》(以下简称 ESCMID－ECMM－ERS 指南)[6]指出,如果泊沙康唑对病原菌的 MIC 值升高,对治疗无反应或出现无法解释的毒性时,TDM 仍有作用。

七、监测时间

泊沙康唑 TDM 一般监测稳态 C_{min},通常在用药 5~7 日后、再次用药前 0.5 h 内采集稳态 C_{min} 样本,如果调整剂量,在调整剂量 5~7 日后重新测定稳态 C_{min}[6]。美国感染病药师协会指出:给予负荷剂量的患者可以在治疗后 5 日采集血药 C_{min},未采用负荷剂量的患者在治疗后 7 日采集血药 C_{min}[7]。此外,为尽早评价临床疗效和调整用药方案,也可以在用药 2 日后采集 C_{min} 样本,预测泊沙康唑 C_{min}[6]。

八、治疗窗

根据《泊沙康唑临床应用专家共识》[5]、ESCMID－ECMM－ERS 指南[6]、《三唑类抗真菌治疗药物监测的实用性:美国感染病药师学会见解》[7]和《抗真菌药物治疗药物监测:英国医学真菌学会指南》[8](以下简称英国医学真菌学会指南)等指南共识的意见,泊沙康唑用于预防侵袭性真菌感染时推荐 C_{min} ≥0.5~0.7 mg/L[a];用于挽救治疗时 C_{min} 应维持在 1.0~1.25 mg/L。当测定用药 2 日后血药 C_{min} 预测 C_{min} 时,为保证 C_{min} ≥0.7 mg/L,测定浓度应高于 0.35 mg/L[8]。

临床研究显示,泊沙康唑用于预防侵袭性真菌感染,C_{min} 高于 0.7 mg/L 时真菌突破性感染发生率仅为 0%~1.9%,而低于 0.7 mg/L 时则达到 3.9%~6.5%;用于挽救治疗时,泊沙康唑平均血药浓度为 1.25 mg/L、0.411~

---

a 基于现有的抗菌药物 TDM 相关指南和综述,提出的参考值为一范围值,目前尚无确定的阈值,有待于更多循证医学证据进一步确定。

0.719 mg/L 和 0.134 mg/L 时治疗应答率分别为 75%、53% 和 24%。一项中国血液病患者的研究显示，在 C_{min} <1.0 mg/L 和≥1.0 mg/L 的患者中，治疗失败率分别为 36.4% 和 12.5%。Logistic 回归分析表明，C_{min} 为 1.0 mg/L 与 80% 的治疗成功率相关。

九、样本采集、样本送检和保存

1. 样本采集要求

(1) 采样管要求：根据检测方法要求，采用含促凝胶或不含促凝胶的血清管采集血清样本；或含 EDTA - K_2 等抗凝剂的血浆管采集血浆样本。

(2) 采样量要求：采血量为 2~3.5 mL，具体根据满足检测的最少用血量而定。血浆管采血后立即颠倒混匀。

(3) 采样部位：口服混悬液直接从静脉采血；注射液应从泊沙康唑给药部位的对侧肢体采集静脉血。

(4) 采样时要求：采血过程中应尽量避免溶血的发生。采血管外壁贴上单据号等患者信息或检验号，采样后应及时送检。

2. 样本送检及保存

泊沙康唑血清或血浆样本在室温下放置 24 h、4℃下一周、-20℃下一年内保持稳定，反复冻融 3 次稳定（本实验室数据）。临床采集样本后 24 h 内常温下送往检测实验室，如不能及时送检，可存放于 2~8℃冰箱或离心取上清冷冻保存。

十、样本检测方法

目前，用于泊沙康唑 TDM 的检测方法多是实验室自建方法，有化学荧光法及色谱法，其中以 HPLC、LC - MS/MS 为代表的色谱法是目前最常用的，检测样本为血浆或血清。以下是各种方法的简介。

1. 化学荧光法

用于泊沙康唑 TDM 的化学荧光法是基于荧光标记的配体与泊沙康唑的特异性结合从而发射荧光的原理，以荧光强度与泊沙康唑浓度的关系进行定量检测。该检测方法准确、方便、快速，可为资源有限的环境中开展泊沙康唑 TDM 提供一种新策略，但该方法对环境要求较高，温度、pH 等均可影响检测结果，目前应用较少。

2. HPLC

HPLC 是目前应用于泊沙康唑 TDM 的一种经济实用、准确度较高的常用

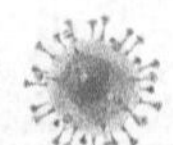

方法。预处理多通过添加内标对照、乙腈或甲醇进行蛋白质沉淀,常用的内标为伊曲康唑,有的还需进行蒸发、浓缩、富集等操作,样本分离检测常用 C_{18} 反相色谱柱,检测器多用紫外检测器、二极管阵列检测器、荧光检测器等。此外,也有采用二维液相色谱法、全自动平行柱切换在线处理 HPLC,相比于普通的 HPLC,操作更简便、检测更高效。

3. LC - MS/MS

相比于 HPLC,LC - MS/MS 以质谱为定量检测器,具有灵敏度高、专属性强、检测高效等优点,被认为是泊沙康唑 TDM 主流分析技术和“金标准”。样本检测处理过程与 HPLC 基本相同,但在内标选择方面,同位素标志物被认为是首选,也可选择其类似物做内标。既往研究多以 0.1%甲酸水-1%甲酸乙腈或甲醇作为流动相,前处理方法采用乙腈蛋白质沉淀法,分析时长为 3~6 min,可广泛用于临床泊沙康唑的 TDM 检测。

十一、剂量的确定和调整

(一) 初始剂量

泊沙康唑给药剂量推荐见表 28 - 4。

表 28 - 4　泊沙康唑给药剂量推荐

说明书/指南	剂 型	预防性用药	治疗性用药	注 意 事 项
说明书	口服混悬液	预防侵袭性真菌感染:200 mg(5 mL),每日 3 次。疗程根据中性粒细胞减少症或免疫抑制的恢复程度而定	口咽念珠菌病:第 1 日的负荷剂量 100 mg(2.5 mL),每日 2 次,之后 100 mg(2.5 mL),每日 1 次,为期 13 日。伊曲康唑和(或)氟康唑难治性口咽念珠菌病:400 mg(10 mL),每日 2 次。疗程根据患者基础疾病的严重程度和临床应答而定	① 必须在进餐期间或进餐后(20 min 内)服用本品,对于无法进餐的患者,可以伴随营养液或碳酸饮料服用本品。② 轻度和中度肾功能不全患者,无须调整剂量。③ 轻度至重度肝功能不全患者、不同性别及人种,不建议对剂量进行调整
	肠溶片	预防侵袭性曲霉菌和念珠菌感染。负荷剂量:第 1 日,每日 2 次,每次 300 mg(100 mg 肠溶片 3 片)。维持剂量:第 2 日开始,每日 1 次,每次 300 mg	治疗侵袭性曲霉病。负荷剂量:第 1 日,每日 2 次,每次 300 mg(100 mg 肠溶片 3 片)。维持剂量:第 2 日开始,每日 1 次,每次 300 mg(100 mg 肠	① 泊沙康唑肠溶片和口服混悬液的用药剂量不同,两个剂型不可互换使用。② 泊沙康唑肠溶片应该整体吞咽,不能掰开、压碎或咀嚼后服用。③ 泊沙康唑

续 表

说明书/指南	剂 型	预防性用药	治疗性用药	注 意 事 项
		(100 mg 肠溶片 3 片)。疗程根据中性粒细胞减少症或免疫抑制的恢复程度而定	溶片 3 片)。推荐总疗程 6~12 周。注射液和肠溶片间可进行剂型转换。剂型转换时无须采用负荷剂量	肠溶片可以与或不与食物同服。④ 在禁食和进食条件下,泊沙康唑肠溶片比口服混悬液的血浆药物暴露量高。应使用泊沙康唑肠溶片治疗侵袭性曲霉病,泊沙康唑肠溶片是预防适应证的优选口服剂型
	注射液	预防侵袭性曲霉菌和念珠菌感染。负荷剂量：第 1 日,每次 300 mg,每日 2 次。维持剂量：第 2 日开始,每次 300 mg,每日 1 次。疗程根据中性粒细胞减少或免疫抑制的恢复情况确定	治疗侵袭性曲霉菌病。负荷剂量：第 1 日,每日 2 次,每次 300 mg。维持剂量：第 2 日开始,每日 1 次,每次 300 mg。推荐总疗程 6~12 周。泊沙康唑注射液和肠溶片间可进行剂型转换。剂型转换时无须采用负荷剂量	① 泊沙康唑注射液应通过中心静脉通路给药,包括中心静脉导管或者外周插入的中心导管,每次给药应缓慢静脉内输注超过 90 min 以上。② 如果暂时无法通过中心静脉导管给药,可以通过外周静脉导管缓慢静脉输注 30 min 以上,但仅限给药 1 次。③ 需要多次给药时,需经中心静脉通路给药。④ 不可通过静脉推注给药
《泊沙康唑临床应用专家共识》[5]	3 种剂型	一般情况可选择口服剂型作为侵袭性真菌疾病的预防用药。推荐泊沙康唑口服混悬液用量为 200 mg(5 mL),每日 3 次;肠溶片和注射液的用量：负荷剂量,第 1 日,每日 2 次,每次 300 mg;维持剂量,第 2 日开始,每日 1 次,每次 300 mg	侵袭性曲霉病：第 1 日,每日 2 次,每次 300 mg(注射液或肠溶片);从第 2 日开始,每次 300 mg(注射液或肠溶片),每日 1 次。 侵袭性肺曲霉病：口服混悬液 400 mg,每日 2 次;或肠溶片 300 mg,每日 1 次 毛霉菌治疗：一线治疗优选泊沙康唑注射液 300 mg,每日 2 次(第 1 日),后续 300 mg,每日 1 次,病情稳定后可用肠溶片 300 mg,每日 1 次序贯治疗;疾病稳定者初始治疗也可选用肠溶片 300 mg,每日 2 次(第 1 日),后续 300 mg,每日 1 次	

续 表

说明书/指南	剂 型	预防性用药	治疗性用药	注 意 事 项
ESCMID - ECMM - ERS 指南[6]	口服混悬液	200 mg,每日 2 次	难治性侵袭性曲霉病的血液病患者: 200 mg,每日 4 次;或 400 mg,每日 2 次(口服混悬液)。第一日 300 mg,每日 2 次,维持剂量 300 mg,每日 1 次	
	肠溶片	300 mg,每日 1 次	慢性肺曲霉菌病: 400 mg,每日 2 次(口服混悬液);300 mg,每日 1 次(片剂)	
《危重症成人患者的抗菌治疗药物监测:立场文件》[9]	注射液		侵袭性真菌感染:第 1 日 300 mg,每 12 h 一次,维持剂量 300 mg,每日 1 次	
《恶性血液肿瘤患者侵袭性真菌感染的初级预防建议(2017 年更新版)》[10]	口服混悬液	200 mg,每日 3 次		
	片剂	300 mg,每日 1 次(第 1 日,每日 2 次)		
	注射液	300 mg,每日 1 次(第 1 日,每日 2 次)		

注: ESCMID,欧洲临床微生物学和传染病学会。

(二) 剂量调整

关于泊沙康唑预防用药和治疗用药的剂量调整见图 28 - 1。英国医学真菌病学会指南[8]针对泊沙康唑 C_{min} 偏低的情况,指出口服混悬液剂量可以从 600 mg/d 增加到 800 mg/d,每 6 h 一次;也可以通过以下方法来进行剂量调整: ① 与食物同服;② 与高脂食物(如冰激凌)同服;③ 如果可能,消除酸抑制(即停止或减少 H_2受体拮抗剂或质子泵抑制剂);④ 检查依从性;⑤ 停用具有药物相互作用的药物。此外,也可采用泊沙康唑个体化计算软件(如 NextDose)进行剂量调整。

十二、结果解释和建议

(一) 预防性用药

当 C_{min} 低于参考值 0.5 mg/L 时,建议基于患者的 TDM 结果等调整用药;

当 C_{min} 高于参考值 0.7 mg/L 时，建议基于患者的 TDM 结果和毒性反应等结果判断是否进行剂量调整。

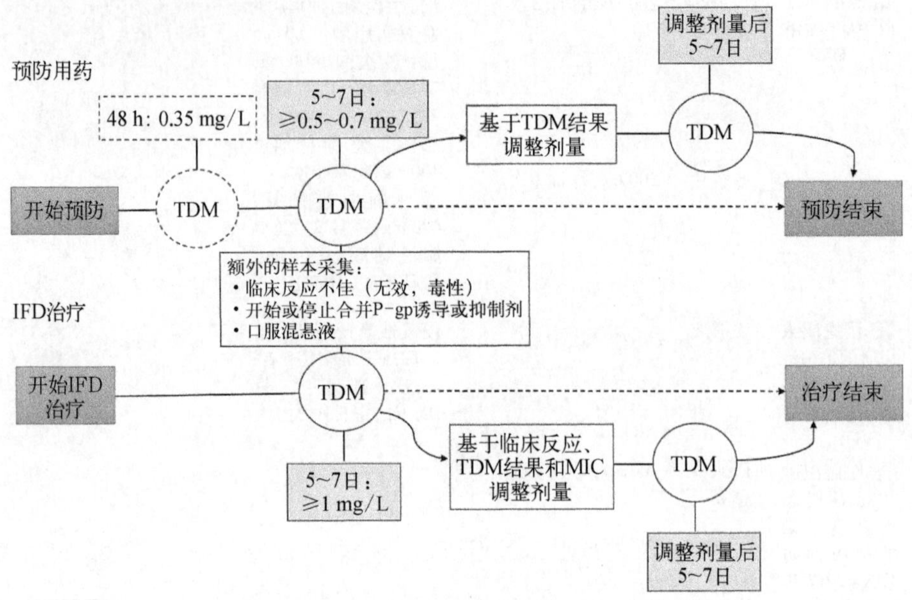

图 28-1 泊沙康唑 TDM 和剂量调整策略

（二）治疗性用药

当 C_{min} 低于参考值 1 mg/L 时，建议基于患者临床治疗的反应和病原菌的 MIC，若临床反应不佳或 MIC 较高等，可建议增加剂量；若临床反应良好，则暂不建议增加泊沙康唑剂量。

当 C_{min} 高于参考值 1 mg/L，临床疗效不佳或出现不良反应时，应结合患者的生理病理、合并用药和病原菌 MIC 等信息，分析可能的原因。

若进行剂量调整，可在调整用药 5~7 日后再次进行 TDM，确保 C_{min} 在有效浓度范围。

十三、药物基因多态性

泊沙康唑经肝脏的代谢由 UGT 介导，尤其是 UGT1A4，该酶主要在肝脏和肠道中表达，其基因多态性可以改变泊沙康唑的代谢。此外，P-gp 的表达依赖于人多药耐药 1（*MDR1*）基因，该基因的多态性也会影响泊沙康唑的代谢。

一项纳入 132 例口服泊沙康唑混悬液的血液系统恶性肿瘤患者的临床研究[11]评估了泊沙康唑体内暴露与基因多态性的关系，结果显示给药第 8 日有 6 例（4.5%）患者被定义为吸收不良（C_{min}<0.2 mg/L），49 例（37.1%）患者显示没有达到最佳浓度（C_{min}<0.7 mg/L）。*UGT1A4＊3* 多态性被认为是血液系统恶性肿瘤患者泊沙康唑口服混悬液吸收不良的独立危险因素，当出现吸收不良时，突破性真菌感染发生风险也会增加。因此，早期筛选这种由于基因多态性导致的药物吸收不良，鉴别危险因素在临床上十分重要。

十四、病例分析

一例广泛皮肤黏液瘤儿童患者的泊沙康唑挽救性治疗[12]

患者，女性，5 岁，体重 22 kg，高加索人，诊断为急性淋巴细胞白血病。在药物诱导治疗结束后，因发热和中性粒细胞减少，并伴有小腿瘀伤加重和左膝肿胀到急诊科就诊。在就诊时，患儿已完成 4 周的强化化疗，包括长春新碱、培门冬酶和地塞米松。其他的用药包括：根据需要服用苯海拉明治疗过敏/恶心，长效类固醇雷尼替丁预防胃病，以及磺胺甲噁唑-甲氧苄啶预防肺囊虫肺炎。入院实验室检查结果包括：中性粒细胞绝对计数为 170 个/mm^3，血清肌酐为 0.22 mg/dL，钾为 3.3 mEq/L。给予静脉注射头孢吡肟和克林霉素治疗发热性中性粒细胞减少症和假定的蜂窝织炎。

由于患者的病变不断恶化，克林霉素被停用，使用庆大霉素来治疗假定的坏疽性外伤。此时，患者的病程也因艰难梭菌感染而变得复杂，并开始口服甲硝唑。2 日后（初次就诊后第 4 日），由于腿部病变的快速发展，肿胀、发红和面积增加，加用万古霉素以应对耐药革兰阳性菌感染。血培养在 72 h 内保持阴性。初诊后 5 日，活检结果为霉菌阳性，考虑可能为毛霉菌。开始使用两性霉素 B 脂质体（每次 5 mg/kg，静脉注射，每日 1 次），停用其他抗生素。在病变稳定后 2 周，开始使用巯基嘌呤和长春新碱单剂量及鞘内甲氨蝶呤。1 周后发现了一个新皮损，开始口服 200 mg（每次 10 mg/kg）泊沙康唑混悬液，每 6 h 一次。两性霉素 B 脂质体剂量增加到每次 10 mg/kg，静脉注射，每日 1 次；同时开始静脉给予卡泊芬净负荷剂量 70 mg/m^2，维持剂量 50 mg/m^2，每日 1 次。

采用 TDM 来优化泊沙康唑治疗，C_{max} 为用药后 3 h 内，C_{min} 为下一次用药前（6 h），其血药浓度见表 28－5。根据患者疾病的严重程度，给予泊沙康唑静脉制剂，每 12 h 一次。在用药后 1 h 抽取 C_{max} 标本，在下一次用药前（12 h）抽

取 C_{min} 样品。血药 C_{max} 为 3.36 mg/L，血药 C_{min} 为 2.2 mg/L。经过 1 周的静脉治疗（初次发病后 6 周），病灶得到了临床控制。根据药动学数据，患儿转为口服泊沙康唑，每 6 h 300 mg（每次 14 mg/kg）。7 日后再次测血药浓度，C_{max} 为 2.18 mg/L，C_{min} 为 2.15 mg/L。患者继续接受三联抗真菌治疗共 3 周，然后过渡到口服脂质体两性霉素 B 和泊沙康唑共 2 周。入院后 2 个月出院，维持口服泊沙康唑 300 mg（每次 14 mg/kg），每 6 h 一次。

表 28－5　泊沙康唑给予剂量及 TDM

从初始治疗后的时间	剂量（每次 mg/kg）	频　次	给药途径	TDM 前的治疗时间	C_{max}（mg/L）	C_{min}（mg/L）
6 周	9	每 6 h 一次	鼻胃管	7 日	1.12	0.93
6 周	5	每 12 h 一次	静　脉	3 日	3.36	2.20
2 个月	14	每 6 h 一次	鼻胃管	7 日	2.18	2.15
5 个月	17	每 6 h 一次	鼻胃管	1 日	1.25	1.06
6 个月	18	每 6 h 一次	鼻胃管	2 日	0.84	0.84

10 日后（初次就诊后 2 个月），患儿因右腿出现新的真菌性脓肿病灶而再次入院，重新接受了口服泊沙康唑、脂质体两性霉素 B 和卡泊芬净的三联疗法，并进行手术清创，剂量不变。发现家人错误给予泊沙康唑 200 mg（每次 10 mg/kg），未测定血药浓度。在手术清创和三联抗真菌治疗 2 周后（初次发病后 2.5 个月），患儿出院时使用泊沙康唑 300 mg（每次 14 mg/kg），每 6 h 口服一次。在完成 1 个月的减量巩固治疗和另一个标准的维持性化疗后，患儿开始使用 Capizzi 甲氨蝶呤。患儿的泊沙康唑剂量在外院时被调整为 376 mg（每次 17 mg/kg），每 6 h 口服一次（初次发病后 5 个月），测定其血药 C_{max} 为 1.25 mg/L，血药 C_{min} 为 1.06 mg/L。整个用药期间的参考值是 1.25 mg/L，剂量增加到 400 mg（每次 18 mg/kg），每 6 h 口服一次。在初次发病后 6 个月，患儿继发肠杆菌目细菌和草绿色链球菌的脓毒性休克，测定 C_{max} 为 0.84 mg/L，C_{min} 为 0.84 mg/L（表明实际峰值浓度在 2～6 h 之间）。泊沙康唑治疗保持在每 6 h 400 mg（18 mg/kg），作为预防措施。

初次发病后一年，患儿没有真菌复发的迹象，白血病仍然处于缓解期。患儿随后继续接受维持性化疗，同时单独接受泊沙康唑抗真菌治疗，门诊每个月随访泊沙康唑 TDM，以确保预防覆盖的效果。

【点评】泊沙康唑被批准用于13岁以上的青少年患者，在儿童患者中的TDM数据较少，本病例患儿为真菌感染后的挽救治疗。本病例患儿在初始经验用药后通过泊沙康唑TDM达到了目标治疗范围，实现了抗真菌个体化治疗。此外，本病例患儿初始给予了泊沙康唑口服混悬液，浓度不佳后更换为更低剂量的静脉制剂后达到了较高的治疗浓度，可见泊沙康唑不同制剂间生物利用度差异较大；泊沙康唑口服混悬液血药浓度个体内差异较大，有必要进行TDM。

参考文献

[1] Bellmann R, Smuszkiewicz P. Pharmacokinetics of antifungal drugs: practical implications for optimized treatment of patients[J]. Infection, 2017, 45(6): 737-779.

[2] Posaconazole: Rationale for the EUCAST clinical breakpoints. version 30[G]. 2020. [2025-03-10]. https://www.eucast.org/astoffungi/rationale_documents_for_antifungals.

[3] Seyedmousavi S, Mouton J W, Melchers W J G, et al. The role of azoles in the management of azole-resistant aspergillosis: from the bench to the bedside[J]. Drug Resistance Updates, 2014, 17(3): 37-50.

[4] Cornely O A, Duarte R F, Haider S, et al. Phase 3 pharmacokinetics and safety study of a posaconazole tablet formulation in patients at risk for invasive fungal disease[J]. Journal of Antimicrobial Chemotherapy, 2016, 71(3): 718-726.

[5] 泊沙康唑临床应用专家组.泊沙康唑临床应用专家共识(2022版)[J].中华临床感染病杂志,2022,15(5): 321-332.

[6] Ullmann A J, Aguado J M, Arikan-Akdagli S, et al. Diagnosis and management of *Aspergillus* diseases: executive summary of the 2017 ESCMID-ECMM-ERS guideline[J]. Clinical Microbiology and Infection, 2018, 24: e1-e38.

[7] McCreary E K, Davis M R, Narayanan N, et al. Utility of triazole antifungal therapeutic drug monitoring: insights from the society of infectious diseases pharmacists: endorsed by the mycoses study group education and research consortium[J]. Pharmacotherapy, 2023, 43(10): 1043-1050.

[8] Ashbee H R, Barnes R A, Johnson E M, et al. Therapeutic drug monitoring (TDM) of antifungal agents: guidelines from the British Society for Medical Mycology [J]. Journal of Antimicrobial Chemotherapy, 2014, 69(5): 1162-1176.

[9] Abdul-Aziz M H, Alffenaar J W C, Bassetti M, et al. Antimicrobial therapeutic drug monitoring in critically ill adult patients: a position paper[J]. Intensive Care Medicine,

2020, 46(6): 1127-1153.

[10] Mellinghoff S C, Panse J, Alakel N, et al. Primary prophylaxis of invasive fungal infections in patients with haematological malignancies: 2017 update of the recommendations of the infectious diseases working party (AGIHO) of the German society for haematology and medical oncology (DGHO)[J]. Annals of Hematology, 2018, 97(2): 197-207.

[11] Suh H J, Yoon S H, Yu K S, et al. The genetic polymorphism UGT1A4 * 3 is associated with low posaconazole plasma concentrations in hematological malignancy patients receiving the oral suspension[J]. Antimicrobial Agents and Chemotherapy, 2018, 62(7): e02230-e02317.

[12] Ruland M O, Egelund T A, Ng J S, et al. Intravenous and oral posaconazole pharmacokinetics in a five-year-old with *Mucor*: a case report and review of the literature [J]. The Journal of Pediatric Pharmacology and Therapeutics, 2019, 24(6): 528-533.

第五篇 抗病毒药

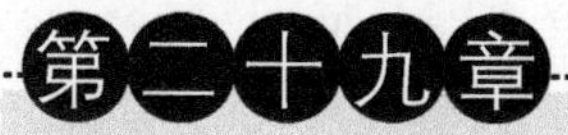

抗病毒药物 TDM 概述

病毒是引起人类感染的重要病原体之一，可导致流行性感冒、肝炎、水痘、带状疱疹、麻疹、腮腺炎、流行性出血热、艾滋病等一系列疾病。许多病毒感染为自限性疾病，无须抗病毒治疗；某些特殊病毒感染或病情严重需要进行积极的抗病毒治疗。本篇重点介绍对肝炎病毒、呼吸道合胞病毒、巨细胞病毒、疱疹病毒、流感病毒等有确切疗效的抗病毒药，如利巴韦林、阿昔洛韦、更昔洛韦和奥司他韦的临床应用，药动学/药效学特征及在 TDM 领域的研究进展，为抗病毒药物合理使用提供参考。

一、药动学特征

这几个抗病毒药物分布容积大、蛋白质结合率均不高，除了阿昔洛韦在肝内代谢，均不经 CYP450 酶系代谢，主要通过肾小球滤过与肾小管分泌排出体外，因此需要根据肾功能情况调整给药剂量。

二、安全性

血液系统不良反应如贫血、骨髓抑制是限制利巴韦林和更昔洛韦临床应用最常见的不良反应，并可能与药物较高的暴露量相关；阿昔洛韦和奥司他韦致神经系统不良反应及消化系统不良反应较多见。

三、TDM 的适用人群

总体而言，目前针对抗病毒药物的 TDM 缺乏深入的研究，根据药动学特征及疗效和安全性的研究数据，推荐对于肾功能受损、肝移植术后、HIV -丙型肺炎病毒（HCV）合并感染、联合用药（有明显药物相互作用）患者进行利巴韦林 TDM 可能特别受益；对于 CRRT 患者，需要根据阿昔洛韦的 TDM 来优化治疗；造血干细胞移植患者、儿童移植患者，在治疗失败或怀疑对更昔洛韦耐药的情况下开展 TDM；有多种并发症、肾功能不稳定、CrCL 增加、终末期肾病的住院患者进行奥司他韦 TDM 将使患者获益，一般情况下的流感感染患者不需要常规使用 TDM 来调整奥司他韦剂量。

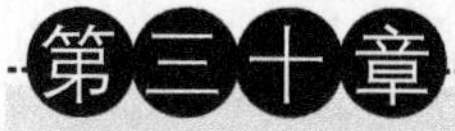

利 巴 韦 林

一、作用机制和临床适应证

1. 作用机制

利巴韦林经细胞酶的作用磷酸化为三氮唑核苷单磷酸，竞争性地抑制肌苷-5′-单磷酸脱氢酶，使肌苷单磷酸不能转化为次黄嘌呤单磷酸，干扰三磷酸鸟苷的合成和 RNA 合成[1]。

2. 临床适应证

利巴韦林为广谱抗病毒药，适用于呼吸道合胞病毒引起的病毒性肺炎与支气管炎、皮肤疱疹病毒感染，亦用于治疗拉沙热或流行性出血热(具肾脏综合征或肺炎表现者)，亦可联合干扰素 α 用于慢性丙型肝炎的治疗[1]。

二、药动学特征

利巴韦林的药动学可用三房室分布模型描述。

1. 吸收

利巴韦林(吸收过程遵循先零级后一级动力学特征)口服吸收迅速，高脂饮食可增加食物吸收。生物利用度为 45%~65%，T_{max} 约为 1.5 h。单剂量口服利巴韦林 600 mg、1 200 mg 或 2 400 mg 后血药 C_{max} 分别为 1.2 mg/L、2.4 mg/L 及 3.1 mg/L；静脉滴注 600 mg、1 200 mg 或 2 400 mg 后 1 h 的浓度可以分别达到 2.0 mg/L、4.8 mg/L 及 9.1 mg/L[2]。

2. 分布

利巴韦林与血浆蛋白不结合，静脉给药后的稳态分布容积可达 4 500~5 000 L[3]。药物在呼吸道分泌物中的浓度大多高于血药浓度，其三磷酸盐在红细胞内高度浓集,可达血药浓度的40倍以上。血药浓度达到稳态时脑脊液内药物浓度约为同期血药浓度的70%。可透过胎盘,并经乳汁分泌。

3. 代谢

利巴韦林在体内经过腺苷激酶活化成为利巴韦林单磷酸、二磷酸和三磷酸代谢产物。三磷酸代谢产物是细胞内主要存在形式。利巴韦林不经CYP450酶系代谢,经以下2条途径代谢失活：一是可逆的磷酸化途径;二是通过去核糖化和酰胺水解生成三唑羧酸代谢产物。

4. 排泄

利巴韦林及其活性代谢产物主要从肾脏排泄。尿中约排出给药量的40%。血浆消除 $T_{1/2}$ 为0. 5~2 h。单次口服利巴韦林给药 $T_{1/2}$ 为120~170 h, CL为26 L/h。多次给药后 C_{max} 可增加4倍, $T_{1/2}$ 可达298 h。利巴韦林及其活性代谢物在红细胞内蓄积, $T_{1/2}$ 可达40日,停药4周尚不能完全从体内清除,此为利巴韦林引起溶血的主要原因[4]。

利巴韦林有注射液、口服剂型和吸入剂型。吸入剂型可用于病毒性上呼吸道感染或口咽部病毒感染。一项评估吸入利巴韦林的安全性和药动学的随机、安慰剂对照临床研究[4],4个队列分别接受50 mg/mL利巴韦林/安慰剂(总体积10 mL)、50 mg/mL利巴韦林/安慰剂(总体积20 mL)、100 mg/mL利巴韦林/安慰剂(总体积10 mL)及100 mg/mL利巴韦林/安慰剂(总体积20 mL)。结果显示队列4的 C_{max} 和 AUC_{last} 最高, C_{max} 在血浆和全血中分别达到1.64 mg/L和1.46 mg/L,是队列1的2~3倍;队列2和队列3显示出相似的药动学值(表30-1)。各组的利巴韦林吸收在2 h内达到 C_{max}。4种单剂量利巴韦林气雾剂方案显示系统暴露量较小。

表30-1 利巴韦林不同吸入剂量的药动学参数

药动学参数	50 mg/mL＊[a] 10 mL	50 mg/mL ＊ 20 mL	100 mg/mL＊ 10 mL	100 mg/mL＊ 20 mL
血浆				
C_{max}(mg/L)	0.63±0.28 (44.9%)	1.07±0.35 (33.4%)	0.95±0.17 (17.8%)	1.64±0.58 (35.3%)
AUC_{last}(mg·h/L)	4.90±2.49 (50.8%)	10.55±3.75 (35.5%)	9.27±2.11 (22.8%)	15.55±5.58 (35.8%)
T_{max}(h)	1.000(1.0~1.5)	1.750(1.0~2.5)	1.500(1.4~1.5)	2.009(1.5~2.5)

续 表

药动学参数	50 mg/mL * 10 mL	50 mg/mL * 20 mL	100 mg/mL * 10 mL	100 mg/mL * 20 mL
全血				
C_{max}(mg/L)	0.58±0.26 (44.8%)	0.95±0.34 (35.9%)	0.87±0.1 (15.70%)	1.46±0.48 (33.4%)
AUC_{last}(mg·h/L)	4.35±2.33 (53.6%)	9.38±3.33 (35.4%)	8.40±1.94 (23.1%)	13.96±4.95 (35.4%)
T_{max}(h)	1.00(1.0~1.5)	1.75(1.0~2.5)	1.50(1.1~1.5)	2.00(1.5~2.5)

注：T_{max}以中位数(最小值-最大值)表示，其余参数以均值±标准差(变异系数)表示。
AUC_{last}：从0时到最终一个可定量时间点的药物浓度-时间曲线下面积。
a：*号后的体积是每种浓度对应的吸收剂体积(容积)。

5. 文献报道的特殊人群药动学

(1) 儿童：干扰素α-2b联合利巴韦林治疗儿童慢性HCV感染的临床研究显示，儿童8 mg/(kg·d)、12 mg/(kg·d)或15 mg/(kg·d)与成人接受800 mg/d、1 000 mg/d或1 200 mg/d利巴韦林的C_{max}、C_{min}和$AUC_{0-12\,h}$相当[5]；在HIV感染的儿童中单次口服6~10 mg/kg利巴韦林，C_{max}略高于接受400~600 mg利巴韦林(6~8.5 mg/kg)的无症状HIV感染成人患者，但$T_{1/2}$及生物利用度与成人相似。提示利巴韦林的药动学特征在所研究的剂量范围内与剂量成比例关系，儿童用药时根据体重调整剂量。

(2) 肾功能不全患者：利巴韦林通过肾脏和肝脏途径消除，其中肾脏清除仅占5%~15%，在慢性肾功能不全患者中利巴韦林可出现蓄积，并且不可被血液透析清除。一项开放研究[6]比较了不同程度肾功能受损患者与健康受试者单剂量口服或静脉使用400 mg利巴韦林的药动学。与肾功能正常受试者相比，肾功能不全患者利巴韦林AUC和C_{max}升高，血浆清除率、肾清除率、非肾清除率、稳态表观分布容积减小。轻度、中度和重度肾功能不全患者静脉给予利巴韦林后的AUC_{last}分别较肾功能正常组升高1.3倍、2倍和2倍；轻度、中度和重度肾功能不全患者的平均肾清除率分别为肾功能正常组的54%、23%和10%；而平均非肾清除率分别是肾功能正常组的94%、76%和75%。轻度、中度和重度肾功能不全口服给药者平均肾清除率分别为对照组的56%、28%和9%；平均非肾清除率分别是肾功能正常组的54%、48%和27%。肾功能正常及轻度、中度和重度肾功能不全患者利巴韦林的口服生物利用度分别为35%、60%、57%和71%。研究表明，慢性肾功能不全患者口服利巴韦林后生物利用度增加，肾清除率和非肾清除率降低，表观分布容积降低。目前，CrCL 低于 50 mL/min 不推荐使用利巴韦林。

（3）肝功能不全患者：现有的研究表明，肝脏并非利巴韦林代谢的主要器官，肝功能不全不改变利巴韦林的口服生物利用度，有可能首过消除的主要部位在胃肠道。一项基于稳定期慢性肝病患者单剂量口服 600 mg 利巴韦林的药动学研究[7]，对于 Child－Pugh 分级为 A、B 和 C 级（分别代表轻、中、重度）肝功能不全患者，与肝功能正常的健康受试者相比，达峰时间相似（平均在 1.3～1.6 h），C_{max} 较对照组明显升高然而四组间的个体间 C_{max} 有较大重叠。而四组间的 AUC_{last}、肾清除率（由 72 h 内肾排泄量 $Ae_{0-72\,h}$ 除以 $AUC_{0-72\,h}$ 计算）、清除率（CL/F）则无显著差异。四组的平均药动学参数见表 30－2。由于利巴韦林不与血浆白蛋白结合，因此不同程度的肝功能不全组间的白蛋白或其他血浆蛋白水平的差异不影响利巴韦林的药动学。

表 30－2　轻、中、重度肝功能不全与健康受试者的利巴韦林平均（CV）药动学信息

	对照组	Child－Pugh A	Child－Pugh B	Child－Pugh C
例数	6	5	7	5
C_{max}（ng/mL）	643（37%）	886（43%）	1 048（26%）	1 273（33%）
百分比；CI*,#		135%；86～213	167%；110～253	198%；126～311
T_{max}（h）	1.33（39%）	1.60（56%）	1.29（38%）	1.60（34%）
$AUC_{0-72\,h}$（ng·h/mL）	10 927（29%）	11 284（54%）	12 274（25%）	14 454（57%）
AUC_{last}（ng·h/mL）	15 162（40%）	13 046（74%）	14 184（38%）	18 392（75%）
百分比；CI*,#	76%；37～158	94%；48～185	101%；49～210	
Ae_{0-72}（mg）	53.6[a]（15%）	56.0（44%）	57.3（41%）	53.3（33%）
肾清除率（L/h）	5.35[a]（29%）	5.27（29%）	4.73[a]（42%）	5.21（68%）
百分比；CI*	98%；41～156	88%；35～141	97%；50～155	

* 百分比＝与对照组的平均差异百分比，百分比的 95%置信区间。
# 将数据进行对数转换后的百分比和置信区间。
a 数据病例数 $n=5$（纳入例数 6 例，实际统计数据为 5 例）。

（4）血液透析患者：6 例非丙型肝炎患者口服 400 mg 利巴韦林后，于第 6～10 h 接受血液透析，利巴韦林 48 h 的尿排泄量极少（0.6 mg，约为给药剂量的 0.14%）。在 4 h 血液透析期间平均清除量（9.6 mg）约占给药剂量的 2.4%，

平均 C_{max} 为 609(404~887)ng/mL,V_d/F 为 41.9(3.33~96.7)L,CL/F 为 665(491~881)mL/min,血液透析清除率(hemodialysis clearance, CL_{hd})为 74.5(44.4~117)mL/min,约为肾脏功能正常患者(肾清除率=129 mL/min)50%左右。利巴韦林在血液透析人群中的药动学特征[8]与其他严重肾功能不全的非血液透析患者清除率和肾脏清除率降低的报道一致。

(5) 重症患者:在重症患者中,优化抗菌治疗是一个巨大的挑战,这些患者药动学常表现出极端的个体间和个体内变异。利巴韦林特点是有较大(≥18 L/kg)的表观分布容积,个体间药动学参数包括生物利用度等变异较大。根据 ESICM 感染科、ESCMID 药动学/药效学和危重研究组、IATDMCT 传染病研究组、ISAC ICU 感染和脓毒症工作组提出的立场书[9],既不推荐也不反对在危重患者中常规进行利巴韦林 TDM。

三、药动学/药效学

体外细胞实验中,利巴韦林对流感的半数抑制浓度(half maximal inhibitory concentration, IC_{50})为 1~25 mg/L,对 HIV 及其他逆转录病毒的 IC_{50} 为 25~100 mg/L;疱疹和痘病毒 MIC 为 3.2~50 mg/L,但高达 0.5~5 mg/mL 的利巴韦林才能显示出抗严重急性呼吸综合征冠状病毒(severe acute respiratory syndrome coronavirus, SARS-CoV)的活性,然而在 VeroE6 细胞中 0.2~1 mg/mL 浓度的利巴韦林已观察到细胞毒作用,因此研究结果认为利巴韦林体外对 SARS-CoV 无效[10]。利巴韦林治疗呼吸道合胞病毒的 MIC 为<1 mg/L,半数有效量为 2~8 mg/L。

利巴韦林联合聚乙二醇干扰素是 HCV 感染推荐的标准治疗方法。相比基于体重给药,TDM 指导的利巴韦林给药已被证明能显著改善慢性丙型肝炎基因 1 型患者的持续病毒学应答(sustained virological response, SVR)[11]。较高的 C_{min} 和 AUC 与 HCV 清除或 SVR 相关,但这一关联性仍存在争议。根据已有的研究表明,与 C_{min} 或任何单一时间点相比,第一次给药后的 $AUC_{0-4\,h}$(1.76 mg·h/L)和 $AUC_{0-12\,h}$(3.01 mg·h/L)可能预测更好的 SVR,其他因素如聚乙二醇干扰素 α-2a 的水平比利巴韦林浓度对结局的影响可能更大。建议目标浓度为 2~2.5 mg/L,以最大限度地实现 SVR。导致利巴韦林停药或减量的一个主要原因是药物引起溶血致血红蛋白下降,机制尚不清楚。研究表明,利巴韦林 C_{min}>2.3 mg/L 与溶血性贫血的发生率显著相关。

四、药物相互作用

利巴韦林既不是CYP450酶的诱导剂，也不是抑制剂，但仍须注意药物间的相互作用。

（1）核酸逆转录酶抑制剂如拉米夫定、去羟肌苷与利巴韦林联用可导致线粒体中毒（乳酸中毒、胰腺炎、肝衰竭），应谨慎合用并监测血药浓度。

（2）利巴韦林与含镁、铝和二甲硅油的抗酸剂同服，AUC平均下降14%。

五、不良反应

利巴韦林的使用主要受其不良反应的限制，如发生严重的溶血性贫血、情绪障碍、睡眠障碍、神经病变和CrCL降低。其他潜在的不良反应还有恶心、皮肤反应和呼吸系统异常。大剂量长期用药可发生骨髓抑制导致贫血及免疫抑制，大剂量静脉滴注可引起血管外溶血。

长期口服利巴韦林800 mg/d以上时，血红蛋白浓度平均可下降20~40 g/L，如患者血红蛋白低于100 g/L时应减量或停药。目前认为利巴韦林所致的贫血是使红细胞更新增快。利巴韦林在循环中的红细胞里富集，导致相应的ATP缺乏，使红细胞对氧化应激损伤的敏感性增加。减少利巴韦林导致的溶血性贫血的措施包括将药物减量及使用促红细胞生成素（erythropoietin，EPO）。

六、TDM适用人群

（一）肾功能不全患者

首先，利巴韦林药动学依赖于肾功能，透析不能有效除去该药。其次，已经发生贫血的终末期肾病患者无法耐受常规剂量利巴韦林，难以达到良好的SVR和毒副作用的平衡，在终末期肾病患者中监测利巴韦林药物浓度可能有益。

（二）肝移植术后患者

肝移植术后的慢性丙型肝炎患者接受利巴韦林联合干扰素治疗过程中由于溶血性贫血导致减量或停药的发生率很高（40%~50%），同时这些患者由于贫血和肾功能障碍的患病率更高，利巴韦林所致溶血更为显著。另外，合并使用钙调磷酸酶抑制剂类的免疫抑制药物也会引起肾毒性，导致EPO水平降低，加重利巴韦林所致的溶血。

(三) HIV-HCV 联合感染患者

蛋白酶抑制剂对 CYP450 酶有抑制作用,导致利巴韦林浓度升高而致不良反应。对该部分联合感染的患者进行利巴韦林 TDM 的目的是调整剂量,增加达到 SVR 的同时副作用可接受。

有观点认为,当丙型肝炎不再作为病原实体治疗,而是根据不同的基因类型选择小分子的直接抗病毒药物治疗,利巴韦林联合聚乙二醇干扰素不再是经典方案。另外,关于利巴韦林暴露量与疗效及毒性反应之间的关系,报道的数据不一致。尽管在 TDM 中发现较多严重的贫血,但经过重组人促红细胞生成素-β 治疗贫血可以得到较好改善。

总结以上,在条件允许的情况下,对于肾功能受损、肝移植术后、HIV-HCV 合并感染、联合用药(有明显药物相互作用)患者进行利巴韦林药物浓度监测可能特别受益。

七、监测时间

由于利巴韦林药物浓度达稳态在 4~11 周之间,因此通常于第 4、8 和 12 周进行测定。在达稳态前测定利巴韦林药物浓度以预测药效/毒性的方法,有可能因与实际达稳浓度存在差异导致预测结果出现偏差,因此也推荐患者在治疗的早期(如第 2 周)出现血红蛋白下降时测定的利巴韦林浓度来预测稳态浓度,有助于及时调整药物剂量,预防/减少治疗相关副作用的同时维持充分的暴露量以达到 SVR。在采用利巴韦林早期监测的方法之前,需要更多的前瞻性研究来证实早期药物浓度和稳态药物浓度之间的相关性。

八、治疗窗

目前对于利巴韦林 TDM 的研究主要集中在 HCV 的治疗中,认为是利巴韦林达到治疗靶目标、增强抗病毒作用并限制其血液系统毒副作用的重要手段。根据上述立场书[9]推荐,利巴韦林临床有效性的药动学/药效学靶值为 $AUC_{0-4\,h}$>1 755 mg · h/L, $AUC_{0-12\,h}$>3 014 mg · h/L, C_{min} ≥2 mg/L;出现临床毒性的阈值为 C_{min}>2.3 mg/L(主要与贫血的不良反应相关)。血红蛋白下降程度与利巴韦林稳态血浆浓度呈线性关系,当稳态血浆浓度升高至 3.5 mg/L 以上时,血红蛋白浓度<8.5 g/dL;利巴韦林 C_{min}>2.3 mg/L 与血红蛋白下降>4 g/dL 相关。在 HCV 感染患者的治疗中,利巴韦林稳态 C_{min}>3.5 mg/L 与治疗中断风险增加相关，推荐 C_{min} 以 2～3.5 mg/L 为目标，实现优化治疗效果并限制副作用的发生[11]。

九、样本采集、样本送检和保存

1. 样本采集要求

（1）采样管要求：根据检测方法要求，采用肝素或含 EDTA－K_2 等抗凝剂的真空采血管采集血浆样本。

（2）采样量要求：采血量为 2～3 mL，轻轻混匀。

（3）采样部位：前臂静脉血。口服剂型直接从静脉采血，注射液应从给药部位的对侧肢体采集静脉血。

2. 样本送检及保存

利巴韦林血浆样本室温放置 24 h，－20℃保存 30 日及反复冻融 5 次均稳定性良好。临床采集样本后 24 h 内常温下送往检测实验室，如不能及时送检，可存放于 2～8℃冰箱或离心取上清冷冻保存。

3. 样本类型

（1）血浆药物 C_{min}：在下一剂给药前测定利巴韦林药物 C_{min} 是目前最常用的监测方法。血浆药物浓度在药动学、药效学间显示出较好的相关性，结果的一致性较血清药物浓度更高，血清利巴韦林浓度的实验室间差异大于血浆利巴韦林浓度。

（2）红细胞内药物浓度：监测细胞内利巴韦林的药物浓度可以作为贫血和疗效的良好预测指标，但由于此种测量的复杂性和成本，不推荐常规使用。

十、检测方法

目前，最常用于测定利巴韦林血药浓度的方法是固相萃取－HPLC 或 LC－MS/MS。血浆样品的处理为添加内标后，加入乙腈或甲醇进行蛋白质沉淀。检测内标可选用阿昔洛韦、拉米夫定、甲硝唑或同位素内标。

十一、剂量的计算和调整

1. 肾功能不全患者

目前，美国肝病研究协会《丙型肝炎的诊断、管理和治疗 2009》建议未接受血液透析的中重度肾病患者利巴韦林剂量为 200～800 mg/d，且透析不能清除药物。根据药动学模型和模拟表明，中等程度（CrCL 30~50 mL/min）肾功能损害患者 200 mg/d 或 400 mg/d 交替给药，重度肾功能损害（CrCL<30 mL/min）患者 200 mg/d 是最合适的给药方案。

2. 肝功能不全患者

肝功能不全患者不需要剂量调整，但治疗期间需警惕严重肝毒性的发生，密切监测肝功能指标。当丙氨酸氨基转移酶及天冬氨酸氨基转移酶>10 倍最大值上限需要停用。当间接胆红素>85.5 μmol/L 时需要调整剂量为 600 mg/d。

3. 儿童患者

利巴韦林注射剂推荐儿童患者给药剂量为 10~15 mg/kg，分 2 次给药，每次静脉滴注 20 min 以上，疗程 3~7 日。

利巴韦林雾化吸入制剂用于儿童呼吸道合胞病毒（Respiratory syncytial virus，RSV）感染的给药浓度为 20 mg/mL，每日雾化吸入给药 12~18 h。对于 RSV 肺炎和其他病毒感染，也可持续雾化吸入给药 3~6 日；或每日 3 次，每次 4 h，疗程 3 日。

4. 老年患者

鉴于严重药物不良反应，不推荐老年患者使用利巴韦林治疗。当临床治疗需要时，应严密监测血红蛋白水平。

通过构建 PopPK 模型，根据患者体重和肌酐，就能够计算出达到目标血药浓度（15 μmol/L）所需的剂量。该方案可供临床进行个体化给药方案的制订。公式如下所示（剂量单位：mg/d）。

$$DOSE = 0.244 \cdot C_{target} \cdot DI \cdot CL_{ribavirin}$$

如果 CL_{crea} 单位为 L/h，$CL_{ribavirin} = 2.03 \cdot CL_{crea} + 0.0414 \cdot WT$

如果 CL_{crea} 单位为 mL/min，$CL_{ribavirin} = 0.122 \cdot CL_{crea} + 0.0414 \cdot WT$

式中，0.244 为 μmol 转换为 mg 的比例系数；C_{target} 为稳态目标浓度；DI 为给药间隔（dose interval）；$CL_{ribavirin}$ 为利巴韦林清除率；CL_{crea} 为肌酐清除率；WT 为体重。例如，假设一位体重 60 kg 的患者，稳态目标浓度为 10 μmol/L，CL_{crea} 为 60 mL/min，给药间隔为 12 h，则预测剂量 = 0.244×10×12×（0.122×60 + 0.041 4×60），约为 287 mg，则日剂量可以给 600 mg。

十二、结果解释和建议

根据现有的 TDM 结果表明，当治疗达 4 周后，更高的稳态 C_{max} 或 AUC 可以达到更好的病毒持续应答率，对于 HCV 患者中应当保持血药浓度高于 2 mg/L 以获得较好的 SVR。但当 C_{max} >3.5 mg/L 时，贫血的发生风险会显著增加。

十三、病例分析

Maeda 等[12]报道的一例利巴韦林的病例

患者，女性，40 岁，体重 77.2 kg，口服利巴韦林 800 mg/d 同时肌内注射干扰素治疗 1b 型慢性病性肝炎病毒感染。治疗前血红蛋白为 12.3 g/dL，接受利巴韦林治疗 3 周后降至 9.2 g/dL，遂将利巴韦林减量至 600 mg/d。第 4 周测利巴韦林 C_{min} 为 4.17 mg/L。考虑该高浓度由患者较低的 CrCL（62.2 mL/min）造成。第 6 周时测血红蛋白进一步下降至 7.8 g/dL，随即停用利巴韦林及干扰素。当血红蛋白在第 8 周恢复至 9 g/dL 时，再次给予利巴韦林 400 mg/d。在该剂量治疗过程中（维持 5 周），血清 HCV RNA 水平逐渐下降至无法检测的水平（<0.5 KIU/mL）。然而直至治疗后第 24 周，该患者仍未完全清除 HCV。

【点评】由于利巴韦林的肾脏清除率占总清除率约 1/3，其余由代谢清除决定，在上述案例中，CrCL 降低的情况下导致患者血浆利巴韦林浓度持续升高，表现出持续的病毒学反应同时诱导溶血。通过 TDM 及肾功能监测可以为患者提供更安全、有效及可靠的治疗。

参考文献

[1] 汪复，张婴元.实用抗感染治疗学[M].3 版.北京：人民卫生出版社，2020.

[2] Laskin O L, Longstreth J A, Hart C C, et al. Ribavirin disposition in high-risk patients for acquired immunodeficiency syndrome[J]. Clinical Pharmacology and Therapeutics, 1987, 41(5): 546-555.

[3] Naik G S, Tyagi M G. A pharmacological profile of ribavirin and monitoring of its plasma concentration in chronic hepatitis C infection[J]. Journal of Clinical and Experimental

Hepatology, 2012, 2(1): 42 - 54.

[4] Couroux P, Brkovic A, Vittitow J L, et al. A randomized, placebo-controlled study to evaluate safety and pharmacokinetics of inhaled ribavirin[J]. Clinical and Translational Science, 2022, 15(9): 2159 - 2171.

[5] González-Peralta R P, Kelly D A, Haber B, et al. Interferon Alfa - 2b in combination with ribavirin for the treatment of chronic hepatitis C in children: efficacy, safety, and pharmacokinetics[J]. Hepatology, 2005, 42(5): 1010 - 1018.

[6] Gupta S K, Kantesaria B, Glue P. Exploring the influence of renal dysfunction on the pharmacokinetics of ribavirin after oral and intravenous dosing[J]. Drug Discoveries & Therapeutics, 2014, 8(2): 89 - 95.

[7] Glue P, Schenker S, Gupta S, et al. The single dose pharmacokinetics of ribavirin in subjects with chronic liver disease[J]. British Journal of Clinical Pharmacology, 2000, 49(5): 417 - 421.

[8] Gupta S K, Kantesaria B, Glue P. Pharmacokinetics, safety, and tolerability of ribavirin in hemodialysis-dependent patients[J]. European Journal of Clinical Pharmacology, 2012, 68(4): 415 - 418.

[9] Abdul-Aziz M H, Alffenaar J W C, Bassetti M, et al. Antimicrobial therapeutic drug monitoring in critically ill adult patients: a position paper[J]. Intensive Care Medicine, 2020, 46(6): 1127 - 1153.

[10] Morello J, Rodríguez-Novoa S, Jiménez-Nácher I, et al. Usefulness of monitoring ribavirin plasma concentrations to improve treatment response in patients with chronic hepatitis C[J]. Journal of Antimicrobial Chemotherapy, 2008, 62(6): 1174 - 1180.

[11] Stickel F, Worni M, Pache I, et al. Optimizing ribavirin exposure by therapeutic drug monitoring improves treatment response in patients with chronic hepatitis C genotype 1[J]. The American Journal of Gastroenterology, 2013, 108(7): 1176 - 1178.

[12] Maeda Y, Kiribayashi Y, Moriya T, et al. Dosage adjustment of ribavirin based on renal function in Japanese patients with chronic hepatitis C[J]. Therapeutic Drug Monitoring, 2004, 26(1): 9 - 15.

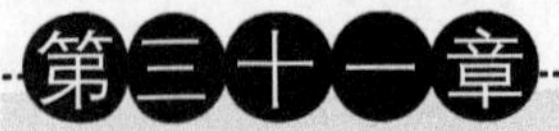

阿 昔 洛 韦

一、作用机制和临床适应证

1. 作用机制

阿昔洛韦(acyclovir, ACV)作为疱疹病毒 DNA 聚合酶的特异性抑制剂,可选择性地抑制疱疹病毒的 DNA 复制,对病毒有特殊的亲和力,但对哺乳动物宿主细胞毒性低。药物优先在受感染的细胞中被激活后,被病毒胸苷激酶初始磷酸化并形成相应的单磷酸盐,再由细胞激酶催化接下来的两个磷酸化步骤,形成其三磷酸盐。三磷酸阿昔洛韦充当病毒 DNA 聚合酶的底物,参入病毒 DNA 链并终止其合成,从而阻止病毒复制[1]。

2. 临床适应证

阿昔洛韦是第二代合成嘌呤核苷类广谱抗病毒药物,它在体内外对单纯疱疹病毒(herpes simplex virus, HSV)、水痘带状疱疹病毒(varicella-zoster virus, VZV)、EB 病毒(Epstein-Barr virus, EBV)、巨细胞病毒(cytomegalovirus, CMV)和人疱疹病毒 6(human herpes virus-6, HHV-6)具有抗病毒活性,适用于Ⅰ型和Ⅱ型 HSV 与 VZV 感染的预防与治疗(如眼部疱疹性角膜炎、单纯疱疹脑炎、生殖器疱疹)及免疫缺陷者水痘的治疗[1]。

阿昔洛韦可以口服或静脉输注给药。对于有限的皮肤黏膜损伤,阿昔洛韦可以通过口服途径给药;在有播散性、内脏或中枢神经系统受累的情况下,阿昔洛韦给药应该是静脉输注给药。静脉输注时间应超过 1 h,且以恒定速率进行,以防止肾损伤。

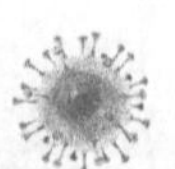

二、药动学特征

1. 吸收

阿昔洛韦主要通过胃肠道吸收,并可能仅在胃肠道上部被吸收,胃内容物不影响其吸收。其水溶性高、脂溶性低,因此药物吸收不完全。阿昔洛韦口服 T_{max} 为1.5~2.5 h,生物利用率在15%~30%之间。进食对血药浓度影响不明显。阿昔洛韦外用制剂局部给药后,若递送至更深的组织可能会受到制剂载体的显著影响,且局部给药时尚未检测到有全身吸收。

2. 分布

阿昔洛韦广泛分布至各组织与体液中,包括脑、肾、肺、肝、小肠、肌肉、脾、乳汁、子宫、阴道黏膜与分泌物、脑脊液及疱疹液。其中在肾、肝和小肠中浓度较高,脑脊液中浓度约为血中浓度的一半。药物可通过胎盘并在母乳中积聚,使得阿昔洛韦在哺乳期妇女的乳汁浓度超过其血浆阿昔洛韦浓度的3倍。每4 h口服200 mg和400 mg,5日后的血药 C_{max} 分别达到0.6 mg/L和1.2 mg/L。静脉给药后药物在脑脊液、皮肤囊泡的浓度及口服给药后在唾液的浓度分别约为同一时刻血浆浓度的50%、100%和13%。本品蛋白结合率低(9%~33%),并且在0.4~5.1 mg/L的范围内与血浆阿昔洛韦浓度无关。稳态情况下,阿昔洛韦的 V_d 接近机体的含水量,约为0.7 L/kg。

3. 代谢

阿昔洛韦在肝内代谢,肾功能正常患者的 $T_{1/2}$ 为2~3 h。阿昔洛韦体内的代谢量占给药剂量的16%,其中约15%代谢成9-(羧基甲氧基)甲基-鸟嘌呤(CMMG),阿昔洛韦的另一个代谢产物8-羟基-9(2-羟乙氧甲基)鸟嘌呤(8-OH-ACV)约占1%,两者均能透过血脑屏障。现尚未有CMMG与8-OH-ACV具有抗病毒活性的报道。

4. 排泄

阿昔洛韦的消除方式主要通过肾小球滤过与肾小管分泌排出体外,6%~91%的阿昔洛韦以原型自肾脏排泄,因此患者的肾功能正常与否严重影响阿昔洛韦的体内清除。粪便排泄率低于2%,呼出气中含微量药物。$T_{1/2}$ 约为2.5 h,CrCL为50~80 mL/min和15~50 mL/min时,$T_{1/2}$ 分别为3.0 h和3.5 h。阿昔洛韦溶解度为2.5 mg/mL,因此比较容易在肾小管析出结晶,临床上可以通过控制阿昔洛韦的滴注速度和加强水化措施来降低其肾脏不良反应的发生率。在所研究的剂量范围内血浆 AUC 与剂量无关。

伐昔洛韦是阿昔洛韦的前药 L-缬氨酰酯，在体内通过肝和血浆酯酶在全身暴露前迅速转化为阿昔洛韦。

5. 特殊人群药动学

(1) 肾功能不全患者：肾功能正常的患者的 $T_{1/2}$ 为 2~3 h，但在终末期肾功能不全患者中，药物血浆浓度增加，$T_{1/2}$ 增加 7 倍，延长至约 20 h。透析患者的 $T_{1/2}$ 为 6~10 h，但在连续动态腹膜透析期间可延长至 13~18 h[1]。

(2) 新生儿患者：儿童阿昔洛韦的处置与成人相似，但新生儿的阿昔洛韦 $T_{1/2}$ 大于成人。婴儿的 T_{max} 比成人长，这表明阿昔洛韦在新生儿中的胃肠道吸收率较慢。在新生儿中，全身清除率降低，$T_{1/2}$ 增加到长达 5 h。

三、药动学/药效学

伐昔洛韦作为阿昔洛韦前药，给药后，阿昔洛韦体内暴露量几乎与给药剂量成比例增加。在免疫功能正常和 HIV 感染的患者中，伐昔洛韦给药后与阿昔洛韦药动学相似，C_{max} 和 AUC 与模拟估计的值相近。口服伐昔洛韦后获得的血浆阿昔洛韦暴露与静脉注射阿昔洛韦的剂量相似[2]，故通常使用阿昔洛韦血药浓度来检测伐昔洛韦在体内的浓度。

Vezina 等[3]在 2009 年进行了一项药动学与探索性药效学研究，探究接受伐昔洛韦治疗 EBV 传染性单核细胞增多症的年轻人的血浆和口腔冲洗液中阿昔洛韦的药动学特征，并探索了其暴露-反应关系。研究发现，阿昔洛韦药动学参数和暴露指标与病毒学或临床反应指标均不相关。阿昔洛韦治疗单纯疱疹病毒的疗效与 AUC 和药物浓度保持在 50% 抑制浓度以上的时间（$T>IC_{50}$）有关，并提出 $T>IC_{50}$ 靶区为给药间隔的 50%。关于这些药效学参数中哪些在预测临床成功方面最重要仍存在争议。

四、药物相互作用

阿昔洛韦是有机阴离子转运蛋白（organic anion transporter, OAT）1/3 和多药耐药蛋白（multidrug resistance protein, MRP）2 的底物，联合使用免疫抑制药物来氟米特和抗病毒药物阿昔洛韦以降低感染的高风险时，来氟米特通过抑制外排转运蛋白 MRP2 增加了阿昔洛韦的肾脏积累，这增加了其肾/血浆比值和肾损伤风险。然而，来氟米特对 OAT1/3 的抑制作用降低了肾小管细胞对阿昔洛韦的摄取,增加了血浆浓度[4]。

当阿昔洛韦和丙磺舒同时使用时,丙磺舒使部分肾小管分泌受到抑制,AUC 面积增加。

与肾毒性药物合用可加重肾毒性,特别是肾功能不全者更易发生。有研究显示,当阿昔洛韦与肾毒性药物如环孢素或两性霉素 B 一起使用时,阿昔洛韦的肾毒性可能增加。一项动物实验研究显示,环孢素可能会使新生小鼠的胃肠道成熟受到抑制,导致阿昔洛韦的生物利用度增加。此外,与齐多夫定合用可引起肾毒性,表现为深度昏睡和疲劳。

与西咪替丁合用,阿昔洛韦的排泄可能会受到抑制,$T_{1/2}$延长。与茶碱合用,可能发生茶碱中毒症状。

五、不良反应

无论是通过眼部、局部、口服还是静脉注射,阿昔洛韦的耐受性都很好。局部制剂的不良反应主要限于轻度局部影响[1]。

1. 消化系统不良反应

阿昔洛韦常见的消化系统不良反应包括腹泻、恶心、呕吐、胃痛等。短期口服阿昔洛韦最常伴有恶心和呕吐,长期(1 年)使用耐受性良好,恶心、呕吐、腹泻和胃痛发生率低于 5%。

2. 神经系统不良反应

阿昔洛韦神经系统的不良反应有嗜睡、震颤、混乱、幻觉、癫痫,以及出现攻击性行为,或意识模糊等。静脉注射阿昔洛韦后约 1%的患者表现为脑病改变。

3. 皮肤不良反应

服用或静脉输注阿昔洛韦后,可能会出现皮疹、瘙痒,中毒性表皮坏死溶解等症状,还可能出现史蒂文斯-约翰逊综合征。

4. 泌尿生殖系统不良反应

阿昔洛韦的不良反应以肾脏损害为主,肾损害又以急性肾衰竭最为常见。其发生率与已确立的肾毒性药物如氨基糖苷类相当。偶尔有报道与口服制剂相关的急性可逆的肾衰竭,但这在静脉内给药时更常见,并且常是由于药物肾脏沉淀导致的肾功能受损。

静脉滴速过快时可引起肾衰竭,故急性或慢性肾功能不全者不宜用本品静脉滴注。服用有潜在的肾毒性药物的患者在使用阿昔洛韦时应特别注意,有可能增加肾功能受损害的危险性，以及增加可逆性的中枢神经系统症状。

5. 其他不良反应

静脉输注阿昔洛韦可能会出现注射部位的炎症和静脉炎。另有1例临床报告显示，阿昔洛韦可能会引起低钠血症。

无论年龄和原始肾功能如何，在使用阿昔洛韦时，关注肾功能和脑病的恶化是很重要的。即使肾功能正常，老年人也可能特别发生AKI和阿昔洛韦相关脑病。因此，有必要定期监测肾功能和意识。

六、TDM的适用人群

至今很少有关于阿昔洛韦TDM的报道，并且其中大多数是脑炎患者。依据Funaki等[5]的研究，对于CRRT患者需要针对阿昔洛韦的个体TDM来优化治疗。老年人、孕妇及儿童应慎重使用阿昔洛韦，或在监测下使用。

七、监测时间

在静脉输注后30 min至1 h内采集患者血药浓度作为C_{max}；在下一集给药前采集患者血药浓度作为C_{min}。

八、治疗窗

若进行TDM，推荐C_{min}为2~4 mg/L[6]。不推荐也不反对在危重患者中进行常规TDM。

九、样本采集、样本送检和保存

将患者样本采集到不含抗凝剂的血清管中，以2 000 r/min离心10 min后将血清转移到新试管中，以供分析或及时储存于−20℃冰箱。样本应尽快送至实验室，避免延误可能影响样本质量，在样本送检过程中使用专用的样本运输容器，确保样本在运输过程中的安全和稳定[7,8]。

十、样本检测方法

常用的阿昔洛韦TDM的检测方法为LC－MS/MS[7]。色谱条件色谱柱：Poreshell C_{18}（3.0 mm×50 mm，2.7 μm）；流动相：甲醇−10 mmol/L乙酸铵水溶液（均含0.2%的甲酸）；梯度洗脱程序：0~1 min，10∶90；1~2.5 min，70∶30；

2.5~4 min,85∶15;4~5 min,10∶90;流速 0.3 mL/min;柱温 30℃。质谱条件用电喷雾电离源,正离子方式检测;雾化气 482.7 kPa;气帘气 206.9 kPa;碰撞气 34.5 kPa;辅助气 4 827 kPa;离子源电压 5 500 V;温度 550℃。扫描方式为多反应监测,去簇电压为 15 eV,碰撞能量为 19 eV;用于定量分析的离子反应分别为 m/z 226.2→m/z 152.3,扫描时间为 200 ms。血浆样品处理血浆样本在室温下解冻,吸取 100 μL 置于 1.5 mL 离心管中,加入 2.0 mg/L 的内标溶液 5 μL和 1.0 mol/L 的乙酸溶液 5 μL,涡旋振荡 10 s,加入乙腈 0.3 mL,涡流混合 2 min,以 1.3×10^4 r/min 离心 10 min,取上清液置于另一试管中,取 10 μL 进行分析。

十一、剂量的计算和调整

(一) 标准剂量

(1) 口服片剂标准剂量

1) 急性带状疱疹: 成人每次 1 600 mg,每 8 h 一次,每日 3 次,连用 7~10 日。

2) 生殖器疱疹: 初发生殖器疱疹,成人每次 400 mg,每 8 h 一次,每日 3 次,连用 10 日。慢性复发性生殖器疱疹,成人每次 200~400 mg,每日 3 次,持续治疗 6~12 个月。未治疗过的生殖器疱疹的发作频率和严重性可能会随时间变化。治疗 1 年后,要对生殖器疱疹感染患者的发作频率和严重性进行再评价,以确定是否继续使用本品治疗。

3) 水痘: 40 kg 以上,每次 1 600 mg,每日 2 次,连服 5 日。

(2) 注射液标准剂量

1) 重症生殖器疱疹初治,按体重一次 5 mg/kg,每日 3 次,隔 8 h 滴注 1 次,每次滴注时间在 1 h 以上,共 5 日。

2) 免疫缺陷者皮肤黏膜单纯疱疹或严重带状疱疹,按体重一次 5~10 mg/kg,每日 3 次,隔 8 h 滴注 1 次,每次滴注时间在 1 h 以上,共 7~10 日。

3) 单纯疱疹性脑炎,按体重一次 10 mg/kg,每日 3 次,隔 8 h 滴注 1 次,每次滴注时间在 1 h 以上,共 10 日。

4) 急性视网膜坏死,一次 5~10 mg/kg,每日 3 次,隔 8 h 滴注 1 次,每次滴注时间在 1 h 以上,共 7~10 日。以后一次口服 0.8 g,每日 5 次,连续 6~14 周。成人一日最高剂量按体重为 30 mg/kg,或按体表面积为 1.5 g/m^2。

(3) 外用标准剂量

1) 眼用制剂：滴入眼睑内，每 2 h 一次。

2) 乳膏剂：局部外用。取适量本品涂患处，白天每 2 h 一次，每日 4~6 次，共 7 日。

(二) 肾功能不全患者

依据说明书，对于中度至重度肾功能不全的患者，根据损害程度，有必要减少剂量。

肾功能不全的成人患者应按表 31-1 调整剂量。

表 31-1　肾功能不全成人患者剂量调整方案

CrCL[mL/(min·1.73 m^2)]	标准剂量的百分比(%)	给药间隔(h)
>50	100	8
25~50	100	12
10~25	100	24
0~10	50	24

(三) 儿童患者

对于肾功能相对正常的婴儿，鉴于其血浆清除率与矫正月龄(postmenstrual age, PMA)有关，故建议基于 PMA 给药：<30 周的婴儿每 12 h 20 mg/kg，30~36 周的婴儿每 8 h 20 mg/kg，以及 36~41 周的婴儿每 6 h 20 mg/kg。这种给药策略在大多数婴儿中达到了替代药效学目标。

对于肾功能正常的儿童，为了获得最佳目标和谷值浓度，初始阿昔洛韦静脉注射剂量推荐为 10 mg/(kg·6 h)，对于肾清除率增加(ARC)的儿童推荐 15~20 mg/(kg·6 h)，口服阿昔洛韦 20 mg/(kg·8 h)剂量在超过 75%的儿童中产生有效浓度，但尽可能首选 15 mg/(kg·6 h)的剂量[8]。对于年龄在 3 个月至 12 岁的儿童，美国 FDA 的推荐剂量是 20 mg/kg，每 8 h 一次，该群体中急性肾功能损伤的发生率为 13.4%。

(四) 老年患者

伐昔洛韦经常用于治疗老年人带状疱疹等疾病。伐昔洛韦会引起肾功能

 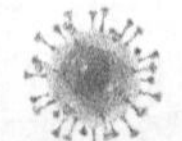

不全,从而使血清阿昔洛韦水平升高至毒性范围,因此在老年受试者中使用该药时须特别注意[9]。

(五) 孕妇患者

阿昔洛韦被认为是孕期安全的抗病毒药物,目前广泛用于孕妇,尤其是治疗和预防疱疹。妊娠期单纯疱疹病毒和水痘-带状疱疹病毒感染时,推荐阿昔洛韦以 5×800 mg 的剂量口服或以 3×(10~15) mg/kg 的剂量静脉输注给药,持续 7~10 日[10]。

根据研究与经验,阿昔洛韦可以在妊娠期间的两种特殊情况下使用:在母体严重病毒感染的情况下及为了抑制子宫内水痘带状疱疹病毒复制。孕妇所需剂量范围为 5~15 mg/(kg · 8 h)静脉输注给药,口服阿昔洛韦 200 mg,每日 5 次。同时,尽管对动物胎儿试验的结果表明药物是较为安全的,但临床应用时也必须小心该药物对核酸代谢的直接影响。Pasternak 等[11]在 2010 年一项研究中发现,与孕早期暴露于阿昔洛韦或伐昔洛韦的女性与参考人群(2.2%)相比,没有过多的畸形胎儿的出现。

十二、结果解释和建议

目前,有关阿昔洛韦暴露与临床疗效和毒性有关的数据有限。虽然阿昔洛韦/缬阿昔洛韦治疗单纯疱疹病毒(herpes simplex virus, HSV)感染的疗效与 AUC 和药物保持在 50%抑制浓度(EC_{50};T>EC_{50})以上有关,但这些指标需要进一步研究。建议阿昔洛韦的 C_{min} 维持在 2~4 mg/L,较高的浓度,特别是在肾功能损害患者中,与胃肠道和神经系统不良事件的可能性有关。目前,多在儿童患者及特殊患者中进行 TDM,建议使用 PopPK 模型经过贝叶斯反馈后依据结果和临床疗效进行进一步剂量调整。

十三、病例分析

Funaki 等[5]报道的一例阿昔洛韦的临床病例

患者,女,37 周零 5 日,在出生第 8 日通过血清实时聚合酶链反应(polymerase chain reaction, PCR)诊断为单纯疱疹病毒(herpes simplex virus, HSV)-1 感染。静脉注射阿昔洛韦,剂量为 20 mg/kg,每 8 h 一次。疾病第 2 日出现肾衰竭,并开始通过持续静脉血液透析滤过(continuous venovenous hemodiafiltration, CVVHDF)进行肾脏替代疗法(CRRT)。第4日,阿昔洛韦给药剂量降至20 mg/kg,每24 h一次,并接受血浆置换(plasma exchange, PE)以治疗肝衰竭。在住院期间使用LC-MS/MS测量血清阿昔洛韦浓度,同时用实时PCR定量检测血清HSV-1病毒DNA载量。在疾病第8日,血清HSV-1仍保持在1.4×10^4 copies/mL,考虑由于使用过滤器和PE的高流量CVVHDF加速消除阿昔洛韦而导致疗效不足的可能性,故将阿昔洛韦的给药剂量从20 mg/kg(每24 h一次)改为20 mg/kg(每8 h一次),继续监测血清阿昔洛韦水平和HSV-1 DNA水平。由于肾功能改善,连续CRRT在发病第21日从CVVHDF改为CVVHD,阿昔洛韦剂量改为20 mg/kg(每12 h一次),PE在发病第15日停止。在CRRT和PE下,阿昔洛韦的C_{max}为16.2 mg/L,C_{min}为0.22 mg/L。同时,仅在CRRT下,C_{max}为18.9~24.5 mg/L。在此CRRT下阿昔洛韦$T_{1/2}$估计为2~3 h,若在此CRRT下同时进行PE,则$T_{1/2}$为2 h。HSV-1病毒载量在给药后24 h内保持较高水平,下降了0.17 log10 copies/24 h。然而,在将阿昔洛韦剂量更改为20 mg/kg(每8 h一次)后,HSV-1 DNA水平的平均下降水平增加到0.44 log10 copies/24 h。最终在发病第23日检测不到HSV-1 DNA水平。

【点评】患者使用CRRT常会导致阿昔洛韦血药浓度降低。本病例通过对阿昔洛韦进行持续个体TDM,监测患者病毒载量,并依据结果进行剂量调整,优化了接受CRRT治疗的患者的治疗方案,改善了患者整体治疗过程。在CRRT期间,阿昔洛韦的有效过滤可能导致HSV感染的治疗水平不佳,为优化持续血液透析患者的治疗,对阿昔洛韦进行TDM并及时调整剂量是必要的。

参考文献

[1] Wagstaff A J, Faulds D, Goa K L. Aciclovir. A reappraisal of its antiviral activity, pharmacokinetic properties and therapeutic efficacy[J]. Drugs, 1994, 47(1): 153-205.

[2] Perry C M, Faulds D. Valaciclovir. A review of its antiviral activity, pharmacokinetic properties and therapeutic efficacy in herpesvirus infections[J]. Drugs, 1996, 52(5): 754-772.

[3] Vezina H E, Balfour H H Jr, Weller D R, et al. Valacyclovir pharmacokinetics and exploratory pharmacodynamics in young adults with Epstein-Barr virus infectious mononucleosis [J]. Journal of Clinical Pharmacology, 2010, 50(7): 734-742.

[4] Liao X Y, Deng Q Q, Han L, et al. Leflunomide increased the renal exposure of acyclovir by inhibiting OAT1/3 and MRP2[J]. Acta Pharmacologica Sinica, 2020, 41(1): 129-137.

[5] Funaki T, Miyata I, Shoji K, et al. Therapeutic drug monitoring in neonatal HSV infection on continuous renal replacement therapy[J]. Pediatrics, 2015, 136(1): e270-e274.

[6] Abdul-Aziz M H, Alffenaar J W C, Bassetti M, et al. Antimicrobial therapeutic drug monitoring in critically ill adult patients: a position paper[J]. Intensive Care Medicine, 2020, 46(6): 1127-1153.

[7] Franzin M, Ruoso R, Del Savio R, et al. Development and validation of an HPLC-UV method for the quantification of acyclovir and ganciclovir in the plasma of pediatric immunocompromised patients[J]. International Journal of Molecular Sciences, 2024, 25(5): 2685.

[8] Abdalla S, Briand C, Oualha M, et al. Population pharmacokinetics of intravenous and oral acyclovir and oral valacyclovir in pediatric population to optimize dosing regimens[J]. Antimicrobial Agents and Chemotherapy, 2020, 64(12): e01426-e01520.

[9] Sagawa N, Tsurutani Y, Nomura K, et al. Acyclovir-induced neurotoxicity and acute kidney injury in an elderly diabetic patient treated with valacyclovir: report of a case[J]. Nihon Ronen Igakkai Zasshi Japanese Journal of Geriatrics, 2014, 51(6): 581-585.

[10] Sauerbrei A, Wutzler P. Herpes simplex and *Varicella*-zoster virus infections during pregnancy: current concepts of prevention, diagnosis and therapy. part 1: herpes simplex virus infections[J]. Medical Microbiology and Immunology, 2007, 196(2): 89-94.

[11] Pasternak B, Hviid A. Use of acyclovir, valacyclovir, and famciclovir in the first trimester of pregnancy and the risk of birth defects[J]. JAMA, 2010, 304(8): 859-866.

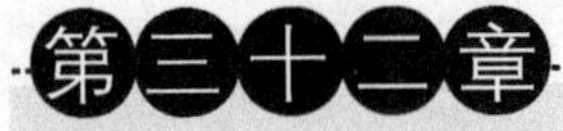

第三十二章 更昔洛韦

一、作用机制和临床适应证

1. 作用机制

更昔洛韦(ganciclovir, GCV)是一种2′-脱氧鸟苷核苷酸类似物,在体外和体内均可抑制巨细胞病毒(cytomegalovirus, CMV)复制。其抗病毒的作用机制是首先被病毒蛋白激酶pUL97磷酸化成单磷酸更昔洛韦,再通过非特异性细胞激酶进一步磷酸化,生成三磷酸更昔洛韦。三磷酸更昔洛韦是其发挥病毒作用的活性成分,可竞争性地抑制病毒DNA聚合酶,发挥抗病毒作用。更昔洛韦磷酸化非常依赖于病毒激酶,因此更昔洛韦在病毒感染的细胞中可优先磷酸化,仅在感染CMV细胞中有较高水平的三磷酸更昔洛韦,未感染细胞含量较低。

2. 临床适应证

适用于CMV感染的预防和治疗,包括治疗免疫功能低下患者引起的CMV感染(如CMV视网膜炎、CMV肺炎、CMV肝炎或出血性胃肠道炎、全身性或中枢神经系统的CMV感染等),以及预防可能发生CMV的器官移植受者和晚期HIV感染患者。

二、药动学特征[1]

1. 吸收

更昔洛韦的口服生物利用度很低,估计为6%~9%。与食物同服可增加吸收,$AUC_{0\text{-}24\ h}$平均增加22%。当与食物一起服用时,患者内和患者间的变异性都很低。吸收随着较高的日剂量(6 g/d)和较高的单次剂量(1 500~2 000 mg)

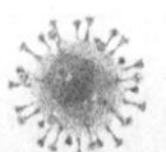

而呈现非线性的特征。生物利用度在口服 500 mg（每 3 h 一次或每日 6 次）与 1 g（每 8 h 一次）的方案相当。

2. 分布

口服更昔洛韦的平均血浆 C_{max} 在单剂量 1 000～6 000 mg 范围内显示出线性药动学特性。单剂量口服更昔洛韦 1 000 mg 后，T_{max} 为（5.9±3.6）h，C_{max} 为（0.8±0.3）mg/L，$AUC_{0-\infty}$ 为（10.9±5.2）mg · h/L。口服给药后，未观察到 AUC 和患者体重之间的相关性，不需要根据患者体重调整剂量。

静脉输注给药后，更昔洛韦分布容积与体重有关，稳态分布容积为 0.54～0.87 L/kg，更昔洛韦可以渗透入脑脊液，通过胎盘扩散。静脉输注更昔洛韦的 C_{max} 在 1～5 mg/kg 单剂量范围内显示出线性药动学特性。单剂量静脉注射更昔洛韦 200 mg 后，T_{max} 为 1.1 h，C_{max} 为（6±1.8）mg/L，$AUC_{0-\infty}$ 为（29.2±14.0）mg · h/L。

更昔洛韦浓度在 0.5～51 mg/L 之间，血浆蛋白结合率为 1%～2%。在肾功能正常的患者中未观察到更昔洛韦蓄积的证据。肾脏中的更昔洛韦浓度是心脏血液中的 3～7 倍。在肝脏、睾丸和肺中观察到的浓度与心脏血液浓度相似。脑脊液中更昔洛韦浓度为静脉输注后血浆浓度 31%～67%。静脉输注更昔洛韦后，玻璃体液浓度通常低于相应的血浆浓度。玻璃体内注射 200 μg 后，玻璃体内的分布容积约为 11.7 mL。

更昔洛韦是否分布在人乳中尚不清楚。然而，考虑到它的分布容积大、蛋白质结合率低及与阿昔洛韦的结构相似性（阿昔洛韦已被证明可渗透人乳），更昔洛韦可能会渗透乳汁。由于存在对哺乳婴儿产生严重不良反应的可能性，目前建议不应将更昔洛韦用于哺乳期妇女。最后一次给药后 72 h 可恢复哺乳。

3. 代谢

更昔洛韦代谢不明显。

4. 排泄

更昔洛韦主要以原型通过肾小球滤过和肾小管分泌排出。

更昔洛韦口服后肾脏清除率为（3.1±1.2）mL/（min · kg），$T_{1/2}$ 为（4.8±0.9）h。单次口服 ^{14}C 标记的更昔洛韦 1 000 mg，86%±3%的药物经粪便排泄，5%±1%经尿液排泄。尿液和粪便内得到的代谢产物的放射性不超过 1%～2%。

静脉输注给予更昔洛韦全身清除率为(3.52±0.8)mL/min/kg,而肾脏清除率为(3.2±0.8)mL/(min·kg),$T_{1/2}$为(3.5±0.9)h。在肾功能正常者,90%以上静脉输注更昔洛韦在24 h内不经代谢以原型从尿液排出。在肾功能不全的患者中,清除率随着CrCL的降低呈线性下降,在严重肾功能不全时$T_{1/2}$延长至30~40 h;然而,血液透析下血浆更昔洛韦浓度降低50%。

三、药动学/药效学

由于缺乏评估成人或儿童移植受者疗效靶值的临床研究,更昔洛韦TDM基于血浆C_{min}或AUC,视当地惯例而定。C_{min}靶值基于更昔洛韦50%体外抑制浓度和最低抑制浓度(分别为0.02~3.48 mg/L和0.31~1.63 mg/L)而定,而$AUC_{0-24\,h}$为40~60 mg·h/L是从一项随机双盲临床研究中推断而定。在任何情况下,确定$AUC_{0-24\,h}$使用梯形方法具有挑战性,因为它需要大量血液样本。基于有限采样策略的贝叶斯估计可能代表一种解决方案。

(一)实体器官移植患者

1. *疗效*

(1) C_{min}与疗效之间的关系:一些暴露/反应关系的研究使用更昔洛韦C_{min}0.06~3.0 mg/L作为疗效的替代指标。然而,C_{min}和疗效之间的密切关系并未确定。Gagermeier等[2]在其回顾性研究中发现,尽管C_{min}水平达到上述疗效靶值[2.2(1.17~5.80) mg/L],但出现更昔洛韦延迟应答(症状改善和CMV病毒载量消除发生在开始更昔洛韦治疗14日以上)。此外,Ritchie等[3]使用单变量Logistic回归分析未发现C_{max}3.0~12.5 mg/L或C_{min}1.0~3.0 mg/L范围内与无法检测/降低CMV血症的发生率或临床状况改善之间存在显著关联。

(2) $AUC_{0-24\,h}$与疗效之间的关系:其他研究分析了更昔洛韦$AUC_{0-24\,h}$作为替代疗效标志物,其与疗效之间的关系已在成人中得到证实。目前,已有研究建议将$AUC_{0-24\,h}$≥40~60 mg·h/L作为预防CMV感染的靶值;而$AUC_{0-24\,h}$≥80~120 mg·h/L作为治疗CMV感染的靶值。

1) 预防CMV感染靶值研究:Wiltshire等[4]的一项随机多中心前瞻性研究,发现更昔洛韦较高的暴露与预防期间CMV感染发生率的降低有关。此外,有的研究发现较高的$AUC_{0-24\,h}$与移植后第100日CMV感染的发生率降低有关,当更昔洛韦$AUC_{0-24\,h}$为50.0 mg·h/L,发生率为1.3%,而$AUC_{0-24\,h}$为

25.0 mg · h/L，发生 CMV 感染风险高出 8 倍；然而，没有发现更昔洛韦暴露量与移植后的第 12 个月发生 CMV 感染的风险存在任何关联。Padullés 等[5]证实了这些结果，研究者观察到 $AUC_{0\text{-}24\,h}$ 为 40～50 mg · h/L 的患者可利用更短的时间来清除 CMV，且拥有更低的 CMV 感染和疾病的发生率。

2）治疗 CMV 感染靶值研究：Stockmann 等[6]建议将 $AUC_{0\text{-}24\,h}$ 为 80～120 mg · h/L 作为治疗 CMV 感染的潜在疗效靶值，该治疗靶值高于更昔洛韦预防 CMV 感染的靶值。

尽管这些 $AUC_{0\text{-}24\,h}$ 目标已用于优化治疗，但没有药动学/药效学靶值可用于提高疗效和降低毒性。

2. 安全性

大多数研究评估了更昔洛韦 $AUC_{0\text{-}24\,h}$ 与骨髓毒性之间的关系。

Wiltshire 等[4]使用 Logistic 回归评估了 240 名患者更昔洛韦暴露量与其不良反应（白细胞减少症、淋巴细胞减少症和中性粒细胞减少症）发生率之间的关系，结果表明较高的 $AUC_{0\text{-}24\,h}$ 与白细胞减少症和中性粒细胞减少症发生率增加有关。另一项研究却得出矛盾的结论[7]，认为更昔洛韦不良反应的发生与暴露量之间无直接相关性。只有一项研究[8]评估了更昔洛韦、更昔洛韦单磷酸盐和更昔洛韦三磷酸盐的细胞内浓度（C_{max}、C_{min} 和 $AUC_{0\text{-}5\,h}$）与治疗过程中中性粒细胞计数变化之间的关联；单变量分析发现细胞内三磷酸更昔洛韦的 3 种暴露标志物均与中性粒细胞计数的减少显著相关，而多变量分析显示只有 $AUC_{0\text{-}5\,h}$ 与中性粒细胞计数的减少显著相关。其他在一项纳入 372 例实体器官移植患者的研究中，也提出更昔洛韦的细胞内代谢物及更昔洛韦的代谢产物可能与中性粒细胞的减少有关。上述两项关于细胞内更昔洛韦或三磷酸更昔洛韦浓度与不良反应之间关系的研究抛开传统的血浆药物浓度，而重点关注药物的作用机制和实际发挥作用的活性成分，同时也为抗病毒药物的药动学/药效学研究打开了新思路。

更昔洛韦还有另一个常见不良反应——贫血，研究同时观察到其发生率与更昔洛韦较高的暴露显著相关：$AUC_{0\text{-}24\,h}$>50 mg · h/L 和 $AUC_{0\text{-}24\,h}$<50 mg · h/L 的患者出现贫血的概率分别为 51.9% 和 26.6%。一项研究发现[9]，Logistic 回归分析显示，更昔洛韦 $AUC_{0\text{-}24\,h}$ 为 80～120 mg · h/L 时贫血的概率是 40～60 mg · h/L 时的 3 倍。但是仍然存在研究得出矛盾的结论，认为更昔洛韦 $AUC_{0\text{-}24\,h}$ 和 C_{min} 与贫血的发生率无关[10]。

（二）干细胞移植患者

1. 疗效

有研究将 $AUC_{0-τ}$ 视为疗效的替代指标，但均未观察到更昔洛韦 AUC 与疗效结果之间的显著关系[11]。若利用 C_{min} 作为疗效的替代指标究，有的研究发现监测血浆 C_{min} 并不能预测 CMV DNA 病毒血症的清除率[12]。近期一项研究[13]使用多变量分析发现，C_{max}<8.37 mg/L 或>11.86 mg/L 的患者预后不良的风险更高。Märtson 等[14]对实体器官和干细胞移植患者的观察性研究证明，尽管采用适当剂量给药，C_{min} 和 $AUC_{0-24\,h}$ 在达标概率上存在显著差异，$AUC_{0-24\,h}$ 计算的达标概率明显高于 C_{min}。这可以解释为计算 $AUC_{0-24\,h}$ 的药动学模型值可能更准确，因为可以使用多个样本进行计算。该研究建议使用 $AUC_{0-24\,h}$ 代替 C_{min}，因为较高的 $AUC_{0-24\,h}$ 值与 CMV 感染发生率降低有关。

2. 安全性

目前，没有研究评估造血干细胞移植患者中更昔洛韦暴露（$AUC_{0-24\,h}$、C_{max} 或 C_{min}）与更昔洛韦毒性之间的关系。

总体而言，尚未明确更昔洛韦用于治疗和预防实体器官和干细胞移植患者 CMV 的治疗范围。

（三）儿童患者

1. 疗效

由于缺乏对儿童的药效学研究，成人的更昔洛韦靶点 $AUC_{0-24\,h}$ 为 40～60 mg · h/L 已在儿童文献中被广泛报道和接受。所有探讨更昔洛韦对儿童患者疗效的研究均针对实体器官移植患者，对干细胞移植患者没有研究。研究也报道了相互矛盾的结果，在抢先治疗中，尽管 $AUC_{0-24\,h}$<40 mg · h/L，但仍观察到 CMV 病毒清除；而在普遍预防中，突破性 CMV 血症几乎与 $AUC_{0-24\,h}$<40 mg · h/L 相关[15]。但是近期研究提出治疗 CMV 感染靶值 $AUC_{0-24\,h}$ 为80～120 mg · h/L，预防 CMV 感染靶值为 $AUC_{0-24\,h}$ 为 40～80 mg · h/L[16]。

2. 安全性

一项针对儿童实体器官移植患者的研究显示[8]，随着更昔洛韦 $AUC_{0-24\,h}$ 增加，贫血和中性粒细胞减少的发生率可能性升高。其余未探究更昔洛韦不良反应与其暴露量的关系。

四、药物相互作用[17]

1. 毒副作用加强

目前,有许多药物与更昔洛韦有相同的毒副作用,当联合应用时,要注意它们毒副作用的叠加,防止对人体产生更大的损伤。

更昔洛韦的主要相互作用如下。

(1) 骨髓抑制药配伍可加重本品的毒性作用,这类药物主要是化疗药物的烷化剂类、抗代谢类、部分抗菌药物(包括部分中药抗菌药物),如5-氟尿嘧啶、氮芥、甲氨蝶呤、干扰素、齐多夫定等。

(2) 肾毒性:有些药物与更昔洛韦配伍肾毒性增加,特别是肾功能不全的患者尤其要注意,这些药物主要包括氨基糖苷类抗生素、喹诺酮类、化疗类药物,轻者表现为肾功能下降,严重时深度昏迷。

(3) 与亚胺培南-西司他丁配伍,可加重本品神经系统毒性,严重时引起惊厥,增加癫痫发生的概率。

(4) 与齐多夫定配伍可加重对中性粒细胞的影响。

2. 与环孢素相互作用

有研究报道,肾移植患者应用更昔洛韦后,环孢素药物动力学特征发生明显的改变。$T_{1/2}$和T_{max}明显缩短,表明更昔洛韦使患者对环孢素吸收加快。

3. 竞争排泄通道

更昔洛韦主要的排泄途径是通过肾小球滤过和肾小管分泌以原型药物经肾脏排泄。所以与抑制肾小管分泌的药物合用可使更昔洛韦的肾清除量减少22%,其AUC增加约53%,因而易产生蓄积中毒。这些药物主要是丙磺舒、苯溴马隆等;其他经肾脏阴离子转运系统分泌的药物可降低更昔洛韦的清除率,应检测更昔洛韦的血药浓度,调整用量,防止增加它的积蓄使其毒性增加。

更昔洛韦与齐多夫定或去羟肌苷联合应用,更昔洛韦的AUC先减少而后两药的AUC则增大。有研究表明,更昔洛韦与去羟肌苷同用或先后使用,可使更昔洛韦的AUC显著增加(增加72%~111%),如口服更昔洛韦2 h前服用去羟肌苷时可使更昔洛韦的AUC减少21%,两者经肾清除量不变。

五、不良反应

1. 血液系统不良反应

血液学变化是最常见的不良反应,尤其是中性粒细胞减少症(约40%的患

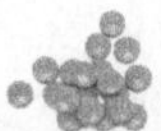

者）和血小板减少症（约 20%），多半开始发生在用药后 1~2 周，该不良反应常可逆转，但也可能迁延甚至不可逆转，以致导致致命性感染，特别是艾滋病患者。

更昔洛韦在血液系统发生毒副作用后，应采取对症处理，多数患者可以恢复正常。同时给予粒细胞-巨噬细胞集落刺激因子可能有助于减轻更昔洛韦对粒细胞生成的抑制作用。

更昔洛韦禁用于中性粒细胞绝对计数<500 个/μL 或血小板计数<25×10^3个/μL 的患者。此外，应密切监测已存在血细胞减少症或对其他药物有血细胞减少反应史的患者[18]。

2. 中枢神经系统不良反应

更昔洛韦中枢神经系统异常的发生率为 5%左右，患者主要临床症状表现为精神异常、紧张、震颤、头痛、失眠等，严重者还发生昏迷、神志不清、抽搐等。有研究表明，在安慰剂组和接受静脉输注更昔洛韦的移植患者组分别有 17%和 6%出现头痛和意识模糊。此外，在接受更昔洛韦和环孢素的骨髓移植患者中报告了短暂的单侧或双侧第六神经麻痹。1 名患者也报告了更昔洛韦诱发的精神病[18]。

3. 消化系统不良反应

更昔洛韦消化系统主要的不良反应包括出血、恶心、呕吐、腹痛、食欲减退、肝功能异常等[19]。

4. 过敏反应

更昔洛韦与阿昔洛韦结构相似，对后者过敏者也可能对本品过敏，主要临床症状包括皮疹、瘙痒、药物热、头痛、呼吸困难等[17]。

5. 其他不良反应

更昔洛韦在动物模型中显示出致畸、致突变、致癌作用并损伤生育力。因此，建议女性在治疗期间避孕，男性在治疗期间和治疗后 90 日内采取屏障避孕措施。然而，有研究发现在接受更昔洛韦肝移植后的妊娠患者的后代中，不存在明显致畸作用[18]。基于临床和非临床研究，更昔洛韦可能引起暂时性或者永久性的精子生成抑制。

建议对接受更昔洛韦的患者进行肾功能监测，尤其是同时接受肾毒性药物的患者。在对照临床试验中，接受静脉注射更昔洛韦的移植患者肾功能受损的发生率很高，在参加这些试验的 43%~58%的患者中观察到血清肌酐值升高（130 μmol/L≤血清肌酐水平<220 μmol/L）。然而，当停用药物时，这通常是可逆的[1]。

六、TDM 适用人群

更昔洛韦 TDM 适用人群存在争议。目前研究认为在实体器官移植受者中似乎不需要对更昔洛韦进行常规 TDM 监测，但在某些人群中是有益的，如造血干细胞移植患者、儿童移植患者。此外，许多研究和病例报告还建议在治疗失败或怀疑对更昔洛韦耐药的情况下开展 TDM[20]。

七、监测时间

在开始治疗后 24 h 即可开始更昔洛韦的 TDM。C_{min}在下次服药前采集。若要确定 $AUC_{0-24\,h}$，需要频繁采样，对患者来说不方便且成本高昂；目前已有研究开发有限采样策略（limited sampling strategies，LSS）确定 $AUC_{0-24\,h}$以尽可能少的样本估计准确的 $AUC_{0-24\,h}$，但方法尚未统一[21]。

八、治疗窗

更昔洛韦的暴露量与临床疗效和毒性关系尚不明确。$AUC_{0-24\,h}$为40～60 mg·h/L 和 $AUC_{0-24\,h}$为 80～120 mg·h/L 分别被推荐用于成人 CMV 预防和治疗，且 $AUC_{0-24\,h}$为 40～60 mg·h/L 已在儿童文献中被广泛报道和接受[21]。此外，C_{min}也用于更昔洛韦活性的预测，但是 C_{min}最佳临界值尚不明确，Richie 等[3]推荐 C_{min}为 1～3 mg/L，Märtson 等[14]推荐 C_{min}为 1～2 mg/L 和 2～4 mg/L 分别用于预防与治疗。更昔洛韦尚无明确的毒性阈值，但较高的 C_{min}和 $AUC_{0-24\,h}$值可能有增加血液和神经毒性的风险[4-5]。

九、样本采集、样本送检和保存

（1）需空腹静脉采血。

（2）稳定剂量服药至少 5 次后（约 1 周），次日早晨服药前空腹采血。

（3）采血管为凝胶/促凝胶（黄帽管），采血量为 2.0 mL 以上。

（4）必须在 2 h 内将全血（3 000 r/min，10 min）离心分离，处理为血清，2～8℃保存。

（5）禁止在输液时采血，特别是在输液同侧采集血液。

目前，对更昔洛韦 TDM 没有丰富经验，剂量计算和调整无固定算法，也缺乏指导 TDM 的指南。

十、样本检测方法

LC－MS/MS 是定量更昔洛韦浓度的首选方法[22]，因为它具有高灵敏度、选择性和简单的样品预处理等优点。LC－MS/MS 法测定更昔洛韦方法如下[23]。

（1）仪器、药品与试剂：API 4000 型三重四级杆质谱仪（美国 Applied Biosystems 公司），配备电喷雾离子源；UFLC 色谱系统（日本岛津公司）；KQ－250B 超声波清洗器（昆山市超声仪器有限公司）；Vortex－5 涡旋混合器（江苏海门其林贝尔仪器制造有限公司）；Millipore 纯水仪（美国密理博公司）。

更昔洛韦标准品（中国食品药品检定研究院）；阿昔洛韦标准品（中国食品药品检定研究院）；甲醇、乙腈（TEDIA，HPLC 级）；甲酸、甲酸铵为分析纯。

（2）质谱条件：电喷雾离子源正离子方式检测；离子喷射电压：2 500 V；离子源温度：500℃；扫描方式为正离子多反应监测。更昔洛韦及阿昔洛韦的离子对（*m/z*）、去簇电压（declustering potential，DP）、入口电压（entrance potential，EP）、碰撞能量（collision energy，CE）和碰撞室出口电压（cell exit potential，CXP），见表 32－1。

表 32－1　定量离子反应

药　物	*m/z*	DP(V)	EP(V)	CE(V)	CXP(V)
更昔洛韦	256.4→152.1	63.1	5.29	23.3	15.90
阿昔洛韦	226.3→152.0	53.0	9.67	19.8	12.48

（3）色谱条件：色谱柱为 Agilent Eclipse Plus C_{18} 柱（50 mm×2.1 mm，3.5 μm）。流动相：A 相为甲醇，B 相为含 2 mmol 甲酸铵和 0.02%甲酸的水溶液，梯度洗脱：0~0.2 min，从 99%到 50% B 相；0.2~0.7 min，50% B 相；0.7~0.8 min，50%~99% B 相；0.8~5.5 min，99% B 相。流速 0.25 mL/min；进样体积 2 μL；进样针清洗溶液为甲醇。

（4）样品配制及血浆样品的预处理

1）储备液的配制：取适量更昔洛韦，精密称量，用甲醇溶解并稀释，得更昔洛韦储备液，质量浓度分别为4.8 g/L，密封后−80℃保存。称取内标阿昔洛韦，用甲醇溶解至7.5 g/L，4℃保存；取内标储备液，用乙腈稀释至0.25 mg/L作为蛋白质沉淀剂。

2）工作液配制：精密量取储备液，加入一定量50%甲醇-水配成一系列更昔洛韦（0.048 mg/L、0.096 mg/L、0.25 mg/L、0.48 mg/L、0.96 mg/L、2.40 mg/L、4.80 mg/L、9.60 mg/L）的工作液。另外，配制低、中、高3种浓度更昔洛韦质控样品工作液，浓度分别为0.083 mg/L、0.83 mg/L、8.32 mg/L。取空白血浆50 μL，加入5 μL不同浓度标准曲线或质控工作液混匀，配得标准曲线或质控样本。

（5）血样预处理：血浆样本室温下解冻后振荡混匀，吸取样品50 μL加入1.5 mL离心管中，分别加入5 μL 50%甲醇-水和含0.25 mg/L阿昔洛韦的乙腈溶液150 μL，混旋3 min，13 000 g离心10 min，吸取上清液2 μL进样。

十一、剂量的计算和调整

1. 说明书标准剂量

（1）注射标准剂量：诱导剂量为5 mg/kg，每12 h一次，静脉输注1 h以上。维持剂量为5 mg/kg，每日1次；每周7次或6 mg/kg，每日1次；每周5次，静脉输注1 h以上。

（2）口服标准剂量：分散片或胶囊，每次1 000 mg，每日3次，与食物同服。

2. 特殊人群药动学与剂量调整[1]

（1）肾功能不全患者：在肾功能不全的患者中观察到更昔洛韦的全身暴露增加。更昔洛韦的总体清除率与CrCL呈线性关系。在轻、中、重度肾功能不全的患者中，观察到平均清除率分别为2.1 mL/(min · kg)、1.0 mL/(min · kg)和0.3 mL/(min · kg)。肾功能不全的患者$T_{1/2}$延长。重度肾脏不全的患者中，$T_{1/2}$增加10倍。血液透析已被证明可将更昔洛韦的血浆水平降低约50%。

对于肾功能不全患者，接受更昔洛韦预防和治疗CMV感染时，应根据体重如表32－2所示调整更昔洛韦注射剂的剂量。

表 32-2　肾功能不全患者静脉输注更昔洛韦注射液剂量调整

CrCL(mL/min)	诱导剂量	维持剂量
≥70	5.0 mg/kg/12 h	5.0 mg/(kg·d)
50~69	2.5 mg/kg/12 h	2.5 mg/(kg·d)
25~49	2.5 mg/(kg·d)	1.5 mg/(kg·d)
10~24	1.25 mg/(kg·d)	0.625 mg/(kg·d)
<10	1.25 mg/kg,3 次/周血液透析后给药	0.625 mg/kg,3 次/周血液透析后给药

(2) 肝功能不全患者：肝功能不全患者有效性和安全性尚未建立。尚未在肝损伤并接受更昔洛韦治疗的患者中开展药动学研究和收集到 PopPK 数据。由于更昔洛韦经肾脏排泄,肝功能不全预期不会影响更昔洛韦的药动学。

(3) 儿童患者：尽管更昔洛韦在儿童患者体内的药动学与成人患者相似,但其在儿童患者中的安全性和有效性尚未确定。以下根据不同研究介绍儿童药动学参数的改变。

对 27 例新生儿(出生 24 h~9 日)和 10 例儿童(9 个月~12 岁)静脉输注更昔洛韦的药动学进行探究。新生儿静脉输注更昔洛韦 4 mg/kg($n=14$)和 6 mg/kg($n=13$)后,C_{max}分别为(5.5±1.6)mg/L 和(7.0±1.6)mg/L,全身清除率分别为(3.14±1.75)mL/(min·kg)和(3.56±1.27)mL/(min·kg),$T_{1/2}$为 2.4 h。在 9 个月至 12 岁的儿童患者中,单次和多次(每 12 h)静脉输注(5 mg/kg)后,更昔洛韦的药动学特征相同;稳态分布体积为(0.64±0.22)L/kg,C_{max}为(7.9±3.9)mg/L,清除率为(4.7±2.2)mL/(min·kg),$T_{1/2}$为(2.4±0.7)h。

更昔洛韦在儿童肾移植患者($n=14$,7~18 岁)的中位口服生物利用度为 7.8%。更昔洛韦剂量为 7.8~52 mg/(kg·d)之间 C_{min}值达到 0.28~6.7 mg/L。由此得出结论,需要每日 100 mg/kg 的剂量(分 3 次服用)才能达到 C_{min} = 1 mg/L。接受肝移植的儿童患者($n=9$,年龄 6 个月至 12 岁)单次口服更昔洛韦 40 或 20 mg/kg 后的 C_{max} 值为 3.6~6.9 mg/L 和 0.38~4.75 mg/L,T_{max} 为 1~3 h。

(4) 老年患者：尚未在 65 岁以上的成人中开展更昔洛韦药动学研究。一般来说,老年患者的剂量选择应该谨慎,因为肝、肾或心功能下降的概率更大,以及伴随疾病或其他药物治疗的概率更大。然而,由于更昔洛韦主要通过肾脏排泄，以及肾脏清除率随年龄增长而降低，可以预期老年人中更昔洛韦总体清除率降低，$T_{1/2}$延长。所以老年人应监测肾功能并做出相应的剂量调整。

（5）孕妇及哺乳期患者：在动物研究中，更昔洛韦与生殖毒性和致畸性相关。更昔洛韦应用于孕妇的安全性有待确定。然而，更昔洛韦能容易地通过人胎盘扩散。孕妇应尽量避免使用更昔洛韦，除非对孕妇的益处超过对胎儿风险。

更昔洛韦用于生产和分娩的安全性尚未确立。尚未进行更昔洛韦对围产期和产后发育影响的研究，但是更昔洛韦可能通过乳汁分泌，需重视对乳儿的严重不良反应。尚未获得人体数据，然而动物数据表明更昔洛韦在哺乳期大鼠的乳汁中分泌。因此，应该权衡考虑使用更昔洛韦对哺乳期妇女的可能益处而决定停药还是停止哺乳。

（6）其他患者：在囊性纤维化的肺移植患者中口服给药（1 000 mg，每日 3 次）后，更昔洛韦的 C_{max}和 AUC 分别为 4.8 mg/L 和 35.4 mg · 8 h/L。

十二、结果解释和建议

更昔洛韦 TDM 在成人移植受者中的相关性仍存在争议，无法提供具体的结果解释和建议。目前，普遍接受的治疗目标范围是 $AUC_{0\text{-}24\,h}$为 40~60 mg · h/L，已经有 8 项研究报道了更昔洛韦在成人移植受者中的 PopPK 模型，可用于优化实体器官移植和造血干细胞移植患者更昔洛韦的剂量，且 PopPK 研究和模拟显示作为肾功能正常的患者使用静脉注射更昔洛韦推荐剂量实现目标的可能性很高。在儿科领域，大多数患者无法达到治疗目标范围。总之，通过使用基于 AUC 的剂量调整（使用最大后验贝叶斯估计量和有限采样策略）可以提高达到目标的概率。

十三、病例分析

本病例分析来自 Märtson 等人 2019 年的案例报道[20]，案例中将 CMV 预防的更昔洛韦目标 C_{min}定义为 1~2 mg/L，CMV 治疗的目标 C_{min}定义为 2~4 mg/L。

患者，男，54 岁，90 kg，患有 A 型胸腺瘤，因呼吸衰竭和休克入住 ICU。实验室结果显示严重低丙种球蛋白血症和循环 B 细胞缺失，因此考虑 Good 综合征的诊断，并开始静脉注射免疫球蛋白。基于胸部成像，进行支气管镜支气管肺泡灌洗，诊断为肺炎和 CMV 感染（全血 CMV DNA 病毒载量为 775 000 copies/mL）。该患者为 CMV IgG 阳性，因此属于 CMV 再激活。随着患者状况进一步恶化，给予体外膜氧合（extracorporeal membrane oxygenation，ECMO）治疗，同时给予磺胺甲噁唑和甲氧苄啶 960 mg（每日 1 次）、静脉输注更昔洛韦 2 mg/kg（每日 1 次）及持续静脉血液滤过（50 mL/min）。

对于 CMV 感染的治疗，更昔洛韦的标准剂量为 5 mg/kg，每 12 h 一次。但是在肾功能不全和透析情况下，应根据肾功能调整剂量，以避免严重的不良反应。虽然更昔洛韦尚无明确的毒性阈值，但较高的 C_{min} 和 $AUC_{0-24\,h}$ 可能有增加血液和神经毒性的风险。此外，该患者初始 CMV 病毒载量较高（>100 000 copies/mL），如果持续接受低浓度的更昔洛韦治疗，可能会导致更昔洛韦出现耐药性，从而导致 CMV 治疗的失败。因此，为了保证更昔洛韦治疗 CMV 感染的有效性和安全性，建议对该患者进行 TDM。

治疗第 13 日，病毒载量为 283 000 copies/mL，更昔洛韦稳态血浆 C_{min} 为 1.3 mg/L，临床药师使用 PopPK 模型计算后将推荐更昔洛韦剂量增加至 1.7 mg/kg，每日 2 次。该剂量应用后更昔洛韦 C_{min} 为 2.2 mg/L。第 16 日，病毒载量仍然较高（127 000 copies/mL），怀疑更昔洛韦耐药，但基因监测并未证实这一点，因此未更换药物且仍继续使用相同剂量的更昔洛韦。第 27 日，病毒载量降至 1 610 copies/mL。但第 29 日，更昔洛韦 C_{min} 升至 6.6 mg/L，该 C_{min} 提示有可能出现副作用，故降低更昔洛韦剂量至 1.7 mg/kg，每日 1 次。第 48 日，病毒载量增加为 2 280 copies/mL，与此同时，更昔洛韦 C_{min} 降至 0.4 mg/L，临床药师将更昔洛韦剂量调整至 1.7 mg/kg，每日 2 次。调整剂量后，第 52 日，更昔洛韦的浓度仍然一直保持在较低的水平，故推荐剂量增加到 2.7 mg/kg，每日 2 次。随后，更昔洛韦 C_{min} 增至 3.9 mg/L。第 62 日，病毒载量降至 900 copies/mL。持续上述剂量，在第 80 日和 85 日获得 2 次病毒载量阴性（<100 copies/mL）结果，故更昔洛韦治疗 CMV 感染成功，停用更昔洛韦。

【点评】目前，针对更昔洛韦的 TDM 缺乏深入的经验和固定的剂量计算方法。因此，本部分通过分析国外的病例报道，描述了一名在 ICU 确诊 CMV 感染的患者进行更昔洛韦 TDM 的详细过程。本病例从决定是否进行更昔洛韦 TDM 到整个 TDM 过程都是具有借鉴意义的。临床药师在整个过程中主要动态监测该患者更昔洛韦 C_{min} 和 CMV 病毒载量。首先,监测更昔洛韦 C_{min},结合 PopPK 模型对更昔洛韦进行剂量调整,最终目标为将 C_{min} 调整至 2~4 mg/L。此外,随时监测 CMV 病毒载量作为药效学指标,确定剂量调整后更昔洛韦疗效,最终该患者治疗 CMV 感染成功且未出现不良事件。由此可见,更昔洛韦个体化给药剂量调整不仅取决于其 C_{min},更重要的是需考虑 CMV 病毒载量的变化,因为病毒载量变化可直接反映治疗效果。

参考文献

[1] McGavin J K, Goa K L. Ganciclovir: an update of its use in the prevention of cytomegalovirus infection and disease in transplant recipients[J]. Drugs, 2001, 61(8): 1153-1183.

[2] Gagermeier J P, Rusinak J D, Lurain N S, et al. Subtherapeutic ganciclovir (GCV) levels and GCV-resistant cytomegalovirus in lung transplant recipients[J]. Transplant Infectious Disease, 2014, 16(6): 941-950.

[3] Ritchie B M, Barreto J N, Barreto E F, et al. Relationship of ganciclovir therapeutic drug monitoring with clinical efficacy and patient safety [J]. Antimicrobial Agents and Chemotherapy, 2019, 63(3): e01855-e01918.

[4] Wiltshire H, Paya C V, Pescovitz M D, et al. Pharmacodynamics of oral ganciclovir and valganciclovir in solid organ transplant recipients[J]. Transplantation, 2005, 79(11): 1477-1483.

[5] Padullés A, Colom H, Bestard O, et al. Contribution of population pharmacokinetics to dose optimization of ganciclovir-valganciclovir in solid-organ transplant patients [J]. Antimicrobial Agents and Chemotherapy, 2016, 60(4): 1992-2002.

[6] Stockmann C, Roberts J K, Knackstedt E D, et al. Clinical pharmacokinetics and pharmacodynamics of ganciclovir and valganciclovir in children with cytomegalovirus infection[J]. Expert Opinion on Drug Metabolism & Toxicology, 2015, 11(2): 205-219.

[7] Welker H, Farhan M, Humar A, et al. Ganciclovir pharmacokinetic parameters do not change when extending valganciclovir cytomegalovirus prophylaxis from 100 to 200 days [J]. Transplantation, 2010, 90(12): 1414-1419.

[8] Billat P A, Woillard J B, Essig M, et al. Plasma and intracellular exposure to ganciclovir in adult renal transplant recipients: is there an association with haematological toxicity? [J]. Journal of Antimicrobial Chemotherapy, 2016, 71(2): 484-489.

[9] Jorga K, Reigner B, Chavanne C, et al. Pediatric dosing of ganciclovir and valganciclovir:

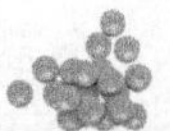

how model-based simulations can prevent underexposure and potential treatment failure[J]. CPT Pharmacometrics Syst Pharmacol, 2019, 8(3): 167-176.

[10] Manuel O, Pascual M, Perrottet N, et al. ganciclovir exposure under a 450 mg daily dosage of valganciclovir for cytomegalovirus prevention in kidney transplantation: a prospective study[J]. Clinical Transplantation, 2010, 24(6): 794-800.

[11] Einsele H, Reusser P, Bornhäuser M, et al. Oral valganciclovir leads to higher exposure to ganciclovir than intravenous ganciclovir in patients following allogeneic stem cell transplantation[J]. Blood, 2006, 107(7): 3002-3008.

[12] Giménez E, Solano C, Azanza J R, et al. Monitoring of trough plasma ganciclovir levels and peripheral blood cytomegalovirus (CMV)-specific $CD8^+$ T cells to predict CMV DNAemia clearance in preemptively treated allogeneic stem cell transplant recipients[J]. Antimicrobial Agents and Chemotherapy, 2014, 58(9): 5602-5605.

[13] Galar A, Valerio M, Catalán P, et al. Valganciclovir-ganciclovir use and systematic therapeutic drug monitoring. An invitation to antiviral stewardship[J]. Antibiotics, 2021, 10(1): 77.

[14] Märtson A G, Edwina A E, Burgerhof J G M, et al. Ganciclovir therapeutic drug monitoring in transplant recipients[J]. Journal of Antimicrobial Chemotherapy, 2021, 76(9): 2356-2363.

[15] Peled O, Berkovitch M, Rom E, et al. Valganciclovir dosing for cytomegalovirus prophylaxis in pediatric solid-organ transplant recipients: a prospective pharmacokinetic study[J]. The Pediatric Infectious Disease Journal, 2017, 36(8): 745-750.

[16] Nguyen T, Oualha M, Briand C, et al. Population pharmacokinetics of intravenous ganciclovir and oral valganciclovir in a pediatric population to optimize dosing regimens[J]. Antimicrobial Agents and Chemotherapy, 2021, 65(3): e02254-e02320.

[17] 杜士明,冉培红,蔡华.更昔洛韦的不良反应和药物相互作用[J].中国药师,2006,9(9): 859-860.

[18] 汪复,张婴元.实用抗感染治疗学[M].3 版.北京：人民卫生出版社,2020.

[19] Vezina H E, Balfour H H J, Weller D R, et al. Valacyclovir pharmacokinetics and exploratory pharmacodynamics in young adults with Epstein-Barr virus infectious mononucleosis[J]. Journal of Clinical Pharmacology, 2010, 50(7): 734-742.

[20] Märtson A G, Touw D, Damman K, et al. Ganciclovir therapeutic drug monitoring: a case series[J]. Therapeutic Drug Monitoring, 2019, 41(2): 107-110.

[21] Franck B, Autmizguine J, Marquet P, et al. Pharmacokinetics, pharmacodynamics, and therapeutic drug monitoring of valganciclovir and ganciclovir in transplantation[J]. Clinical Pharmacology and Therapeutics, 2022, 112(2): 233-276.

[22] Abdul-Aziz M H, Alffenaar J W C, Bassetti M, et al. Antimicrobial therapeutic drug monitoring in critically ill adult patients: a position paper[J]. Intensive Care Medicine, 2020, 46(6): 1127-1153.

[23] 胡珊珊,翟晓慧,芮文斌,等.LC-MS/MS 法测定缬更昔洛韦/更昔洛韦血浆浓度及在药动学研究中的应用[J].中国临床药学杂志,2020,29(1): 6-12.

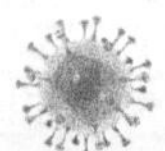

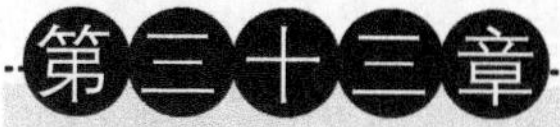

奥司他韦

一、作用机制和临床适应证

奥司他韦是强效的选择性流感病毒神经氨酸酶抑制剂,通过抑制甲型和乙型流感病毒表面的神经氨酸酶活性,阻止病毒从被感染的细胞中释放从而阻断流感病毒的传播。临床上用于各年龄段季节性流感和流感大流行的预防和治疗。在流感症状开始的第 1 日或第 2 日(理想状态为 36 h 内),成人和 13 岁以上青少年推荐口服剂量每次 75 mg,每日 2 次,共 5 日。在与流感患者密切接触后的流感预防时,应在密切接触后的 2 日内口服 75 mg,每日 1 次,至少 10 日。服药期间一直具有预防作用。

二、药动学特征

磷酸奥司他韦是一种乙酯前体药物,口服后迅速被胃肠道吸收,经肝脏和(或)肠壁人羧酸酯酶(human carboxylesterase 1, HCE1)转化为活性代谢产物奥司他韦羧酸盐,后者抑制流感病毒神经氨酸酶的作用较其前体药物强 50 倍。奥司他韦是肽转运蛋白 1(PEPT1)(*SLC15A1*)的底物,也是 P - gp(*ABCB1*)的底物,介导其在小肠中的吸收。在高达 500 mg(每日 2 次)的剂量范围内,奥司他韦的药动学呈线性关系,与剂量成正比。绝对生物利用度为 75%~80%,高脂肪、高热量食物同服可使 T_{max} 延长 1.1 h 但不影响生物利用度。奥司他韦在胃 pH 改变(如服用西咪替丁或其他抗酸药)的情况下吸收率不受影响。正常人单次口服 75 mg 奥司他韦后平均 C_{max} 为 0.35 mg/L,C_{min} 0.14 mg/L。在中国健康受试者的研究中,服用奥司他韦胶囊 300 mg 后其活性代谢产物约 3.6 h 达峰值,C_{max} 约为 1.275 mg/L,$T_{1/2}$ 为 5.96 h[1]。

奥司他韦及其活性代谢产物在体内组织分布广，可分布至肺、气管、鼻黏膜和中耳等病毒感染部位，分布容积为23～26 L，这一数值与人体体内水分的细胞外体积相似，表明代谢物可能以与血浆中相似的浓度穿透感染部位。前体药物的蛋白结合率约为42%，活性代谢物则仅小于3%。药物在组织中的浓度与血浆相似。奥司他韦及其羧酸盐血浆浓度在每日2次给药后的2～3日达到稳态。在达稳态前奥司他韦羧酸盐只有少量蓄积（小于2倍），多剂量给药的药动学特征可以由单剂量给药的药动学预测。母乳中回收的药物量非常少。哺乳期妇女接受标准剂量的奥司他韦，乳汁中药物浓度的含量经过体重校正授予母乳喂养的婴儿约为0.012 mg/（kg · d），远低于儿童的给药剂量2～3 mg/kg，每日2次。

口服奥司他韦后至少75%通过首过代谢转化为羧基代谢物，小于5%作为前药在尿液中回收。体外研究表明，奥司他韦及其活性代谢物均不与人类CYP450混合功能氧化酶或葡萄糖醛基转移酶相互作用。无论奥司他韦口服或静脉注射，奥司他韦及其羧酸盐是人体排泄物中发现的唯一化合物。

进入体循环后，奥司他韦及其羧酸盐主要以原型经由肾脏通过肾小球滤过和肾脏分泌清除，尿中排出的原型药约为5%，其中60%～70%为活性代谢产物。口服给药后肠道未吸收的部分约20%，经由粪便排出，其中约50%为活性代谢物。口服给药后奥司他韦及其活性代谢产物的消除$T_{1/2}$分别为1～3 h和6～10 h，允许每日2次给药。这两种化合物的肾脏清除率均超过GFR。

在成年患者中，性别、年龄或体重对前药和代谢物的药动学均无临床相关影响，文献报道的特殊人群药动学如下。

1. 新生儿/儿童患者

婴幼儿对奥司他韦可以较好地吸收。幼儿有更大比例的细胞外液，因此奥司他韦羧酸盐的表观分布容积更大，导致循环血浆浓度低于大龄儿童和成人。奥司他韦羧酸盐不广泛与蛋白结合，因此婴幼儿血浆蛋白水平未成熟对表观分布容积没有影响。奥司他韦通过有机阴离子转运蛋白（OAT）过滤并从肾小管主动排出，该蛋白的清除功能在出生时较低，并在出生后一年内增加，这可能导致新生儿奥司他韦清除率降低。奥司他韦羧酸盐的清除受患者体表面积（body surface area, BSA）的影响，后者在出生6～9个月才能达到成人水平，然而1～2岁较3～5岁儿童有较高的体表面积和体重比，导致较高的清除率，相应的有较低的C_{max}、T_{max}和AUC。奥司他韦清除率可能在12个月左右达到峰值，然后在3年后下降。由于奥司他韦羧酸盐在一岁以内的婴儿中清除率增加，因此在9个月以下的婴儿中，以3 mg/kg的剂量给药可以使AUC达到靶值，而9~11个月婴儿则需要增加至3.5 mg/kg，因为在出生后的第一年，奥司他韦的羧酸盐清除率更高[2]。

2. 老年患者

在重症人群治疗中，奥司他韦起始时间、剂量和治疗持续时间在特定患者中的临床获益仍有争议。老年患者奥司他韦暴露量的增加与年龄相关的肾功能减退有关。但由于奥司他韦在急性、亚急性和慢性毒性研究中显示出较高的安全范围，暴露量的增加相对于已知的安全范围影响很小，因此老年患者服用奥司他韦无须调整剂量[3]。

3. 肝肾功能不全患者

在终末期肾病患者中，单次服用30 mg奥司他韦后，奥司他韦羧酸盐的T_{max}显著延长至约30 h，C_{max}比肾功能正常患者单次服用75 mg后的C_{max}高约4倍。血液透析和持续不卧床腹膜透析的患者30 mg重复给药与肾功能正常患者75 mg，每日2次给药相比，前者奥司他韦羧酸盐AUC_{0-last}约为肾功能正常患者的3倍，且在血液透析和持续不卧床腹膜透析患者中获得的奥司他韦羧酸盐所有的药动学参数都存在高度的个体间变异，超过了在肾功能正常人群中的个体间变异性，但都表现出较好的耐受性。终末期严重肾功能不全（CrCL<30 mL/min）将导致奥司他韦羧酸盐暴露量增加，建议将该部分人群减量至75 mg，每日1次给药；不推荐用于终末期肾病患者（CrCL<10 mL/min）。体外实验表明，奥司他韦在肝脏中转化为奥司他韦羧酸盐的代谢途径在中度肝功能损害的受试者中没有明显改变，在轻中度肝功能受损患者中无须调整奥司他韦给药剂量。

4. 重症患者

在严重疾病的情况下，WHO建议使用大剂量奥司他韦150 mg，每日2次的方案。然而这一建议多为经验用药。奥司他韦及其活性代谢产物奥司他韦羧酸盐的药动学研究在接受CRRT和（或）ECMO治疗患者中进行[4,5]。ECMO装置本身、药物特性、病理改变和患者病理生理改变可能影响药物的血药浓度，使奥司他韦药动学发生显著改变。成人患者在ECMO治疗期间由于肾功能明显下降，奥司他韦羧酸盐清除率为15.8 L/h，较健康受试者（21.5 L/h）降低。在同一患者中，比较ECMO前后奥司他韦羧酸盐氧合膜的浓度没有显著差异，提示药物与氧合器结合不是导致清除率降低的相关因素。由于肾功能不全导致 ECMO 患者的奥司他韦羧酸盐 V_{ss} 较健康受试者增大（分别为 179 L 和 26 L）。但严重疾病如水肿、毛细血管渗漏综合征及 ECMO 期间给予患者大量血液制品也可能导致表观分布容积增加。接受 CVVHD 或 ECMO 治疗的患者较健康受试者的奥司他韦 $T_{1/2}$ 均有不同程度延长（分别为 22.3 h 和 14.4 h），单独接受 CVVHD 的患者较同时接受 CVVHD 和 ECMO 的患者较有更高的 C_{max}，分别为 2.67 mg/L 和 0.981 mg/L；更高的 $AUC_{0-24\,h}$，分别为 29.5 mg · h/L 和 9.39 mg · h/L。综合上述，ECMO 患者无须调整奥司他韦给药剂量，但肾功能受损接受 CRRT 治疗的患者需减量。同时，药动学的变异还要考虑给药途径对个体口服生物利用度的影响（如鼻饲或肠饲管给药时管道对药物的吸附）。

5. 妊娠患者

妊娠导致的生理改变将有可能显著影响药动学，并随后影响各种治疗药物的浓度。有研究比较了奥司他韦在妊娠和非妊娠女性患者中的药动学[6]，结果显示与育龄期非妊娠妇女相比，服用 75 mg 奥司他韦的妊娠妇女，奥司他韦羧酸盐的 AUC 降低 30%，前者有更高的 C_{max}，但 $T_{1/2}$ 无明显改变。母体药物奥司他韦在妊娠组和非妊娠组的药动学参数相似，提示妊娠组和非妊娠组 HCE1 活性相似。但奥司他韦羧酸盐的主要消除途径是通过肾脏经 OAT 过滤和分泌，妊娠妇女 CrCL 和肾血浆流量均大于非妊娠妇女，因此妊娠期间奥司他韦羧酸盐浓度显著降低的发生并不意外。并且在妊娠期间，OAT 的活性也可能发生改变。

三、药动学/药效学

奥司他韦对所有已知的甲型和乙型流感毒株都有效，体外和体内评估表明其对禽流感 H5N1 有活性，对甲型 H1N1 流感也有活性，然而季节性 H1N1 流感正在对奥司他韦产生耐药。流感病毒在呼吸道的复制在发病后 24～72 h 达到高峰，因此必须在病程中尽早给予在病毒复制阶段起作用的药物。在发热后最初 12 h 内开始治疗可使疾病总中位持续时间减少 3.1 日（即减少 41%），明显超过 48 h 的干预效果。

体外研究结果显示，所有甲型和乙型流感实验室菌株和临床分离株对奥司他韦羧酸盐敏感，IC_{50} 为 0.09～0.57 μg/L；然而细胞培养的流感病毒实验室菌株的 IC_{50} 具有较大变异（0.17～44 μg/L）；乙型流感的 IC_{50} 高于甲型流感。流感患者奥司他韦羧酸盐系统暴露量与临床抗病毒活性或耐受性之间的相关性尚未得到证实,因此,尚未提出正式的治疗或毒性范围。体外研究认为奥司他韦羧酸盐抗流感病毒的药动学/药效学指数 $AUC_{0\text{-}24\,h}$: IC_{50}或 $AUC_{0\text{-}24\,h}$: IC_{90}可能是一个合适的疗效指标,但尚缺乏临床证实[7]。

四、药物相互作用

现有数据表明,奥司他韦血浆蛋白结合较低,通过竞争蛋白结合位点发生产生药物相互作用的可能性很小。此外,奥司他韦在较宽的 pH 范围内具有较高的溶解度,这表明改变胃 pH 的药物不会影响其吸收。它不与 CYP450 的各种异构体的底物相互作用,药物相互作用的可能性仅限于通过羧代酶代谢或通过肾脏阴离子管通路内的相互作用产生干扰。

奥司他韦是 P－gp 的底物,但羧酸奥司他韦不是。因此,P－gp 转运体的抑制剂如环孢素或利托那韦通过抑制奥司他韦的细胞外排,可能增加前药通过肠壁的口服吸收,但由于奥司他韦的吸收率已高达 80%左右,这种相互作用影响的程度有限。

体外试验发现他莫昔芬、硫利达嗪、阿立哌唑、奋乃静、氟西汀和某些他汀类药物对 HCE1 有抑制作用;而奥司他韦的水解也可能被其他 HCE1 底物竞争性抑制,如氯吡格雷、某些血管紧张素转化酶抑制剂、哌替啶和哌甲酯。奥司他韦和丙磺舒联合使用,后者是一种 OAT1 和 MRP2(*ABCC2*)转运抑制剂,可以有效抑制奥司他韦羧酸盐通过 OAT1 的转运,导致奥司他韦羧酸盐表观分布容积降低 40%,肾清除率降低 60%,AUC 增加 154%。将丙磺舒(每日 4 次)与奥司他韦(每 2 日 1 次)联合使用可以显著节省奥司他韦的剂量(减少 2/3)。在肾移植患者中,奥司他韦联合用药并未改变免疫抑制剂环孢素、霉酚酸酯和他克莫司的药动学,自身的药动学参数也不发生改变[8]。

五、不良反应

早期临床试验中,10%~20%的患者报告不良反应,这些不良反应在 1~2 日内自行消退(主要是胃肠道紊乱)。随后在 2009 年甲型 H1N1 流感暴发后接受奥司他韦预防治疗的小学生中进行的一项基于互联网的调查发现,40%的儿童报告了胃肠道症状,18%的儿童报告了轻微的神经精神副作用[7]。

（一）胃肠道反应

服用奥司他韦 75 mg，每日 2 次的受试者报告上消化道事件尤其是恶心、呕吐和腹痛的比例较服用安慰剂的受试者高出 15%~19%，多为轻中度。与食物同服可减少胃肠道不良反应的发生。

（二）神经精神系统不良反应

由于人类神经氨酸酶在中枢神经系统中表达并在神经元发育和活动中发挥重要作用，神经氨酸酶抑制剂理论上可以改变这些功能。动物实验证实了奥司他韦能穿透血脑屏障，但 P－gp 限制了其在大脑中的吸收，奥司他韦羧酸盐似乎更多受到由 OAT3 和 MRP4 介导的外排。有年轻人使用奥司他韦后出现神经精神事件的报道（包括谵妄、自杀倾向、行为改变、抽搐、脑炎，甚至因抑郁症猝死）。在审查了临床试验和上市后的数据后，美国 FDA 和制造商认为这些事件与药物无关，但可能与流感相关脑炎的高发率有关。

（三）其他罕见不良反应

严重的皮肤不良反应，包括莱尔综合征在接受奥司他韦治疗的儿童中有报道；在成人中也有血小板减少的病例。

六、TDM 的适用人群

在流感感染过程的早期，理想情况下在第一次剂量之后患者奥司他韦羧酸盐是否达到治疗浓度将决定患者的获益。有多种并发症、肾功能不稳定、CrCL 增加、终末期肾病的住院患者进行奥司他韦 TDM 将使患者获益[7,9]。另外，奥司他韦虽已被证明可用于流感的预防或治疗，然而耐药性也在出现。当疑似耐药情况发生时，可进行 TDM 以明确奥司他韦是否最优选治疗药物。而一般情况下的流感患者不需要常规使用 TDM 来调整奥司他韦剂量。

根据目前已有的药动学/药效学研究数据，奥司他韦及其羧酸盐的疗效和毒性的范围尚未明确，ESICM、ESCMID 药动学/药效学和危重研究组、IATDMCT 传染病研究组、ISAC ICU 感染和脓毒症工作组的立场书[10]对奥司他韦是否需要进行 TDM 持“既不支持，也不反对”的态度。

七、监测时间

在首次给予奥司他韦约 10 h 后采集患者血液样本，有助于在开始治疗的

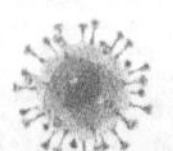

24 h 内调整方案[9]。ICU 或肾脏病科住院的患者在治疗过程中也将受益于TDM,该部分人群对监测时间要求不那么严格。

八、治疗窗

接受标准剂量奥司他韦(75 mg,每日 2 次)之后奥司他韦羧酸盐达到的浓度被建议为“目标范围”,该浓度已被证明在临床试验中有效,用于清除率受损或其他药动学变化的患者给药方案的参考,该范围为 0.17 mg/L(C_{min})~0.350 mg/L(C_{max})[9]。

九、样本采集、样本送检和保存

1. 样本采集要求

(1) 采样管要求:根据检测方法要求,采用氟化钠/EDTA－K_3真空采血管采集血浆样本。

(2) 采样量要求:采血量为 3~5 mL,采血量应满足检测的最少用血量。血浆管采血后立即颠倒混匀。

(3) 采样部位:前臂静脉。

2. 样本送检及保存

奥司他韦 TDM 样本的稳定性数据如下:奥司他韦及羧酸奥司他韦经室温放置 24 h,-20℃避光放置 21 日,反复冻融 3 次均保持稳定。推荐奥司他韦 TDM 样本采集后 24 h 内常温送检,若不能及时送检,可离心后取血浆冷冻保存后送检。

十、样本检测方法

1. 高效液相色谱-串联质谱法

高效液相色谱-串联质谱法(HPLC－MS/MS)是目前奥司他韦及其羧酸盐最常用的检测方法。选用 C_{18} 色谱柱,质谱采用电喷雾离子源正离子模式,以正离子多反应监测方式进行检测。血浆加入甲醇或乙腈沉淀蛋白质,取上清进样。采用同位素内标或苯海拉明作为内标,有较好的专属性、精密度和准确度较高。

2. 反相高效液相色谱-荧光检测法

奥司他韦及其活性代谢产物无紫外和荧光吸收,利用其分子结构中的氨基与衍生化试剂 4－氟－7－硝基－2,1,3－苯并氧杂噁二唑(NBD－F)反应生成有强烈荧光吸收的衍生物,故采用柱前衍生化,再固相萃取或液液萃取处理样品,荧光检测器进行测定。检测波长：λ_{em}530 nm;λ_{ex}471 nm。操作较烦琐且分析时间较长。

十一、剂量的确定和调整

除了严重肾功能损害和需要透析的患者外,所有患者的初始剂量应为 75 mg,将有助于早期达到治疗浓度。体重较大的患者(包括肥胖患者)应按比例给予较大的初始剂量。

肾功能不全患者按肾脏损害程度的比例减少后续剂量(通过增加间隔或减少剂量大小),确保与肾功能正常的患者给予 75 mg(每日 2 次)剂量时所获得的药物暴露量相似。

儿童患者,1 岁以上儿童按照体重给药：≤15 kg,30 mg,每日 2 次;15～23 kg,45 mg,每日 2 次;23～40 kg,60 mg,每日 2 次;>40 kg,75 mg,每日 2 次。

十二、结果解释和建议

根据临床研究数据推荐的奥司他韦羧酸盐的浓度范围为 0.17 mg/L(C_{min})～0.350 mg/L(C_{max})。当浓度未达标时,考虑可能为奥司他韦转化为活性代谢产物出现障碍,或药物清除增加,提示可增加剂量或更改治疗方案;如果患者已达到"目标浓度"但治疗反应较差,也可提示有额外病原体感染的可能,尤其是伴随流感的肺炎链球菌感染应予以考虑。

十三、病例分析

Fuke 等[11]报道了一例服用奥司他韦后的男孩病例

一名 13 岁男孩,上午出现发热 39℃,中午该男孩父亲给他服用了一粒 75 mg 奥司他韦胶囊[他的哥哥最近被诊断出患有流感,并开具了磷酸奥司他韦(tamiflu)和对乙酰氨基酚(calonal)]。至 15 时,患者体温仍高达 39.5℃,该男孩父亲继续给他服用了 20%对乙酰氨基酚颗粒 0.5 g,后患者父亲外出,直至 17 时归家时发现该男孩坠地(家庭住在一栋 10 层公寓楼的 6 楼)。一名目击者报告说看到那个男孩从公寓大楼掉到地上。救护车到达现场时,该男孩心肺骤停。在救护车和医院进行了心肺复苏但没有成功,于 19 时 5 分宣告死亡。直到去世前一日，该男孩没有支气管哮喘等病史，也没有任何自杀意图。据警方调查，该男孩从 6 楼爬到 9 楼，爬上了 120 cm 高的障碍物，从 25 m 高的地方摔到了地上。在其死后 20 h 法医进行了尸检。

死者身高 162 cm，体重 45 kg，发育良好。死亡原因是摔倒时躯干和腿部受到撞击骨盆骨折导致失血过多。血清 A/H3N2 流感病毒血凝抑制抗体滴度为 1∶80。随后研究者建立了混合模式阳离子交换萃取后 HPLC－UV 检测身体组织中奥司他韦羧酸盐的浓度。表 33－1 总结了每个标本中奥司他韦羧酸盐和对乙酰氨基酚的浓度。死者股血液中奥司他韦羧酸盐的浓度为 0.4 μg/mL，与健康成年男性服用一粒达菲胶囊（75 mg 奥司他韦）后的平均最高血浆浓度相同。药物在肝脏中浓度最高，为 18.3 μg/g。肾脏中浓度为 3.4 μg/g，均高于其他脏器。在脑组织中，浓度不高于定量限值（0.1 μg/g）。这种分布模式与报道的大鼠相同。由于奥司他韦被主要位于肝脏中的酯酶广泛转化为奥司他韦羧酸盐，因此没有在任何组织样本中检测到奥司他韦（低于下限 0.1 μg/mL）。在死者所有组织样品中均检测到对乙酰氨基酚，在心脏血液中的浓度为 6.6 l μg/mL，在治疗范围内（表 33－1）。

表 33－1　不同样本中奥司他韦羧酸盐和对乙酰氨基酚的浓度

样　本	奥司他韦羧酸盐（μg/mL 或 μg/g）	对乙酰氨基酚（μg/mL 或 μg/g）
心脏血液	1.7	6.6
股动脉血	0.4	NA
脑组织（顶叶）	<0.1	7.2
脑组织（额叶）	<0.1	7.2
脑组织（枕叶）	<0.1	6.8
小脑	<0.1	6.2
脑桥	0.1	5.9
肺	1.4	6.2
心脏	1.4	7.3
胰腺	1.6	6.0
肝脏	18.3	10.7
肾脏	3.4	22.3
尿液	14.3	88.7

NA，未分析（no analysis）。

【点评】本病例首次报道活性奥司他韦代谢物奥司他韦羧酸盐在人体内的分布。死者股血液中奥司他韦羧酸盐的浓度为与健康成年男性服用相同剂量奥司他韦后的平均最高血浆浓度相近，药物在肝脏中浓度最高，其次为肾脏，均高于其他脏器。合并用药对乙酰氨基酚在尿液中浓度高，组织中以肾脏最高，其次为肝脏，血药浓度在治疗范围内。

参考文献

[1] 张玲，魏绍静.抗流感病毒药物神经氨酸酶抑制剂奥司他韦研究进展[J].国际医药卫生导报，2011，17(22)：2718－2723.

[2] Dixit R, Matthews S, Khandaker G, et al. Pharmacokinetics of oseltamivir in infants under the age of 1 year[J]. Clinical and Translational Medicine, 2016, 5(1): 37.

[3] Davies B E. Pharmacokinetics of oseltamivir: an oral antiviral for the treatment and prophylaxis of influenza in diverse populations[J]. Journal of Antimicrobial Chemotherapy, 2010, 65(Suppl 2): ii5－ii10.

[4] Hahn J, Choi J H, Chang M J. Pharmacokinetic changes of antibiotic, antiviral, antituberculosis and antifungal agents during extracorporeal membrane oxygenation in critically ill adult patients[J]. Journal of Clinical Pharmacy and Therapeutics, 2017, 42(6): 661－671.

[5] Eyler R F, Heung M, Pleva M, et al. Pharmacokinetics of oseltamivir and oseltamivir carboxylate in critically ill patients receiving continuous venovenous hemodialysis and/or extracorporeal membrane oxygenation[J]. Pharmacotherapy, 2012, 32(12): 1061－1069.

[6] Beigi R H, Han K L, Venkataramanan R, et al. Pharmacokinetics of oseltamivir among pregnant and nonpregnant women[J]. American Journal of Obstetrics and Gynecology, 2011, 204(6 Suppl 1): S84－S88.

[7] Widmer N, Meylan P, Ivanyuk A, et al. Oseltamivir in seasonal, avian H5N1 and pandemic 2009 A/H1N1 influenza: pharmacokinetic and pharmacodynamic characteristics[J]. Clinical Pharmacokinetics, 2010, 49(11): 741－765.

[8] Wattanagoon Y, Stepniewska K, Lindegårdh N, et al. Pharmacokinetics of high-dose oseltamivir in healthy volunteers[J]. Antimicrobial Agents and Chemotherapy, 2009, 53(3): 945－952.

[9] Jones T E. Oseltamivir-current dosing recommendations reduce the therapeutic benefit in patients with mild to moderate renal function and/or large body mass: a review of the

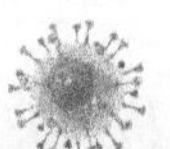

literature with recommendations to optimize dosing, including the use of therapeutic drug monitoring[J]. Therapeutic Drug Monitoring, 2021, 43(1): 103-107.

[10] Abdul-Aziz M H, Alffenaar J W C, Bassetti M, et al. Antimicrobial therapeutic drug monitoring in critically ill adult patients: a position paper[J]. Intensive Care Medicine, 2020, 46(6): 1127-1153.

[11] Fuke C, Ihama Y, Miyazaki T. Analysis of oseltamivir active metabolite, oseltamivir carboxylate, in biological materials by HPLC-UV in a case of death following ingestion of Tamiflu® [J]. Legal Medicine, 2008, 10(2): 83-87.

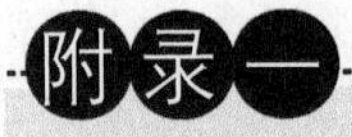

国内外抗感染药物 TDM 指南和共识

时间	学会	药物	国家/地区	指南名称
2017年	欧洲临床微生物学和传染病学会(ESCMID)、欧洲医学真菌学联合会(ECMM)和欧洲呼吸学会(ERS)	抗真菌药物	欧洲	*Diagnosis and Management of Aspergillus Diseases: Executive Summary of the 2017 ESCMID - ECMM - ERS Guideline*
2017年	德国血液学和肿瘤内科学会(DGHO)感染病工作组(AGIHO)	抗真菌药物	德国	*Primary Prophylaxis of Invasive Fungal Infections in Patients with Haematological Malignancies: 2017 Update of The Recommendations of The Infectious Diseases Working Party (AGIHO) of the German Society for Haematology And Medical Oncology (DGHO)*
2018年	中国药理学会治疗药物监测研究专业委员会	伏立康唑	中国	*Individualized Medication of Voriconazole: A Practice Guideline of the Division of Therapeutic Drug Monitoring, Chinese Pharmacological Society*
2019年	法国药理学与治疗学学会(SFPT)、法国麻醉与重症医学学会(SFAR)	β-内酰胺类抗生素	法国	*Optimization of the Treatment with Beta-Lactam Antibiotics in Critically Ill Patients—Guidelines from the French Society of Pharmacology and Therapeutics (SociÉTÉ Française De Pharmacologie Et ThÉRapeutique—SFPT) and the French Society of Anaesthesia and Intensive Care Medicine (SociÉTÉ Française d'AnesthÉSie Et RÉAnimation—SFAR)*

续 表

时间	学 会	药 物	国家/地区	指 南 名 称
2019 年	美国临床药学学会(ACCP)、欧洲临床微生物学和传染病学会(ESCMID)、美国感染病学会(IDSA)、国际抗感染药理学会(ISAP)、美国重症医学学会(SCCM)和美国感染病药师学会(SIDP)	多黏菌素类药物	国际	*International Consensus Guidelines for the Optimal Use of the Polymyxins: Endorsed by the American College of Clinical Pharmacy (ACCP), European Society of Clinical Microbiology and Infectious Diseases (ESCMID), Infectious Diseases Society of America (IDSA), International Society for Anti-infective Pharmacology (ISAP), Society of Critical Care Medicine (SCCM), and Society of Infectious Diseases Pharmacists (SIDP)*
2020 年	美国卫生系统药师协会(ASHP)、美国感染病学会(IDSA)、美国儿科感染病学会(PIDS)和美国感染病药师学会(SIDP)	万古霉素	美国	*Therapeutic Monitoring of Vancomycin for Serious Methicillin-Resistant Staphylococcus Aureus Infections: A Revised Consensus Guideline and Review by the American Society of Health-System Pharmacists, the Infectious Diseases Society of America, the Pediatric Infectious Diseases Society, and the Society of Infectious Diseases Pharmacists*
2020 年	中国药理学会治疗药物监测研究专业委员会	万古霉素	中国	*Evidence-based Guideline for Therapeutic Drug Monitoring of Vancomycin: 2020 Update by the Division of Therapeutic Drug Monitoring, Chinese Pharmacological Society*
2020 年	欧洲重症医学学会(ESICM)、欧洲临床微生物学和传染病学会(ESCMID)、国际治疗药物监测和临床毒理学学会(IATDMCT)和国际抗微生物化疗学会(ISAC)	抗细菌、抗真菌和抗病毒药物	国际	*Antimicrobial Therapeutic Drug Monitoring in Critically Ill Adult Patients: A Position Paper*
2022 年	日本化疗学会(JSC)和日本治疗药物监测学会(JSTDM)	万古霉素	日本	*Clinical Practice Guidelines for Therapeutic Drug Monitoring of Vancomycin in the Framework of Model-Informed Precision Dosing: A Consensus Review by the Japanese Society of Chemotherapy and the Japanese Society of Therapeutic Drug Monitoring*
2022 年	上海市医学会感染与化疗专科分会、中国药理学会治疗药物监测研究专业委员会	多黏菌素 B	中国	*Chinese Consensus Guidelines for Therapeutic Drug Monitoring of Polymyxin B, Endorsed by the Infection and Chemotherapy Committee of the Shanghai Medical Association and the Therapeutic Drug Monitoring Committee of the Chinese Pharmacological Society*

续 表

时间	学　会	药　物	国家/地区	指　南　名　称
2022 年	日本化疗学会（JSC）和日本治疗药物监测学会（JSTDM）	伏立康唑	日本	*Clinical Practice Guideline for the Therapeutic Drug Monitoring of Voriconazole in Non-Asian and Asian Adult Patients: Consensus Review by the Japanese Society of Chemotherapy and the Japanese Society of Therapeutic Drug Monitoring*
2022 年	浙江省药学会治疗药物研究专业委员会、浙江省药学会医院药学专业委员会抗感染药学学组	利奈唑胺	中国	*Expert Consensus Statement on Therapeutic Drug Monitoring and Individualization of Linezolid*
2022 年	日本化疗学会（JSC）和日本治疗药物监测学会（JSTDM）	替考拉宁	日本	*Clinical Practice Guidelines for Therapeutic Drug Monitoring of Teicoplanin: A Consensus Review by the Japanese Society of Chemotherapy and the Japanese Society of Therapeutic Drug Monitoring*
2022 年	《中国防痨杂志》编辑委员会联合首都医科大学附属北京胸科医院	抗结核药物	中国	《抗结核药治疗药物监测临床应用专家共识》
2022 年	泊沙康唑临床应用专家组	泊沙康唑	中国	《泊沙康唑临床应用专家共识（2022 版）》
2023 年	美国感染病药师学会（SIDP）	三唑类抗真菌药	美国	*Utility of Triazole Antifungal Therapeutic Drug Monitoring: Insights from the Society of Infectious Diseases Pharmacists*
2024 年	上海市医学会感染与化疗专科分会、上海市微生物学会临床微生物学专业委员会、上海市医学会临床药学专科分会和中国药理学会治疗药物监测研究专业委员会	复方磺胺甲噁唑	中国	《复方磺胺甲噁唑治疗药物监测临床应用专家共识》

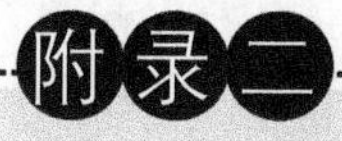

附录二 抗感染药物 TDM 监测时间与参考值范围

抗感染药物	TDM 监测时间	参考值
抗细菌药物		
糖肽类		
万古霉素	推荐同时检测 C_{min} 和 C_{max} C_{min}：给药前 0.5 h 内；C_{max}：给药结束后 1~2 h 肾功能正常患者：首次给药后 48 h 达稳态后（第 4~5 剂） 肾功能不全患者：首次给药后 72 h 持续输注：用药达到稳态后的任意时间 MIPD 结合贝叶斯估计法：用药后的任意时间，可提前至初次给药后 24~48 h	C_{min}：10~15 mg/L（成人）；5~15 mg/L（儿童） C_{max}：20~40 mg/L 假设 MIC_{BMD} = 1 mg/L，$AUC_{0-24\,h}$：400~600（美国和日本指南）或 650 mg · h/L（中国指南） C_{ss}：20~25 mg/L（持续输注）
去甲万古霉素	推荐同时检测 C_{min} 和 C_{max} C_{min}：给药前 0.5 h 内；C_{max}：给药结束后 0.5~1 h 肾功能正常患者：第 4 剂 肾功能中、重度减退者（包括透析）：第 2 剂	尚无参考值，临床参考万古霉素
替考拉宁	推荐监测 C_{min} 第 4 日给药前 0.5 h 内	一般患者：C_{min} ≥10 mg/L 非复杂性 MRSA 感染患者：15~30 mg/L 严重或复杂性 MRSA 感染患者：20~40 mg/L 肾毒性：≥60 mg/L
达托霉素	推荐监测 C_{min} 和 C_{max} C_{min}：给药前 0.5 h 内；C_{max}：给药结束即刻 治疗开始后≥3 日	AUC/MIC：666 C_{min} ≥3.2 mg/L 肌酸磷酸激酶升高>24.3 mg/L

续 表

抗感染药物	TDM 监测时间	参 考 值
多黏菌素类		
多黏菌素 B	推荐监测 C_{min} 和 C_{max} C_{min}：给药前 0.5 h 内；C_{max}：给药结束后 0.5 h 内 肾功能正常患者：首次给药 48 h 后（第 4~5 剂） 负荷剂量：给药 24 h 后（2~3 剂）	$C_{ss,avg}$：2~4 mg/L $AUC_{0-24\,h,ss}$：50~100 mg · h/L
多黏菌素 E 甲磺酸钠（CMS）	推荐监测 C_{min} 和 C_{max} C_{min}：给药前 0.5 h 内；C_{max}：给药后 2 h（输注时间：0.5 h） 肾功能正常患者：首次给药 48 h 后（第 4~5 剂） 负荷剂量：给药 24 h 后（2~3 剂）	$AUC_{0-24\,h,ss}$：50 mg · h/L $C_{ss,avg}$：2 mg/L
黏菌素（硫酸盐）	推荐监测 C_{min} 和 C_{max} 监测时间同多黏菌素 B	尚未有参考值推荐，目前参照 CMS 转化后的黏菌素标准
氨基糖苷类		
阿米卡星	推荐监测 C_{min} 和 C_{max}，用药第 3 剂后 AUC 监测：在给药结束后 0.5 h 内采集 C_{max}；在给药后 6~22 h 内任采一个血样 C_{max}/MIC 监测：在给药结束后 0.5 h 内采集 C_{max} C_{min} 监测：下次给药前 0.5 h 内采集 C_{min}	每日 1 次给药，$AUC_{0-24\,h,ss}$：80~120 mg · h/L C_{max}/MIC≥8~10[a] C_{min}<2.5 mg/L 或 5 mg/L
庆大霉素	监测时间同阿米卡星	每日 1 次给药，$AUC_{0-24\,h,ss}$：80~120 mg · h/L C_{max}/MIC≥8~10[a] C_{min}<0.5 mg/L（每日 1 次给药）或 1~2 mg/L（每日多次给药）
奈替米星	推荐监测 C_{min} 和 C_{max}，用药第 3 剂后 C_{min}：下一次给药前采集 C_{min} C_{max}：开始静脉输注或静脉推注后 60 min 采集	给药方案为 6.5 mg/kg，每日 1 次时，C_{max}：22~30 mg/L，C_{min}<1 mg/L；给药方案为 2 mg/kg 每 8 h 一次时，C_{max}：4~10 mg/L，C_{min}=1~2 mg/L
异帕米星	推荐监测 C_{min} 和 C_{max}，用药第 3 剂后 C_{min} 和 C_{max} 时间同阿米卡星	C_{max}>40 mg/L C_{min}<5 mg/L $AUC_{0-24\,h}$/MIC：80~120 mg · h/L

续 表

抗感染药物	TDM 监测时间	参考值
β-内酰胺类		
美罗培南	推荐监测 C_{min} C_{min}：给药前 0.5 h 内 首次给药后 24～48 h（至少连续给药 3 剂后） 持续输注任意时间采集坪浓度	C_{ss}：8～16 mg/L 神经毒性预警 C_{min}：64.2 mg/L 肾毒性预警 C_{min}：44.45 mg/L 临床药动学/药效学靶值：50%～100% fT>MIC 危重症患者临床药动学/药效学靶值：100% fT>MIC 改善危重症患者的临床结局：100% fT>(4～8)×MIC
亚胺培南	监测时间同美罗培南	确诊感染 fC_{min}≥4MIC 经验用药 C_{min} 2.5～5 mg/L 临床药动学/药效学靶值：50%～100% fT>MIC 危重症患者临床药动学/药效学靶值：100% fT>MIC 改善危重症患者的临床结局：100% fT>(4～8)×MIC
头孢他啶/阿维巴坦	监测时间同美罗培南	头孢他啶：50% fT>MIC(MIC=8 mg/L)；阿维巴坦：50% fT>C_T=1 mg/L 危重症患者临床药动学/药效学靶值：头孢他啶 100% fT>MIC 改善危重症患者的临床结局：头孢他啶 100% fT>(4～8)×MIC 联合药动学/药效学靶值：头孢他啶 fC_{ss}/MIC≥4，同时阿维巴坦 fC_{ss}/C_T>1
利奈唑胺	推荐监测 C_{min}，静脉或口服给药前 0.5 h 内 治疗的第 3 日或 4～5 个 $T_{1/2}$	C_{min}：2～8 mg/L
喹诺酮类	监测 AUC/MIC：给药后 2 h 和给药后 6 h 监测 C_{max}/MIC：给药结束后 0.5 h 内	$fAUC_{0\text{-}24\,h}$/MIC≥80 C_{max}/MIC≥8～12[a]
SMZ-TMP	推荐监测 C_{max} 静脉输注时在输注结束后立即采集血药 C_{max} 口服给药在服药后 2～3 h 内采集 C_{max} 用药后第 3 日	SMZ：一般病原菌推荐血药 C_{max} 30～60 mg/L；耶氏肺孢子菌 100～200 mg/L；诺卡菌 100～150 mg/L；毒性阈值：200 mg/L TMP：一般病原菌推荐血药 C_{max} 1.5～2.5 mg/L；耶氏肺孢子菌 5～10 mg/L
抗真菌药		
氟胞嘧啶	推荐监测 C_{min} 和 C_{max} C_{min}：给药前 0.5 h 内；C_{max}：口服给药后 2 h 常规用药 3～5 日	C_{min}>25 mg/L C_{max}<100 mg/L

续 表

抗感染药物	TDM 监测时间	参 考 值
氟康唑	推荐监测 C_{min} C_{min}：给药前 0.5 h 内 负荷剂量后或服药 5~7 日	C_{min}：10~15 mg/L $AUC_{0-24\,h}$/MIC≥25
伏立康唑	推荐监测 C_{min} 负荷剂量时，建议首次取血时间应不早于第 5 次给药前(第 3 日)	C_{min}：中国指南 0.5~5 mg/L；欧洲 ESCMID 指南：1~5.5 mg/L 日本指南：C_{min} 1~4 mg/L（亚洲人群），1~5.5 mg/L(非亚洲人群)
伊曲康唑	推荐监测 C_{min} C_{min}：给药前 0.5 h 内 治疗开始后 5~7 日（接受负荷剂量）或 10~14 日(不接受负荷剂量) 推荐同时监测羟基伊曲康唑	预防：>0.5 mg/L 治疗：1~4 mg/L 降低毒性：<4 mg/L 羟基伊曲康唑尚无推荐值
泊沙康唑	推荐监测 C_{min} C_{min}：给药前 0.5 h 内 治疗开始后 5~7 日	预防：C_{min}≥0.5~0.7 mg/L[b] 治疗：C_{min}≥1.0 mg/L
抗病毒药		
利巴韦林	第 4、8、12 周 C_{min}：给药前 0.5 h 内	药动学/药效学靶值 $AUC_{0-4\,h}$>1 755 mg·h/L，$AUC_{0-12\,h}$>3 014 mg·h/L C_{min}：2~3.5 mg/L
阿昔洛韦	监测 C_{min} 和 C_{max} C_{min}：给药前 0.5 h 内；C_{max}：给药结束后 0.5~1 h	C_{min}：2~4 mg/L
更昔洛韦	监测 C_{min} C_{min}：给药前 0.5 h 内	CMV 预防和治疗：$AUC_{0-24\,h}$ ≥ 40 ~ 60 mg · h/L 和 $AUC_{0-24\,h}$ ≥ 80 ~ 120 mg·h/L[c]
奥司他韦	首次给药后约 10 h	C_{min}：0.17 mg/L C_{max}：0.35 mg/L

注：C_{min}，谷浓度；C_{max}，峰浓度；MIPD，模型引导的精准用药；MIC，最低抑菌浓度；$AUC_{0-24\,h}$/MIC，24 h 药时曲线下面积/最低抑菌浓度；C_{ss}，稳态血药浓度；MRSA，耐甲氧西林金黄色葡萄球菌；$C_{ss,avg}$，平均血药浓度；% fT>MIC，游离血药浓度大于 MIC 的时间占给药间期的百分率；f，游离分数；% fT>C_T，β 内酰胺酶抑制剂浓度高于阈值浓度 C_T 的时间占给药间隔百分率；SMZ－TMP，磺胺甲噁唑-甲氧苄啶；$AUC_{0-4\,h}$：0~4 h 药时曲线下面积；$AUC_{0-12\,h}$：0~12 h 药时曲线下面积；CMV，巨细胞病毒。

a 参考值来自于《危重症成人患者的抗菌治疗药物监测：立场文件》，该文件对多篇文件总结后提出的参考值范围，目前尚无确定的阈值。

b 基于现有的抗菌药物 TDM 相关指南和综述，提出的参考值为一个范围值，目前尚无确定的阈值，有待于更多循证医学证据进一步确定。

c 参考值来自于更昔洛韦综述(见正文更昔洛韦章节)，该综述对多篇文献总结后提出的参考值范围，目前尚无确定的阈值。

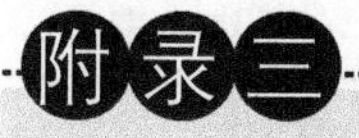

附录三 抗感染药物 TDM 标本运送和保存条件

类别	药 物	运 送	保 存 条 件
抗细菌药物	万古霉素	24 h 内常温送检 超过 24 h 应放置于 2~8℃保存	2~8℃放置 7 日稳定 -20℃放置 125 日稳定 -70℃放置 574 日稳定
	去甲万古霉素	24 h 内常温送检 超过 24 h 应放置于 2~8℃保存	2~8℃放置 8 日稳定 -20℃放置 416 日稳定 -70℃放置 450 日稳定
	替考拉宁	离心后取血清 12 h 内低温送检	4℃冷藏可稳定保存 12 h
	阿米卡星	常温送检	室温放置 21 日稳定 2~8℃冰箱保存 56 日稳定 -20℃以下保存 86 日稳定
	庆大霉素	常温送检	室温放置 96 h 稳定 -80℃100 日内保持稳定
	奈替米星	低温(2~8℃)运送	/
	异帕米星	24 h 内常温送检 超过 24 h 应放置于 2~8℃保存	血清样本在低温(4℃)24 h、室温(20~25℃)12 h 稳定,冻融(-20℃)2 次稳定,-20℃保存 33 日稳定
	多黏菌素 B	24 h 内常温送检 超过 24 h 应放置于 2~8℃保存	全血 2~8℃ 19 h 内、血浆 24 h 内稳定 血浆-20℃或-70℃ 141 日内稳定
	多黏菌素 E 甲磺酸钠	样本采集后立即用湿冰保存,离心后取上层血浆冷冻保存后送检	血浆室温下稳定性为 2 h 2 mg/L 的 CMS 在-20℃储存 2 个月后可以出现约 0.4 mg/L 的转化后黏菌素
	硫酸黏菌素	低温(2~8℃)运送	血浆室温放置 18 h 血浆-20℃存放 3 日稳定 血浆-70℃存放 71 日稳定
	美罗培南	低温(2~8℃)运送	血浆室温/2~8℃放置 6 h 内稳定 -20℃放置 16 日稳定 -70℃放置 9 个月稳定

续 表

类别	药 物	运 送	保 存 条 件
抗细菌药物	亚胺培南	低温(2~8℃)运送	血浆室温放置 2 h 4℃放置 48 h -20℃存放 30 日 -70℃存放 60 日
	头孢他啶-阿维巴坦	低温(2~8℃)运送	全血样品在室温放置 2 h 稳定 血浆样品在室温放置 3 h 稳定 -70℃放置 1 年内稳定
	利奈唑胺	24 h 内常温送检 超过 24 h 应放置于 2~8℃保存	全血中室温 2 h 稳定 血浆样品在室温下 24 h 稳定 2~8℃放置 7 日内稳定 -20℃放置 3 个月稳定
	达托霉素	采集后立即置于 2~8℃冷藏箱内,尽快送检	在-80℃和-20℃下,168 日稳定 2~8℃条件下 7 日稳定 35℃条件下,6 h 后血清样品浓度比初始降低超 20%
	复方磺胺甲噁唑	采集后 24 h 内常温送检	常温和 2~8℃放置,24 h 内稳定 -70℃下 4 个月内保持稳定
抗真菌药物	氟胞嘧啶	建议采集样本后冰上保存,1 h 内低温离心分离血浆或血清,注意避免溶血	室温 24 h 后回收率小于 10% 在冰浴中 24 h 回收率约 70% 氟胞嘧啶及其代谢物血浆样品在 20℃和 4℃条件下 6 h 稳定
	伏立康唑	采样 24 h 内常温送检 如不能及时送检,可离心后存放于 2~8℃冰箱或取上清冷冻保存	伏立康唑在室温放置 24 h、4℃放置 48 h 稳定性良好
	伊曲康唑	采集后 24 h 内 4℃放置送检 若不能及时送检,可存放于 2~8℃冰箱,或离心后取上层血浆冷冻保存后送检	血浆样品在 4℃放置 72 h 稳定 在-20℃条件下至少可以稳定 90 日 -80℃放置 30 日稳定,冻融 3 次稳定
	泊沙康唑	采集样本后 24 h 内常温下送往检测实验室 如不能及时送检,可存放于 2~8℃冰箱或离心取上清冷冻保存	血清或血浆样本在室温下放置 24 h、4℃下 1 周、-20℃下 1 年内保持稳定,反复冻融 3 次稳定
抗病毒药物	利巴韦林	采集样本后 24 h 内常温下送往检测实验室,如不能及时送检,可存放于 2~8℃冰箱或离心取上清冷冻保存	血浆样本室温放置 24 h,-20℃保存 30 日及反复冻融 5 次均稳定性良好
	阿昔洛韦	样本应尽快送至实验室,避免延误可能影响样本质量,在样	/

续 表

类别	药 物	运 送	保 存 条 件
抗病毒药物	阿昔洛韦	本送检过程中使用专用的样本运输容器,确保样本在运输过程中的安全和稳定	/
	更昔洛韦	必须在 2 h 内将全血离心分离,2~8℃保存	/
	奥司他韦	样本采集后 24 h 内常温送检,若不能及时送检,可离心后取血浆冷冻保存后送检	经室温放置 24 h,-20℃避光放置 21 日,反复冻融 3 次均保持稳定

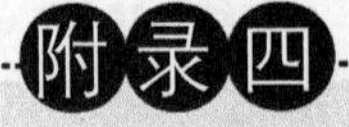

抗感染药物 TDM 样本检测方法

类　别		药　物	TDM 样本类型[1]	检测方法[2]	说　明
抗细菌药物	糖肽类	万古霉素	血清、血浆	免疫分析法、LC－MS/MS、HPLC	免疫法应用广泛
		去甲万古霉素	血清	免疫分析法、LC－MS/MS、HPLC	/
		替考拉宁	血浆	免疫分析法、LC－MS/MS、HPLC	/
	氨基糖苷类	阿米卡星	血浆、血清	免疫分析法、LC－MS/MS、HPLC	国内暂无免疫分析法，HPLC 需要衍生化，处理烦琐，推荐首选 LC－MS/MS
		庆大霉素	血浆、血清	免疫分析法、LC－MS/MS、HPLC	
		异帕米星	血浆、血清	免疫分析法、LC－MS/MS、HPLC	
		卡那霉素	血浆、血清	免疫分析法、LC－MS/MS、HPLC	
		依替米星	血浆、血清	免疫分析法、LC－MS/MS、HPLC	
		妥布霉素	血浆、血清	免疫分析法、LC－MS/MS、HPLC	
		奈替米星	血浆、血清	免疫分析法、毛细管电泳法、薄层色谱法、LC－MS/MS、HPLC	
	多黏菌素类	多黏菌素 B	血浆、血清、肺泡灌洗液	免疫分析法、LC－MS/MS、HPLC	多黏菌素类药物为多组分混合物，分析复杂，受干扰多，推荐首选 LC－MS/MS
		多黏菌素 E	血浆、血清、肺泡灌洗液	免疫分析法、LC－MS/MS、HPLC	
		多黏菌素 E 甲磺酸钠	血浆、血清、肺泡灌洗液	LC－MS/MS、HPLC	

续 表

类别		药物	TDM 样本类型[1]	检测方法[2]	说明
抗细菌药物	β－内酰胺类抗生素	美罗培南	血浆、血清、脑脊液、胆汁	LC－MS/MS、HPLC	/
		亚胺培南	血浆、血清、脑脊液	LC－MS/MS、HPLC	/
		头孢他啶阿维巴坦	血浆、血清、脑脊液	LC－MS/MS、HPLC、新型双模板分子印迹电化学传感器	/
	其他	利奈唑胺	血浆、血清	免疫分析法、LC－MS/MS、HPLC	/
		达托霉素	血浆、血清	HPLC、LC－MS/MS	/
		复方磺胺甲噁唑	血浆	毛细管电泳、LC－MS/MS	/
抗结核药物		异烟肼	血浆、血清、胸液、骨组织、痰液、脑脊液	GC－MS、LC－MS/MS、HPLC	/
		利福平	血浆、血清、脑脊液	薄层色谱、LC－MS/MS、HPLC	/
		利福布汀	血浆、血清	LC－MS/MS、HPLC	/
		利福喷汀	血浆、血清	流动注射化学发光、薄层色谱、LC－MS/MS、HPLC	/
		乙胺丁醇	血浆、血清、脑脊液	LC－MS/MS、HPLC	/
		吡嗪酰胺	血浆、血清、骨组织、痰液、脑脊液	LC－MS/MS、HPLC	/
		莫西沙星	血浆、血清	LC－MS/MS、HPLC	/
		左氧氟沙星	血浆、血清、肺组织、肺泡灌洗液、痰液	LC－MS/MS、HPLC	/
		贝达喹啉	血浆、血清	LC－MS/MS、HPLC	/
		环丝氨酸	血浆、血清、微透析液	LC－MS/MS、HPLC	/
抗真菌药物		氟胞嘧啶	血浆、血清、脑脊液	免疫分析法、LC－MS/MS、HPLC	/
		氟康唑	血浆、血清、脑脊液	免疫分析法、LC－MS/MS、HPLC	/
		伏立康唑	血浆、血清	免疫分析法、LC－MS/MS、HPLC	/
		伊曲康唑	血浆、血清、脑脊液	LC－MS/MS、HPLC、免疫分析法	/
		泊沙康唑	血浆、血清	免疫分析法、LC－MS/MS、HPLC	/

续 表

类 别	药 物	TDM 样本类型[1]	检测方法[2]	说 明
抗病毒药物	利巴韦林	血浆、血清	LC-MS/MS、HPLC	/
	阿昔洛韦	血清、血浆	LC-MS/MS、HPLC	/
	更昔洛韦	血清、血浆	LC-MS/MS、HPLC	/
	奥司他韦	血清、血浆	LC-MS/MS、HPLC	/

注：HPLC，高效液相色谱法；LC-MS/MS，液相色谱-串联质谱法；GC-MS，气相色谱-质谱法。

1 胸液、痰液、脑脊液、灌洗液等特殊液体基质样本和组织样本中的药物浓度检测经文献发表证实在某些特殊情况下可为个体化用药提供指导，如局部给药（鞘注等）、局部感染等。

2 根据《治疗药物监测工作规范专家共识（2019 版）》：检测方法从药物专属性上推荐采用液相色谱-串联质谱技术和高效液相色谱技术。

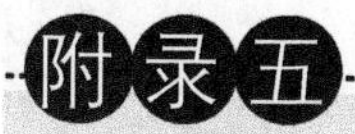

国内外抗感染药物 TDM 室间质评

国家	中文名称	英文名称	网　址	抗细菌药物	抗真菌药物
中国	国家卫生健康委员会临床检验中心	National Center for Clinical Laboratories (NCCL)	https://www.nccl.org.cn/mainCn	万古霉素、美罗培南、替考拉宁、亚胺培南、利奈唑胺	/
英国	英国国家外部质量评价体系	UK NEQAS International Quality Expertise	https://ukneqas.org.uk/	万古霉素、替考拉宁、妥布霉素、阿米卡星、庆大霉素	伏立康唑、泊沙康唑、伊曲康唑、羟基伊曲康唑、氟胞嘧啶
英国	英国政府化学家实验室	Laboratory of the Government Chemist (LGC) Standards	https://www.lgcstandards.com/CN/en	万古霉素、庆大霉素、妥布霉素、阿米卡星、替考拉宁、利奈唑胺、哌拉西林、他唑巴坦、美罗培南	伏立康唑、泊沙康唑、伊曲康唑、羟基伊曲康唑、氟胞嘧啶
德国	德国医学实验室促进质量保证协会	INSTAND e. V.	https://www.instand-ev.de/en/	万古霉素、替考拉宁、氨苄西林、头孢吡肟、头孢他啶、利奈唑胺、美罗培南、哌拉西林、舒巴坦、他唑巴坦、氯霉素、氟康唑、阿米卡星、妥布霉素	氟胞嘧啶、伏立康唑、泊沙康唑、伊曲康唑、羟基伊曲康唑
芬兰	/	Labquality	https://www.labquality.com/	阿米卡星、庆大霉素、妥布霉素、万古霉素	/

附录六 抗感染药物个体化剂量调整软件

软件名称	简　介	适用的抗菌药物	适用人群	涉及的算法或模型	靶标靶值	优点或特点	缺点或值得注意的点	网　址
抗感染药物个体化用药指导平台（华山）	基于 Web 的包括个体化精准用药板块的免费程序	万古霉素	成人与儿童；重度肾功能损害患者仅供参考；肾透析患者不适用	一房室 PopPK 模型	$AUC_{0-24\,h}$/MIC = 400～600 为靶值，同时考虑 C_{min} 为 10～15 mg/L	采用贝叶斯算法；PopPK 模型基于中国患者数据且经过临床数据验证；包括初始剂量计算、调整剂量计算及计算收集；提供各给药剂量、临床常用剂量及自定义剂量方案的 $AUC_{0-24\,h}$、C_{min} 和 C_{max}；可以保存输入和输出的信息供后续查看；基于 Web 的免费程序，可及性较好；界面直观，操作简单，仅需要少量的培训即可熟练操作；技术支持较及时	暂不支持自定义模型	https://huashan.99rongle.com/

续 表

软件名称	简 介	适用的抗菌药物	适用人群	涉及的算法或模型	靶标靶值	优点或特点	缺点或值得注意的点	网 址
APK	适用于Windows操作系统的收费程序，需要下载使用；有两种设置（正常“normal”和异常值“outlier”）可用	氨基糖苷类药物、万古霉素	从婴儿到老年的全年龄段患者	一房室PopPK模型	自定义药物 C_{min}	贝叶斯算法；支持自定义模型；可以进行初始剂量及调整剂量计算；可以计算 C_{min} 和 $AUC_{0-24\,h}$；可以保存人口统计学数据；使用较简单，只需要较少的培训即可熟练使用	内置模型及参数未知；方案的输入仅允许指定剂量、频率和给药次数（以万古霉素为例，1 000 mg，每8 h一次，共7剂）；不允许输入具体的给药时间；虽然最多可以输入3个输注后药物浓度水平，但当输入超过1个药物浓度水平时，程序无法可靠地返回结果；不能保存给药方案和药物浓度水平；收费工具需要下载使用；用户和技术支持有限（用户手册）	https://www.rxkinetics.com/apk.html
BestDose	适用于Windows操作系统，需要下载且进行申请后使用，目前正在开发基于Web的版本	万古霉素、阿米卡星、达托霉素、头孢吡肟、替考拉宁、妥布霉素、哌拉西林等[1]	未设置适用及不适用人群范围	非参数、多模型贝叶斯自适应控制	自定义药物浓度范围	贝叶斯非参数方法；允许对群体模型进行修改并上传其他模型；可以进行初始剂量及调整剂量计算；可以输入剂量方案（如万古霉素1 000 mg，每8 h一次，共7剂），也可以手动添加剂量和给药时间；输出预测浓度时间曲线结果；可计算各给药方案 C_{min} 和 $AUC_{0-24\,h}$；	内置模型及参数未知，模型是否通过临床验证未知；需要多个步骤来加载群体模型、输入数据和拟合数据；结果信息较复杂，输出剂量通常不是临床常规剂量，不能获得常规剂量下相应方案 C_{min} 和 $AUC_{0-24\,h}$；	http://www.lapk.org/bestdose.php

续 表

软件名称	简　介	适用的抗菌药物	适用人群	涉及的算法或模型	靶标靶值	优点或特点	缺点或值得注意的点	网　址
						可保存所有患者数据;界面信息丰富	基于 Windows 操作系统的程序,需要下载且进行申请后使用;导航困难且较不直观,操作较为复杂,需要技术培训才能使用此功能;用户和技术支持有限(用户手册;在线讨论论坛)	
Clincalc	基于 Web 的包括个体化精准用药板块的免费程序,常规的浏览器均可以访问	氨基糖苷类药物(庆大霉素、妥布霉素和阿米卡星)、黏菌素[3]和万古霉素	对于万古霉素,适用于普通住院患者、肥胖患者、危重患者及危重且肥胖患者;不适用于接受CRRT、肾功能不稳定、MIC ≥ 2 mg/L、儿童(<18 岁)、严重烧伤及囊性纤维化患者	对于万古霉素,应用于各类适用人群的 PopPK 模型从已发表文献中进行选择;对于氨基糖糖苷类药物,使用各种已发表的药动学方程和原理来估计适当的方案	对于万古霉素,$AUC_{0-24\,h}$/MIC = 400~600 为靶值	根据已发表文献进行模型选择,模型相关信息透明;对于万古霉素,既可以进行初始剂量的计算,也可以根据给药和采样信息通过贝叶斯反馈进行调整剂量的计算;对于氨基糖苷类药物,可以基于体重、身高和 CrCL 计算,也可以根据一种或多种药物水平计算方案;对于黏菌素,目前仅可根据患者基本信息进行初始给药计算;结果界面具有较为丰富的视觉功能,同时提供推荐的给药方案及参数和计算参数的公式;输出多个给药方案及 C_{min}、C_{max} 和 $AUC_{0-24\,h}$;基于 Web 的免费程序,可及性较好;界面直观,操作简单	建模人群为其他种族,未包含中国患者数据;调整剂量计算界面缺乏输入复杂多变的给药方案的能力,给药次数仅两个选项,即 1 次或 3 次及以上给药次数,以及输入最近一次给药的日期时间和剂量输注时间,且给药浓度仅最多可输入 2 个浓度数据;不能保存患者输入输出结果;用户和技术支持有限	https://clincalc.com/Default.aspx

续 表

软件名称	简　介	适用的抗菌药物	适用人群	涉及的算法或模型	靶标靶值	优点或特点	缺点或值得注意的点	网　址
DoseMeRx	基于 Web 的个体化精准用药收费程序，常规的浏览器均可以访问	万古霉素、头孢吡肟、妥布霉素、等抗菌药物	对于万古霉素，适用于普通成人，肥胖患者，ICU 及透析成人患者，儿童及新生儿患者	不同患者群体的 PopPK 模型从已发表文献中进行选择	万古霉素 $AUC_{0-24\,h}$ = 400 ~ 600 mg · h/L	贝叶斯参数化方法；不同患者群体的 PopPK 模型从已发表文献中进行选择并进行过验证；既可以进行初始剂量预测也可以通过贝叶斯反馈进行调整剂量预测；剂量可以单独输入，也可以作为剂量方案输入；可以计算各给药方案 C_{min} 和 $AUC_{0-24\,h}$；丰富的视觉功能，提供了个体患者和群体数据的图形描述；所有患者数据均可以进行保存；导航直观，使用简单；用户和技术支持反应迅速（实时聊天；用户手册和网络支持服务）	建模人群为其他种族，未包含中国患者数据；收费工具；可及性相对较差；值得注意的是，由于在中国设立的复杂性和限制，目前该平台无法为中国用户提供支持	https://doseme-rx.com
GlobalRPH	基于 Web 的可以适用于多种疾病和药物各种类型计算的免费软件；对于黏菌素、氨基糖苷类药物仅包括了根据患者信息进行初始给	黏菌素、氨基糖苷类药物（包括庆大霉素、妥布霉素和阿米卡星）和万古霉素	未设置适用及不适用人群范围	该软件中药物清除率根据文献发表的模型公式计算，分布容积根据文献选择经验性值	对于万古霉素不同的模块设置不同，既可根据 C_{max}、C_{min}，也可以通过 $AUC_{0-24\,h}$ 在 400 ~ 600 mg · h/L 范围内的值，还可以在 $AUC_{0-24\,h}$ 的基础上自定义预期的 C_{max}、C_{min}	软件中药物清除率根据文献发表的模型公式计算，分布容积根据文献选择经验性值，信息透明；对于万古霉素，可进行初始剂量及调整剂量计算；对于黏菌素、氨基糖苷类药物仅包括了根据患者信息进行初始给药剂量的计算；计算 $AUC_{0-24\,h}$ 值，可以在结果界面自定义新的给药剂量、间隔和输注时	未采用贝叶斯反馈；缺乏输入复杂给药方案的能力，仅能输入最近一次给药的剂量，给药间隔和输注时间，无法输入多次给药方案，也无法输入给药和采血的具体日期和时间；输出的结果可能并不是临床实际使用的任何标准	https://globalrph.com

续 表

软件名称	简　介	适用的抗菌药物	适用人群	涉及的算法或模型	靶标靶值	优点或特点	缺点或值得注意的点	网　址
	药剂量的计算，对于万古霉素除了进行初始给药剂量计算以外，还包括多个版本的计算界面，如通过一个药物浓度水平进行调整给药方案的计算，以及万古霉素高级 AUC 计算界面					间来根据获得药动学参数值获得新的推荐给药方案及相应计算的 $AUC_{0-24\,h}$值。同时该软件会提供一个可以输出的 PDF 报告，报告了所有输入输出信息；免费工具，可及性较好；界面直观，操作简单	剂量，需要临床医生进行适当的调整；技术支持有限	
Insignt－Rx	基于 Web 的可以适用于多种疾病和药物各种类型计算收费程序，常规的浏览器均可以访问	包括阿米卡星、庆大霉素、妥布霉素、头孢吡肟、多黏菌素 B、利福平和万古霉素在内的 28 种药物	其中大多数药物仅适用于成人患者，少量药物适用于新生儿或儿童，而阿米卡星、庆大霉素、妥布霉素和万古霉素适用于新生儿、儿童和成人患者	设置了来源于文献的多种可用的 PopPK 模型和适用于每个患者的多种分析选项如最大后验贝叶斯法、扁平先验、最小二乘回归等	对于万古霉素，靶值是 $AUC_{0-24\,h}$ = 400～600 mg·h/L	贝叶斯参数化方法；具有较强的适应性，设置了来源于文献的多种经过临床验证的 PopPK 模型和适用于每个患者的多种分析选项如最大后验贝叶斯法、扁平先验、最小二乘回归等；可自定义模型；既可进行初始剂量计算，也可根据给药和采样信息通过贝叶斯反馈进行调整剂量计算；可以输入剂量及每次给药具体日期时间等信息；计算给药方案的 C_{min} 和 $AUC_{0-24\,h}$；丰富	建模人群为其他种族，未包含中国患者数据；剂量必须单独输入，不能输入固定方案；输出的结果可能并不是临床实际使用的任何标准剂量，需要临床医生进行适当的调整；收费工具	https://www.insight-rx.com

续　表

软件名称	简　介	适用的抗菌药物	适用人群	涉及的算法或模型	靶标靶值	优点或特点	缺点或值得注意的点	网　址
						的视觉功能，并显示多个有用的图表；达到目标靶值（对于万古霉素，目标靶值是 $AUC_{0-24\,h}$ = 400～600 mg·h/L）的概率和毒性概率；所有患者数据均可以进行保存；界面直观友好，所有数据都可以从单个屏幕输入和使用；具有常规维护及及时迅速的技术支持（实时聊天；用户手册和网络支持服务）		
JPKD	免费程序，需下载进行使用，可在任何支持 JavaVM 的桌面平台（WinXP/NT、Mac OS X、Linux－PC 或任何支持 Java 运行的平台）上运行	氨基糖苷类药物（阿米卡星、妥布霉素、庆大霉素）和万古霉素	未设置适用及不适用人群范围	Sawchuk－Zaske 方法和贝叶斯算法	未设置靶标和靶值	包括两个模块，一是 Sawchuk－Zaske 方法，另一个为贝叶斯算法；可自定义模型；可进行调整剂量的计算；计算推荐给药方案的 C_{max}、C_{min}；免费工具；界面简单；使用较为简单	模型来自已发表文献，内置模型参数不透明；在进行初始剂量计算时，需要用户自己输入药动学参数进行 C_{max}、C_{min} 的预测，该缺陷限制了其在初始给药方案方面的应用；缺乏输入复杂给药方案的能力，仅可输入最近一次给药后的 C_{max}、C_{min} 及相对给药的时间；推荐的给药方案中剂量并不一定为临床标准给药剂量，且未计算各给	https://www.pkpd168.com/jpkd

续 表

软件名称	简 介	适用的抗菌药物	适用人群	涉及的算法或模型	靶标靶值	优点或特点	缺点或值得注意的点	网 址
							药方案下的 $AUC_{0-24\,h}$；需下载在任何支持 JavaVM 的桌面平台运行，受到系统限制；技术支持有限	
NextDose	免费的基于 Web 的剂量计算器，常规的浏览器均可以访问	利奈唑胺、伏立康唑、庆大霉素、妥布霉素、阿米卡星、万古霉素、泊沙康唑和甘昔洛韦/缬甘昔洛韦	未设置适用和不适用人群范围	内置 PopPK 模型	自定义 $AUC_{0-24\,h}$、稳态 C_{min} 或平均浓度靶值	使用贝叶斯算法进行参数估计；可以通过输入给药方案和观察结果获得调整剂量计算结果；可支持复杂多变的给药方案的输入，以及多个血氧浓度结果，同时可以输入实际日期时间；计算给药方案的 $AUC_{0-24\,h}$；结果界面具有较为丰富的视觉功能；可保存每次输入输出结果供后续查看，且输出界面可导出为 PDF 报告；免费工具；界面直观，操作简单	内置模型参数不透明；不能进行初始剂量的预测；推荐的给药剂量不一定为临床标准剂量；技术支持有限	https://www.nextdose.org/
Precise PK	需要下载的程序，需要申请使用	万古霉素、伏立康唑、环丙沙星、氟胞嘧啶、左氧氟沙星/氧氟沙星	所有年龄组患者，包括成人、新生儿、早产儿和儿童	不同适用人群的 PopPK 模型来自不同的文献	自定义 $AUC_{0-24\,h}$ 靶值和 MIC	贝叶斯参数化算法；内置不同经临床验证的 PopPK 模型适用于不同患者人群，可提供其他平台不适用的患者群体，如癌症、囊性纤维化患者；可自定义模型；可以进行初始剂量的预测也可以基于贝叶斯估计法进行	内置模型的建模人群为其他种族，未包含中国患者数据；收费工具，需要下载后使用	https://precisepk.com

续 表

软件名称	简 介	适用的抗菌药物	适用人群	涉及的算法或模型	靶标靶值	优点或特点	缺点或值得注意的点	网 址
		和哌拉西林				调整剂量的预测；计算推荐方案下的 C_{min}、C_{max} 和 AUC_{0-24}；并可根据结果输出接近的临床标准给药剂量方案；结果界面具有较为丰富的视觉功能；可以保存每次输入输出结果供后续查看；界面直观，操作简单；技术支持较为及时（呼叫支持；用户手册）		
SmartDose	免费的基于 Web 的 MIPD 工具，常规浏览器即可使用	万古霉素	普通成人和老年患者、神经外科患者、儿童和新生儿	适用的人群，依据的 PopPK 模型来自 4 篇已发表的基于中国患者数据建立的 PopPK 模型的文献	自定义目标浓度范围	采用贝叶斯算法；PopPK 模型来自已发表的基于中国患者数据建立的 PopPK 模型的文献；可进行初始剂量的预测也可以基于贝叶斯估计进行调整剂量的预测；可适用于复杂多变的给药方案的输入及多个采血浓度的输入，可以输入给药采血日期时间；计算各推荐给药方案的 C_{min} 和 $AUC_{0-24\,h}$；结果界面具有较为丰富的视觉功能，所有患者数据均可以进行保存供后续查看；免费工具；界面直观，操作较为简单	仅根据自定义目标浓度范围进行剂量预测，未考虑 $AUC_{0-24\,h}$；值得注意的是，该软件不能直接输入特定给药方案以计算其 C_{min} 和 $AUC_{0-24\,h}$，需要通过调整设定的目标浓度值范围来获得某一特定给药方案下的结果；无法导出结果	http://smartdose.cn

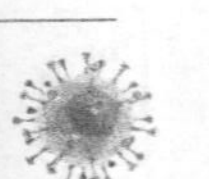

续表

软件名称	简　介	适用的抗菌药物	适用人群	涉及的算法或模型	靶标靶值	优点或特点	缺点或值得注意的点	网　址
Vanco PK	免费的基于Web的万古霉素个体化给药软件，常规浏览器即可进行访问；Vanco PK有多个功能界面[2]	万古霉素	未定义具体适用和不适用患者人群，然而其在输入界面设置了上下限，包括年龄在18~110岁范围，身高在138~215 cm 范围，体重在29 ~ 250 kg范围，血清肌酐在0.5~10 mg/dL 范围	清除率根据回归公式计算，分布容积根据文献发表公式进行计算	AUC_{0-24h}在400~600 mg · h/L 范围内或不同范围C_{min}	采用贝叶斯算法；模型基于已发表文献；可以进行初始剂量的预测也可以基于贝叶斯估计进行调整剂量的预测；有多个功能界面，适用于多种情况的计算；计算推荐给药方案下的C_{min}、C_{max}和AUC_{0-24h}；免费工具；结果界面视觉功能丰富；界面直观，操作简单	内置模型的建模人群为其他种族，未包含中国患者数据；调整剂量计算界面缺乏输入复杂多变的给药方案的能力，只能输入最近一次给药剂量、输注时间，不能输入给药采血日期时间；不能保存患者输入输出结果；技术支持有限	https://www.vancopk.com

注：对于适用人群、涉及的算法或模型及靶标靶值部分，由于表中部分软件万古霉素应用最为广泛且功能最为完善和成熟，因此部分软件以万古霉素作为例子进行介绍。

1 该程序未提供其适用的具体药物，通过查阅文献获得其适用药物。

2 包括初始剂量计算(Initial Dosing Calculator)、首剂后2个浓度计算(Two Levels After First Dose Calculator)、稳态谷浓度计算(Steady-State Trough Calculator)、稳态峰浓度计算(Steady-State Peak and Trough Calculator)、间歇性血液透析计算(Intermittent Hemodialysis Calculator)、持继输注计算(Continuous Infusion Calculator)、随机浓度计算(Dosing by Random Levels Calculator)，适用于多种情况的计算。

3 此处黏菌素均为多黏菌素E甲磺酸钠给药后转化的黏菌素，而不是硫酸黏菌素。